Heiko Stoff

MEDIZINREFORM UND MITTELBAU

Zur Planung Medizinischer Akademien in der westdeutschen Nachkriegsmoderne

Franz Steiner Verlag

Gefördert durch die Deutsche Forschungsgemeinschaft (DFG) – Projektnummer 389683492

Umschlagabbildung: Architektengemeinschaft Konstanty Gutschow und Godber Nissen: „Medizinische Akademie Hannover. Zentralklinik – Modellphotographie von Nordost", 1963 (ArchMHH, Fotosammlung).

Bibliografische Information der Deutschen Nationalbibliothek:
Die Deutsche Nationalbibliothek verzeichnet diese Publikation in der Deutschen Nationalbibliografie; detaillierte bibliografische Daten sind im Internet über dnb.d-nb.de abrufbar.

Dieses Werk einschließlich aller seiner Teile ist urheberrechtlich geschützt. Jede Verwertung außerhalb der engen Grenzen des Urheberrechtsgesetzes ist unzulässig und strafbar.
© Franz Steiner Verlag GmbH, Stuttgart 2025
Maybachstraße 8, 70469 Stuttgart
service@steiner-verlag.de
www.steiner-verlag.de
Layout und Herstellung durch den Verlag
Satz: DTP + TEXT Eva Burri, Stuttgart
Druck: Beltz Grafische Betriebe, Bad Langensalza
Gedruckt auf säurefreiem, alterungsbeständigem Papier.
Printed in Germany.
ISBN 978-3-515-13755-3 (Print)
ISBN 978-3-515-13757-7 (E-Book)
DOI 10.25162/9783515137577

Inhaltsverzeichnis

I. Sollen: Eine Einleitung 7

II. Reformideen für eine neue Medizin, 1945–1959 14
   Die Überfüllungskrise 15
   Das Problem der Spezialisierung 17
   Neues Denken in der Medizin 20
   Die notwendige Einheit der Klinischen Medizin 27
   Departments zur Behebung des Forschungsrückstands 36
   Die Reform der Medizinausbildung 44

III. Ein Plan für die Medizin, 1960 54
   Die Empfehlungen des Wissenschaftsrates 56
   Bedarfsberechnungen und Kapazitätserweiterungen 62
   „Abteilungsvorsteher" und der Mittelbau 70

IV. Die Gründung Medizinischer Akademien als neuer Hochschultypus,
   1960–1967 87
   Der Unterausschuss „Medizinische Akademien" 88
   Bewerbungsanträge und Standortpolitik 98
   Der Arbeitsausschuss „Medizinische Akademie Lübeck" 109
   Der Gründungsausschuss „Medizinische Akademie Hannover" 122
   Der Gründungsausschuss „Naturwissenschaftlich-Medizinische
   Hochschule in Ulm" 142

V. Idee, Struktur und Gestaltung der Medizinischen Akademien,
   1962–1971 159
   Vorbilder: Von den Akademien für praktische Medizin zu den Medical
   Schools 161
   Studienreform: Zur Bildung und Mitwirkung der Studierenden 180
   Die innere Struktur: Vertikalisierung, Spezialisierung, Integration 195

Keine Fachschulen: Sozialmedizin, Psychosomatik
und Medizinanthropologie 206
Keine Gesundheitsfabriken: Zur Bauanordnung von Reform-
hochschulen 225
Rationalisierung: Die Organisationsform des Krankenhaus-,
Forschungs- und Lehrbetriebs 252

VI. Stagnation, Regression und Restauration, 1968–1976 262
Das föderale Finanzierungsproblem 266
Permanente Provisorien 284
Der Widerstand der Ordinarien 301
Die Kapazitätsverordnung 324

VII. Dialektik: Vor und nach den Planungen 330

Archivalien 334

Literatur 335

Personenregister 367

I. Sollen: Eine Einleitung

Das häufigste verwendete Wort in dieser Geschichte der Hochschul- und Medizinreform während der westdeutschen Nachkriegszeit ist das unregelmäßige Verb „sollen".

Das seit Dezember 1959 im Wissenschaftsrat diskutierte Projekt der Gründung Medizinischer Akademien war eine dezidierte Reaktion auf die vielbeschworene „Krise der Medizin", die seit den 1920er Jahren vor allem durch die stets als „fortschreitend" oder „zunehmend" deklarierte „Spezialisierung" erklärt worden war. Die Planungsideen zur Gründung Medizinischer Akademien versprachen, die anthropologische, psychosomatische und interdisziplinäre Zähmung von Fragmentierung und Spezialisierung mit einer technisierten medizinischen Wissenschaft auf höchstem Niveau sowie einer praxisnahen Ausbildung zu verbinden. Auf diese Weise waren im Akademieprojekt auch die Bereiche der Ausbildung, der Klinik und der Forschung erfasst und zusammengeführt. Den Medizinischen Akademien kam so aber zugleich auch eine bedeutende Rolle bei der Neugestaltung des Hochschulsystems zu, denn als beste Lösung für das Grundproblem der spezialisierten Medizin erschien die Ablösung der Ordinarienuniversität, deren hierarchische Strukturen sich vor allem an den medizinischen Fakultäten in Forschung und Lehre als hemmend erwiesen hatten, durch ein Departmentsystem nach US-amerikanischem Vorbild. Während der Wissenschaftsrat im Juni 1961 nach monatelangen Diskussionen die Gründung von sieben Medizinischen Akademien vorschlug, wurden die in den Ausschüssen erarbeiteten Konzepte auf unterschiedliche Weise und auch nicht immer plangerecht allein als Medizinische Akademie Lübeck (1964), Medizinische Hochschule Hannover (1965) und Medizinisch-Naturwissenschaftliche Hochschule Ulm (1967) realisiert. Da in diesen Institutionen sowohl vorklinisch als auch klinisch gelehrt wurde, unterschieden sie sich von der ausschließlich klinisch orientierten Medizinischen Akademie Düsseldorf, die bereits im Juni 1923 eröffnet worden war und 1965 zum Nukleus einer Universitätsneugründung wurde. Durch ihre explizite Ausrichtung nach dem US-amerikanischen Modell wurden die Vorhaben des Wissenschaftsrates auch implizit von den zeitgleichen Akademiegründungen in der DDR abgegrenzt. Die Projekte Medizinischer Akademien in Hannover, Lübeck und Ulm sind entsprechend gleichermaßen medizin-, institutionen- und planungsgeschichtlich bedeutsam.[1]

Während die Spezialisierung im Bereich der naturwissenschaftlich-technischen Forschung als unumgänglich angesehen wurde, erschien es wichtigen Protagonisten der Reformdebatte – zumeist Internisten und alles Männer – ebenso unerlässlich, dass medizinische Ausbildung, Forschung und Klinik durch vertikale geistes- und sozialwissenschaftliche Fächer wie Sozialmedizin und Psychosomatik neu ausgerichtet werden. Vor allem einer Reform des Medizinstudiums – die praxisnahe Ausbildung in kleinen Gruppen am Krankenbett – kam in den Debatten der 1950er und 60er Jahre eine zentrale Bedeutung zu, um die naturwissenschaftliche Spezialisierung auch mit der Ausbildung „guter" Ärzte und Ärztinnen zu verbinden. Die schon zu Beginn des 20. Jahrhunderts thematisierte Studienreform war aber in der unmittelbaren Nachkriegszeit auch unter dem Aspekt der „Überfüllung des Ärztestandes" wieder auf die Tagesordnung gekommen. Allerdings wurde in den Statistiken der 1950er Jahre dann im Gegenteil ein erhöhter Bedarf an zukünftigen Ärzten und Ärztinnen prognostiziert und das „Kapazitätsproblem" zu einem zentralen Argument für die Einrichtung neuer medizinischer Ausbildungsstätten erklärt.[2] Die „Krise der Medizin" wurde also zugleich anthropologisch und strukturell verstanden. Zugleich wurde aber auch der in der Nachkriegszeit unermüdlich konstatierte Rückstand der bundesdeutschen Forschung im Bereich der Medizin mit den starren und hierarchischen Strukturen an den Universitätskliniken erklärt. Institute und Kliniken, die bis dahin Herrschaftsbereiche souveräner Ordinarien waren, sollten deshalb zu sogenannten Departments zusammengelegt werden, „die von Abteilungsleitern kollegial verwaltet werden", wie der *Spiegel* es 1969 rekapitulierte.[3] Die Akademien sollten, so wurde es in den Ausschüssen des Wissenschaftsrates diskutiert, auf einem relativ selbstständigen Mittelbau basieren, der sich aus den „Spezialisten" zusammensetzt und durch die Position des unbefristeten „Abteilungsvorstehers" ausgefüllt wird. Der Mittelbau, so lässt sich dies interpretieren, war nicht das Problem, sondern die Lösung für die „Krise der Medizin".

Auch dieses Reformprojekt der westdeutschen Nachkriegszeit schöpfte seine Innovationen vor allem aus den Vereinigten Staaten, in geringerem Maße auch aus Skandinavien, den Niederlanden sowie Großbritannien, und kann durchaus mit den in der geschichtswissenschaftlichen Forschung gebräuchlichen Begriffen der Modernisierung, Amerikanisierung und Demokratisierung umschrieben werden.[4] Allerdings

---

1 Van Laak (2008: 306). Zu Planungskonzepten zwischen 1950 und 1980 siehe auch Christian/Kott/Matějka (2018).
2 So etwa Weizsäcker (1949), Siegmund (1948) und Bamberger (1946). Dazu auch Ellerbrock (2004: 230).
3 Hentschel (1970: 44).
4 Zur Reform der Medizinausbildung in den 1950er Jahren: Kendall/Reader (1988). Zum „Vorbild USA" Timmermann (2010) und Paulus (2010). Zu den geschichtswissenschaftlichen Erklärungsmodellen der Amerikanisierung, Westernisierung, Demokratisierung und Liberalisierung u. v. a. Hoeres (2015), Koch

wurden zentrale Themen wie die Reform der Medizinausbildung und das Problem der Spezialisierung, aber vor allem auch die anthropologische Kritik an der naturwissenschaftlich-technischen Medizin bereits in der ersten Hälfte des 20. Jahrhunderts intensiv diskutiert. Mit der aus der Architekturgeschichte entlehnten Epochenbezeichnung „Nachkriegsmoderne" lässt sich diese besondere Verschmelzung modernisierender und modernekritischer Diskurse akzentuieren.[5] Modern waren die medizinischen Reformprojekte bereits in den 1950er Jahren und nicht erst in den späten 1960er Jahren. Im Gegenteil wurde um 1970 der Reformelan verfassungsrechtlich abgedrosselt.[6] Damit aber kommt für die Geschichte der Hochschulreform auch eine ganz andere Akteursgruppe in den Fokus: Es waren nicht die sozialwissenschaftlich ausgebildeten Arrivierenden der Ära der sozialliberalen Koalition, sondern Netzwerker vor allem aus dem Feld der Inneren Medizin, durchaus Männer mit (nationalsozialistischer) Vergangenheit, die das hierarchische System der Fakultäten in Frage stellten. Daraus lässt sich gleichermaßen schließen, dass diese Generation reformfreudiger war als zumeist angenommen wird, den Reformprojekten gleichwohl auch Aspekte innewohnten, die eng mit einer Kontinuität von Krisendiskursen spätestens seit den 1920er Jahren assoziiert waren.

Die Geschichte der bundesdeutschen Medizin hat erst in den letzten Jahren in der medizin- und wissenschaftshistorischen Forschung größere Aufmerksamkeit gefunden.[7] Wie der Medizinhistoriker Hans-Georg Hofer 2010 zusammenfasste, habe sich die Medizinhistoriografie in Bezug auf die westdeutsche Nachkriegsgeschichte vor allem mit den Folgen des Nürnberger Ärzteprozesses und der Auseinandersetzung mit der nationalsozialistischen Vergangenheit, mit Gesundheitswesen, -politik und -versorgung in den Besatzungszonen sowie mit spezifischen Disziplinen wie Psychiatrie, Humangenetik oder Chirurgie befasst.[8] Mit den Bezugspunkten Nationalsozialismus und Kriegsende stand zwar die Frage nach Kontinuität und Wandel im Fokus des Interesses, ohne dass dabei jedoch die Beständigkeit von Problematisierungen genauer

---

(2007), Herbert (2002), Nolte (2002), Doering-Manteuffel (1999), Schildt (1995), Schildt/Sywottek (1993), Schwarz (1984) und Kocka (1979).
5 Zum architekturhistorischen Epochenbegriff „Nachkriegsmoderne" Gisbertz (2012) und Braum/Welzbacher (2009).
6 Zur Periodisierung der Reformphase siehe auch Brandt (2014).
7 2008 fand in Bonn die Tagung „Medizin und Gesellschaft in Westdeutschland, 1945–1970" statt. Ausgewählte Vorträge wurden 2010 im *Medizinhistorischen Journal* publiziert. Dazu vor allem Hofer (2010), Schleiermacher (2010) und Timmermann (2010).
8 Hofer (2010: 6–7). Beispielhaft genannt seien Stoff (2012: 82–94), Forsbach (2011), Oehler-Klein (2007a), Oehler-Klein/Roelcke (2007), Ellerbrock (2004), Gerst (2004), Lindner (2004), Weisbrod (2002), Meinel/Voswinckel (1994) und Peter (1994). Auch neuere Arbeiten folgen dieser Linie: Fangerau/Martin/Karrenberg (2020), Söhner (2020), Söhner/Baader (2018), Krischel/Söhner/Fangerau (2018), Schenk (2016), Baader (2015).

untersucht wurde.[9] Vor allem die Nachkriegsdebatte zur „Krise der Medizin" ist kaum thematisiert worden.[10] Die zeithistorische Heuristik der Wandlungsprozesse nach 1945 soll in dieser Studie nicht aufgegeben, aber für die Medizingeschichte relativiert werden. Das Konzept der Nachkriegsmoderne, das die Kontinuität der Krisendiskurse und Problematisierungen mit den strukturellen Gestaltungsprozessen einer liberalkapitalistischen Gesellschaft verbindet, scheint für die Besonderheit dieses Zeitraumes passender als eine notwendigerweise teleologisch ausgerichtete Modernisierungsgeschichte.[11] Die Frage wäre dann eher, wie die Reformprojekte der ersten Hälfte des 20. Jahrhunderts unter den vor allem auch hochschulpolitischen Bedingungen des westdeutschen Staates neu ausgeschrieben wurden. Dies umfasst die Sorge vor einem Forschungsrückstand gegenüber den USA und anderen europäischen Staaten, die Enthierarchisierung der Universitäten und Stärkung des Mittelbaus, die interdisziplinäre und teamorientierte Ausrichtung von Forschung und Klinik, die holistisch geprägte Kritik an einer „mechanistischen Medizin", die Einführung einer „medizinischen Anthropologie" unter den Bedingungen der Spezialisierung sowie schließlich die Realisierung dieser Konzepte in einem Krankenhausbau, der Konzentration und Vertikalisierung zugleich ermöglichen sollte. Das reformerische Strukturprinzip sollte in die architektonische Wirklichkeit umgesetzt werden.

Die Institution, der seit September 1957 die Aufgabe zukam, in Ausschüssen und Unterausschüssen Foren für die Entwicklung von Ideen für eine Reform der Medizin zu entwickeln, war der Deutsche Wissenschaftsrat.[12] Beteiligt waren vor allem eine Generation von Professoren aus der Inneren Medizin sowie eine große Anzahl an Verwaltungsfachleuten der Länder und des Bundes, die jeweils während des Nationalsozialismus ihre Laufbahnen begonnen oder sich etabliert hatten. Die Aufgaben des Wissenschaftsrates betrafen grundsätzlich die gesamte Breite der Wissenschaften, insbesondere aber die Lebenswissenschaften. Der Medizin kam dabei jedoch eine Sonder- und Schlüsselrolle zu. Im Sommer des Jahres 1958 hatte der Wissenschaftsrat Ausschüsse eingerichtet, in denen die Situation an den medizinischen Fakultäten in Bezug auf „Vermassung", Spezialisierung, Forschungsrückstand und hierarchische Strukturen problematisiert wurde. Diese Topoi waren seit dem Streit über die „Krise der Medizin" in der Weimarer Republik vertraut und in der Nachkriegszeit zentrale Themen wissenschafts- und hochschulpolitischer Debatten. Der Wissenschaftsrat re-

---

9 Dazu Bruch/Gerhardt/Pawliczek (2006), Neumann (2005) und Ash (1995). Der wichtige Sammelband zur Nachkriegsgeschichte der Medizinischen Akademie Düsseldorf von Wolfgang Woelk et al (2003) ist entsprechend ganz auf die Frage nach Kontinuitäten und (wenigen) Diskontinuitäten fokussiert.
10 Eine fundierte Analyse zum Diskurs der „Krise der Medizin" in den 1920er Jahren liefert vor allem Geiger (2010). Dazu aber auch Roelcke (2016) und Klasen (1984). Hilfreich ist außerdem die Relektüre dieser Debatte durch Petra Lenz (2018).
11 Schildt (1999: 149–150).
12 Zur Geschichte des Deutschen Wissenschaftsrats vor allem Neidhardt (2012), Bartz (2007), Lechner (2007), Röhl (1994), Berger (1974) und Pfuhl (1968).

üssierte in den 1960er Jahren als ein zentrales Medium staatlicher Steuerungspolitik, bei dem allerdings den Akteuren aus den Wissenschaften und der Medizin selbst eine maßgebende Rolle zukam.[13]

Die Kommissionen des Wissenschaftsrates planten die Gründung von Medizinischen Akademien, die explizit nicht Fachhochschulen ähneln sollten, aber auch als Nuklei von neuen Universitäten verstanden werden konnten. Dass die meisten dieser Gründungs- und Reformpläne kurz-, mittel- oder langfristig scheiterten, lässt sich grundsätzlich durch die unterschiedlichen Interessen der Medizinreformer und Verwaltungsexperten, die seit Ende der 1960er Jahre zunehmenden Finanzierungsschwierigkeiten, die verfassungsrechtlich abgesicherten Rahmensetzungen für die reformerische Hochschulpolitik sowie schließlich das Beharrungsvermögen von Fakultätsstrukturen erklären. Vor allem wurden in den frühen 1970er Jahren zentrale Aspekte des Reformprogramms – ein starker und selbstständiger Mittelbau sowie die notwendige Errichtung von Forschungszentren – sowohl auf Druck der Ordinarien als auch durch die beschränkten Finanzierungsanstrengungen der Länder größtenteils wieder einkassiert.

Wenn das Projekt der Medizinischen Akademien an die Existenz eines starken Mittelbaus gebunden war, wie es in der ersten Hälfte der 1960er Jahre unermüdlich erklärt wurde, dann musste dessen Schwächung in den 1970er Jahren auch das Kollegialsystem der Reformvorhaben erodieren. In der Selbstwahrnehmung der beteiligten Ordinarien war es aber vor allem dir große Zahl der Studierenden, wie sie spätestens 1972 mit dem Urteil zum *Numerus clausus*, der „Kapazitätsverordnung", institutionalisiert wurde, welche die letztlich auch elitistischen Neugründungen in ihren Gestaltungsmöglichkeiten ausbremsten. Entscheidend war dabei, dass das eine Ziel der Reformplanungen – die Kapazitätserweiterung durch Neugründungen – nur unzureichend eingelöst wurde. In den 1970er Jahren wurde die Demokratisierung der Hochschulen damit auch gegen die Medizinreform – die Vertikalisierung in Forschung, Lehre und Klinik – ausgespielt. Von Hauptinteresse sind jedoch hier weniger die gescheiterten Planungsrealisierungen, sondern die Planungsideen selbst, welche die Konfliktlinien der technisch-naturwissenschaftlichen Medizin im 20. Jahrhundert offenlegen. Die Medizinischen Akademien, die im November 1966 auch der Bundesminister für wissenschaftliche Forschung Gerhard Stoltenberg von der CDU als ein „mutiges Experiment" charakterisierte, waren von wesentlicher Bedeutung für die Bildungsplanungen der 1960er Jahre.[14] Doch aus unterschiedlichen Gründen verblieben die Planungen im Stadium des Provisoriums, waren nicht gefestigt genug, um sich der Widerstände, die sich vor allem in den Jahren um 1970 zeigten, zu erwehren.

---

13 Der Wissenschaftsrat bestand bis 1965 ausschließlich aus Männern. Siehe Bartz (2007: 59).
14 „Protokoll der 37. Sitzung des Gründungsausschusses der Medizinischen Hochschule Hannover am 20. Dezember 1966", 10.2.1967 (BAK, B 138/11529). Siehe auch Rohstock (2010: 356–357).

Entscheidend ist dabei die Herausarbeitung der spezifischen Stellung der Universitätsmedizin im Rahmen der Hochschulreformdebatte. Die Gründung von sieben Medizinische Akademien wurde 1961 vom Wissenschaftsrat im Sinne eines als notwendig erscheinenden Neuanfangs proklamiert. So sollte die Reorganisation des Medizinstudiums und die Einführung von Teamwork und Departmentsystem auf der Basis eines starken Mittelbaus mit paritätischen Rechten realisieren werden. Die Planungsphase der Medizinischen Akademien kann als ein Gefüge medizinanthropologischer, hochschulreformerischer und architektonischer Ansätze untersucht werden, die als vorbildhaft für andere Hochschulneugründungen angesehen wurden. Es geht im Folgenden allerdings nicht um noch eine Universitäts- oder Institutionengeschichte. Stattdessen sollen die Bedeutung der Akademieprojekte für eine Debatte über die medizinische, anthropologische, aber auch hochschulpolitische Krise herausgearbeitet und zugleich die avisierte Modernisierung und Demokratisierung der Universitätsstruktur nach US-amerikanischem Vorbild bereits um 1960 hervorgehoben werden. Im Mittelpunkt steht also, wie aus der Idee ein Modell wurde, wie es dann auch zeitgenössisch angesichts der Eröffnung des Bettenhauses der Medizinischen Hochschule Hannover im Juli 1971 konstatiert wurde.[15]

Einzig in Hannover, Lübeck und Ulm kamen jedoch neue Akademien überhaupt in die konkrete Planungsphase. Während Lübeck, obwohl es als reformerischer „Modellfall" konzipiert wurde, bis 1973 als Zweite Medizinische Fakultät der Universität Kiel zugeordnet war und Ulm zwar ein hoch ambitioniertes und weltweit beachtetes Gründungsmanifest publizierte, das Reformvorhaben aber aufgrund der einsetzenden Wirtschaftskrise Ende der 1960er Jahre und der Widerstände der Ordinarien nicht entsprechend realisiert wurde, sollte in Hannover, so wurde es vom seit Dezember 1961 tagenden Gründungsausschuss formuliert, einer modernen Hochschulkonzeption zum Durchbruch verholfen werden. Explizit wurde die Überwindung der „Vermassung", die Behebung des Mangels an praktischer Ausbildung, das Problem der Anonymität des Studiums und die Sorge um den Rückstand in der Forschung genannt. Aber auch an der Medizinischen Hochschule Hannover – dies offenbarte sich dort in den 1980er Jahren – blieb die Verwirklichung hinter den Planungsideen zurück.[16] Was diese Reformprojekte einte, so der Bildungsforscher Rolf Neuhaus, der 1968 eine umfangreiche Dokumentensammlung zu den Hochschulneugründungen herausgab, war „die Überwindung der Fach- und Fakultätsgrenzen in interdisziplinärer Zusammenarbeit der Einrichtung Zentraler Institute, die Neugliederung der zu großen Fakultäten, die stärkere Einbeziehung aller an der Hochschule beteiligten Personen in die Selbstverwaltung, die Ablösung der Institutshierarchie, die Reform der Lehrveranstaltungen und des Studienbetriebes und die Schaffung Zentraler Einrichtungen der verschie-

---

15 Kallies (1971).
16 „Medizinische Akademie Hannover", o. D. (BAK, B/138, 6511).

densten Art".[17] Diese Reformziele wurden dann in der Ende 1970 verkündeten und im Oktober 1972 vollständig in Kraft getretenen Approbationsordnung, den Hochschulgesetzen der Länder und dem Hochschulrahmengesetz von 1976 zugleich eingelöst und wieder eingehegt. Während in den Planungen um 1960 der Mittelbau in Gestalt des Departmentsystems als Lösung der Krise nicht nur der Medizin, sondern auch der Hochschulen selbst angesehen wurde, erscheint er seit 1970 auf nachhaltige Weise wieder als ein Problem, das nur juristisch und mit Steuerungsmaßnahmen reguliert werden kann.

---

17   Neuhaus (1968: XI).

II. Reformideen für eine neue Medizin, 1945–1959

Der Göttinger Pharmakologe Ludwig Lendle fasste 1959 übersichtlich drei Hauptpunkte der Debatte zur Reform der Hochschulmedizin zusammen: Die Ärzteorganisationen bemängelten die Zulassung zu vieler Studierender, die unzureichende praktische Ausbildung und die ungenügende Auslese durch zu leichte Examina; die Studierenden klagten über zu viel Fachstudium, zu viel Stoff ohne Anleitung und Synthese; und die Medizinalverwaltung kritisierte vor allem auch die zu traditionelle Struktur der Fakultäten und der Klinikorganisationen.[1] Ein Hauptproblem, das zugleich die medizinischen Experten und die Verwaltungsfachleute umtrieb, war es, den prognostizierten großen Bedarf an ärztlichem Personal, der durch die Kapazitäten der bestehenden Fakultäten nicht ausgebildet werden konnte, durch die Schaffung neuer Ausbildungsplätze zu befriedigen. Die große Zahl an Studierenden und das Massenstudium erschienen gleichermaßen als ein Problem, wenn nicht gar als ein Notstand, der dringend und möglichst rasch behoben werden musste. Zugleich schien die als unausweichlich interpretierte Spezialisierung die Einheit der Universitätsmedizin zu sprengen. Während die Studierenden gezwungen waren, immer mehr spezialisiertes Wissen zu erlernen und dabei jene Kompetenzen zu verlieren drohten, die doch den „guten Arzt" ausmachten, wurde zugleich eine Atomisierung der Medizin in naturwissenschaftlich-technische Einzelbereiche befürchtet, wie sie bereits seit den 1920er Jahren unter dem Schlagwort „Krise der Medizin" diskutiert wurde. Um dies zu verhindern, wurde in der Nachkriegszeit auch wieder intensiv über ein „neues Denken" in der Medizin nachgedacht, bei der Vertikalfächern wie der Sozialmedizin und der Psychosomatik größere Bedeutung zukommen und das „Arzt-Patient-Verhältnis" wieder in den Mittelpunkt einer nicht nur naturwissenschaftlich-technisch, sondern auch anthropologisch verstandenen Medizin rücken sollten. Diese Reformdiskussion erwuchs vor allem aus Debatten innerhalb der Inneren Medizin, wie sie auf Fachtagungen und in Fachzeitschriften durchgeführt wurden. Es waren dann auch vor allem Internisten, die sich in den 1950er Jahren für Medizinreformen stark machten, bei denen

---

1 Lendle (1959: 304–305).

die durch die Spezialisierung gefährdete Einheit der Medizin durch Strukturreformen und Interdisziplinarität gewahrt bleiben sollte. In der Nachkriegszeit waren mit Hilfe von Rockefeller-Stipendien Reisen in die Vereinigten Staaten ermöglicht worden. Eine Haupterkenntnis, die aus diesen Erfahrungen gezogen wurde, lautete, dass der konstatierte Forschungsrückstand Westdeutschlands vor allem auf den starren hierarchischen Strukturen der Medizinischen Fakultäten beruhte. Der Vorsprung der USA in Forschung, Klinik und Lehre war danach auch auf die kollegiale Teamarbeit in Departments zurückzuführen. Wenn Ende der 1950er Jahre die Gründung Medizinischer Akademien diskutiert wurde, dann ging es ganz zentral darum, Institutionen der Ausbildung, der klinischen Forschung und der Krankenbehandlung zu etablieren, die just diesem Vorbild nacheifern, ja, es womöglich sogar überholen sollten.

Die Überfüllungskrise

In den unmittelbaren Nachkriegsjahren wurde – durchaus im Anschluss an die Krisendebatte der Weimarer Republik – über die zu große Anzahl an Medizinstudierenden sowie in der Folge auch an Ärzten und Ärztinnen geklagt.[2] Der Heidelberger Kinderarzt Philipp Bamberger schrieb 1946 in einem kritischen Beitrag zum Medizinstudium, dass sich die jungen Leute zu Tausenden drängten, um ein Studium zu beginnen oder fortzusetzen. Sie alle erhofften sich für später eine geachtete akademische Lebensstellung, „verlockt von dem Zauberwort aus autoritäts- und titelgläubigen Zeiten". Bamberger sprach sich unbedingt für eine Drosselung des Zustroms und eine sorgfältige Auswahl unter den Studierenden auf intellektuellem und ethischem Gebiet aus, um die „Verbesserung der Qualität des ärztlichen Nachwuchses" zu erreichen. Als konkrete Lösungsmöglichkeit plädierte er für die Einführung von vier Examina in Form einer Ausleseprüfung jeweils vor Beginn des Studiums, des Physikums, der klinischen Zwischenprüfung und des Staatsexamens.[3] Der Münsteraner Pathologe Herbert Siegmund rechnete zwei Jahre später mit einem jährlichen Zuwachs von etwa viertausend „Jungärzten". Da der tatsächliche Bedarf aber viel niedriger sei, habe dies zwangsläufig eine Verschlechterung der Beschäftigungsmöglichkeiten zur Folge. So könne es zum Entstehen eines ärztlichen Proletariats und damit auch zum Absinken der Würde des Ärztestandes kommen. Je früher deshalb „die Ausmerzung der Ungeeigneten" erfolge, erklärte Siegmund mit markigen Worten, desto leichter werde der „Existenzkampf der Jungärzte". Er sprach sich deshalb für eine Auslese nach den Gesichtspunkten des „Leistungs-, Intelligenz- und Persönlichkeitsniveaus" aus.[4] Die schon in der Weimarer Republik beklagte Überfüllung im Medizinstudium erschien weiterhin als ein gravie-

---

2 Ellerbrock (2004: 230).
3 Bamberger (1946: 108–109).
4 Siegmund (1948: 541–542, 545).

rendes und ungelöstes Problem. Diese „Überfüllungskrise", die wohl zumindest bis in die Mitte der 1950er Jahre anhielt, ist durch den gesteigerten Bedarf während des Nationalsozialismus und die dann nach Kriegsende einsetzende Rückkehr von Ärzten aus der Wehrmacht, den Zuzug aus der Sowjetischen Besatzungszone und der DDR sowie den zahlreichen Studienabschlüssen in den unmittelbaren Nachkriegsjahren erklärt worden.[5] Dabei ging es nicht nur um die Sorge um die Berufschancen des ärztlichen Nachwuchses. Auch der in den Nachkriegsjahren intensiv diskutierte Topos der „Vermassung" als zivilisationskritisch konnotiertes Motiv des 20. Jahrhunderts verband sich mit einer elitistischen Standespolitik.[6]

Im Laufe der 1950er Jahre wurden jedoch die steigende Zahl an Medizinstudierenden und der nunmehr erwartete Mehrbedarf an Ärzten und Ärztinnen als ein Kapazitäts- und mithin auch als ein Planungsproblem verstanden. Prognosen zur Entwicklung der Studierendenzahlen wurden nach unterschiedlichen Szenarien ermittelt und einem Gesamtbedarfsplan zugrunde gelegt, wobei die Anzahl an Approbationen Ende der 1950er Jahre deutlich sank und bereits wieder ein Mangel an Ärzten und Ärztinnen beklagt wurde.[7] Im November 1960 veröffentlichte der Wissenschaftsrat ein Ausbauprogramm für die bestehenden wissenschaftlichen Hochschulen, in dem der Kernsatz formuliert wurde, dass die Überfüllung der Universitäten nicht auf einer zu hohen Studierendenzahl, sondern auf einer unzureichenden Ausbildungskapazität beruhe. Genau deshalb, so wurde es 1965 rückblickend in einem Bericht der Bundesregierung festgehalten, sei vom Wissenschaftsrat die Gründung dreier neuer Universitäten, einer Technischen Hochschule sowie einiger Medizinischer Akademien angeregt worden.[8] Das Hauptargument für die Einrichtung Medizinischer Akademien war deshalb zunächst auch pragmatischer Art und beruhte auf Bedarfsermittlungen.[9] Kapazitätserweiterungen sollten die „Studentenschwemme" auflösen und das Problem der „Überfüllung" lösen. Zugleich sollte die medizinische Ausbildung davor bewahrt werden, zu einem anonymen Massenstudium zu werden. Mit der Forderung nach Neugründungen in Form von Medizinischen Akademien verband sich die Erhöhung der Ausbildungskapazitäten mit dem Reformziel einer strukturellen und inhaltlichen Neuausrichtung des Medizinstudiums.[10]

---

5   Titze (1990: 88–95).
6   Siehe beispielhaft De Man (1951) und Wiesbrock (1951).
7   Hans-Hellmuth Qualen (Finanzminister Schleswig-Holstein) an Edo Osterloh (Kultusminister Schleswig-Holstein), 21.8.1963 (LASH, Abt. 761, Nr. 9473). Titze (1990: 90).
8   Bundesminister für wissenschaftliche Forschung (18.1.1965: 124).
9   Unterausschuss Medizinische Akademien, „Gründung neuer Medizinischer Akademien", 24.5.1961 (BAK, B/247, 16).
10 „Denkschrift über die Errichtung von wissenschaftlichen Hochschulen in Baden-Württemberg", in: 3. Landtag von Baden-Württemberg, Beilage 2990, 25.4.1962, S. 5812–5866 (BAK B 138/6509). Seit Ende der 1970er Jahre wurde dann allerdings auch wieder die Krisensituation einer „Ärzteschwemme" ausgerufen. Dazu u. a. Kossow (1990).

Die Kapazitätsberechnung war das standespolitische und ökonomische Argument für die Errichtung Medizinischer Akademien, da auf diese Weise ein einfaches Bedarfsproblem gelöst werden konnte. Allerdings wurde in den Ausschüssen des Wissenschaftsrates eine Debatte fortgesetzt, die nach Lösungen für das Problem der Spezialisierung in der Medizin suchte. Schließlich produzierte das Medizinstudium Mitte des 20. Jahrhunderts ja zunehmend auch spezialisierte Ärzte und Ärztinnen. Die beiden Leitfragen lauteten deshalb, wie die Spezialisierung in der Einheit der Universitätsklinik aufgehoben werden konnte und wie sich die spezialisierende Ausbildung mit dem Ideal der umfangreichen ärztlichen Allgemeinbildung verbinden ließ. Im Wissenschaftsrat war es in der Tat die Spezialisierung, die als Hauptgrund für die notwendige Reform des Medizinstudiums herangezogen wurde, während die große Zahl der Medizinstudierenden vor allem dann thematisiert wurde, wenn die Einrichtung und Finanzierung Medizinischer Akademien gegenüber dem Bund und den Ländern begründet werden musste.

Das Problem der Spezialisierung

Das 19. Jahrhundert produzierte im Bereich der Medizin nicht nur Mikrowissen und Organzentrierung, sondern damit zugleich auch Spezialwissen und Spezialfächer.[11] „Spezialisierung" war ein Schlagwort, das schon seit den 1890er Jahren als ein Signum der Moderne analysiert und als „Spezialistenunwesen" beklagt wurde.[12] Dies verwies zunächst auf die sich verändernde Struktur des Berufsfeldes der Medizin hin zu den mit erhöhtem Renommee versehenen „Spezialärzten".[13] Der Soziologe Ernst Mayer rekapitulierte Mitte der 1920er Jahre in einem Beitrag zur „Krisis des deutschen Ärztestandes" die Diskussion so, dass es im allgemeinen gesellschaftlichen Differenzierungsprozess auch zur Spezialisierung der Universitätsinstitute gekommen sei. Ein Heer von Spezialärzten sei entstanden. Darunter habe die Autorität des praktischen Arztes, vor allem des Hausarztes, gelitten.[14] Der Spezialisierung kam auch bei der Diskussion der Reform der Medizinausbildung eine entscheidende Rolle zu. So konnte der Rostocker Pathologe Ernst Schwalbe 1913 konstatieren, dass über die gewiss notwendige Spezialisierung der Medizin kein Wort mehr verloren zu werden brauche. Jedoch dürfe dies nicht dazu führen, „den Studenten womöglich schon zum ‚Universalspezialisten' auszubilden".[15]

---

11 Klasen (1984: 32).
12 Kuhne (1893: 173).
13 Schwalbe (1907: 1643). Auch Ebstein (1904). Als beispielhafte Darstellung eines Spezialarztes siehe Jenss (2010). Außerdem Huerkamp (1985: 177–184).
14 Mayer (1924: 3–4).
15 Schwalbe (1913: 660). Zu Ernst Schwalbe vor allem Prüll (2019).

Die Integration der grundsätzlich als notwendig erachteten Spezialisierung durch eine ganzheitliche Betrachtungsweise war ein Leitmotiv der Debatten in der Zeit zwischen den Weltkriegen. Der Pathologe Ludwig Aschoff und der Gynäkologe Paul Diepgen protokollierten, dass es darum gegangen sei, „den Spezialismus bei aller Anerkennung seiner Notwendigkeit und seiner Leistung ohne Einseitigkeit der Ganzheitsbetrachtung des Menschen" unterzuordnen.[16] Namentlich der Danziger Chirurg Erwin Liek polemisierte unermüdlich gegen eine Ausbildung, die eben doch nur Fachmediziner und keine Ärzte hervorbringe.[17] Der Wiener Gynäkologe Bernhard Aschner konstatierte schließlich, dass die Gesamtmedizin in eine Anzahl von klinischen Spezialfächern zerteilt worden sei. Das habe zunächst den großen Vorteil gehabt, dass die einzelnen Spezialforscher ihr Gebiet bis ins kleinste morphologische, chemische und technische Detail hätten erforschen und ausbauen können. Andererseits seien dadurch viele wertvolle Zusammenhänge mit der Gesamtmedizin auf ätiologischem, diagnostischem und therapeutischem Gebiet verloren gegangen.[18] Aschner gehörte zu jenen Ärzten, welche die „lokalistische" Spezialisierung, ein allzu enges Fachwissen, durch eine ganzheitliche Konstitutionslehre zu überwinden suchten.[19] Der große Erfolg der Hormonforschung war auch dadurch begründet, dass diese chemischen Agentien die Einheitlichkeit körperlicher Funktionen gegen alle Spezialisierung wieder herzustellen schienen.[20]

Der Medizinhistoriker Volker Roelcke fasst die Situation für die erste Hälfte des 20. Jahrhunderts so zusammen, dass ein zentraler Ansatzpunkt der Krisendiagnostik das Spezialistentum gewesen sei. Darunter sei die Aufteilung des Körpers in Einzelteile verstanden worden, die von jeweiligen Spezialisten behandelt würden. Entsprechende Diagnostik sei dann im Labor und nicht am Krankenbett gewonnen worden.[21] Der US-amerikanische Medizinsoziologe und -historiker George Weisz wiederum hat in einer vergleichenden Studie zu Deutschland, Frankreich, Großbritannien und den USA sehr genau herausgearbeitet, dass Spezialisierung sich im Bereich der Forschung, der Ausbildung, der Klinik und der Praxis seit den 1880er Jahren durchzusetzen begann. Als Gründe dafür nennt er die Ausweitung des Forschungs- und Ausbildungsbereichs, die staatliche Förderung spezialisierter Forschung in Naturwissenschaften, Technik und Medizin, eine professionelle und ebenso auch marktförmige Ausdifferenzierung im Gesundheitsbereich, Verwissenschaftlichung und Expertentum sowie die Globalisierung von Spezialdisziplinen.[22] Spezialisierung war damit also Teil einer gesamt-

---

16 Aschoff/Diepgen (1940: 73).
17 Liek (1927: 113). Zu Liek Geiger (2010: 388–393), Wiesing (1996: 199–204), Kater (1990), Schmiedebach (1989).
18 Aschner (1924).
19 Zur Konstitutionslehre Metzger (2019), Metzger (2016), Timmermann (2001).
20 Stoff (2012: 194–208).
21 Roelcke (2016: 237).
22 Weisz (2006: xix–xx, 227–229). Außerdem Huerkamp (1985: 177–193) und Eulner (1967).

gesellschaftlichen Entwicklung, der, so wurde es im frühen 20. Jahrhundert intensiv diskutiert, unbedingt reguliert werden musste. Mit den sich durch ein Spezialwissen auszeichnenden „Fachärzten", die von den „Allgemeinpraktikern" unterschieden wurden, entstanden zugleich ja auch der Spezialbehandlung bedürftige Kranke. Spezialisierung konnte sich dabei grundsätzlich auf Organe und Organsysteme, auf bestimmte Krankheiten, auf Bevölkerungsgruppen und Berufe, vor allem aber auf therapeutische, diagnostische oder einfach technische Verfahren beziehen.[23] Die „Facharztfrage" war ein zentrales Diskussionsthema in den medizinischen Zeitschriften, aber auch auf dem Deutschen Ärztetag 1924 in Bremen.[24] Die Auseinandersetzung mit der Spezialisierung war auch im Nationalsozialismus keineswegs ad acta gelegt. So beharrte etwa der spätere Schriftsteller Erwin Bücken von der Landesheilanstalt Schkeuditz bei Leipzig 1939 darauf, dass der Spezialisierung in der Medizin auch das ungelöste Problem des Verlustes an Ganzheit innewohne.[25] Bücken bezog sich auf den Naturheilkundler Ernst Schlevogt, der konstatiert hatte, dass die unbestreitbar erfolgreiche kausale Therapie zugleich zu einer Abstraktion der Erkrankung von der Persönlichkeit des kranken Menschen geführt habe. Zwischen Arzt und krankem Menschen sei die Technik getreten. Ein kaum noch zu überschauendes Netz von diagnostischen Hilfsmitteln, so Bücken, werde über ein hilfesuchendes Wesen geworfen. Schon die Zeit, die der einzelne Arzt mit Röntgen, EKG und Laboratoriumstechnik verwenden müsse, mache es kaum möglich, auf die Persönlichkeit des Kranken näher einzugehen. Nur noch das anamnestisch Notwendige werde erfasst.[26] Kurz: „Spezialisten" behandeln Krankheiten, die sie kausalmechanistisch und nicht ganzheitlich verstehen, auf technische Weise – der kranke Mensch gerät aus dem Fokus. Dieses Motiv zog sich trotz aller politischen Brüche durch die erste Hälfte des 20. Jahrhunderts und wurde in der Nachkriegszeit umstandslos wieder aufgegriffen.[27]

Die Kritik an der Spezialisierung verband medizinanthropologische, psychosomatische und ganzheitliche Positionen kontinuierlich von den 1920er bis in die 1960er Jahre und richtete diese an einem wohl vertrauten katastrophischen Narrativ aus. So sorgte sich Siegmund nur wenige Jahre nach Kriegsende, dass ein „Absinken des wahren Arzttums in ein handwerkliches, seelenloses Spezialisten- und Technikertum" drohe, wenn es nicht zu einer Reform des Medizinstudiums komme.[28] Alexander Sturm, Internist aus Wuppertal, beklagte noch 1965 mit ähnlichen Worten, dass eine tragische Verstrickung der Ärzte in die technische Medizin festzustellen sei. Dies habe zur Folge, dass trotz hervorragender Diagnostik und Therapie in den Kliniken der Patient, „der

---

23 Weisz (2006: 89).
24 Schellong (1924) und Salomon (1924).
25 Bücken (1939: 811). Schmiedebach (1989).
26 Bücken (1939: 811).
27 So etwa in Schlevogt (1950).
28 Siegmund (1948: 541). Zur Kontinuität des standesethischen Pathos des „Arzttums" bis in die frühe Nachkriegszeit auch Frewer/Bruns (2004).

sich in ruhigem Gespräch offenbaren möchte", vielfach nicht mehr zu seinem Recht komme.[29] Die im Grunde persönliche Beziehung zwischen Arzt und Patient werde in der modernen Medizin ausgetrieben, pointierte 1958 der Psychiater und Philosoph Karl Jaspers, dem in der Nachkriegszeit der Status einer moralischen Autorität zukam. Im technischen Zeitalter könne der Arzt nicht mehr frei über seine Mittel verfügen, er werde zum Teil eines Betriebs aus Kliniken, Krankenkassen und Untersuchungslaboratorien, der zwischen die Beziehung von Arzt und Kranken, von Mensch zu Mensch trete. Dieser Betrieb habe zwar erst die immens gesteigerte Wirkungskraft ärztlichen Tuns ermöglicht, wirke aber dem „Arztsein" entgegen. Ärzte würden zu Funktionen und Spezialisten. Nur der Arzt im Umgang mit den einzelnen Kranken erfülle jedoch den eigentlichen Beruf des Arztes, schlussfolgerte Jaspers, „die anderen betreiben ein redliches Gewerbe, aber sind nicht Ärzte."[30] Die existenzielle Fassung und Heroisierung des „Arztseins" überdauerte die nationalsozialistische Herrschaft.

Als Lösungsmöglichkeiten für das Problem der Spezialisierung wurden sowohl die medizinanthropologische und psychosomatische als auch sozialmedizinische Neuorientierung der ärztlichen Praxis aufgeführt. Im Projekt Medizinischer Akademien wurden diese Konzeptualisierungen für ein „neues Denken" in der Medizin, wie es namentlich Gustav von Bergmann und seine zahlreichen Schüler vertraten, mit den am Vorbild der USA orientierten kollektiven Arbeitsweisen, dem Teamwork und dem damit einhergehenden Abbau der Hierarchien verbunden.[31] Das Reformziel umfasste die Anpassung von Forschung, Lehre und Klinik an die notwendigen Spezialisierungen, ohne dabei die ganzheitliche Idee der ärztlichen Praxis sowie die Einheitlichkeit der Universitätskrankenhäuser aufzugeben.

Neues Denken in der Medizin

Die Spezialisierung realisierte bis dahin ungeahnte Möglichkeiten der Diagnostik und Therapie, stand aber in scharfem Widerspruch zu jener Vorstellung des universell ausgebildeten sowie ganzheitlich denkenden und praktizierenden Arztes, die für dieses Berufsbild seit Ende des 19. Jahrhunderts so bestimmend war. Die Kritik am Reduktionismus der spezialisierten Medizin kulminierte in den 1920er und 30er Jahren durchaus in allen Gesellschaften, bei denen Technik und Naturwissenschaften die Beziehungen zwischen den Menschen neu gestalteten, aber sie war in den deutschsprachigen Ländern besonders virulent.[32] Der Psychiater Oswald Bumke, dem es allerdings fernlag,

---

29 „Studenten ans Krankenbett", in: *Frankfurter Allgemeine Zeitung*, 27.4.1965 (BAK B/138, 10426).
30 Jaspers (1958: 1038).
31 Bergmann (1947). Dazu Hofer (2021) und Rotzoll (2021). Zu Bergmanns Bedeutung für die Etablierung der Psychosomatik siehe Hünsche (2018).
32 Weisz (2006: 105–126).

dieser Diagnose selbst zu folgen, resümierte diese Positionen besonders anschaulich: Der Heilkunst werde ihre „Seelenlosigkeit" vorgeworfen, ein sinnloses Überwuchern der Technik habe Sinne und Hände gelähmt. Ein „immer weiter getriebenes Spezialistentum" habe alle menschlichen Beziehungen zum Kranken verrissen. Da nur Organe behandelt würden, wüssten die Ärzte vom ganzen Kranken nichts und seine Seele hätten sie vollends vergessen. Die Ärzte seien so selbst ihrer Seele verlustig gegangen.[33]

Wenn die doch eigentlich so erfolgreiche naturwissenschaftlich-technische Medizin, die abwertend auch als „Schulmedizin" bezeichnet wurde, den Menschen nicht mehr in den Mittelpunkt stellte, dann, so wurde es in den 1920er Jahren vielfach beklagt, führe dies zu einer Trennung und Entfremdung zwischen „der Medizin" und der „ärztlichen Arbeit am Kranken". Als Anzeichen dafür wurden sowohl die Erfolge des „Kurpfuschertums" als auch die ungenügende und ungeeignete medizinische Ausbildung an den Universitäten genannt.[34] Dabei hatten jene Ärzte, die sich kritisch mit der modernen Medizin auseinandersetzten, denen es aber keineswegs um eine grundsätzliche Ablehnung der naturwissenschaftlich-technischen Methodik ging, zugleich das Problem, sich von den radikalen Positionen der Naturheilkunde abzugrenzen.[35] Dass sich die Medizin in der Krise befinde, war ein feststehender Topos dieser Zeit. Wobei daran erinnert werden muss, dass der Krisenbegriff selbst genuin medizinischer Herkunft ist. Dem Metaphernaustausch kam bei dieser Zeitdiagnose eine zentrale Bedeutung zu. Mit innerer Logik verlangte die Heilung der Medizin danach, dass die Tugenden der Heilkunde Technik und Naturwissenschaften bestimmten.[36] Die in den transatlantischen Gesellschaften virulente, aber im deutschsprachigen Raum besonders intensiv diskutierte „Krise der Medizin" war zugleich Teil eines allgemeinen Krisendiskurses und angeschlossen an Motive der Zivilisations- und Modernekritik.[37] Eva-Maria Klasen hat in ihrer Dissertation zum Thema darauf hingewiesen, dass die spezifische „Krise der Medizin" nicht nur innerhalb der medizinischen Profession diskutiert wurde, sondern ein öffentliches Thema war. Sie wurde in Zeitschriften der Jugendbewegung ebenso verhandelt wie in politischen Publikationsorganen wie etwa der *Weltbühne* und der *Neuen Rundschau*. Sie wirkte also auf die allgemeine Krisendebatte zurück, funktionierte als ein pars pro toto des allgemeinen Krisengefühls.[38]

In diesem Krisendiskurs waren auf komplexe Weise anthropologische, ethische und soziale Formen der Medizinkritik verbunden. Die anthropologische Befassung mit der

---

33 Bumke (1929: 4).
34 Siebeck (1928: 1).
35 Klasen (1984: 24).
36 Siehe dazu vor allem Lenz (2018: 153–161), Geiger (2010: 368), Winau (2007), Klasen (1984).
37 Roelcke (2016: 238) und Klasen (1984: 6). Zum Krisenbegriff in der Weimarer Republik v. a. Nünning (2013) und die Beiträge in Föllmer/Graf (2005), Timmermann (1999), Peukert (1987). Hier wäre ein Abgleich mit der französischsprachigen Debatte interessant: Klein (2013), Da Gama (2001), Bourguignon (1971).
38 Klasen (1984: 1).

Medizin wurde dabei festgemacht an einer Imagination des „guten Arztes", des Heilkundigen. Auch deshalb wurden Hippokrates und Paracelsus unermüdlich als Zeugen des „Arzttums" aufgerufen.[39] Just die Heilkunst schien jedoch durch den von Naturwissenschaft und Technik abhängigen spezialisierten „Mediziner" in Gefahr. So wurden auch in den diesbezüglichen Krisentexten immer wieder die Dichotomien „Arzt" versus „Mediziner", „Heilkunst" versus „Schulmedizin", „Kunst" versus „Wissenschaft" bemüht. Diesem Hauptwiderspruch waren aber weitere Gegensatzpaare wie Intuition versus Rationalität, ganzheitliches versus mechanistisches Denken oder ärztliche Autonomie versus staatliches Gesundheitssystem zugeordnet.[40] Dabei ging es etwa den unterschiedlich argumentierenden Liek und Aschner keineswegs um die Abschaffung der naturwissenschaftlich-technischen Medizin, wohl aber um deren Unterordnung unter die ärztliche Autorität. Das unterschied sie zumindest teilweise von der lebensreformerisch-naturheilkundlichen Kritik. Dass „Wege aus der Krise" gefunden werden mussten, kann rückblickend jedenfalls als ein Konsens der medizinischen Debatten in Öffentlichkeit und Fachkreisen konstatiert werden. Weder Aschners Konstitutionslehre noch Lieks „Zurück zum Arzttum", aber auch nicht die biologische Medizin, wie sie maßgeblich für die Neue Deutsche Heilkunde im Nationalsozialismus war, sollten dazu nachhaltig Antworten liefern.[41] Gleichwohl wurde die Krise als Handlungsanweisung verstanden: Etwas musste geschehen und etwas konnte geschehen.[42]

In der Nachkriegszeit war das Problem der Spezialisierung deshalb auch weiterhin an eine Kritik der objektivierenden Funktion der naturwissenschaftlich-technischen Medizin gebunden. Die einzelnen Motive der „Krise der Medizin" aus den 1920er Jahren blieben virulent. In den Fachdebatten waren diese allerdings stets auch mit der Aussage verbunden, dass die Bedeutung der exakten Naturwissenschaften in der Medizin unbestritten sei, ihre Überbewertung jedoch viel zu einer Verkennung der eigentlichen Probleme des Lebendigen und des gesunden und kranken Menschen beigetragen habe. Eine rein mechanistisch-materialistische Denkweise, verkündete Siegmund, sei überholt und revisionsbedürftig, weil diese die ganzheitlichen Regulations-, Ordnungs- und Gestaltungsgesetzlichkeiten lebendiger Systeme ignoriere.[43] Siegmund, ein Profiteur der akademischen Netzwerke während des Nationalsozialismus und Aktivist im Bereich der Wehrmedizin während des Zweiten Weltkrieges, brachte 1948 – er war gerade erst entnazifiziert worden – in seinem Beitrag zur Reform des Medizinstudiums Begriffe wie „das Lebendige" und „Ganzheitlichkeit" in Stellung, um die biologische Weltanschauung als Grundlage der modernen Medizin zu bewahren.

---

39 Dazu etwa Timmermann (2002) sowie Frewer/Bruns (2004) in Bezug auf die Medizin im Nationalsozialismus.
40 Roelcke (2016: 240) und Geiger (2010: 370–371).
41 Klasen (1984: 61–71, 72–83).
42 Siehe dazu Geiger (2010: 378).
43 Siegmund (1948: 542).

Deutlich sprach er sich – gestützt auf den Schweizer Internisten Kurt von Neergaard – für die Ersetzung der „mechanistischen" durch die „biologische" Medizin aus.[44]

Als besonders einflussreich erwies sich in der Nachkriegszeit aber jene medizinanthropologische Kritik, die mit den Namen Gustav von Bergmann und Ludolf von Krehl verbunden ist. Als Hans Schaefer und Rudolf Schoen ein vertrauensvolles Verhältnis von „Arzt und Patient" in den Mittelpunkt ihrer Reformgedanken zur medizinischen Universitätsausbildung stellten, die sie 1954 gemeinsam in der *Klinischen Wochenschrift* veröffentlichten, war ihr Gewährsmann hierfür der Internist Viktor von Weizsäcker, ehemaliger Assistent von Ludolf von Krehl und seit 1950 Direktor der Klinik für Psychosomatik an der Universität Heidelberg.[45] Die Aufhebung der „anthropologischen Krise" und des, so Weizsäcker, „Unbehagens in der Medizin" durch die Versöhnung ganzheitlicher und technisch-naturwissenschaftlicher Praktiken war ein Leitmotiv der „neuen Medizin".[46] Die Forderung nach einer Reform der medizinischen Ausbildung verband sich mit einer Kritik an der einseitig naturwissenschaftlichen Medizin, die nur die Krankheit, aber nicht den kranken Menschen erfasse. Der in Heidelberg lehrende Internist Ludolf von Krehl hatte in den 1920er Jahren eine anthropologische Auffassung inauguriert, welche die naturwissenschaftliche Medizin durch die Auseinandersetzung mit der Persönlichkeit des erkrankten Menschen neu gestalten sollte.[47] In diesem Sinne betonte dann auch Weizsäcker seit den späten 1920er Jahren in seiner „medizinischen Anthropologie" einflussreich den Subjektstatus des kranken Menschen.[48] Das Verhältnis von „Arzt und Patient" sei danach auch immer eines von „Mensch zu Mensch". Eine kausale Naturwissenschaft allein reiche nicht aus, denn sie könne das „Wesen des Menschen" nicht erfassen. Somatische Medizin müsse auch eine psychologische Dimension erhalten.[49] Für seinen Lehrer Krehl formulierte er dies so: „Aber die eigentümlichste Verhaltensweise Krehls wurde nicht: Erforschung einer Ursache der Krankheit und ihres Mechanismus, sondern: Bemühung um eine Beziehung zum Leben des Menschen."[50] Es ist von großer Relevanz, dass mit Fritz Hartmann und Thure von Uexküll zwei ausdrücklich medizinanthropologisch und psychosomatisch ausgerichtete Vertreter der „neuen Medizin" in den Ausschüssen

---

44 Siegmund (1948: 544). Zu Siegmunds Rolle im Nationalsozialismus siehe Rinnen/Groß (2020).
45 Schaefer/Schoen (1954a: 5–6).
46 Weizsäcker (1947a: 163). Dazu etwa auch Streim (2008: 375–376), Benzenhöfer (2007: 197–202) und Abholz (1989). Viktor von Weizsäcker ist als erratische Leitfigur eines philosophischen Arztbildes mittlerweile sehr gut erforscht, wobei zunehmend auch auf seine weiterhin eher undurchsichtige Rolle während des Nationalsozialismus hingewiesen wird. So wurde auch die bisweilen hagiografische Darstellung Weizsäckers relativiert. Dazu etwa die Beiträge in Gahl (2008) und Hahn/Jacob (1986) sowie Benzenhöfer (2007: 122–132, 152–173), Hagner (2006), Harrington (2002: 356–367), Penselin (1994), Benzenhöfer (1994), Schipperges (1990), Roth (1986); außerdem die frühe Dissertation von Kütemeyer (1973).
47 Krehl (1929) und Krehl (1937).
48 Weizsäcker (1987a: 12–13).
49 Weizsäcker (1937), Weizsäcker (1947a: 162, 168) und Weizsäcker (1987b: 366).
50 Weizsäcker (1961: 8).

des Wissenschaftsrates sowie jeweils in den Gründungsausschüssen in Hannover und Ulm eine zentrale Rolle innehatten. Der 1920 geborene Hartmann thematisierte früh die zentrale anthropologische Bedeutung des „Arzt-Patient-Verhältnisses", publizierte aber erst seit den 1970er Jahren in Anlehnung an Weizsäcker zur „ärztlichen Anthropologie". Der zwölf Jahre ältere Thure von Uexküll, der in den 1930 Jahren bei Gustav von Bergmann gearbeitet und bereits in der Nachkriegszeit zur Psychosomatik publiziert hatte, begründete sein Konzept der Psychosomatik damit, dass seelische und emotionale Faktoren mit dem gleichen wissenschaftlichen Ernst geprüft werden müssten wie physikalische, chemische und bakteriologische Vorgänge.[51]

Während Siegmund für eine Kontinuität biopolitischen Denkens stand, erlaubte der medizinanthropologische Denkstil zumindest ansatzweise eine Auseinandersetzung mit den Medizinverbrechen im Nationalsozialismus, wie sie dann der Psychologe Alexander Mitscherlich und dessen Doktorvater Viktor von Weizsäcker auf je unterschiedliche Weise mittels der Denkfigur der „Objektivierung" leisteten.[52] Mitscherlich hatte sich durch die zusammen mit Fred Mielke herausgegebene, zunächst *Das Diktat der Menschenverachtung* betitelte Dokumentation des Nürnberger Ärzteprozesses innerhalb der deutschen Ärzteschaft mehr Feinde als Freunde gemacht.[53] Weizsäckers seinsphilosophischer und hermetischer Schreibstil sorgte sicherlich dafür, dass sein Beitrag zum Ärzteprozess weniger Nachhall fand. Sein Einfluss auf Fachfremde war jedenfalls erheblich größer als auf das Fach selbst.[54] Mitscherlich und Weizsäcker versuchten jedoch gleichermaßen die Krise für eine medizinanthropologisch-psychosomatische Neuausrichtung der technisch-naturwissenschaftlichen Medizin zu nutzen. In Einleitung und Nachwort der Dokumentation des Nürnberger Ärzteprozesses deutete Mitscherlich die Medizinverbrechen im Nationalsozialismus als einen besonderen Auswuchs der „Erkaltung der Beziehung der Menschen untereinander". Die Medizin der Gegenwart sei dabei durch „die Verwandlung von Subjekt in Objekt, des Menschen in eine Sache, an der sich dann der Zerstörungstrieb ungehemmt entfalten darf," gekennzeichnet. Die Medizinverbrechen des Nationalsozialismus verstand er als Folge des Zusammenwirkens einer „Aggressivität der Wahrheitssuche" mit der „Ideologie der Diktatur". Damit spitzte Mitscherlich seine Kritik an der modernen Medizin

---

51 Uexküll (1957: 9); Hartmann (1956; 1973; 1974: 2); Uexküll (1947), Franck/Heubner/Uexküll (1946); Franck/Heubner/Uexküll (1946). Siehe auch Hartmann (2005). Ähnlich drückte dies der endokrinologisch gebildete und psychosomatisch orientierte Arthur Jores, seit 1946 Ordinarius der Zweiten Hamburger Medizinischen Universitätsklinik in Eppendorf, aus, wenn er feststellte, dass „die Erfassung des Menschen nur vom Leibe her" völlig unzureichend sei (Jores 1961: 90). Zu Hartmann siehe Raspe (2022) und zu Uexküll siehe in diesem Zusammenhang vor allem Roelcke (2021: 483–485) und allgemein Leiß (2020). Dass zwischen den einzelnen medizinanthropologischen und psychosomatischen Positionen Differenzen bestanden, zeigt Heiner Raspe (2022: 110–112) anhand einer Rezension Hartmanns zu Jores' Schrift *Der Mensch und seine Krankheit*.
52 Freimüller (2007).
53 Mitscherlich/Mielke (1947). Freimüller (2010) und Peter (1994).
54 Schließlich ließ sich auch Michel Foucault von Weizsäcker inspirieren. Siehe dazu Elden (2023).

unmissverständlich zu. Es sei fast dasselbe, ob man den Menschen als „Fall" sehe oder als Nummer, die man ihm auf den Arm tätowiere. Beides verweise auf die „doppelte Antlitzlosigkeit einer unbarmherzigen Epoche". Deshalb begingen Wissenschaftler zwar nicht unbedingt unmittelbar Straftaten, aber sie hatten doch objektives Interesse an all dem, „was wehrlosen Menschen als grausames Geschick zustieß".[55]

Mitscherlich stimmte in dem Punkt, dass sich das Gericht in Nürnberg mit den Angeklagten, die Ärzteschaft aber mit den Grundfragen der historischen Entwicklung der Medizin auseinanderzusetzen hätten, mit Weizsäcker überein. Dessen Analyse war erschienen, noch bevor Mitscherlichs Bericht veröffentlicht wurde. Weizsäcker nahm die Medizinverbrechen – Euthanasie und Menschenversuche – man muss wohl sagen zum Anlass, um „den Geist der Medizin prüfen", „der den Menschen nur als Objekt nimmt". So ging es ihm darum zu zeigen, dass es bei dem Ärzteprozess nicht um „an sich" begründbare medizinische Versuche gehe, die nur sittliche Grenzen übertreten hätten. Das entscheidende Kriterium sei hingegen das Solidaritätsprinzip, das „Gebot der Gegenseitigkeit". Die „objektive Wissenschaftsform" müsse dieser gegenüber in die Schranken gewiesen werden.[56] Weizsäckers Ziel, das er in dem einen Jahrzehnt, dass ihm nach Kriegsende noch blieb, immer prägnanter ausformulierte, war eine „neue Medizin", die sich im Grunde von naturwissenschaftlichen und vor allem biologischen Vorgaben distanzierte, so sehr sie diese auch benötigte. Denn der Nürnberger Ärzteprozess schien zu beweisen, dass eine Medizin, die sich nur naturwissenschaftlich oder biologisch als Wissenschaft bestimme, sich „schlecht, falsch und schuldhaft" entscheide.[57] Dass genau dies aber die Art und Weise ist, nach der Medizinstudierende in der ganzen Welt auf Universitäten und Kliniken überwiegend ausgebildet wurden und werden, machte diese Kritik anschlussfähig für die Reformdebatten um 1960.

Weizsäckers komplizierte Argumentation sowie – für die spätere Rezeption – auch seine eigene Verstricktheit in das nationalsozialistische System sorgten für anhaltendes Unbehagen bei der Lektüre seiner Einlassung zum Ärzteprozess.[58] Zudem gab er auch erst spät in seinem Text eine Lektüreanleitung, die den Mangel an Gegenseitigkeit in der Beziehung zwischen „Arzt und Patient" ins Zentrum der Auseinandersetzung mit den Medizinverbrechen im Nationalsozialismus rückte.[59] Grundlegend sei, dass der Arzt Menschen zu helfen verpflichtet sei. Diese Aufklärung könne er sich aber aus Naturwissenschaft und Biologie nicht holen.[60] Was also in den Medizinverbrechen des Nationalsozialismus kulminierte, war die Verengung der Medizin auf eine naturwissenschaftliche Technik, „die den Menschen nur als Objekt behandelt".[61] Weizsä-

---

55 Mitscherlich (1947: 11–12).
56 Weizsäcker (1947b: 68–69).
57 Weizsäcker (1947b: 88–89).
58 Dazu Wiedebach (2016), Böhme (2008), Schott (2008), Peter (1996), Roth (1986).
59 Weizsäcker (1947b: 80–81, 95).
60 Weizsäcker (1947b: 91).
61 Weizsäcker (1947b: 78).

cker votierte ausdrücklich für die Bevorzugung der anthropologischen gegenüber der naturwissenschaftlich-biologischen Idee der Medizin und beharrte darauf, dass die naturwissenschaftlich-biologische Medizin für das Zustandekommen der angeklagten Taten wesentlich gewesen sei und entsprechend auch im Prozess verhandelt werden müsste. So erklärter er, dass es unausweichlich sei, dass ein Urteil über eine bestimmte Art von Medizin, „nämlich die nur naturwissenschaftlich-biologische Pathologie", mitgefällt werde. Die moralische Anästhesie gegenüber den Leiden der zu Euthanasie und Experimenten Ausgewählten sei begünstigt gewesen „durch die Denkweise einer Medizin, welche den Menschen betrachtet wie ein chemisches Molekül oder einen Frosch oder ein Versuchskaninchen".[62] Weizsäcker starb bereits 1957 und Mitscherlich beteiligte sich nicht an der Reformdebatte um 1960. Gleichwohl waren ihre Ideen, vermittelt durch Uexküll und Hartmann, in den Ausschüssen des Wissenschaftsrates stets präsent. Dass gerade auch das „Spezialistentum" unethisches und verbrecherisches Verhalten im Nationalsozialismus ermöglicht hatte, war eine nahezu konsensuelle Aussage in den vergangenheitspolitischen Diskursen der Nachkriegszeit.[63]

Wenn also in den 1950er Jahren darüber nachgedacht wurde, wie die zukünftige Medizin gestaltet sein sollte, dann stellte sich das Problem, wie die naturwissenschaftlich-technische Medizin, deren Hauptmerkmale Spezialisierung und Objektivierung sind, anthropologisch eingehegt werden könnte. Das Idealbild des Arztes als Verwirklicher der Humanität, wie es noch Rudolf Virchow ausgedrückt hatte, war durch die naturwissenschaftlichen Bedingungen seines Aufstiegs im 19. Jahrhundert selbst destruiert worden.[64] Während das Problem der Spezialisierung als lösbar erschien, galt dies weitaus weniger für die damit eng verbundenen objektivierenden Tendenzen der modernen Medizin. In die Debatte über die zukünftige Medizin waren medizinanthropologische und psychosomatische Argumente von entscheidender Bedeutung. Auch Siegmund erklärte auf umständliche Weise, dass die „Seelenkunde" im medizinischen Unterricht bisher ungebührlich vernachlässigt worden sei. Schließlich sei ja auch der Mensch das eigentliche Objekt der ärztlichen Tätigkeit und der medizinischen Forschung. Die seelischen Einflüsse auf das Krankheitsgeschehen und die Krankheitsgestaltung auch bei organischen Leiden könnten nicht wegdiskutiert werden. Jede Behandlung verlange psychologisches Geschick und Einfühlungsvermögen des Arztes. Siegmund schloss pathetisch, dass das Wesen des „wahren Arzttums" in den wechselseitigen Beziehungen von Arzt und Kranken, von Mensch zum Menschen, vom Arzt zur Allgemeinheit zu erblicken sei. Weitaus pragmatischer und richtungsweisender für die Reformdebatte der 1950er Jahre folgerte er daraus, dass die ärztliche Ausbildung nach der funktionellen und geisteswissenschaftlichen Seite ausgeweitet und durch eine stärkere Heranführung der Studierenden an den kranken Menschen geprägt wer-

---

62 Weizsäcker (1947b: 102).
63 Siehe dazu Jessen (1999: 365–366).
64 Siegmund (1948: 545).

den müsse.[65] Der „moderne Arzt" benötigte deshalb neben dem Spezialwissen vor allem auch bestimmte Eigenschaften, die weit über die Fähigkeit zum Auswendiglernen hinausgingen. Bamberger hatte diese bereits 1946 als Auswahlkriterien festgelegt: Auffassungsgabe, Kritikfähigkeit, selbstständiges Denken, Beobachtungsgabe, Kombinationsfähigkeit, Allgemeinbildung, ethische und „willensmäßige" Einstellung, Taktgefühl, Einfühlungsvermögen und Hilfsbereitschaft.[66] Dass dabei aber auch Aspekte der Sozialmedizin integriert werden müssten, hatte Weizsäcker 1933 in einer Vorlesung zur allgemeinen Therapie auf den Punkt gebracht: Der Kranke habe ein Subjekt, ein Ich, und lebe in einer besonderen Umwelt. Ärzte müssten die Innenwelt und die Umwelt so weit meistern, dass sie Einfluss auf die Krankheit nehmen könnten. Auch weil Innen- und Umwelt selbst nicht immer gesund seien, gehörten ihre Störung mit der Krankheit zusammen, „so daß das Ganze ein Vorgang ist".[67] Diesem Gedanken der Einheitlichkeit somatopsychischer Prozesse korrespondierte jene Mitte des 20. Jahrhunderts immer wieder vorgebrachte, auch standespolitisch intendierte Forderung, dass die Einheit der Medizin nicht verloren gehen dürfe.

Die notwendige Einheit der Klinischen Medizin

Es war die Innere Medizin, die von der dynamischen Entwicklung der Spezialisierung besonders betroffen, ja durch diese überhaupt erst konstituiert worden war. Mit gewisser Erleichterung blickten deshalb zu Beginn des 21. Jahrhunderts zwei Internisten auf das vergangene Jahrhundert zurück und konstatieren, dass das ebenso konservative wie zentrale Fach große Wertschätzung und hohes Ansehen erworben und in der universitären Ausbildung die Rolle des Vorreiters eingenommen habe. Dennoch sei schon von Anfang an „die Gefahr zentrifugaler Entwicklungen mit Aufsplitterung in verschiedene Teileinheiten" gegeben gewesen. Der rasante Fortschritt der grundlagenwissenschaftlichen Erkenntnisse und der technischen Fertigkeiten habe die Tendenz zur Spezialisierung beschleunigt. Diese Krise der Inneren Medizin schien erst „zu Beginn des postgenomischen Zeitalters" überwunden worden zu sein.[68]

Tatsächlich geschah bereits die Gründung der Deutschen Gesellschaft für Innere Medizin 1882 im Zeichen der Spezialisierung, war die „Innere Medizin" selbst ein Mittel zu deren Integration.[69] Aber noch Mitte des 20. Jahrhunderts sah es nicht so aus, als habe die Innere Medizin die auseinanderstrebenden Tendenzen der Spezialisierung wirklich in den Griff bekommen. Die internistische Fachgesellschaft hatte auf ihrer

---

65 Siegmund (1948: 542–543).
66 Bamberger (1946: 109).
67 Weizsäcker (1933: 1168).
68 Lasch/Seeger (2007: 13–14).
69 Forsbach/Hofer (2018: 1).

sechzigsten Jahrestagung 1954 das Thema der „Spezialisierung" ausdrücklich auf die Agenda gesetzt.[70] Der Kongress war mit der Deutschen Gesellschaft für Chirurgie so abgestimmt, dass „Internisten und Chirurgen", wie der Hamburger Radiologe Hans Heinrich Berg in seiner Eröffnungsrede zufrieden verkündete, zum ersten Mal in ihrer Geschichte zu einer gemeinsamen Sitzung auf ihren Tagungen zusammengefunden hätten.[71] Berg verriet auch gleich, was das eigentliche Motiv dieser ungewöhnlichen Zusammenkunft war: „In einer Zeit unaufhaltsam fortschreitender und sachlich notwendiger Spezialisierung erschien ein Bekenntnis zur Einheit der klinischen Medizin einmal notwendig." So sollte in der Zusammenkunft „ein Symbol ärztlicher Zusammenarbeit im Dienst am kranken Menschen" entdeckt werden. In einer weiteren Begrüßungsrede für den allein internistischen Kongressteil drückte Berg die Ambivalenz der Spezialisierung besonders deutlich aus: „Unerbittlich schreitet der Spezialismus fort, er ist nicht aufzuhalten. Er darf auch nicht aufgehalten werden."[72]

Es war insbesondere der Göttinger Rheumatologe Rudolf Schoen, der sich auf der Internistentagung 1954 programmatisch äußerte und den für die nächsten Jahre zentralen Punkt ansprach: Danach erschwere vor allem das hierarchische Krankenhaussystem in der Bundesrepublik die Einbindung der Spezialisten ins Ganze. Obwohl der Fortschritt der Medizin mit zunehmender und unaufhaltsamer Spezialisierung erkauft werde, müsse der Universalcharakter der inneren Medizin erhalten werden. Das Problem sei also, so Schoen, wie die „Spezialisten" aus der Kardiologie, Gastroenterologie, Rheumatologie oder Endokrinologie zu gemeinsamer Arbeit zusammengeführt und in den Rahmen der Klinik einpasst werden könnten. Dies konnte aber nur gelingen, wenn die Spezialisten den Überblick für das Gesamtgebiet behielten. „Jede einseitige Spezialisierung ohne diesen Kontakt ist tödlich", mahnte Schoen. Auf dieser Grundlage und bestärkt durch Erfahrungen, die er auf einer Reise in die USA gemacht hatte, entwarf Schoen eine neue Klinikstruktur, die dem „Stationsarzt", der nur dem „Chef der inneren Klinik" verpflichtet wäre, größere Befugnisse geben sollte. Die verschiedenen „Spezialisten" würden zur Beratung zugezogen und stellten eine wichtige Querverbindung mit den übrigen Disziplinen her. Diese ständige enge Zusammenarbeit auf der Station, aber auch in regelmäßigen Kolloquien, klinischen Konferenzen und großen Visiten sei die Grundlage für die Koordinierung der Einzelfächer zu einem größeren Ganzen. So würden die „Spezialisten" vor Einseitigkeit bewahrt, lernten die Bedeutung sowie die Grenzen ihres Gebietes kennen und behielten den Blick für das

---

70 Zur Nachkriegsgeschichte der Gesellschaft: Hofer/Forsbach/Fölsch (2020), Forsbach/Hofer (2018: 222–248) und Forsbach/Hofer (2017). Zur Geschichte der Medizinischen Fachgesellschaften im Nationalsozialismus siehe die Beiträge in Krischel/Schmidt/Groß (2016). Als kritische Einordnung der (Selbst-) Historisierung der medizinischen Fachgesellschaften insgesamt siehe Jessen (2020).
71 Berg war als Direktor der I. Medizinischen Klinik des Universitätskrankenhauses Eppendorf zumindest über auch tödliche Menschenversuche zum Ernährungsödem an sowjetischen Kriegsgefangenen informiert gewesen. Siehe dazu Helmholz/Schmiedebach/Lohse (2002: 13–14).
72 Berg (1954: 175).

ganze Fach und die Nachbargebiete.[73] Besondere Bedeutung für die Verbindung der Spezialfächer mit der Inneren Medizin kam dabei sogenannten Querfächern wie Radiologie oder Psychosomatik zu.[74]

Das Problem der Spezialisierung, dies zeigte Schoen sehr genau auf, konnte nur durch eine Strukturreform, die Neugestaltung des Fakultätssystems selbst, geschaffen werden. Um dies aber zu erreichen und auch für die Zukunft zu sichern, sprach sich Schoen für eine neue Pädagogik aus: Bei den Medizinstudierenden müsse eine besondere menschliche Voraussetzung geschaffen und gefördert werden, „nämlich die Fähigkeit und Bereitwilligkeit zur Zusammenarbeit" durch Unvoreingenommenheit, Offenheit oder Achtung vor anderen Meinungen. Die zukünftigen Ärzte und Ärztinnen müssten kooperative Eigenschaften haben.[75] Schoen selbst verwendete den Begriff nicht, aber auch in anderen naturwissenschaftlich-technischen Disziplinen wurde in der bundesdeutschen Nachkriegszeit über die Notwendigkeit von „Teamwork" diskutiert.[76] In dem mehr auf die Autorität des Chefs gestellten deutschen System, so Schoen, berieten und unterstützten die älteren Assistenten und spezialisierten Dozenten ihren Vorgesetzten, während dieser dafür sorge, dass sie vor Einseitigkeit bewahrt blieben. Der ständige Wechsel der Mitarbeiter verhindere aber, dass dafür die nötige Stabilität gewährleistet werde. Der Blick für das Wesentliche müsste weiter in der bewährten klinischen Vorlesung vorgegeben werden, die Studierenden müssten aber zudem in kleinen Gruppen in Übungen und klinischer Tätigkeit am Krankenbett und in Kolloquien – „ohne Überlastung mit entbehrlichem Spezialwissen" – aktive und verantwortliche Arbeit lernen. Nur die vorbehaltlose, systematisch auszubauende Zusammenarbeit vermöge, die Nachteile des Spezialistentums zu überwinden, „seine Vorteile zu entwickeln und dem Spezialisten den Blick auf die gesamte Medizin zu erhalten, ihn vor Einseitigkeit zu bewahren". Die Einheit der inneren Medizin müsse in neuer Form und ohne Dogmatismus erhalten werden.[77]

Schoen hatte ein klares Konzept entwickelt, bei dem Teamwork und Spezialisierung im Namen der Einheitlichkeit der Medizin verbunden waren. Andere Internisten teilten die Überzeugung, dass Spezialisierung so notwendig wie problematisch sei, entwickelten aber kaum ähnlich kohärente Ideen. Unisono wurde die Spezialisierung mit dem Verlust der „ärztlichen Persönlichkeit" gleichgesetzt. „Spezialisten" seien eben doch eher „Techniker", aber keine „Ärzte" im emphatischen Sinne. Der Schweizer Internist Wilhelm Löffler etwa sorgte sich um Einheit und Zusammenhalt der Inneren Medizin, um mit gewissem Optimismus anzufügen, dass sie sich „gegen die von so vielen Seiten vordringenden, in ihren Bereichen stets siegreichen Spezialitäten" habe

---

73 Schoen (1954).
74 Wyss (1955).
75 Schoen (1954: 200).
76 Siehe dazu Stoff (2012: 106–109).
77 Schoen (1954: 201).

behaupten können. Spezialisierung und Teamwork verstand Löffler distanzierend als eine angloamerikanische Entwicklung. Vor allzu enger Spezialisierung schütze hingegen im deutschen Sprachgebiet das Bedürfnis „nach Ergänzung unseres Wissens, mit einem Blick auf das Ganze, das Bedürfnis auch nach philosophischer Abrundung". Gleichwohl verstand auch Löffler die Spezialisierung als etwas Unausweichliches, dem schon bei der Ausbildung begegnet werden musste. An den Universitäten würden nicht nur Gelehrte benötigt, sondern „ärztliche Persönlichkeiten".[78] Auch Louis R. Grote, Protagonist schon der Krisendebatte der Weimarer Republik, meldete sich zu Wort, und erklärte das Spezialistentum als eine Folge der analytischen Forschung. Die Spezialisierung sei jedoch unvermeidlich, weil die Methodik der Analyse für die Naturwissenschaft unerschöpflich sei. Die Medizin könne auf sie nicht verzichten.[79] Alfred Schittenhelm, ehemaliger SS-Standartenführer, warnte vor dem Zerfall der Universitäts- in Spezialkliniken, um pathetisch auszurufen: „Es gibt nur eine innere Medizin, die nicht Organe behandelt, sondern von der Ganzheit des Menschen und seiner Persönlichkeit ausgeht. Dieser wollen wir treu bleiben!"[80] Der Tropenmediziner Felix O. Höring erfasste in diesem Sinne sehr genau, dass die Debatte über die Spezialisierung zur zeitgenössischen Kulturkritik passte, wenn er einleitend Hans Sedlmays 1948 erstmals erschienene Schrift *Verlust der Mitte* aufrief. Denn strebe nicht auch die Medizin „fort von der Mitte", „fort vom Menschen"? Die Innere Medizin sei wie keine andere Fachdisziplin prädestiniert, dies zu verhindern.[81] Nur Heinz Wenderoth vom Universitätskrankenhaus Eppendorf in Hamburg machte ähnlich wie Schoen konkrete Vorschläge für eine Reform des Medizinstudiums durch die zunehmende Verlagerung der Ausbildung an das Krankenbett, einen Unterricht in kleinen Arbeitsgruppen, eine große Vorlesung, die sich auf Darstellungen aus dem Gebiet der Inneren Medizin konzentriert, die steigende Anwendung „moderner optischer und akustischer Hilfen" sowie eine Famulatur.[82]

Ein Jahr später, beim einundsechzigsten Kongress der Deutschen Gesellschaft für Innere Medizin, eröffnete der Bonner Internist Paul Martini eine Gruppendiskussion über „Probleme des Medizinstudiums" mit den Worten, dass in vielen akademischen Disziplinen, aber besonders in der Medizin die Sorge auftrete, dass es mit der Ausweitung des Fachwissens dem Einzelnen immer unmöglicher werde, einen Überblick zu behalten. So drohe eine wachsende Oberflächlichkeit der Bildung und eine zunehmende Spezialisierung des Wissens. Es werde gefürchtet, dass „diese beiden Gefahren Hand in Hand bis ins Chaos führen können". Diese Bedrohung werde dort noch

---

78 Löffler (1954: 176, 182, 186).
79 Grote (1954: 195). Zu Grote und dessen Rolle in der Gesellschaft für Innere Medizin siehe auch Forsbach/Hofer (2017: 39–40).
80 Schittenhelm (1954: 192, 195). Zu Schittenhelms Reintegration und Rolle in der Deutschen Gesellschaft für Innere Medizin siehe auch Forsbach/Hofer (2017: 51–52).
81 Höring (1954: 211).
82 Wenderoth (1954: 208, 210).

größer, wo traditionelle, sehr festgefügte Ausbildungsgewohnheiten und Lehrpläne rechtzeitige Reformen verhinderten. Es wachse die Gefahr, dass große Schäden für das Wesen und für die „Form der Ärzte" sowie für die Volksgesundheit einträten.[83] Und Schoen betonte wiederum 1956 in seiner Eröffnungsrede als Vorsitzender der Internistengesellschaft, nachdem er den verstorbenen Gustav von Bergmann ausführlich gewürdigt hatte, dass die Verfeinerung und Objektivierung der funktionellen Diagnostik subtile spezialistische Arbeit in entsprechend eingerichteten Laboratorien und Kliniken mit geschulten Kräften erfordere. Den „Spezialisten" bewahre seine Syntheseleistung vor Einseitigkeit. Der „praktische Arzt" werde jedoch immer weniger in der Lage sein, seinen großen, stets wachsenden Aufgabenbereich auszufüllen. Gerate aber die ärztliche Betreuung immer mehr in die Hände von „Spezialisten", so werde die Teilleistung besser, die Gesamtleistung könne sich jedoch verschlechtern. Wenn der Überblick verloren gehe, werde nicht der Mensch, sondern die Krankheit behandelt werden. So werde zwar die Diagnostik auf ein gleichmäßiges Niveau gehoben, gleichzeitig tauche aber die Gefahr einer „Entseelung der Medizin" auf, bei welcher „der Patient allzu leicht zum unpersönlichen Fall wird". Schoen extrahierte so noch einmal die Grundsatzfrage zur „Krise der Medizin", wie sie seit einem halben Jahrhundert diskutiert worden war: „Wie gelingt es, den praktischen Arzt, den Hausarzt ungeschmälert zu erhalten und gleichzeitig die notwendige spezialistische Diagnostik und Therapie, die vor allem für Frühdiagnose und vorbeugende Behandlung immer unerläßlicher werden, zu gewährleisten, ohne daß die natürliche Beziehung vom Patienten zum Arzt verloren geht?" Der Inneren Medizin, so schloss er seine Rede, komme durch ihre zentrale Stellung die Aufgabe zu, zwischen allgemein ärztlicher Tätigkeit und Spezialistentum die vermittelnde Stellung einzunehmen.[84]

Spezialisierung war ubiquitär und wurde auch in den Folgejahren auf den Internistenkongressen in Eröffnungs- und Festreden verhandelt. 1957 konnte der neue Vorsitzende Karl Hansen – Leiter der Städtischen Krankenanstalten in Lübeck, der sich schon früh Gedanken zur Gründung einer Medizinischen Akademie in Lübeck gemacht hatte – entsprechende Anregungen verlesen. Diese umfassten eine Studienreform, bei der sich die medizinische Ausbildung am Krankenbett und in seminaristischen Übungen in kleinen Gruppen vollziehe und auf einer „Erziehung zu kritischem Urteil" beruhe.[85] Ähnliche Debatten wurden auch in der Chirurgie und Orthopädie geführt, jedoch stellte die Innere Medizin den Nukleus für die Reformplanungen dar, die dann im Wissenschaftsrat intensiv diskutiert werden sollten.[86] 1958 verfassten Martini und Schoen schließlich zusammen mit dem Kieler Internisten Helmuth Reinwein eine Art Denkschrift, die noch einmal alle medizinreformerischen Positionen

---

83 Martini (1955: 510).
84 Schoen (1956: 7, 9–10).
85 Hansen (1957: 25–26). Dazu auch Brednow (1957).
86 Bauer (1954: 84–93) und Hohmann (1954. 27–36).

zusammenfasste.[87] Diejenigen Professoren, die seit der zweiten Hälfte der 1950er Jahre maßgeblich die Reformplanungen in der Medizin bestimmten, entstammten jener die deutsche Geschichte prägenden Generation der in den 1890er und 1900er Jahren Geborenen. Der 1892 geborene Schoen und der 1889 geborene Martini waren noch in der Weimarer Republik auf Lehrstühle berufen worden. Ludwig Heilmeyer, Jahrgang 1899, wurde erst 1945 an der Düsseldorfer Medizinischen Akademie zum ordentlichen Professor ernannt, um ein Jahr später den Lehrstuhl für Innere Medizin in Freiburg zu übernehmen. Hinzu kamen als etwas jüngere Ärzte der 1906 geborene Kieler Anatom Wolfgang Bargmann und Thure von Uexküll, geboren 1908. Bargmann reüssierte 1946 als Direktor des Anatomischen Instituts der Universität Kiel, Uexküll wurde 1955 Leiter der Medizinischen Poliklinik an der Justus-Liebig-Universität Gießen. Schließlich war es aber auch der bereits einer nächsten Generation angehörige Fritz Hartmann, geboren 1920, der zu einem wichtigen Protagonisten der Reformdebatte wurde. Hartmann erhielt 1956 den Ruf an die Universität Marburg, wo er den Direktorenposten der Medizinischen Poliklinik übernahm. Als Ministerialdirigent Rolf Schneider im Dezember 1973 die Rolle Hartmanns bei der Gründung der Medizinischen Hochschule Hannover würdigte, sprach er davon, dass Hartmann nicht nur zu den „Männern der ersten Stunde" gehörte, sondern schon fünf Minuten früher dagewesen sei.[88]

Während Martini und Schoen sich während des Nationalsozialismus eher bedeckt gehalten hatten, nutzten Bargmann und Heilmeyer recht offensiv die Chancen, die ihnen das nationalsozialistische Forschungssystem bot. Die Medizinhistoriker Jan Jeskow und Florian Steger bezeichnen Heilmeyer im Fazit ihrer politischen Biografie gleich mehrfach als „streng opportunistisch".[89] Die drei Internisten und der Anatom Bargmann waren in der unmittelbaren Nachkriegszeit sofort wieder in das universitäre System eingebunden. Dass es in der Nachkriegszeit in der Inneren Medizin sowohl um die Aufrechterhaltung der akademischen Netzwerke als auch um deren An- und Einpassung in die Bedingungen der entstehenden deutschen Staaten ging, lässt sich vor allem für Rudolf Schoen gut zeigen. Schoen war 1929 in Leipzig zum außerplanmäßigen Professor und 1931 zum ordentlichen Professor für spezielle Pathologie und Therapie berufen worden. Er übernahm damit auch die Leitung der Medizinischen Poliklinik. 1939 ging er als Nachfolger von Hermann Straub nach Göttingen, wo er der Medizinischen Klinik und Poliklinik bis 1964 vorstand. In der Medizin machte er sich vor allem als Rheumatologe und Klinischer Pharmakologe einen Namen.[90] Von der britischen Militärregierung wurde Schoen als unbelastet eingeschätzt und mit be-

---

87 Daran erinnerte 1969 im *Spiegel* auch Gotthard Schettler, Präsident des Westdeutschen Medizinischen Fakultätentages. Siehe Hentschel (1970: 61).
88 „Protokoll der 52. Sitzung des Gründungsausschusses der Medizinischen Hochschule Hannover am 20. Dezember 1973, Senatssitzungssaal MHH" (Archiv der MHH, GRÜA, 10022 4).
89 Steger/Jeskow (2021: 273–274). Zu Bargmann siehe Hildebrandt (2013: 284–288). Zu Martini siehe Forsbach/Hofer (2017); Hofer (2019); Sammer/Hofer (2022).
90 Hartmann (2003).

stimmten Aufgaben betraut: Er fungierte als erster Dekan der Medizinischen Fakultät in Göttingen und gehörte dem deutschen Entnazifizierungsausschuss an, der für die Medizinische Fakultät eingerichtet worden war. Auch ein FIAT-Bericht über die medizinische Forschung im Nationalsozialismus wurde von Schoen verfasst.[91] In den Jahren 1959 und 1960 war er zudem Rektor der Universität Göttingen. In der medizinhistorischen Forschung kommt Schoen eher eine Nebenrolle zu und er findet nur sporadisch Erwähnung. Jedoch verweisen die Ämter, die er innehatte, darauf, dass dies seinem tatsächlichen Einfluss kaum gerecht wird. Schließlich war Schoen von 1949 bis 1951 erster Präsident der neu konstituierten Deutschen Gesellschaft für Rheumatologie, von 1953 bis 1954 Vorsitzender der Deutschen Gesellschaft für Kreislaufforschung und von 1955 bis 1956 Vorsitzender der Deutschen Gesellschaft für Innere Medizin.[92]

Dass Schoen bei Personalentscheidungen und inhaltlicher Ausrichtung, aber auch bei der „Vergangenheitspolitik" der Medizin in Bezug auf die Medizinverbrechen im Nationalsozialismus lenkend eingriff, hat Anikó Szabó in einer 2000 publizierten Dissertation zum Schicksal Göttinger Hochschullehrer während und nach dem Nationalsozialismus herausgearbeitet. Jenen Abschnitt ihres umfangreichen Buches, der sich auch mit der Rolle Schoens als Dekan der Medizinischen Fakultät befasst, betitelte sie richtungsweisend mit der Überschrift „Unerwünschte Kritik: Eine Auseinandersetzung mit der Vergangenheit wird verweigert".[93] So zeigte sich Schoen als Dekan der Medizinischen Fakultät bei der Rehabilitierung des Anthropologen und Anatomen Karl Saller, dem als Kritiker der Rassenhygiene während des Nationalsozialismus die Lehrbefugnis entzogen worden war, äußerst zögerlich, während er zeitgleich für Fritz Lenz, Mitautor des von 1921 bis 1940 in zahlreichen Auflagen erschienenen rassenhygienischen Lehrbuchs „Baur-Fischer-Lenz", im Januar 1946 eine Professur für menschliche Erblehre beim Oberpräsidium in Hannover beantragte. Mit Billigung der britischen Militärregierung konnte Lenz im Wintersemester 1947/48 seine Lehrtätigkeit beginnen und erhielt 1955 sogar den Direktorenposten eines neugegründeten Instituts für menschliche Erblehre.[94] Szabó schlussfolgert, dass es darum ging, Saller, der als Außenseiter des Feldes galt und zudem die Rolle der Medizinischen Fakultäten während des Nationalsozialismus öffentlich thematisierte, loszuwerden, um Lenz diese Stelle anbieten zu können. Schoen habe sich als Dekan an dieser Intrige beteiligt, treibende Kräfte seien aber der Physiologe Hermann Rein und der Gynäkologe Heinrich Martius gewesen. Mit Szabó lässt sich feststellen, dass in der Medizinischen Fakultät in der Tat Seilschaften (re)aktiviert wurden und Kritik unerwünscht war.[95]

---

91 Beushausen et al (1998: 244) und Trittel (2018: 388).
92 Dazu Hartmann (2003: 198–199).
93 Szabó 2000: 185–197). Zur „Vergangenheitspolitik" in der universitären Medizin der Nachkriegszeit grundsätzlich auch Oehler-Klein/Roelcke (2007) und Schleiermacher (2007).
94 Szabó (2000: 185–191) und Beushausen et al (1998: 246–248).
95 Szabó (2000: 193).

Dabei ging es kaum um die politische Einstellung, wohl aber um die Stärkung von Netzwerken. So ließe sich auch von einer Strategie der „Elitenkontinuität" sprechen, in die Schoen involviert war. Eine intensive Befassung mit den Medizinverbrechen im Nationalsozialismus konnte da nur hinderlich sein.[96] Schoen hatte im Oktober 1945 auch dafür gesorgt, dass Bargmann, der im Nationalsozialismus auch mit Geweben Hingerichteter geforscht hatte, kommissarisch die Leitung des Instituts für Anatomie in Göttingen übernahm.[97] Ebenso setzte sich Schoen später aber auch für die Berufung von Zwangsemigrierten wie dem Dermatologen Oskar Gans und dem Anatomen Fritz Wassermann ein, da diese als fähige Wissenschaftler galten. Bei den Neubesetzungen zählte der Gewinn für die Medinische Fakultät.[98]

Am 17. Februar 1949 unterschrieb Schoen im Auftrag der Deutschen Gesellschaft für Innere Medizin zusammen mit Heilmeyer und dem Internisten Curt Oehme ein Gutachten zugunsten der Ärzte Wilhelm Beiglböck, Hermann Becker-Freyseng und Oskar Schröder. Diese drei Mediziner waren im Nürnberger Ärzteprozess wegen der Leitung und Beteiligung an quälerischen und tödlichen Meerwasserversuchen im KZ Dachau zu hohen Haftstrafen verurteilt worden.[99] Auf dem ersten Nachkriegskongress der Deutschen Gesellschaft für Innere Medizin im Mai 1948 hatten die renommierten Internisten Hermann Rein, Hans Netter und Helmut Dennig Gutachten über die Meerwasserversuche präsentiert und sich für die Rehabilitierung der Angeklagten eingesetzt. Unterstützt wurden sie dabei auch von Franz Volhard, Paul Martini, Hans Erhard Bock und Wolfgang Heubner. Es ging sehr unverblümt darum, vor allem den Internisten Beiglböck zu entlasten und damit zugleich auch die Reputation der deutschen medizinischen Wissenschaft vom Verdacht der Kollaboration mit dem Nationalsozialismus zu reinigen. Alle Beteiligten kannten sich gut und waren sich sicherlich Loyalitäten im akademischen sozialen Raum schuldig. Schoen war etwa auf den Tagungen der Deutschen Gesellschaft für Kreislaufforschung häufiger auf den Wiener Internisten Hans Eppinger getroffen, dessen Schüler Beiglböck war.[100] Nachdem Beiglböck vor allem auch aufgrund der Interventionen der anerkannten medizinischen Kapazitäten noch vor Weihnachten 1951 vorzeitig aus der Landsberger Haft entlassen

---

96 Katharina Trittel (2018: 291–424) hat dies am Beispiel Hermann Rein für die Universität Göttingen untersucht.
97 Hildebrandt (2013: 287).
98 Szabó (2000: 260).
99 Steger/Jeskow (2021: 160–181) und Steger (2019). Erstmalig erwähnt wird das Gutachten in der zweiten und überarbeiteten Auflage von Alexander Mitscherlichs und Fred Mielkes Dokumentation des Nürnberger Ärzteprozesses. Siehe dazu Mitscherlich/Mielke (1949: 61–63). Auch Paul Weindling (2004: 315) geht in seinem Standardwerk zu den Nürnberger Ärzteprozessen auf das Gutachten ein. Der Fall Beiglböck wird unter der Überschrift „Aktive Hilfe bei der Rehabilitierung von NS-Tätern" ausführlich dargestellt von Steger/Jeskow (2021: 144–184).
100 Baumann (2017: 181). Eppinger selbst entging durch Suizid dem Nürnberger Ärzteprozess, aber die Verantwortung der Internisten für einen Schüler Eppingers war damit keineswegs aufgehoben. Dazu Weindling (2017: 160).

wurde, besorgte Heilmeyer, der bei der Initiative zugunsten Beiglböcks besonders aktiv war, diesem eine befristete Stelle als Oberarzt an der Freiburger Universitätsklinik. Wenige Monate später wurde Beiglböck auf Empfehlung Heilmeyers dann Leitender Arzt der Inneren Abteilung am Krankenhaus in Buxtehude. Heilmeyer sollte in den folgenden Jahren Beiglböck immer wieder öffentlich entlasten.[101] Der schwerwiegendste und entscheidende Vorwurf, der gegen das Gutachten der Internisten Oehme, Heilmeyer und Schoen vorgebracht werden muss, ist die Herabwürdigung der Opfer, um auf diese Weise die vorzeitige Haftentlassung Beiglböcks zu erreichen. Florian Steger vermerkt in seiner Stellungnahme, dass das Gutachten die Versuchspersonen in rassistischer Weise diffamiert und den Sprachduktus aus der NS-Zeit verwendet habe.[102]

Diese historiografisch mittlerweile gut herausgearbeitete Netzwerkstruktur der Inneren Medizin in der Bundesrepublik, die eine kritische Auseinandersetzung mit den Medizinverbrechen während des Nationalsozialismus aktiv verhinderte, war aber zugleich auch der Nährboden für die Entwicklung jener Ideen zur Studienreform, wie sie dann im Wissenschaftsrat diskutiert und in die Planungen für die Errichtung medizinischer Akademien integriert wurden. Dies war vor allem auch dadurch bedingt, dass das Lob einer ganzheitlichen Medizin und praxisnahen Medizinausbildung kontinuierlich in der ersten Hälfte des 20. Jahrhunderts vorgebracht wurde. Für diese Themen gab es sowohl 1933 als auch 1945 keinen diskursiven Einschnitt.[103] Bargmann, Martini, Schoen, Heilmeyer, Uexküll und Hartmann waren dabei die treibenden Kräfte, die dem Vorhaben überhaupt erst Dynamik gaben. Zwar schlossen sich andere Ärzte den Reformplanungen punktuell an, erreichten aber nie den Einfluss dieser auch untereinander kooperierenden Akteure. Mit der Ausnahme von Martini übernahmen sie alle auch verantwortliche Positionen in den Gründungsausschüssen der Medizinischen Akademien in Lübeck, Hannover und Ulm.[104] Es war vor allem Wolfgang Bargmann, seit 1946 Direktor des Anatomischen Instituts der Universität Kiel und ein Profi der Wissenschaftspolitik, dem eine auch langfristig prägende Rolle bei der Gestaltung der Hochschulpolitik im Bereich der Medizin zukommen sollte. Bargmann, während des Nationalsozialismus histologisch ausgebildet, reüssierte mit seinen Arbeiten zur Neurosekretion. Mit Fragen der Hochschulreform setzte er sich Mitte der 1950er Jahre im Hofgeismarer Kreis auseinander. Er war zudem im Senat der Deutschen Forschungsgemeinschaft sowie dann vor allem auch im Wissenschaftsrat aktiv, dessen wissenschaftliche Kommission er von 1961 bis 1964 leitete.[105] Zumindest für diese Pha-

---

101 Siehe neben Steger/Jeskow (2021: 179–184) auch die Gedenk- und Erinnerungsseite der Deutschen Gesellschaft für Innere Medizin (https://www.dgim-history.de/, 18.7.2023).
102 Steger (2019: 26).
103 Siehe dazu am Beispiel der Rostocker Universitätsmedizin Deinert (2019). Generell auch Van den Bussche (1989).
104 Zu Martinis Wirken in der Nachkriegszeit siehe vor allem Forsbach/Hofer (2017). Zu dessen Methodenlehre siehe Raspe/Zielonka/Hofer (2023a, 2023b) sowie Zielonka/Raspe/Hofer (2023).
105 Bargmann (1963a).

se kann er noch vor Heilmeyer als entscheidender Praktiker bei der Ingangsetzung einer Reform des medizinischen Studiums angesehen werden, während Schoen eher die Theorie lieferte. Die tatsächlichen Gründungen Medizinischer Akademien waren dann in Lübeck mit Bargmann, in Hannover mit Schoen und in Ulm mit Heilmeyer verbunden.

Die enge Ausrichtung an der „Krise der Medizin", dem Problem der Spezialisierung und der Reform des Medizinstudiums, wie sie auf den Kongressen der Deutschen Gesellschaft für Innere Medizin verhandelt wurden, waren vor allem auf Praxis und Klinik, aber weniger auf die Forschung ausgerichtet. Allerdings schien gerade auch die spezialisierte medizinisch-naturwissenschaftliche Forschung selbst defizitär, wie es in der Nachkriegszeit und bis weit in die 1960er Jahre in Studien, Fachbeiträgen sowie zahlreichen Zeitungs- und Zeitschriftenartikeln unermüdlich erklärt und angemahnt wurde. Ein Hauptargument für die notwendige Reform des Medizinstudiums und mithin auch der Medizin selbst war der konstatierte Rückstand gegenüber anderen westlichen Staaten, vor allem aber den USA. Von entscheidender Bedeutung war es deshalb, die Gründe für diesen Rückstand herauszuarbeiten.

Departments zur Behebung des Forschungsrückstands

Der Kölner Physiologe Max Schneider, der, finanziert durch die Rockefeller Foundation, Erfahrungen in den USA machen konnte, betonte 1957 die Bedeutung der naturwissenschaftlichen Ausbildung für die Medizin. Natürlich müsse sich der Arzt für Menschen interessieren und mit ihnen in Kontakt treten, griff er die medizinanthropologische Debatte der Nachkriegszeit auf, aber es handle sich dabei doch „um eine Gabe, ein Talent", das nicht erlernbar sei. Wer es nicht besitze, solle gar nicht erst Medizin studieren. Diese Seite müsse jedoch ergänzt werden durch eine gründliche naturwissenschaftliche Ausbildung und Fortbildung. Genau dort liege in Deutschland vieles im Argen. Zur Jahrhundertwende, fuhr Schneider fort, habe ein Internist oder ein Chemiker sein eigenes Fachgebiet vollständig beherrschen und darin produktiv arbeiten, gleichzeitig auch das Gesamtgebiet der Medizin und der Naturwissenschaften übersehen können. Das habe sich grundlegend gewandelt. Eine medizinische Klinik müsse deshalb folgerichtig mit einer ganzen medizinischen Fakultät der Jahrhundertwende verglichen werden. Diese Entwicklung sei unabwendbar, und wer sich dagegenstemme, werde überfahren.[106]

Die Debatte über die Spezialisierung in Medizin und Naturwissenschaften war verknüpft mit einem alarmistischen Diskurs über den Rückstand der bundesdeutschen Forschung gegenüber der amerikanischen, aber auch britischen und skandinavischen

---

106 Schneider (1957: 1117).

Konkurrenz. Der erste Vorsitzende des Deutschen Wissenschaftsrates, der Jurist und Rechtshistoriker Helmut Coing, stellte anlässlich eines Vortrags vor der Deutschen Parlamentarischen Gesellschaft in Bonn am 9. Dezember 1959 die Situation insgesamt als einen Notstand der Deutschen Hochschulen dar. Die Deutschen seien gewohnt gewesen, mit Stolz auf ihre Hochschulen zu blicken, rief er pathetisch aus, um dann die im Laufe der 1950er Jahre repetitiv erzählte Rückstandsgeschichte der deutschen Forschung zu bemühen: Kriegszerstörungen, Forschungsisolierung, die Vertreibung jüdischer Wissenschaftler und politischer Gegner des Nationalsozialismus, die Unterdrückung bestimmter Forschungsrichtungen während des Nationalsozialismus, aber auch die Verbote in der Nachkriegszeit hätten in Deutschland zum Niedergang von Wissenschaft und Forschung geführt.[107]

Als Erklärung für den Abstieg der deutschen Wissenschaftsnation wurde bis weit in die 1950er Jahre zumeist der als wissenschaftsfeindlich apostrophierte Nationalsozialismus aufgeführt. Noch im Jahr 1962 wurde der Rückstand der deutschen Forschung, insbesondere auch im Bereich der Medizin, mit der „heute vielbeschworene(n) geistige(n) Auspowerung, die mit Adolf Hitlers Machtübernahme in Deutschland einkehrte" erklärt, wie es in einem *Spiegel*-Artikel hieß. Ein Massenexodus namhafter Lehrer und Forscher, das kärgliche Interesse der NS-Herrscher an jeglicher, auch medizinischer Grundlagenforschung und schließlich der Zweite Weltkrieg hätten die Entwicklung, die sich allerdings bereits vorher abgezeichnet habe, vollendet.[108] Es sei angemerkt, dass hieraus allerdings keineswegs eine Auseinandersetzung mit der wissenschaftlichen Forschung während des Nationalsozialismus folgte. Auch Richard Clausen, der 1964 im Auftrag der Deutschen Forschungsgemeinschaft eine Schrift zum *Stand und Rückstand der deutschen Forschung* publizierte, sah die „verlorenen Jahre" des Nationalsozialismus als ursächlich für den Rückstand der Forschung an, betonte dann aber vor allem die alliierten Beschränkungen der Nachkriegszeit. Die Emigration führender Wissenschaftler und damit auch das Aussterben einer ganzen wissenschaftlichen Schule, die mangelnde Förderung der Grundlagenforschung, der Verlust der produktiven Jahre junger Forscher sowie die Isolation von der internationalen Forschung hätten zu einem „Aderlaß an der deutschen Forschung" geführt. In der Nachkriegszeit hätten die Wegnahme der Patente und Verfahrensrechte, die alliierte Forschungskontrolle sowie die Forschungsverbote, die FIAT-Berichte, die Demontage und die Zonentrennung jedoch die Forschung erst entscheidend benachteiligt. Die deutsche Forschung habe erst rund zehn Jahre zur Verfügung gehabt, um die verlorenen Jahre aufzuholen. Im gleichen Zeitraum hätten die USA hingegen – begünstigt auch durch die Leistungen deutscher Emigranten, durch Forschungsergebnisse aus den Laborato-

---

107 Helmut Coing, „Lage und Aufbau der deutschen Hochschulen", 9.12.1959 (LASH, Abt. 811, Nr. 20928).
108 Anonym (1962). Zum Folgenden auch Stoff (2012: 54–55, 94–103).

rien der deutschen Industrie und schließlich den Kriegsanstrengungen selbst – einen erheblichen Aufschwung erlebt.[109]

Während sich die mangelnde Ausstattung der Forschungsinstitute in der Nachkriegszeit mit US-amerikanischer Finanzierungshilfe leicht beheben ließ, schien der Mangel an Nachwuchs und der verlorene Anschluss an die in den 1940er Jahren etablierten Forschungsstandards fundamental. Dies offenbarte sich vor allem in eben jenen seit 1957 von der Deutschen Forschungsgemeinschaft publizierten Denkschriften zur Lage der deutschen Wissenschaft, die auf Umfragen unter Universitätsprofessoren und Max-Planck-Institutsdirektoren beruhten und zunächst die prekäre Lage in den Fächern Chemie und Biologie erfassten. Kritisiert wurden vor allem die strikte Trennung der Disziplinen und die mangelnden Karrieremöglichkeiten. Deutsche Nachwuchswissenschaftler müssten deshalb eine Ausbildung im Ausland, vor allem in den USA, erhalten, „(u)nd wenn sie sich dort bewähren", bemerkte der Biologe Arwed H. Meyl verbittert, „kommen sie nicht wieder zurück, weil sie in Deutschland weder Einrichtungen noch persönliche Stellungen für die Betätigung in den neu entwickelten Richtungen finden."[110] Was für die Fächer der Chemie und Biologie angemahnt wurde, galt für den Zustand der Wissenschaften insgesamt. Franz-Josef Strauß, Minister für Atomkernenergie, sprach 1956 von einer nationalen Pflicht, die Staat, Wissenschaft und Wirtschaft auferlegt sei. Es müsse alles unternommen werden, um den zehn- bis fünfzehnjährigen Rückstand der Bundesrepublik wieder aufzuholen.[111] Ein Wandel setzte erst Mitte der 1960er Jahre ein. Bahnbrechend für die bundesdeutsche Debatte der frühen 1960er Jahre war die Einrichtung eines Instituts für Physik, das als Department gestaltet wurde und dank dessen der Physiker und Nobelpreisträger Rudolf Mößbauer vom California Institute of Technology 1964 an die Technische Hochschule München geholt werden konnte. Eine dies antizipierende Denkschrift war bereits im Februar 1962 geschrieben worden, wurde im Wissenschaftsrat intensiv diskutiert und hatte Vorbildcharakter.[112]

Dass es keineswegs selbstverständlich war, dass Forschende aus den USA in die Bundesrepublik zurückkehrten, lässt sich beispielhaft anhand eines Briefes des Physiologen und Pharmakologen Eberhard F. Mammen an Fritz Hartmann vom November 1963 zeigen. Hartmann wollte Mammen, der zu dieser Zeit als Assistenzprofessor an der Wayne State University in Detroit tätig war, anlässlich der Reise einer Gruppe des Gründungsausschusses der Medizinischen Akademie Hannover vor Ort treffen. Hartmann hatte Mammen zuvor wohl das Angebot gemacht, in einer „clinical research unit" mit ihm zusammenzuarbeiten. Das ehre ihn und er freue sich über das freundliche Angebot, antwortete Mammen, um dann allerdings ein langgezogenes „aber" anzufügen: Er könne sich kaum mit dem Gedanken vertraut machen, eventuell nach

---

109 Clausen (1964: 17–19).
110 Meyl (1958: 1). Auch Behrens (1957: 21).
111 Zitiert nach Wengenroth (2002: 53).
112 Paulus (2010: 397–403).

Deutschland zurückzukehren, da er in Detroit derart gute Arbeits- als auch Fortkommensmöglichkeiten habe, dass Entsprechendes in Deutschland als unverschämt angesehen werden müsste. Mammen fügte dem eine Generalkritik am bundesdeutschen Universitätssystem an. Die alte Tradition scheine doch ein großes Handicap zu sein. Er sei an Neuerungen des Universitätsaufbaus in Deutschland sehr interessiert „und möchte nur hoffen, dass Neuerungen bis in die letzten Konsequenzen durchgeführt werden können und nicht durch Kompromisse wieder halb werden". Das deutsche System der Verwaltungen sei zu starr und er habe den Eindruck, dass Verwaltungsorgane überwiegend dazu da seien, Leuten Schwierigkeiten zu machen, ihnen jedoch keineswegs zu helfen.[113]

Zumindest staatlicherseits waren mit dem Wissenschaftsrat und dem 1962 eingerichteten, aus dem Bundesministerium für Atomkernenergie erwachsenen Bundesministerium für wissenschaftliche Forschung zwei Institutionen gegründet worden, die – nicht immer spannungsfrei – für das Projekt der Hochschulreform zuständig waren.[114] Ob der Behördenapparat eines Bundesministeriums in der Lage wäre, ein solches Vorhaben dynamisch voranzutreiben, musste allerdings fraglich erscheinen. Mammen formulierte eine Kritik am deutschen Wissenschaftssystem, die zunehmend die einfache Erzählung der angeblichen nationalsozialistischen Wissenschaftsfeindlichkeit verdrängte. Der Forschungsrückstand beruhte danach vor allem auf den schwerfällig verwalteten und starren Strukturen des bundesdeutschen Universitätssystems. Just die Fakultät selbst wurde als Ursache des konstatierten Rückstands der bundesdeutschen Forschung gegenüber den USA, Großbritannien und Skandinavien identifiziert. Fundamentale Reformen verlangte gerade die „veraltete deutsche Universitätsstruktur", die Ordinarienordnung der Disziplinenhierarchie. Dies betraf vor allem auch neue, sich nicht an die bisherigen Fachgrenzen haltende, interdisziplinär konstituierte Fächer wie Genetik, Mikrobiologie, Endokrinologie, Biochemie, aber vor allem auch die wiederum all diese Bereiche umfassende Molekularbiologie.[115] Der Vorsprung der USA in diesen Bereichen wurde nicht nur durch die ungeheure Forschungsfinanzierung nach dem „Sputnik-Schock", sondern vielmehr durch die spezifische Art der interdisziplinären Arbeitsweise erklärt. Das amerikanische „Teamwork" schien den starren Disziplinengrenzen, wie sie für die bundesdeutsche Forschung als eigentümlich gekennzeichnet wurden, überlegen zu sein.[116]

Dass das deutsche Hochschulsystem modernisiert und am US-amerikanischen Vorbild ausgerichtet werden müsse, wurde bereits kurz nach Kriegsende aus Reihen

---

113 Mammen an Hartmann, 10.11.1963 (Archiv der MHH, Der Unterausschuss „Innere Struktur" des Gründungsausschusses der Medizinischen Hochschule Hannover, E 2.1., Nr. 7).
114 Zur Geschichte des Bundesministeriums für wissenschaftliche Forschung mit einem Fokus auf die NS-Vergangenheit der Verwaltungsbeamten siehe Raithel/Weise (2022).
115 Rheinberger (2002: 197–198).
116 Clausen (1964: 12).

der amerikanischen Besatzungsregierung, aber auch von den wenigen remigrierten Wissenschaftlern vorgebracht.[117] Solche Stimmen stießen fast geschlossen auf Ablehnung seitens der Universitäten selbst. In den Darstellungen der zumeist begeisterten USA-Reisenden wurde hingegen das amerikanische Departmentsystem mit hervorragenden Arbeitsbedingungen und Karrieremöglichkeiten assoziiert. Dies galt insbesondere für die Medizin und die naturwissenschaftlichen Fächer. Wie Stefan Paulus es in seiner großen Studie zur *Amerikanisierung von Universität und Wissenschaft in Westdeutschland* genau darstellt, führten sowohl die Erfahrungsberichte der Zurückgekehrten als auch die Abwanderungsbewegung über den Atlantik bei den zuständigen Stellen in der Bundesrepublik zu einer kritischen Einschätzung des eigenen Universitäts- und Wissenschaftssystems.[118] Max Schneider hatte dies schon 1957 für den Bereich der Medizin prägnant so zusammengefasst, dass der gegenwärtige Aufbau der medizinischen und naturwissenschaftlichen Fakultäten noch aus dem ausgehenden 19. Jahrhundert stamme. Das sei die Zeit der großen Erfolge und einer führenden Stellung in der Welt gewesen. Eben deshalb werde aber auch jeder Modernisierungsversuch mit dem Hinweis abgetan, dass er den Prinzipien, die einmal diese führende Stellung begründet hätten, widerspreche. Die Veränderungen, die andernorts aber an diesem System sehr erfolgreich vorgenommen worden seien und gar zu deren Ersetzung geführt hätten, prononcierte Schneider seine Kritik, würden in Deutschland nicht wahrgenommen. Von dem neuen Departmentsystem ließe sich jedoch sehr viel lernen."[119]

Rudolf Schoen fasste 1959 in einem Beitrag in der *Deutschen Medizinischen Wochenschrift* den Reformbedarf so prägnant zusammen, dass der *Spiegel* sich noch drei Jahre später maßgeblich darauf bezog: Einst habe die deutsche Medizin unbestritten einen legendären Ruf gehabt. Aus aller Welt seien Ärzte und Studenten herbeigeströmt, um Kapazitäten vom Range eines Rudolf Virchow, Robert Koch, Emil Behring und Ferdinand Sauerbruch zu hören. Treffe man ältere Ärzte im Ausland, sei es in Amerika, sei es in Japan, „so denken sie heute noch in Dankbarkeit, oft geradezu mit Rührung, an ihre Jugendjahre an deutschen Universitäts-Instituten und -Kliniken und an ihre deutschen Lehrer zurück, deren Bild sie trotz zweier Kriege noch im Zimmer hängen haben". Heute gehe der Weg umgekehrt, hatte Schoen konstatiert, „von uns ins Ausland, vornehmlich nach den USA, dem Land mit dem unbestritten höchsten Stand der Medizin". Die deutsche Medizin von heute zehre vom Glanz einer entschwundenen Zeit, als die Heilkunst noch überschaubar und ein Lehrstuhlinhaber in der Lage gewesen sei, die Entwicklung in seinem Fachgebiet genau zu verfolgen, erklärte dann der *Spiegel* weiter. Deutschland habe seine Vormachtstellung in der Heilkunst verlo-

---

117   Siehe die ausführliche Darstellung in Paulus (2010) und auch bei Timmermann (2010).
118   Paulus (2010: 394) und Schleiermacher (2010). Zur „Amerikanisierung als Neukontextualisierung" der Medizin in der Nachkriegszeit vor allem auch Ellerbrock (2004: 445–456).
119   Schneider (1957: 1117).

ren. Das neue Zentrum der Medizin heiße Amerika.[120] Schoen hatte dabei in seinem Beitrag, der sich explizit mit dem Medizinstudium befasste, zunächst die Situation in der Bundesrepublik als Normalfall wissenschaftlicher Entwicklung eingeführt. Die Reform des Medizinstudiums erschien im Grunde als ein weltweites Phänomen, das sich besonders ausgeprägt in den USA, Frankreich und England zeigte. Wenn auch in Deutschland Reformen angestrebt würden, so Schoen, sei dies also kein Sonderfall. Es sei der rasche Fortschritt der Medizin selbst, der neue Wege der Ausbildung nötig mache. Auf diese Veränderungen konnte in der Tat nur mit wissenschaftspolitischen Maßnahmen reagiert werden. Die Medizin sei durch ihre komplizierten Methoden und Apparaturen, durch die notwendige Teamarbeit und langfristige Spezialausbildung mehr als früher ein Unternehmen geworden, das große Mittel und einen Stab trainierter, hochwertiger Mitarbeiter erfordere. Während die Bundesrepublik sich auf diese Entwicklung der Wissenschaften noch kaum eingestellt hatte, erschien die Medizin in den USA auf der Höhe der Zeit.[121]

Das Lob des Departments und damit auch des Mittelbaus – ein Oberbegriff für alle promovierten Mitglieder einer Hochschule, der erst in den 1960er Jahren vermehrte Verwendung fand – war unmittelbar an eine Kritik jenes Fakultätssystems gebunden, das doch als Bedingung der großen wissenschaftlichen Leistungen des späten 19. Jahrhunderts galt. Frederick Seitz, Präsident der US-amerikanischen National Academy of Science, warf dann auch 1962 in einer Aufsehen erregenden Kritik der bundesdeutschen Forschungsorganisation vor allem das Beharren auf ein überkommenes Institutssystem vor. Andere europäische Länder hätten viel schneller das innovative amerikanische Departmentsystem und die Praxis der Teamarbeit aufgenommen. Seitz' Fazit lautete, dass das aktuelle System Deutschland leider nicht erlaube, „seine ausgebildeten jungen Naturwissenschaftler in Stellungen mit entsprechender Verantwortung und Ansehen unterzubringen. Infolgedessen gingen ständig Naturwissenschaftler an andere westliche Länder, insbesondere die USA, verloren".[122] Zwei Jahre später griff Clausen Seitz' Kritik in seiner von der Deutschen Forschungsgemeinschaft herausgegebenen Schrift über den Leistungsstand der deutschen Forschung leitmotivisch auf.[123] Es seien vor allem der Mangel an „übergreifender Arbeitsweise", die fehlende Zusammenarbeit mehrerer Forscher, die ungenügende Etablierung von Zwischengebieten sowie die starre Trennung der Fakultäten und Fachrichtungen, die eine moderne und leistungsfähige Forschung behinderten. Hinzu kämen die viel zu enge Verknüpfung von Forschung und Hochschullaufbahn sowie der hierarchische Aufbau des Institutssystems. Innerhalb dieser Grenzzäune gedeihe ein Fachdenken, das gefährlich und lähmend sei und vielfach neue Ideen im Keime ersticke, die Zusammenarbeit nicht

---

120 Anonym (1962) und Schoen (1959).
121 Schoen (1959: 731–732).
122 Zitiert nach Clausen (1964: 6).
123 Clausen (1964: 3).

aufkommen lasse und eine übergreifende Denk- und Arbeitsweise erschwere.[124] Auch der Jurist Ludwig Raiser, von 1961 bis 1965 Nachfolger Coings als Vorsitzender des Wissenschaftsrates, bezog sich im Juli 1963 auf die verbreitete Sorge über den prekären Stand der Forschung in der Bundesrepublik. Es zeige sich, so Raiser, dass der Anschluss an das internationale Niveau zwar in den alten klassischen Disziplinen, nicht aber in neuen, in der Entfaltung befindlichen Arbeitsrichtungen erreicht sei. Dies sei „durch die Ereignisse seit 1933" erklärbar, vor allem aber auch auf die mangelnde Risikobereitschaft in der Gegenwart zurückzuführen. Es brauche einen „Gesamtplan".[125]

Clausens Verbesserungsvorschläge umfassten vor allem die Einführung des Departmentsystems und reiner Forschungsinstitute, die Abschaffung der Habilitation und den Abbau der Selbstverwaltung. Das hierarchische System sollte durch ein Kollegialsystem ersetzt werden.[126] In der Medizin – mehr noch als in den naturwissenschaftlichen Fachbereichen – erschienen Forschung und Karriereplanung gleichermaßen abhängig vom allmächtigen Ordinarius. Das „Zauberwort ‚Team Work'", wie Paulus es treffend bezeichnet, verwies auf die Möglichkeit, die Ordinarien zu entthronen.[127] Clausen hatte dazu sachlich konstatiert, dass die epochemachende Großleistung eines Einzelnen schwerer und seltener werde. Die Gemeinschaftsleistung einer Gruppe verschiedener Wissenschaftler habe sie in vielen Fällen abgelöst.[128] Diese Einschätzung war von philosophisch orientierten Soziologen wie Helmut Schelsky und Helmuth Plessner bereits in den späten 1950er Jahren formuliert worden.[129] Dabei waren die Forderungen nach Interdisziplinarität und Teamwork dem deutschen Wissenschaftssystem keineswegs so fremd, wie es in der erhitzten Debatte um 1960 behauptet wurde. Eine „übergreifende Arbeitsweise" war bereits seit den 1920er Jahre als Gemeinschaftsarbeit geradezu ein Fetisch der deutschen Forschung, der allerdings auch zu jener Zeit schon eine Übersetzung des amerikanischen *cooperative work* darstellte. Auch die Gemeinschaftsarbeit und -forschung der 1920er Jahre war das Produkt einer Auseinandersetzung mit der Forschungsorganisation und -praxis in den USA.[130] Schwerpunktprogramme für sogenannte Gemeinschaftsarbeiten gab es, auch für den Bereich der Medizin, bereits Mitte der 1920er Jahre.[131] Dabei wurde „Gemeinschaftsarbeit" als „verständnisvolles Zusammenarbeiten verschiedener Fachgebiete" definiert, um so die „Gruppierung der auseinanderstrebenden Tendenzen um gemeinsame große Ziele" zu erreichen. Betroffen waren Arbeiten, „welche nicht durch die bestehenden wissen-

---

124 Clausen (1964: 20–23).
125 „Protokoll der 17. Vollversammlung des Wissenschaftsrates am 6. Juli 1963 in Berlin" (LASH, Abt. 811, Nr. 20919 II).
126 Clausen (1964: 21–22).
127 Paulus (2010: 394–395).
128 Clausen (1964: 21). Auch zitiert von Paulus (2010: 397).
129 Schelsky (1963: 150–154). Dazu insbesondere Paulus (2010: 393–411).
130 Kirchhoff (2007: 206–212).
131 Kirchhoff (1999: 71).

schaftlichen Einzelanstalten als solche gelöst werden können".[132] Auch eine Debatte über die Ablösung der individuellen Einzelleitung durch die Zusammenarbeit, das Kollektiv, fand bereits in den 1920er Jahren statt. Als in den 1950er Jahren der Rückstand der bundesdeutschen Forschung vor allem gegenüber den USA bemängelt wurde, konnte unter anderen Vorzeichen auf die praktikable Idee der Gemeinschaftsarbeiten, die seit den 1920er Jahren im deutschen Forschungssystem etabliert und während des Nationalsozialismus ausgebaut worden waren, zurückgegriffen werden. Teamwork fungierte dabei oftmals als schlichte Übersetzung von Gemeinschaftsarbeit.[133] Interdisziplinarität wurde damit zugleich zum Leitgedanken der Hochschulneugründungen in den 1960er Jahren.[134]

Zwischen dem modernen amerikanischen „Teamwork" und der erprobten deutschen „Gemeinschaftsarbeit" bestand durchaus eine Verwandtschaft; gleichwohl verwies die jeweilige Begriffsverwendung auf eine wissenschaftspolitische Ausrichtung. 1951 hatte die Notgemeinschaft in ihrem Jahresbericht kategorisch verlautbaren lassen, dass Gemeinschaftsforschung nicht heiße, „unter Nachahmung amerikanischer Verhältnisse work-teams im strengen Sinne des Wortes (zu) schaffen". Die Voraussetzungen amerikanischer und deutscher Forschungen seien zu verschiedenartig, als dass ein solcher Versuch zu einem Erfolg führen könne.[135] „Teamarbeit" war in der Nachkriegszeit ein Signalwort, das auf innovative, interdisziplinäre Forschung verwies und zugleich die Verbindung zur nationalsozialistischen Gemeinschaftsforschung verdeckte. Allerdings wurde in den Debatten tatsächlich immer wieder ein, wenn auch nicht antiautoritäres, so doch antihierarchisches Moment betont. Ob dabei auch die Verhältnisse in den USA idealisiert würden, die keineswegs so egalitär waren, wie dies in manchen Darstellungen anklang, wurde in den frühen 1960er Jahren durchaus, wenn auch selten angemahnt.[136]

Teamwork im Departmentsystem reüssierte als entscheidendes Moment der Innovation und als präferiertes Mittel, um die Krise der Spezialisierung zu überwinden. Es war dabei aber mit dem Fakultätensystem nicht mehr in Einklang zu bringen. Der Fokus war stattdessen vor allem auf die Neugestaltung der Hochschulen selbst ausgerichtet. Bis Mitte der 1960er Jahre entstanden so schließlich zahlreiche Empfehlungen, Entwürfe, Gutachten und Memoranden zur notwendigen Hochschulreform, die zugleich als Bedingung der Konkurrenzfähigkeit der bundesdeutschen Wissenschaft identifiziert wurde. Dabei wurde an Diskussionen angeschlossen, die schon über fünfzig Jahre zuvor geführt worden waren. Die im Wissenschaftsrat diskutierten

---

132 Anonym (1928: 5–6, 8). Dazu auch Hammerstein (1999: 63–64, 73–87).
133 Flachowsky (2008: 39–44, 81–85, 92), Maier (2008: 13–15), Kirchhoff (2007: 156–221) und Kirchhoff (1999: 71–72, 81).
134 Siehe dazu Schregel (2016).
135 Notgemeinschaft der deutschen Wissenschaft (1951: 30).
136 Holldack (1964). Dazu auch Paulus (2010: 406).

Pläne zur Gründung Medizinischer Akademien – bereits eine Idee der frühen 1910er Jahre – waren davon ein bedeutender und zeitgenössisch stark wahrgenommener Aspekt.[137]

Die Reform der Medizinausbildung

Der Streit um die Hochschulreform in der Nachkriegszeit ist gut erforscht. Mit dem sogenannten Blauen Gutachten des Studienausschusses zur Hochschulreform 1948, bei dem der Fokus auf ein *Studium generale* gerichtet wurde, sowie den Beschlüssen der Hochschulkonferenz 1952 und 1955 wurde die Reorganisation des Universitätsstudiums zu einem dringend zu lösenden Problem erklärt. 1960 kulminierte diese Reformdebatte in den „Empfehlungen" des 1957 eingerichteten Wissenschaftsrates „zum Ausbau der wissenschaftlichen Einrichtungen", die aber nur den Ausgangspunkt für weitere kontinuierliche Interventionen darstellten.[138] Dass dabei von britischer Seite aus auch die hierarchische Struktur der deutschen Universitäten bemängelt wurde, was wiederum in der unmittelbaren Nachkriegszeit Abwehrreflexe der Ordinarien hervorrief, hat David Phillips ausführlich gezeigt.[139] Die Debatte über die Reform der Medizinausbildung war Teil dieses Diskurses und prägte ihn zugleich. Dies galt insbesondere, als Neugründungen als einzige Möglichkeit diskutiert wurden, um nachhaltige Strukturreformen auch gegen die Interessen der Fakultäten durchzusetzen. Die bereits gut ausformulierten Diskurse zur Medizinausbildung wirkten ebenso auf die Hochschulreform und die Forderungen nach einer „Universität neuen Typs" insgesamt ein, wie diese auch als Reservoir für die Projekte zur Neugestaltung von medizinischer Forschung, Lehre und Klinik fungierten. So findet sich im Antrag der Hansestadt Lübeck zur Errichtung einer Medizinischen Akademie im November 1960 auch ein direkter Verweis auf den Erziehungswissenschaftler Hans Wenke, der sich in den 1950er Jahren mehrfach zur Hochschulreform geäußert und auch einen Kommentar zu den Empfehlungen des Wissenschaftsrates verfasst hatte.[140]

---

137 Neuhaus (1968: IX).
138 Übersichtlich zusammengestellt ist dies in Neuhaus (1961). Siehe aber auch die knappe Zusammenfassung bei Hartmann (1962: 15–16). Zur Geschichte der bundesdeutschen Bildungs- und Universitätsreform in den 1950er und 60er Jahren: Turner (2018), Mälzer (2016), Östling (2016), Paulus (2010), Rohstock (2010), Konrád (2008), Bartz (2007), Rudloff (2007), Führ/Furck (1998), Führ (1997), Phillips (1995), Phillips (1983), Besson (1968), Kloss (1968). Zu den Empfehlungen des Wissenschaftsrates siehe Rudloff (2020a: 148).
139 Siehe Phillips (1982: 123–125).
140 Senat der Hansestadt Lübeck, „Antrag der Hansestadt Lübeck auf Errichtung einer Medizinischen Akademie in Lübeck", November 1960 (BAK, B/247, 16). Siehe etwa Wenke (1955) sowie die Beiträge in Hochschulverband (1962). Wenke wurde 1965 als Gründungsrektor in Bochum wegen seiner Publikationen im Nationalsozialismus abberufen.

Über eine notwendige Reform der Medizinausbildung, bei der es vor allem um eine stärkere praktische Ausrichtung des Unterrichts ging, wurde schon seit Ende des 19. Jahrhunderts intensiv und detailfreudig diskutiert. Vor allem der an Hochschulfragen interessierte Julius Schwalbe, einflussreicher Schriftleiter der *Deutschen Medizinischen Wochenschrift*, äußerte sich dazu nicht nur in zahlreichen Beiträgen, sondern war auch – so etwa auf dem Eisenacher Ärztetag 1918 – aktiv daran beteiligt, die Ärzteschaft für ein Reformprogramm zu gewinnen, dessen Hauptpunkt die Erweiterung des praktischen Unterrichts und dessen Entlastung von „theoretischem Überschuss" war.[141] Im Mittelpunkt der Auseinandersetzungen stand zunächst vor allem das „praktische Jahr", das 1901 im Rahmen der unter dem Einfluss des Kultusbeamten und Hochschulpolitikers Friedrich Althoff durchgeführten Reform des Medizinstudiums in Form einer neuen Studien- und Prüfungsordnung eingeführt worden war. Diese war wiederum selbst das Ergebnis einer Debatte über die Zunahme an spezialisiertem Wissen.[142] In der Folge wurden 1904 Akademien für praktische Medizin als neuer Hochschultypus geplant und in Köln sowie Düsseldorf auch gegründet. Diese sollten ursprünglich besonders der Weiterbildung im praktischen Jahr dienen. In Düsseldorf kam es tatsächlich zur langfristigen Etablierung einer Akademie; die Kölner Akademie wurde 1919 in die dort neu gegründete Universität übernommen. Statt der in Frankfurt am Main ebenfalls vorgesehenen Akademie wurde dort gleich eine Universität eingerichtet.[143]

Damit war aber das Ziel, eine stärker praktisch ausgerichtete Medizinausbildung einzuführen, noch nicht erreicht. Als Teil des Krisendiskurses blieb dies ein Hauptthema der Reformdebatte im ersten Drittel des 20. Jahrhunderts.[144] Unter der Last von Traditionen sei das Reformwerk des medizinischen Studiums auf dem Wege zum Ziele steckengeblieben, resümierte 1933 der Kölner Sozialhygieniker Carl Coerper. Angesichts der Entwicklung der ärztlichen Wissenschaft sei eine Neuordnung nötig, die aber nicht zu einer Verlängerung des Studiums führen dürfe. Coerper schlug die Ausgliederung unwichtiger Teile aus dem Studium vor. Er wandte sich zudem „entschieden" gegen eine Verakademisierung des ärztlichen Studiums und die Isolierung der Medizin im Universitätsbetrieb. Die heranreifende medizinische Jugend müsse ihre geistigen Interessen in anderen Fakultäten befriedigen können. So müsse auch vermieden werden, während des Studiums Spezialisten zu erziehen. Stattdessen müsse die Zusammenarbeit aller ärztlichen Spezialfächer anerkannt werden, „denn die Autorität, die der Ärztestand braucht, wächst nur aus der ärztlichen Zusammenarbeit". Coerper endete seinen Beitrag zur Reformdebatte mit einem pathetischen Bekenntnis zu einem nationalsozialistischen Medizinstudium: Die medizinische Jugend müsse heraus aus der Tretmühle einseitigen Unterrichts „und hinein in ein Studium, das

---

141 Schwalbe (1909, 1918, 1919, 1920).
142 Dazu auch die Dissertation von Pietsch (2010).
143 Meyer (1919), Kutner (1904) und Witzel (1904). Dazu auch Jetter (1980).
144 Siehe etwa Hellpach (1919).

Mensch, Familie, Volk, Rasse in ihren Zusammenhängen darstellt". Aus solcher Ausbildung könnten Ärzte hervorwachsen, „die Führer in ihrem Bereich werden, weil sie sich gebunden fühlen an die Pflichten, die unsere besten Ärzte von jeher beseelt haben".[145]

Im kriegsvorbereitenden und -führenden nationalsozialistischen Staat wurden entsprechende Ziele nicht verwirklicht. Einzelne Aspekte von Coerpers Ausführungen waren aber anschlussfähig sowohl an die psychosomatisch-medizinanthropologische Kritik als auch an eher pragmatische Positionen, die sich mit der zu großen Menge an Lernstoff im Medizinstudium auseinandersetzten. Die notwendige Reform des Medizinstudiums blieb in der unmittelbaren Nachkriegszeit unbedingt und ungebrochen aktuell.[146] Siegmund prophezeite 1948, dass dieses Problem in der nächsten Zeit „die verantwortungsbewußten Kreise der Ärzteschaft, die medizinischen Fakultäten und die zuständigen Stellen der Länderregierungen" beschäftigen werde.[147] Dabei gingen die Vorschläge weit über die bloße Reform der ärztlichen Prüfungsordnung, der Bestallungsordnung und der sich daraus ergebenden Studienordnung hinaus. Eine Reform des Medizinstudiums verlange, so Siegmund, auch einen neuen Gehalt, die Auseinandersetzung mit neuen exakten Erkenntnissen und neuen Wissenschaftstheorien ebenso wie die Wiederentdeckung des Kranken als Subjekt und, wie der Pathologe raunte, „die Berücksichtigung überindividueller Lebenseinheiten und ihrer Beziehung zum einzelnen und zu Massen verschiedener Größenordnung". Konkret sprach sich Siegmund für ein einjähriges *Studium generale* in der Medizinausbildung aus. Dabei sollten die Grundlagen der Erkenntnistheorie und Logik, der metaphysischen, geschichtsphilosophischen und rechtsphilosophischen Ideen, der Soziologie und der allgemeinen Anthropologie vermittelt werden.[148] Ähnlich hatte auch Bamberger konstatiert, dass das Ziel einer *Universitas Litterarum* zwar heute unmöglich zu erreichen sei, aber versucht werden müsse, die Studierenden nicht nur auf ihr Fach vorzubereiten „und ihnen eine gewisse Allgemeinbildung und menschlichen Weitblick zu vermitteln". Alle Studierenden sollten vor dem Physikum wenigstens zwei Semester Psychologie oder Geschichte der Philosophie mit Übungen belegt haben. Weiter sollten sie in irgendeinem Fach, das mit den medizinisch-naturwissenschaftlichen Gebieten nichts gemeinsam habe, nach ihrem Belieben mindestens zwei Semester lang eine Vorlesung mit Übungen in den Bereichen Kunst, Geschichte, Musik, Literaturgeschichte oder Physik besuchen.[149] Dass das „naturwissenschaftliche Denken" und die „Menschenbildung" in einem Widerspruch zueinander stehen, war nicht nur ein Leitmotiv des Krisendiskurses in der Medizin, sondern wurde auch in der Pädagogik, namentlich

---

145 Coerper (1933). Zu Coerpers sozialhygienischen Konzepten auch Schütz (2004).
146 Ellerbrock (2004: 230).
147 Siegmund (1948: 541).
148 Siegmund (1948: 541, 543–544).
149 Bamberger (1946: 110).

durch Theodor Litt, vertreten, stieß aber auf vehementen Protest aus Reihen der Anthropologie und Evolutionsbiologie.¹⁵⁰

Die Idee des *Studium generale*, wie sie während der Hochschulreformdebatte zu Beginn der 1950er Jahre auf den Arbeitstagungen in Weilburg diskutiert worden war, tauchte in den Planungen des Wissenschaftsrates und der Gründungsausschüsse für Medizinische Akademien in den frühen 1960er Jahren immer wieder auf, ohne jedoch jemals konkret umgesetzt zu werden.¹⁵¹ Julius J. Oppenheimer, Organisator der Tagungen in Weilburg, hatte das *Studium generale* als den Gedanken der Erneuerung der Universität selbst definiert. Das Wesen der Universität werde hier nicht in ihrer Funktion der Erziehung von Fachleuten und Fachgelehrten gesehen. Ihre eigentümliche Aufgabe bestehe in der Umwandlung des Menschen und der Bildung der Persönlichkeit.¹⁵² Der Kölner Physiologe Max Schneider machte sich zum Ende der 1950er Jahre lustig über den Widerspruch dieses hehren Anspruchs mit der schnöden Realität. Bei Diskussionen über die Spezialisierung könne man sicher sein, dass über kurz oder lang mit frommem Augenaufschlag vom *Studium generale* gesprochen und die *Universitas Litterarum* bemüht werde. Die Spezialisierung erzwinge aber geradezu den Zusammenschluss verschiedener Spezialisten in einer Arbeitsgemeinschaft. Gerade durch die weitgehende Spezialisierung könne nunmehr, gleichsam von unten her, „die Universitas litterarum wieder organisch wachsen und zu neuem Leben erblühen, nicht durch Dekrete und Organisationen".¹⁵³

Viktor von Weizsäcker sah 1949 die Möglichkeiten einer Reform des Medizinstudiums deutlich pessimistischer. Die Fakultäten würden kaum das unbestreitbare Übel der Überlastung der Studierenden mit Spezialvorlesungen und Prüfungsfächern durch die Einschränkung oder gar Abschaffung kleinerer Fächer zulassen. Eine schärfere Auslese, wie sie ja Bamberger und Siegmund eingefordert hatten, würde nur zu einer Verschärfung der Examina und noch mehr Lernstoff führen. Studienpläne und Examensordnungen könnten also nicht die Lösung sein. Auch die Überwindung der rein naturwissenschaftlichen Vorbildung durch die Stärkung geisteswissenschaftlichen Denkens sah Weizsäcker zwar als notwendig an, allein an die praktische Durchführung konnte er nicht glauben. Ebenso wenig konnte den Studierenden der Medizin Zugang zu Psychologie und Psychotherapie verschafft werden, da es einfach an Lehrkräften mangelte.¹⁵⁴ 1953 konstatierte dann auch Kurt Kolle in seinem Beitrag zur ärztlichen Ausbildung einleitend, dass es um die Studienreform in den Gremien der

---

150 Litt (1952: 182). Dazu auch Stoff (2004: 387–390).
151 Zur *Studium generale*-Debatte in den 1950er Jahren siehe auch Mälzer (2016: 56–57) und Huber/Olbertz/Wildt (1994).
152 Oppenheimer (1952: 19). Siehe auch „Studium Generale. Bericht über zwei Weilburger Arbeitstagungen 20.8.–1.9. und 3.–15.9.1951" in Neuhaus (1968: 387–399). Zu den Weilburger Tagungen auch Paulus (2010: 151–152) und Meier (2009: 173–236).
153 Schneider (1957: 1119).
154 Weizsäcker (1949: 353).

medizinischen Fakultäten und den Ausschüssen der Ärzteverbände ruhig geworden sein.¹⁵⁵ Und Ende der 1950er Jahre gab der Schweizer Mediziner und Pharmakologe Karl Bucher die Lage prägnant wieder, wenn er berichtete, dass es Kollegen gebe, die wohlwollend lächelten, wenn man von Studienreform spreche: „‚Ja, probieren Sie nur auch einmal', meinen sie ermunternd. Sie selbst haben es aufgegeben. Es ist für sie ja auch nicht mehr so wichtig."¹⁵⁶

Die novellierte Bestallungsordnung von 1953, mit der vor allem die Rechtsunsicherheit in der Bundesrepublik behoben werden sollte, da die Bestallungsordnung von 1939 ebenso noch in Kraft war wie Richtlinien des Jahres 1942, zudem die einzelnen Länder eigene Regelungen zur Approbation einführten, bestätigte eher eine praxisferne und theorielastige Medizinausbildung. Danach bestand das Studium aus fünf Semestern Vorklinik und sechs Semestern Klinik. Obligatorisch waren ein achtwöchiger Krankenpflegedienst, um so die „menschliche Eignung" am Krankenbett zu prüfen. Zum klinischen Abschnitt gehörte eine dreimonatige Famulatur und im Anschluss an das Studium eine zweijährige Medizinalassistenzzeit. Das Studium war dabei zunächst auf die naturwissenschaftlichen Fächer Physik, Chemie, Zoologie und Botanik fokussiert, bevor sich Anatomie, physiologische Chemie und Physiologie anschlossen. In der Vorklinik fanden Praktika wie Präparierkurse oder Histologie statt. Zudem sollten in dieser Ausbildungsphase „nicht geeignete Studenten" vom Studium ausgeschlossen werden. Dafür schienen gerade mündliche Prüfungen bestens geeignet. Nach dem vorklinischen Studium folgten zahlreiche Vorlesungen, praktische Kurse und endlich auch Visiten am Krankenbett. Die „Hauptvorlesung" prägte das Studium, das schließlich mit dem Staatsexamen in fast zwanzig Fächern und einer Dissertation abgeschlossen wurde.¹⁵⁷ Zur überfälligen Reform des Medizinstudiums wurden dann um 1960 auch seitens der Bundesärztekammer, der organisierten Medizinstudierenden und einzelner Ärzte Vorschläge publik gemacht. Der 62. Deutsche Ärztetag 1959 in Lübeck veröffentliche sogar ein Positionspapier zur „Neugestaltung des Medizinstudiums". Dieses beruhte auf einer Denkschrift der Ärztekammer Baden-Württemberg, die von Dozierenden, Studierenden und dem Marburger Bund gemeinsam in Heidelberg entwickelt worden war.¹⁵⁸

Insbesondere die Fachgruppe Medizin im Verband Deutscher Studentenschaften (VDS) leistete schließlich einen Diskussionsbeitrag zur Studienreform, der im April 1958 in den *Ärztlichen Mitteilungen* veröffentlicht wurde. Dabei wurde zunächst festgehalten, dass die Struktur des Medizinstudiums im 20. Jahrhundert in Deutschland gleichgeblieben sei, obwohl sich die geistige und soziale Struktur der Studentenschaft selbst sehr geändert habe. Mittlerweile sei „der einzelne Student" nicht mehr in der

---

155 Kolle (1953: 555). Siehe auch Schaefer (1955) und Kibler (1955).
156 Bucher (1959).
157 Siehe dazu die Darstellung von Göbel (1981: 6–8).
158 Siehe dazu Neuhaus (1968: 631). Ebenso Göbel (1981: 9–10).

Lage, die übergroße Stofffülle zu überblicken. Ausländische Ausbildungssysteme zeigten aber die Möglichkeit, die angewachsene Stoffmenge zu sichten und eine intensive praktische Ausbildung am Krankenbett zu vermitteln. Da der § 57 des Vertrages über die Europäische Wirtschaftsunion eine Angleichung der europäischen Ausbildungssysteme vorsehe, müssten auch die Erfahrungen aus den Ausbildungssystemen anderer Länder berücksichtigt werden. Das Medizinstudium sollte dabei nicht nur die praktischen und theoretischen Voraussetzungen zur Ausübung des ärztlichen Berufes, sondern Grundlagen zu einem kritischen Urteilsvermögen liefern. Die Vermittlung eines fundierten Fachwissens beruhte danach auf der Persönlichkeitsentwicklung der Studierenden.[159] Die deutschsprachige, zumeist im Rahmen der Inneren Medizin geführte Debatte fand so zunehmend Anschluss an die intensive internationale Diskussion, wie sie 1953 auf der *First World Conference on Medical Education* in London geführt worden war.[160] Wenderoth bemerkte dazu, dass man sich schon vor Jahrzehnten über die zweckmäßige Medizinausbildung gestritten habe. Seit 1950 hätten sich fünf internationale Konferenzen mit diesem Thema befasst, wobei nur in zwei Punkten Einigkeit geherrscht habe: „daß nämlich die einzelnen Länder verschiedene Methoden bevorzugen, und daß manche Unterrichtsformen nicht mehr den Anforderungen entsprechen, die man billigerweise stellen muß".[161] Es ließe sich dabei im Anschluss an Dagmar Ellerbrock für die Bundesrepublik eher von einer Neukonzeptualisierung der zu diesem Zeitpunkt bereits seit über fünfzig Jahren geführten Auseinandersetzung mit der Medizinausbildung sprechen.[162] Diese beruhte vor allem auf den Erfahrungen jener deutschen Ärzte, die, finanziert durch die Rockefeller Foundation, in der Nachkriegszeit in die USA gereist waren. Dazu zählten namentlich auch Rudolf Schoen und Thure von Uexküll.[163]

Wie intensiv eine Studienreform im Bereich der medizinischen Ausbildung auch in Frankreich, der Schweiz und Großbritannien diskutiert wurde, lässt sich sehr gut an einer von der *World Health Organization* zusammengestellten Bibliografie aus dem Jahr 1958 erkennen.[164] Aber auch in diesem Bereich erschien die USA schon seit den 1920er Jahren führend. Insbesondere der Bericht zur Medizinausbildung, den der Pädagoge Abraham Flexner 1910 im Auftrag der *Carnegie Foundation for the Advancement of Teaching* zusammengestellt hatte, wurde in Deutschland heiß diskutiert. Flexner schloss aus seiner Studie die unbedingte Reformbedürftigkeit der Medizinausbildung

---

159 Fachgruppe Medizin im VDS (1958: 359–360).
160 Anonym (1953). Dazu auch Martini (1955: 510–511). Zu den Reformversuchen in Schweden siehe Rexed (1959). Zur Geschichte der Erforschung der Medizinausbildung siehe Kuper/Albert/Hodges (2010). Für eine langperspektivische und vergleichende Darstellung der Medizinausbildung siehe Bonner (1995).
161 Wenderoth (1954: 208, 210).
162 Ellerbrock (2004: 453–456).
163 Schaefer/Schoen (1954a: 28, 31), Uexküll (1954), Schoen (1959). Reiseberichte lieferte u. a. auch Jores (1952). Zum Engagement der *Rockefeller Foundation* siehe vor allem Schleiermacher (2010).
164 World Health Organization (1958).

in den Vereinigten Staaten. Dies hatte zur Folge, dass erheblich mehr Geld in das medizinische Ausbildungssystem floß und so auch überhaupt erst neue *Medical Schools* errichtet wurden.[165] Coerper nannte ausdrücklich Flexners 1928 auf Deutsch erschienene Schrift *Die Ausbildung des Mediziners*, wenn er sich 1933 im Namen „der anerkannten deutschen Lehrweise" gegen „fremde (englische oder französische) Lehrmethoden" aussprach.[166] Uexküll hob dann auf dem Internistenkongress 1954 auf der Grundlage einer dreimonatigen Studienreise hervor, dass die Vorstellungen, die viele über die Medizin in den USA hätten, noch von Beobachtungen aus der Zeit vor dem Kriege stammten und nicht mehr zuträfen.[167] So versuchte er seine Kollegen auch davon zu überzeugen, dass die Heimat des Problems der Spezialisierung auch dessen Lösung bereithielt. Bis etwa 1939 sei dort die Entwicklung zu einer fortschreitenden Aufsplitterung in Spezialfächer gegangen. Diese Tendenz habe auch zum Verschwinden des in den USA besonders wichtigen Hausarztes, des *family-doctors*, geführt. Etwa seit 1939 sei die Notwendigkeit, „einen neuen Typus von family-doctor zu erziehen, der sowohl spezialistisch wie allgemein-medizinisch ausgebildet ist", als dringend anerkannt worden. Dies habe in den USA auch zu einer Reintegration der Inneren Medizin geführt. Danach solle, so werde dies etwa am Presbyterian-Hospital der New Yorker Columbia University bereits in der Ausbildung der Studierenden durchgeführt, der Internist der „Allgemein-Praktiker der Zukunft" werden.[168]

Schoen wiederum sang keineswegs ein reines Loblied des US-amerikanischen Ausbildungssystems. Schließlich basierten die *Medical Schools* auf einer nur kleinen Anzahl an Studierenden, die an einen festgelegten Stundenplan ohne akademische Freiheit gebunden seien. Studierende würden ständig kontrolliert, jährlich geprüft und in kleinen Gruppen unterrichtet. Die Methoden des Unterrichts seien überwiegend praktische Arbeit in Labors und am Krankenbett, unterbrochen von wenigen Vorlesungen und ergänzt durch gemeinsame Besprechungen einzelner Fälle in klinischen Konferenzen. Der „junge amerikanische Arzt" sei aber sicherlich besser auf die ärztliche Praxis vorbereitet. Ihm seien auch die sozialen Seiten der Medizin geläufig, die in der Bundesrepublik im Studium vernachlässigt würden. Er sei sicherer in der Diagnose und Therapie und sicherer in der Menschenbehandlung. In der Bundesrepublik würden dies nur die überdurchschnittlich Begabten erreichen. Alle Versuche, das System zu verändern, hätten eher zu noch mehr Vorlesungsstunden, noch mehr „hineingepressten Lehrstoff" und neuen Prüfungsfächern geführt. Überholtes sei nicht eliminiert und keine Auswahl des Stoffes nach seiner Bedeutung für den Unterricht getroffen worden. Die Hörsäle und Kurse seien überfüllt. Die Studierenden würden

---

165 Zu Flexner und zur Reform der medizinischen Ausbildung in den USA siehe vor allem Carroll (2022: 77–83) und Ludmerer (2010, 2011).
166 Coerper (1933: 698).
167 Uexküll (1954: 205).
168 Uexküll (1954: 206).

überfordert und verwendeten ihre Zeit schließlich dazu, sich das anzulernen, was das Examen erfordert, ohne die Zusammenhänge genügend zu verstehen."[169]

Der zentrale Text dieser Debatte war aber bereits im Jahr 1954 von Rudolf Schoen in Zusammenarbeit mit dem Heidelberger Physiologen und späteren Doyen der Sozialmedizin Hans Schaefer verfasst worden. Beide waren auf Kosten der Rockefeller Foundation in die USA gereist und formulierten anhand der dort gemachten Erfahrungen eine Kritik der medizinischen Ausbildungsmethoden. Zum Arztberuf, so konstatierten sie einleitend, gehörten sowohl die Fähigkeit zur kritischen Beurteilung von Tatsachen, also eine „wissenschaftliche Haltung", als auch gewisse Charaktereigenschaften der Geduld, Menschenliebe und des Verantwortungsbewusstseins, die nur in geringem Umfang bildbar seien. Da faktisches Wissen jedoch mit relativer Leichtigkeit vermittelt werden könne, sei diese Art der Ausbildung ganz in den Vordergrund getreten. Im Medizinstudium würden schlicht zu viele Tatsachen gelehrt. Die „Überfütterung mit Spezialwissen" münde dann ins Pauken fürs Examen. Diese „Viellernerei" sei eine Folge der Unkenntnis der Studierenden, was später in Examen und Beruf von ihnen überhaupt verlangt werde. So müsse also zunächst gut geprüft werden, welches Spezialwissen unerlässlich sei oder bei welchem es ausreiche zu wissen, wo es kritisch nachgelesen werden könne. Insbesondere in den theoretischen Fächern werde zu viel Spezialwissen gelehrt. Schaefer und Schoen grenzten davon jenes „elementare Bildungswissen" ab, das vor allem in Anatomie, Physiologie und Pathologie gewonnen wurde. Allerdings sahen sie die Fokussierung auf den anatomischen Unterricht auch als problematisch an. Notwendig sei hingegen eine Verlagerung des morphologischen Unterrichts hin zur funktionellen Betrachtung, die Einführung der Zellphysiologie in den bisherigen anatomisch-histologischen Stundenplan sowie die Ausweitung von Physiologie und Biochemie vor allem in den Praktika. Die Physiologie müsse von Anfang des Studiums an propädeutisch nahegebracht und in der klinischen Vorlesung vertieft werden. Es dürfe also keineswegs zu einer „Verflachung" kommen. Das Ziel müsse im Gegenteil eine „Vertiefung" des Verständnisses des physiologischen und pathologischen Geschehens sein. Neben die Famulatur sollten in den klinischen Fächern problemorientierte Kolloquien und Seminare treten. Daran sollten auch, wie bei den amerikanischen *joint conferences*, die theoretischen und klinischen Nachbarfächer teilnehmen. Ein „vernünftiges team-work" sei nicht mehr zu umgehen. Die Einschränkung des Studiums würde schließlich Platz für ein *Studium generale* schaffen. Bei der durch „eine gebildete Dozentenschaft" vermittelten Bildung solle es nicht darum gehen, „möglichst viele Dinge zu wissen". Die Funktion der Seminare mit einer kleinen Zahl an Teilnehmenden sollte ausdrücklich in der Schulung der Kritik und des Denkens bestehen. Im Ausland, so Schaefer und Schoen, seien Praktika und die Arbeit auf der Krankenstation wichtiger als die in Deutschland dominante Hauptvorlesung.

---

169 Schoen (1959: 731–732).

Dabei sei es besonders wichtig, dass auch ein persönliches Verhältnis zwischen den Dozierenden, eher Mentoren denn Vorgesetzte, und den Studierenden entstehe. Die Grundbedingung für die Partizipation der Studierenden sollte darin bestehen, diese schon von Beginn des Studiums an zum Diskutieren und Fragen anzuregen. Dazu sei es auch nötig, dass diese viel eher im Studium „mit dem lebenden Menschen, dem Kranken mit seinen körperlichen und seelischen Nöten" konfrontiert würden. Auf „Auslese" und „Ausmerze" der Studierenden wollten aber auch Schoen und Schaefer nicht verzichten. Ihre Gedanken zur Reform des Medizinstudiums kamen einem Elitestudium durchaus nah. Problematisch erschienen ihnen dabei die unzuverlässigen Prüfungen und Tests sowie die geringe Anzahl der Dozierenden.[170]

Es ist keine Übertreibung, diesen Beitrag von Schaefer und Schoen als Schlüsseltext zu charakterisieren. Ausführlich sind hier sämtliche Probleme des Medizinstudiums angesprochen und zugleich Lösungswege für den Umgang mit dem enorm wachsenden Wissensbestand durch eine praxisnahe und Kritikfähigkeit fördernde Ausbildung aufgezeigt. Innerhalb der Universitätsmedizin war es Konsens, dass die Spezialisierung selbst nicht aufzuhalten und unvermeidlich sei. Es ging vor allem darum, wie sie in die Einheit der Universitätsklinik eingefügt und mit dem Ideal der ärztlichen Heilkunst versöhnt werden könnte. Die Frage, die sich Ende der 1950er Jahre stellte, lautete, ob und wie dies an den Fakultäten durchführbar war. Weisz hebt in seiner Studie unter Rekurs auf die Sozialmedizinerin Rosemary Stevens dazu als entscheidende Frage hervor, auf welche Weise Spezialisierung in die bestehenden Netzwerke und medizinischen Institutionen integriert werden konnte.[171] In der bundesdeutschen Debatte der Nachkriegszeit war dies bereits sehr konkret ausformuliert worden. Für Schoen bestand 1958, als der neu eingerichtete Wissenschaftsrat Ausschüsse inaugurierte, die Lösungswege für die konstatierte Krise der Medizin finden sollten, kein Zweifel, dass die Einheitlichkeit der Klinik erhalten bleiben müsse, „so notwendig der Spezialist auch heute sei".[172] Dafür erschien es aber notwendig, neue Universitätskliniken mit einer reformierten inneren Struktur zu etablieren.

Dieses Reformvorhaben bestand dann in der Tat im Abbau der Hierarchien und der Ordinarienhoheit. Es sollten Optionen gefunden werden, die spezialisierte Medizin in eine Klinik zu integrieren und für den Nachwuchs attraktive Positionen in einem Departmentsystem zu schaffen, den Mittelbau zu stärken und den Medizinstudierenden intensive praktische Übung zu garantieren. Max Schneider drückte dies mit großer Klarheit aus. So müsse es das Bestreben der Klinikchefs sein, ihren Mitarbeitenden

---

170 Schaefer/Schoen (1954b). Zu Schaefer und Schoen auch die Beiträge in Becker/Schipperges (1997), insbesondere Schipperges (1997) sowie Hartmann (2003). Die von ihnen formulierte Kritik an der „sinnlosen Paukarbeit" wurde noch bis in die 1980er Jahre immer wieder aufgerufen. Siehe Göbel (1981: 23–24).
171 Weisz (2006: xiv).
172 „Protokoll über die erste Sitzung des ‚Ausschusses für optimale Größe und Struktur von Universitätskliniken'", 13.12.1958 (BAK B/247, 101).

eine „all-round-Ausbildung" zu geben. Es sei bei den aktuellen Anforderungen aber kaum möglich, dass eine Spezialisierung auf wissenschaftlichem Gebiet in einem solchen Grad erfolge, dass wirklich Pionierarbeit geleistet werden könne. Der einzige mögliche Ausweg bestehe in der Einrichtung von Spezialabteilungen an den Instituten und Kliniken. Deren Leitungen müssten eine weitgehend selbstständige Stellung erwerben. Zudem müssten diese Positionen Anziehungskraft auf hervorragenden Nachwuchs ausüben und ihm konzentrierte und produktive Arbeit gestatten. Dies verlange den Verzicht auf den „Herr-im-Hause-Standpunkt" der Klinikchefs.[173]

Dass die bundesdeutsche Medizin selbst krank geworden sei und die Universitäten examinierte Mediziner in die Krankenhäuser entließen, „die oft nicht imstande sind, einfachste ärztliche Verrichtungen zu bewältigen", meldete 1962 der *Spiegel*. Was lief schief? Besonders problematisch erschienen die mangelnde praktische Ausbildung und der verpasste Anschluss an die internationale Entwicklung. Die Bestallungsordnung war schon dem Namen nach überholt und so existierte auch keine verbindliche Studienordnung. Vor allem aber sei die deutsche Universitätsmedizin, so der *Spiegel*, durch eine strenge hierarchische Ordnung „an deren Spitze der schier allmächtige Lehrstuhlinhaber" stehe, geprägt.[174] Einfache Korrekturen reichten also längst nicht mehr aus, es brauchte eine Strukturreform, bei der das Gefüge der Fakultäten aufgebrochen und durch ein Kollegialsystem ersetzt werde, das in Departments aufgeteilt von einem relativ selbstständigen Mittelbau ausgefüllt sei. Die Abteilungen mussten in interdisziplinäre Beziehungen gesetzt sein, um das jeweilige Spezialwissen auch optimal anwenden zu können. Dabei musste die Fächerauswahl weit über den naturwissenschaftlichen Bereich hinausgehen. Unter diesen Bedingungen sollten die Medizinstudierenden praxisnah und problemorientiert zu ärztlichen Persönlichkeiten ausgebildet werden. Tatsächlich wurde über diese neue Medizin in den Ausschüssen des Wissenschaftsrates bereits seit 1957 nachgedacht. Zu einem dezidierten Plan wurden sie dann in den *Empfehlungen des Wissenschaftsrates zum Ausbau der wissenschaftlichen Einrichtungen* im November 1960.

---

173 Schneider (1957: 1117–1118).
174 Anonym (1962) und Hentschel (1970: 43–44).

III. Ein Plan für die Medizin, 1960

Da die als notwendig verstandene Reform der Medizinausbildung in den bestehenden Fakultäten nicht umsetzbar schien, wurden universitäre Neugründungen angedacht, die diese hochschulreformerischen Ziele modellhaft durchsetzen sollten. Angeregt durch die Beispiele der Medizinischen Akademie Düsseldorf und der Universitätsklinik in Gießen schlug der Wissenschaftsrat bereits in seinen *Empfehlungen* aus dem Herbst 1960 die Gründung neuer Medizinischer Akademien vor und forderte am 10. Juni 1961 konkret dazu auf, sieben Medizinische Akademien mit Ausbildungsmöglichkeiten für Studierende der vorklinischen und klinischen Semester zu schaffen.[1]

Auf der letzten Sitzung des mit der Gründung Medizinischer Akademien befassten Unterausschusses des Wissenschaftsrates definierte Ludwig Raiser, zu dieser Zeit Vorsitzender des Wissenschaftsrates, durchaus im Bewusstsein historischer Bedeutung dann noch einmal rückblickend dessen Funktion: Die Aufgabe des Unterausschusses sei es gewesen, „sich der Frage nach der zukünftigen Entwicklung der Medizin in Deutschland zu stellen, nämlich die Folgen der durch die Forschung ausgelösten Tendenz zur Spezialisierung für den Beruf des Arztes und Klinikleiters zu überlegen".[2] Als der Unterausschuss im Oktober 1961 seine Diskussionsergebnisse als „Vorschläge für die Verbesserung der klinischen Forschung" präsentierte, wurde einleitend der Konnex von Rückstand und Spezialisierung noch einmal ausdrücklich rekapituliert. Die klinisch-medizinische Forschung in der Bundesrepublik könne mit dem Ausland nur schwer Schritt halten, eingreifende Maßnahmen seien notwendig, damit die ehemalig gleichrangige Stellung wiedergewonnen werden könne. Es müsste sich deshalb zunächst über die Gründe des Zurückfallens der deutschen Medizin in den letzten 25 Jahren Rechenschaft gegeben werden. Genannt wurden die üblichen Topoi der Rückstandsdebatte: Die Isolierung der deutschen Wissenschaft in der Zeit des Nationalsozialismus. Die Beeinträchtigungen durch den Krieg. Die Notwendigkeit des

---

[1] „Protokoll über die 11. Sitzung der Vollversammlung des Wissenschaftsrates am 10. Juni 1961 in Berlin" (LASH, Abt. 811, Nr. 20919 I).
[2] Geschäftsstelle des Wissenschaftsrates, „Protokoll über die 6. Sitzung des Unterausschusses ‚Medizinische Akademien' am 18.10.1961 in Köln" (BAK, B/247, 16).

Wiederaufbaus funktionsfähiger Universitätskliniken in der Nachkriegszeit. Die langsame Aufarbeitung der in der Zwischenzeit eingetretenen Fortschritte im Bereich der internationalen medizinischen Forschung. Weiter hieß es, dass die Spezialisierung im Bereich der klinischen Medizin so fortgeschritten sei, dass die noch vor dem Kriege vielfach mögliche Gesamtschau eines Faches in der Person eines Lehrstuhlinhabers weitgehend illusorisch geworden sei. Teilgebiete der großen Fächer, wie etwa Endokrinologie oder Hämatologie, hätten sich zu eigenen Wissenschaftsgebieten entwickelt. Die völlige Beherrschung dieser Teilgebiete sei aber unerlässlich, um einen für die weitere Entwicklung der klinischen Medizin angemessenen Stand zu erreichen. Die Organisation der deutschen Universitätskliniken in ihrer bisherigen Form sei dazu allerdings überfordert. Es komme für die Zukunft darauf an, dass die dauernde Pflege aller notwendigen Teilgebiete der klinischen Forschung im Rahmen des Klinikums gesichert werde. Entscheidend war also, dass organisatorische Maßnahmen getroffen würden, die sachliche und personelle Kontinuität sicherten. Bei bestehenden Kliniken mit ihrer langen Tradition müssten Übergangslösungen gefunden werden, dagegen werde bei der Gründung neuer Universitäten und Akademien zu prüfen sein, ob solche neuartigen Vorschläge verwirklicht werden könnten. Konkret vorgeschlagen wurde die Einrichtung eines „klinischen Forschungszentrums" sowie die Schaffung „klinischer Spezialabteilungen" in den einzelnen Kliniken. Ziel war die höchstmögliche Förderung der Spezialforschung unter Erhaltung der Einheit der großen Fächer für Lehre und Krankenbetreuung. Das Klinische Forschungszentrum sollte aus Abteilungen für theoretische und experimentelle Medizin sowie klinischer Spezialforschung nebst technischen Einrichtungen bestehen.[3] Wie das Institut für Krankenhausbau fünf Jahre später in einem Gutachten für die Medizinische Akademie Lübeck diese Planungsideen rekapitulierte, sollten sich das „klinische Forschungszentrum" und die „klinischen Spezialabteilungen" gegenseitig ergänzen. Der Leitgedanke sei dabei gewesen, die Einheit der großen Fächer zu erhalten, „bei einer gleichzeitigen höchstmöglichen Förderung der Spezialforschung". Für die Grundlagenforschung sowie für Sondergebiete, insbesondere aber für die Bewältigung diagnostischer Probleme, würden Abteilungen in einem Klinischen Forschungszentrum benötigt. Im engeren Klinikbereich, und damit auch in unmittelbarem Kontakt zur Pflege, würden klinikeigene Forschungslaboratorien beansprucht.[4]

Die reformerischen Strukturmaßnahmen verbanden sich dabei mit der Notwendigkeit, vor allem für die Medizinausbildung mehr Studienplätze zu schaffen. Während

---

3 Geschäftsstelle des Wissenschaftsrates, „Vorschläge für die Verbesserung der klinischen Forschung", 25.10.1961 (Archiv der MHH, G Sammlung Schneider, Überlegungen des Wissenschaftsrates zur Medizin, 1958–1960. Band 1. Unveröffentlichtes Manuskript. Hannover, 1978).
4 Technische Universität Berlin (Institut für Krankenhausbau), „Medizinische Akademie Lübeck. 7. Bericht: Klinisches Forschungszentrum, Programmvorschlag", 26.1.1966 (Archiv der Hansestadt Lübeck, 4.05–6, 156).

dies teilweise auch durch Neu- und Anbauten oder die Schaffung zweiter Fakultäten erreicht werden konnte, war die Kombination von Kapazitätserweiterung und Studien- sowie Strukturreform nur durch die Schaffung neuer Institutionen zu erreichen, die dann vom Wissenschaftsrat als Medizinische Akademien ausgeschrieben wurden. Dass die Neugründung von Hochschulen nunmehr das vorrangige wissenschaftspolitische Ziel war, verdeutlichte der Wissenschaftsrat im Frühjahr 1962 noch einmal explizit mit seinen *Anregungen zur Gestalt neuer Hochschulen*.[5]

Die Empfehlungen des Wissenschaftsrates

Am 5. September 1957 vereinbarten Bund und Länder ein Verwaltungsabkommen über die Errichtung eines sogenannten Deutschen Wissenschaftsrates als eine „Kommission zur Förderung der Wissenschaften". Diese Initiative war eine Schlussfolgerung aus den Debatten über den krisenhaften Zustand der deutschen Wissenschaft, die im Vorjahr kulminiert waren. Insbesondere Gerhard Hess, zu dieser Zeit Präsident der Deutschen Forschungsgemeinschaft, hatte in einem Beitrag in der *Frankfurter Allgemeinen Zeitung* die Notwendigkeit eines „langfristigen Plans für die Wissenschaft" postuliert. Das Ziel war, so Hess rückblickend, „eine planvolle Zuwendung von Bundesmitteln an die wissenschaftlichen Einrichtungen, vor allem die Hochschulen". Verhandelt wurde damit zugleich die politisch und juristisch komplizierte Zuständigkeit von Bund und Ländern für die Wissenschaften.[6] Die Installierung des Wissenschaftsrates als Planungsorgan wurde in der Presse einhellig begrüßt. Entsprechend groß waren die Erwartungen an die neue forschungspolitische Institution.[7]

Die Hauptaufgaben des Wissenschaftsrates, dessen konstituierende Sitzung am 6. Februar 1958 stattfand, bestanden in der Erarbeitung eines Gesamtplans für die Förderung der Wissenschaften, der jährlichen Aufstellung eines Dringlichkeitsplanes und der Erstellung von Empfehlungen für die Verwendung der vom Bund und den Ländern zur Verfügung gestellten Gelder.[8] Der Wissenschaftsrat umfasste 39 Mitglieder, die sich auf eine Wissenschaftliche Kommission und eine Verwaltungskommission verteilten. Die 22 Mitglieder der Wissenschaftlichen Kommission wurden vom Bundespräsidenten Theodor Heuss berufen, der das Projekt einer von Bund und Ländern koordinierten Steuerung der Forschung ausdrücklich förderte. Sechzehn von diesen

---

5 Wissenschaftsrat (1968a).
6 Hess (1968: 9) und Hess (1956). Dazu auch Pfuhl (1968: 13–14).
7 Siehe beispielhaft „Der Forschung eine Gasse! Sieben-Punkte-Programm zur wirksamen Förderung von Wissenschaft, Bildung und Forschung", in: *Schleswig-Holsteinische Volks-Zeitung*, 13.7.1956; „Ein Generalplan für die deutsche Wissenschaft", in: *Stuttgarter Zeitung*, 3.10.1957; „Endlich Planung für die Wissenschaft", in: *Norddeutsche Rundschau*, 2.3.1957; „Sechs Pläne für die Hochschulen", in: *Deutsche Wirtschaftszeitung*, 27.2.1957 (LASH, Abt. 811, Nr. 20893).
8 Wissenschaftsrat (1960: 7). Pfuhl (1968: 19–20).

wurden von der Deutschen Forschungsgemeinschaft, der Max-Planck-Gesellschaft und der Westdeutschen Rektorenkonferenz vorgeschlagen. Weitere sechs Mitglieder wurden gemeinsam von der Bundesregierung und den Landesregierungen ausgewählt. Dabei handelte es sich vor allem um Vertreter der Industrie. In der Verwaltungskommission befanden sich wiederum insgesamt elf Ländervertreter, also pro Bundesland einer, und sechs Vertreter des Bundes, denen jedoch elf Stimmen zukamen, so dass die Parität zwischen Bund und Ländern in der Kommission gewahrt blieb. Die Verwaltungskommission setzte sich von Seiten der Bundesregierung aus Staatssekretären sowie Ministerialdirektoren, -dirigenten und -räten zusammen. Die Länder waren jeweils durch Kultusminister, Senatoren sowie deren Vertreter repräsentiert. Einziges weibliches Mitglied des Wissenschaftsrates in den Gründungsjahren war seit Januar 1965 für zwei Jahre die Nationalökonomin Elisabeth Liefmann-Keil. Und auch dies nur, weil Gesundheitsministerin Elisabeth Schwarzhaupt (CDU) und der Deutsche Akademikerinnenbund interveniert hatten.[9]

Es existierten also eine Kommission der wissenschaftlichen Selbstverwaltung und eine Verwaltungskommission, in der die Interessen der Länder und des Bundes austariert wurden. Wenn man so will, dann bestand die besondere Funktion des Wissenschaftsrates darin, die Interessen wissenschaftlicher Disziplinen und verwaltungstechnische Logik in Einklang zu bringen. Die Gremien, in denen dies verhandelt wurde, waren Vollversammlungen, die Sitzungen der Wissenschaftlichen Kommission und der Verwaltungskommission sowie Ausschüsse, Unterausschüsse und Arbeitsgruppen.[10] Helmut Coing, erster Vorsitzender des Wissenschaftsrates, erinnerte nicht nur an den Forschungsrückstand, sondern auch an das Problem der Spezialisierung in den Wissenschaften, das nach neuen Organisationsformen verlange. Die Ziele des Wissenschaftsrates bestanden einerseits darin, die Betreuung einer größeren Anzahl an Studierenden zu ermöglichen, sowie andererseits darin, wieder Anschluss an die internationale Entwicklung in der Forschung zu finden und den ständigen Verlust an „hochqualifizierter Intelligenz" zu stoppen. Dazu müssten Strukturen verändert, Hochschulen neugegründet, Neubauten errichtet, der Sachetat verbessert und das Personal erweitert werden. Es dürfe dabei keine Restriktionen, wie etwa durch die Einführung eines *Numerus clausus*, geben. Der Wissenschaftsrat sollte dafür einen Plan für die nächsten fünf Jahre entwerfen.[11]

Die am 14. Oktober 1960 auf der Vollversammlung des Wissenschaftsrates in Westberlin verabschiedeten, einen Monat später veröffentlichten und zunächst auf die

---

9 Pfuhl (1968: 20). Siehe auch „Abkommen zwischen Bund und Ländern über die Errichtung eines Wissenschaftsrates", in: Wissenschaftsrat (1968b: 77–79). Zur Intervention siehe Bartz (2007: 59). Außerdem auch „Protokoll über die 3. Sitzung des Unterausschusses ‚Medizinische Akademien' am 1.5.1961 in Köln" (BAK, B/247, 16).
10 Leussink (1968: 25).
11 Helmut Coing, „Lage und Aufbau der deutschen Hochschulen", 9.12.1959 (LASH, Abt. 811, Nr. 20928).

Hochschulen bezogenen *Empfehlungen des Wissenschaftsrates zum Ausbau der wissenschaftlichen Einrichtungen* firmierten dann auch als erster Teil des Gesamtplanes, denn hier, so wurde es einleitend erklärt, bestehe „ein besonderer Notstand", „der ohne Verzögerungen Abhilfe fordert". Die *Empfehlungen* legten damit die Grundlage für die Hochschulreform der 1960er Jahre. Ministerialdirigent Rolf Schneider, Leiter der Wissenschaftsabteilung im niedersächsischen Kultusministerium, bezeichnete sie als „Bibel des deutschen Hochschulausbaus in den 6oziger Jahren".[12] Dabei basierten die *Empfehlungen* auf Vorarbeiten, die zwischen 1957 und 1960 in den beiden Kommissionen und deren Ausschüssen geleistet worden waren. Das Problem der Medizinausbildung wurde eigens in einer gesonderten Anlage zu den wissenschaftlichen Hochschulen behandelt.[13] Während die Geschichte des Wissenschaftsrates und der Hochschulreformen mittlerweile gut, allerdings auch noch nicht erschöpfend erforscht ist, fehlt eine solche Auseinandersetzung noch gänzlich für die Reform der Medizinausbildung und klinischen Forschung, die doch eine bedeutsame Aufgabe des Wissenschaftsrates darstellte. Die besondere Rolle, die der Medizin in der Anfangsphase des Wissenschaftsrates zukam, zeigt sich schon darin, dass Wolfgang Bargmann von Januar 1961 bis Januar 1964 auch die Funktion des Vorsitzenden der Wissenschaftlichen Kommission des Wissenschaftsrates innehatte.

Fritz Hartmann, der an den Unterausschüssen der Wissenschaftlichen Kommission, die sich mit der Neugestaltung der Medizin befassten, maßgeblich beteiligt war, erklärte rückblickend, dass dem Wissenschaftsrat die wissenschaftspolitische Aufgabe zugefallen sei, „auf Grund von Analysen und Bewertungen des Ist-Zustandes und der sicheren, wahrscheinlichen und wünschenswerten mittel- und langfristigen Vorhersagen, Empfehlungen für politische Entscheidungen zu erarbeiten". Für die Medizin stellte sich die Aufgabe dabei besonders klar und umfangreich, wie Hartmann konkretisierte: „Zahl und Güte der Ausbildungsplätze, Bedarf an Ärzten, Verbesserung der klinischen Forschung, Struktur des Lehrkörpers, Nachwuchsförderung."[14] Dabei wurde die Problemlösung in der Medizin sukzessive an die Planungen zu Hochschulneugründungen gebunden. In einem Bericht über die Arbeit des Wissenschaftsrates von 1957 bis 1967, der jeweils von Helmut Coing und Ludwig Raiser verfasst und von deren Nachfolger Hans Leussink bearbeitet worden war, wurde rekapituliert, dass die Gründung neuer Hochschulen die einzigartige Gelegenheit biete, neue Strukturformen zu entwickeln und zu erproben. Diesen Gedanken habe der Wissenschaftsrat in seinen 1962 vorgelegten *Anregungen zur Gestalt neuer Hochschulen* erneut aufgenom-

---

12 Wissenschaftsrat (1960: 8) und Rolf Schneider, „Vorwort" (Archiv der MHH, G Sammlung Schneider, Überlegungen des Wissenschaftsrates zur Medizin, 1958–1960. Band 1. Unveröffentlichtes Manuskript. Hannover, 1978). Siehe auch Leussink (1968: 27).
13 Wissenschaftsrat (1960: 415–438).
14 Hartmann (1972: 80).

men. Genannt wurden aber ausdrücklich auch die Empfehlungen zur Gründung Medizinischer Akademien vom Sommer 1961.[15]

Bereits am 26. Juli 1958 war von der Wissenschaftlichen Kommission des Wissenschaftsrates ein „Ausschuß für die Ausarbeitung von Vorschlägen über die optimale Größe und Struktur von Universitäts-Kliniken" eingerichtet worden, der mitunter als „Klinik-Ausschuß", zumeist aber als „Mediziner-Ausschuß" bezeichnet wurde. Letzteres verweist darauf, dass dieser Berufsgruppe selbst eine planende Funktion zukam.[16] Die Diskussionsergebnisse dieses seit Dezember 1958 für ein Jahr mehrfach tagenden Ausschusses wurden in einem Bericht festgehalten, der am 6. Januar 1960 der Wissenschaftlichen Kommission des Wissenschaftsrates übergeben wurde. Die dort formulierten Vorschläge sollten dann von der Verwaltungskommission des Wissenschaftsrates überarbeitet werden. Am 19. Februar 1960 berief die Verwaltungskommission zu diesem Zwecke einen Unterausschuss ein, der unter dem Vorsitz von Ministerialdirektor Klaus-Berto von Doemming aus dem rheinland-pfälzischen Kultusministerium stand. Der Medizinerausschuss und der Unterausschuss der Verwaltungskommission – die, wenn man so will, medizinische und bürokratische Problematisierungen verhandelten – prägten schließlich gemeinsam die Ausführungen in der Anlage zur „Struktur der Universitätskliniken", die vom Plenum des Wissenschaftsrates verabschiedet und in die *Empfehlungen des Wissenschaftsrates zum Ausbau der wissenschaftlichen Einrichtungen* aufgenommen wurde.[17]

Im Medizinerausschuss war bereits darüber diskutiert worden, dass Neugründungen von Medizinischen Akademien sowohl das Kapazitätsproblem als auch die Krise der Medizin beheben könnten. Seit dem 4. Januar 1961 war ein vom „Ausschuss zur Vorbereitung von Empfehlungen zur Gründung neuer Hochschulen" eingerichteter und von Bargmann geleiteter „Unterausschuss Medizinische Akademien" damit betraut worden, dazu konkrete Pläne zu entwickeln. Dieser Unterausschuss fungierte als Plenum, in dem die Reformideen diskutiert wurden. Ludwig Raiser, zu dieser Zeit Vorsitzender des Wissenschaftsrates, erwartete, dass der Unterausschuss eine Konzep-

---

15 Leussink (1968: 31).
16 Tatsächlich existierte zeitgleich auch ein „Klinik-Ausschuß" der Verwaltungskommission des Wissenschaftsrates. 1962 wurde vom Wissenschaftsrat dann sogar für kurze Zeit erneut ein „Klinik-Ausschuß" initiiert, der am 23. November erstmals tagte und sich mit allen Fragen befasste, welche die Universitätskliniken betrafen. Teilnehmende waren u. a. auch die „üblichen Verdächtigen" Wolfgang Bargmann, Hans von Heppe, Carl Kaufmann und Thure von Uexküll (BAK, B/247, 103).
17 Rolf Schneider, „Vorwort" (Archiv der MHH, G Sammlung Schneider, Überlegungen des Wissenschaftsrates zur Medizin, 1958–1960. Band 1. Unveröffentlichtes Manuskript. Hannover, 1978) und Wissenschaftsrat (1960: 415). Eberhard Böning (Geschäftsstelle des Wissenschaftsrates) an Oberregierungsrat Wegener (Berlin), oD. (Archiv der MHH, G Sammlung Schneider, Überlegungen des Wissenschaftsrates zur Medizin, 1958–1960. Band 1. Unveröffentlichtes Manuskript. Hannover, 1978). „Protokoll über die 8. Vollversammlung des Wissenschaftsrates am 23.9.1960 in Köln"; „Protokoll über die 11. Sitzung der Vollversammlung des Wissenschaftsrates am 10. Juni 1961 in Berlin" (LASH, Abt. 811, Nr. 20919 I). Zur kontroversen Diskussion des Papieres vom 6. Januar siehe auch die Archivalien in: LASH, Abt. 811, Nr. 20880.

tion zur Förderung der klinischen Forschung berate, „welche vermutlich zu einer radikalen Reform der Kliniken führen werde".[18] Die Vorarbeiten des Medizinerausschusses und des Unterausschusses „Medizinische Akademien" resultierten schließlich in der *Empfehlung des Wissenschaftsrates betreffend die Gründung Medizinischer Akademien* vom 10. Juni 1961. Die Wissenschaftliche Kommission versammelte im Medizinerausschuss und im Unterausschuss „Medizinische Akademien" keineswegs eine Gruppe von Ärzten, die geschlossen reformerische Positionen vertraten. An der von Paul Martini geleiteten ersten Sitzung des Medizinerausschusses am 13. Dezember 1958 nahmen sieben renommierte Universitätsärzte und ein Funktionär teil: Der Tübinger Chirurg Walter Dick, der Kölner Gynäkologe Carl Kaufmann, der Tübinger Pharmakologe Manfred Kiese, der Münsteraner Psychiater Friedrich Mauz, der Kölner Zahnmediziner Karl Friedrich Schmidhuber, der Göttinger Internist Rudolf Schoen sowie der Wirtschaftsprüfer Peter van Aubel, Vorsitzender des Vorstandes der Wirtschaftsberatungs-AG Düsseldorf, zuvor erster Präsident der Deutschen Krankenhausgesellschaft. Nur Martini und Schoen hatten im Laufe der 1950er Jahren bereits einschlägig zu einer notwendigen Reform der medizinischen Ausbildung publiziert. Die anderen Beteiligten dieser Männerrunde, die sich aus jener Generation rekrutierte, deren Laufbahnen während des Nationalsozialismus entscheidenden Auftrieb erhalten hatten, waren jedenfalls noch nicht durch irgendwelche Reformideen aufgefallen und sollten mit der Ausnahme von Kaufmann im weiteren Verlauf der Planung medizinischer Akademien keine Rolle spielen.[19] Martini und Schoen dominierten dann auch die Diskussionen im Medizinerausschuss und gaben eine Richtung vor, die sich mit Kapazitätserweiterungen nicht begnügen wollte.

Das Leitmotiv in den Debatten des Medizinerausschusses war die Aufrechterhaltung der Einheit sowohl der Klinik als auch von Forschung und Lehre. Dort, wo die Einheit bedroht sei, müsse sie wiederhergestellt werden. Es müsse zudem ein Höchstmaß an medizinischer Ausbildung gewährt werden, weshalb vom Medizinerausschuss auch die Einrichtung von Polikliniken gefordert wurde. Ein Hauptaugenmerk wurde aber in der Tat auf den Abbau hierarchischer Strukturen und die Verbesserung des Verhältnisses zwischen den Dozierenden und den Studierenden gelegt. Dies sollte sich auch durch eine weniger theoretische als praxisnahe Ausbildung vollziehen. Der akademische Lehrer müsse in der Lage sein, „Kontakt mit seinen Schülern zu halten". Das

---

18 „Protokoll der 12. Sitzung der Vollversammlung des Wissenschaftsrates vom 4.11.1961 in Berlin" (LASH, Abt. 811, Nr. 20919 II).
19 Zu Kaufmanns Rolle während des Nationalsozialismus siehe Frobenius (2023). Mauz war im Rahmen der „Aktion T4" als Gutachter tätig gewesen. Dazu Silberzahn-Jandt/Schmuhl (2012). Laut Ernst Klee (2005: 307, 544) hatte Kiese der NSDAP und der SA angehört, während Schmidhuber die Position eines SS-Hauptsturmführers innegehabt hatte.

erworbene theoretische Wissen müsse durch intensive praktische Übung und durch das Sammeln von Erfahrung am Krankenbett ergänzt werden.[20]

Wie Bargmann 1963 rückblickend ausführte, wurden im Wissenschaftsrat fachlich orientierte Besprechungsgruppen gebildet, „denen sich eine beträchtliche Zahl von Vertretern der klinischen und theoretischen Disziplinen" zur Seite stellte.[21] Bargmann musste ergänzen, dass es sich dabei nicht nur um „einzelne Ratgeber" gehandelt habe, wie dies vom Westdeutschen Medizinischen Fakultätentag in einer Stellungnahme bemängelt wurde. Natürlich sah sich der Fakultätentag, der ohnehin in einem Konkurrenzverhältnis zum Wissenschaftsrat stand, aus dem Projekt der Neugründung von medizinischen Ausbildungsstätten ausgebootet. Die Ideen zur Gründung Medizinischer Akademien mussten ja auch als Kritik an den bestehenden Fakultäten verstanden werden. Entsprachen diese denn überhaupt noch dem Stand der Wissenschaft? Bargmann beschwichtigte allerdings, dass der Wissenschaftsrat keineswegs einer Auflösung der Fakultäten das Wort rede. Die Gremien, die sich der Neugründung von Hochschulen widmeten, sollten dazu anregen, das in Rede stehende Thema zu überdenken und gegebenenfalls praktische Folgerungen aus ihren Überlegungen zu ziehen. Diese Folgerungen könnten allerdings später auf die bestehenden Hochschulen katalytisch einwirken.[22] Dass, was den Fakultäten schon viel zu weit ging, ging anderen – Bargmann verwies insbesondere auf Hans Schaefer, mit dem er in Briefaustausch stand – längst nicht weit und schnell genug.[23]

In den Ausschüssen des Wissenschaftsrates wurden solche grundsätzlichen Positionskämpfe eher weniger ausgetragen. Auch Bargmann verstand seine Rolle in den Ausschüssen des Wissenschaftsrates vor allem pragmatisch. Entscheidend war in diesen Gremien, wie die Pläne der Mediziner mit der Fachlogik der Verwaltungsexperten in Einklang gebracht werden konnten. Tatsächlich war das gegenüber letzteren zunächst maßgeblich kommunizierte Argument für die notwendige Neugründung von Medizinischen Ausbildungsstätten auch nicht eine unerlässliche Medizinreform, sondern der Mangel an Ausbildungsplätzen. In Arbeitsgruppen sollten deshalb die erwünschten Studierendenzahlen kalkuliert, Entwicklungspläne überprüft und Fehlendes herausgearbeitet werden.[24] Bedarfsberechnungen wurden im Medizinerausschuss

---

20 „Bericht des Ausschusses für die Ausarbeitung von Vorschlägen über die optimale Größe und die Struktur von Universitätskliniken (‚Mediziner-Ausschuß')", 6.1.1960 (Archiv der MHH, G Sammlung Schneider, Überlegungen des Wissenschaftsrates zur Medizin, 1958–1960. Band 1. Unveröffentlichtes Manuskript. Hannover, 1978). Siehe auch den „Bericht des Ausschusses für die Ausarbeitung von Vorschlägen über die optimale Größe und die Struktur von Universitätskliniken (‚Mediziner-Ausschuß')", 2.12.1959 (BAK, B/247, 101).
21 Bargmann (1963a: 2302–2303) und Bargmann (1963b).
22 Bargmann (1963a: 2304).
23 Mündlicher Hinweis des Medizinhistorikers Christian Sammer, der aktuell die Korrespondenz Schaefers in den 1950er und 60er Jahren erforscht.
24 „Vermerk ‚Betr.: Aufgaben und Arbeitsweise der Arbeitsgruppen'", 1.9.1959 (BAK, B/247, 101).

ebenso wie im Ausschuss zur Gründung Medizinischer Akademien ausführlich verhandelt.

Bedarfsberechnungen und Kapazitätserweiterungen

Unter den bestehenden Verhältnissen an den Universitätskliniken schienen um 1960 hochqualifizierte medizinische Ausbildung und Forschung schlichtweg nicht mehr möglich. Ebenso reichten die Kapazitäten an den Medizinischen Fakultäten nicht mehr aus, die Nachfrage nach medizinischer Ausbildung und den Bedarf an zukünftigem ärztlichem Personal zu decken. Das erste Problem, das gelöst werden musste, lautete also, den Mangel zu beheben. Dazu musste aber zunächst berechnet werden, wie viele Studienplätze benötigt würden und wie viel Personal eine funktionierende Fakultät und Klinik bräuchte.

Als Aufgabe des Medizinerausschusses wurde deshalb auch festgehalten, die Empfehlungen des Wissenschaftsrates für den Ausbau der medizinischen Fakultäten vorzubereiten und dabei Vorschläge für die optimale Größe und Struktur der Einzelkliniken und eines Gesamtklinikums auszuarbeiten. Dabei konnte sich rasch auf den Grundkonsens geeinigt werden, dass es nicht nur um eine bloße Kapazitätserweiterung gehen sollte, sondern dass diese mit einer Neugestaltung des Medizinstudiums sowie der medizinischen Forschung einhergehen müsste. Die Qualität von Lehre, Forschung und Klinik musste in Einklang mit dem Bedarf an mehr Ausbildungs- und Forschungsstellen, dessen Maß die Anzahl an Krankenbetten darstellte, gebracht werden. Das Hauptergebnis der im Medizinerausschuss erarbeiteten Studien und der anschließenden Diskussionen lautete dann, dass die Kapazitäten der bestehenden Fakultäten für die Lösung des Problems weder quantitativ noch qualitativ ausreichen würden. Auf der einen Seite müsse der Lehrkörper groß genug und die Zahl der Studierenden klein genug sein, „um die medizinische Ausbildung nicht zu einem anonymen Massenstudium werden zu lassen bzw. um sie aus diesem Zustand wieder zu befreien". Auf der anderen Seite müsse aber die Zahl der Krankenbetten groß genug sein, um allen Studierenden eine regelmäßige Ausbildung am Krankenbett zu ermöglichen. Diese Ziele konnten jedoch kaum im Rahmen der starren Strukturen der bestehenden Medizinausbildung realisiert werden. Es mussten jene Mängel vermieden werden, die sich in den bestehenden Medizinischen Fakultäten zeigten, denn, so hieß es weiter im Abschlussbericht des Medizinerausschusses vom Januar 1960, die gegenwärtigen Verhältnisse seien gekennzeichnet von Massenandrang der Studierenden und unzulänglicher Ausstattung der Kliniken mit wissenschaftlichem, technischem und pflegerischem Personal. Auch die Klinikdirektoren und das wissenschaftliche Personal schienen durch die Situation überfordert. Diese Mängel wurden für erhebliche Schäden in der medizinischen Forschung und Lehre verantwortlich gemacht. Als solche galten insbesondere die unzureichenden praktischen Ausbildungsmöglichkeiten, die schlechten

Berufsaussichten für den wissenschaftlichen Nachwuchs und die Vernachlässigung wichtiger Forschungsgebiete an den Universitätskliniken.[25]

Das Hauptproblem bei der Ausbildung von Medizinstudierenden war, dass es viel zu wenig Betten für Forschung und Lehre gab. Eine sachgemäße Ausbildung wäre nur dann gewährleistet, so wurde es im Abschlussbericht vermerkt, wenn in den Hauptfächern den Studierenden jeweils vier Betten zur Verfügung stünden, wie dies etwa in den USA und Großbritannien der Fall sei. Wenn dies nicht gelinge, blieben alle Pläne für eine Studienreform wirkungslos. Auf der Basis dieser Richtzahl ließ sich auch ausrechnen, wie viele Studierende bei den vorhandenen Betten in den Medizinischen Fakultäten ausgebildet werden könnten und wie viele Betten vorhanden sein müssten, wenn die Bettenzahl der damaligen Zahl der Studierenden entsprechen sollte. Der nachhaltige bundesweite Bedarf betrug danach 11.700 Betten.[26] Der Ausschuss kam so schließlich zu der Überzeugung, dass in den Kliniken das Optimum der Bettenzahl bei 200 liege. Bei einem Schlüssel von vier Betten pro Ausbildungsplatz müsse damit zugleich auch die Ausbildungskapazität der Fakultäten und die Zahl der zur Verfügung stehenden Betten erhöht werden. Ausgegangen wurde von einer beträchtlichen Vermehrung, ja Verdoppelung der für die Unterrichtung und Ausbildung der Studierenden zur Verfügung stehenden Ausbildungsstätten. Eine Zulassungsbeschränkung etwa durch einen *Numerus clausus* wurde nicht als sinnvolle Lösung des Problems angesehen, stattdessen sollte die Gründung neuer Universitäten mit Universitätskliniken angestrebt werden. So sollten zunächst in Universitätsgroßstädten wie Berlin, Frankfurt, Hamburg, Kiel und München in geeigneten Krankenanstalten Ausbildungskapazitäten nutzbar gemacht werden. Zugleich wurde aber auch der Gedanke konkretisiert, auch außerhalb von Universitätsstädten gelegene Krankenhäuser auszubauen und nach dem Beispiel von Düsseldorf Medizinische Akademien zu entwickeln. Von Neubauten war noch nicht die Rede.[27]

---

25 „Bericht des Ausschusses für die Ausarbeitung von Vorschlägen über die optimale Größe und die Struktur von Universitätskliniken („Mediziner-Ausschuß')", 6.1.1960 (Archiv der MHH, G Sammlung Schneider, Überlegungen des Wissenschaftsrates zur Medizin, 1958–1960. Band 1. Unveröffentlichtes Manuskript. Hannover, 1978). Auch „Bericht des Ausschusses für die Ausarbeitung von Vorschlägen über die optimale Größe und die Struktur von Universitätskliniken („Mediziner-Ausschuß')", 2.12.1959 (BAK, B/247, 101).
26 „Bericht des Ausschusses für die Ausarbeitung von Vorschlägen über die optimale Größe und die Struktur von Universitätskliniken („Mediziner-Ausschuß')", 6.1.1960 (Archiv der MHH, G Sammlung Schneider, Überlegungen des Wissenschaftsrates zur Medizin, 1958–1960. Band 1. Unveröffentlichtes Manuskript. Hannover, 1978). Auch „Bericht des Ausschusses für die Ausarbeitung von Vorschlägen über die optimale Größe und die Struktur von Universitätskliniken („Mediziner-Ausschuß')", 2.12.1959 (BAK, B/247, 101).
27 „Bericht des Ausschusses für die Ausarbeitung von Vorschlägen über die optimale Größe und die Struktur von Universitätskliniken („Mediziner-Ausschuß')", 6.1.1960 (Archiv der MHH, G Sammlung Schneider, Überlegungen des Wissenschaftsrates zur Medizin, 1958–1960. Band 1. Unveröffentlichtes Manuskript. Hannover, 1978). Auch „Bericht des Ausschusses für die Ausarbeitung von Vorschlägen über die optimale Größe und die Struktur von Universitätskliniken („Mediziner-Ausschuß')", 2.12.1959 (BAK, B/247, 101).

Der Bericht über die optimale Größe und die Struktur von Universitätskliniken wurde von einem Unterausschuss der Verwaltungskommission des Wissenschaftsrates einer Art bürokratischen Prüfung ausgesetzt und mit Änderungen versehen.[28] Dabei wurde vor allem intensiv und kontrovers über die vorgesehene Relation von vier Krankenbetten je Studienplatz diskutiert. Während sich die Experten des Medizinerausschusses geschlossen für eine Kapazitätserweiterung zum Zwecke der verbesserten Lehre stark machten, sträubten sich die Verwaltungsbeamten der Länder und des Bundes gegen die daraus notwendigerweise resultierenden kostspieligen Klinikerweiterungen und -neubauten. Schriftführer Eberhard Böning von der Geschäftsstelle des Wissenschaftsrates notierte in den eingefügten Nacharbeiten des Ausschusses, dass sich die entscheidende Frage nach dem Verhältnis von Studierenden und Bettenzahl nicht festlegen lasse. Zwischen den Ärzten und den Verwaltungsbeamten bestand in diesem Punkt Dissens.[29] Zweifel äußerte vor allem der Hamburger Staatsrat Hans von Heppe, der die Notwendigkeit von vier Betten pro Studienplatz und sogar den Nachwuchsbedarf selbst in Frage stellte.[30] Ministerialrat August Wilhelm Fehling aus Kiel, der auf den ersten beiden Sitzungen noch gefehlt hatte, trug gesondert Bedenken vor, ob eine Vermehrung der Ausbildungsstätten wirklich notwendig sei. Er zweifelte sogar an, dass für die Ausbildung der Studierenden wirklich, wie die Ärzte behaupteten, auch in den USA und Großbritannien als Standard von vier Betten ausgegangen werde. Der *Goodenough Report on Medical Schools* – der allerdings bereits aus dem Jahr 1944 stammte – sei zu ganz anderen Ergebnissen gekommen.[31] Selbst als ein halbes Jahr später, im Februar 1961, im Unterausschuss „Medizinische Akademien" seitens Böning, Uexküll und Bargmann von drei Betten für einen Studienplatz ausgegangen wurde, wollte sich der Wirtschaftsprüfer Peter van Aubel mit diesen Berechnungen kaum zufriedengeben.[32]

---

28 „Kurzprotokoll über die 6. Sitzung der Verwaltungskommission des Wissenschaftsrates am 19. Februar 1960 in Köln" (LASH, Abt. 811, Nr. 20916 I).
29 „Bericht des Ausschusses für die Ausarbeitung von Vorschlägen über die optimale Größe und die Struktur von Universitäts-Kliniken in der von dem zur Prüfung des Berichts eingesetzten Unterausschusses der Verwaltungskommission vorgeschlagenen Fassung", 5.7.1960 (Archiv der MHH, G Sammlung Schneider, Überlegungen des Wissenschaftsrates zur Medizin, 1958–1960. Band 1. Unveröffentlichtes Manuskript. Hannover, 1978).
30 „Protokoll über die 2. Sitzung des Ausschusses der Verwaltungskommission zur Beratung des Berichtes über die optimale Größe und die Struktur von Universitätskliniken am 4.5.60 in München"(Archiv der MHH, G Sammlung Schneider, Überlegungen des Wissenschaftsrates zur Medizin, 1958–1960. Band 1. Unveröffentlichtes Manuskript. Hannover, 1978).
31 August Wilhelm Fehling, „Bemerkungen zum Bericht des Mediziner-Ausschusses über die Optimalgröße und die Struktur von Universitätskliniken", oD (Archiv der MHH, G Sammlung Schneider, Überlegungen des Wissenschaftsrates zur Medizin, 1958–1960. Band 1. Unveröffentlichtes Manuskript. Hannover, 1978). Zum Goodenough Report on Medical Education siehe etwa Graham-Little (1945).
32 Geschäftsstelle des Wissenschaftsrates, „Protokoll über die 2. Sitzung des Unterausschusses ‚Medizinische Akademien' am 16.2.1961 in Köln" (BAK, B/247, 16).

Ein entscheidender Schritt war dann die Einrichtung zweier Arbeitsgruppen für „Theoretische Medizin" und „Praktische Medizin", weil dabei die Kapazitätserweiterung sehr konkret mit einer Neuplanung der theoretischen und klinischen Fächer verbunden wurde. Die Arbeitsgruppen waren gleichermaßen mit Ärzten und Verwaltungsbeamten besetzt. Während Paul Martini den Vorsitz des Ausschusses „Praktische Medizin" übernahm, leitete Wolfgang Bargmann den Ausschuss „Theoretische Medizin". Herausgearbeitet werden sollte, welche Disziplinen in jeder Medizinischen Fakultät vertreten sein müssten, „wenn die Fakultät Trägerin der wissenschaftlichen Repräsentanz für das Gebiet der Medizin sein soll". Martini und Bargmann betonten in einer gemeinsam verfassten Präambel, dass die Verwirklichung des Modells deswegen auf große Schwierigkeiten stoßen werde, weil sowohl auf dem Gebiet der sogenannten klassischen Disziplinen als auch der sich neu entwickelnden, „im Ausland freilich schon bald ‚traditionellen'" Fächer und Arbeitsrichtungen qualifizierter Nachwuchs nicht hinreichend zur Verfügung stehe. Ziel sei also zunächst die Hebung des Standes der medizinischen Forschung und dann die Schaffung von personellen und materiellen Bedingungen für die seit langem angestrebte und unbedingt erforderliche Studienreform.[33]

Die konkrete Auflistung der notwendigen Disziplinen sollte sich durchaus schwierig gestalten. Die Arbeitsgruppe „Theoretische Medizin" benannte als Grundbedarf an Lehrstühlen in der Medizinischen Fakultät jeweils zwei Lehrstühle für Anatomie, Physiologie, Physiologische Chemie und Pathologie sowie einen Lehrstuhl für Hygiene, Pharmakologie, Medizinische Mikrobiologie, Medizinische Strahlenkunde, Humangenetik, Gerichtliche Medizin und Geschichte der Medizin. Bei den klinischen Fächern sollte es drei Lehrstühle in der Inneren Medizin und zwei in der Chirurgie geben. Jeweils ein Lehrstuhl seien notwendig für Orthopädie, Neurochirurgie, Frauenheilkunde, Psychiatrie-Neurologie, Augenheilkunde, Dermatologie, HNO-Heilkunde, Kinderheilkunde, Strahlenheilkunde und Anästhesiologie. Zusätzlich aufgeführt wurde die Zahnheilkunde.[34] Ob für die erstgenannten theoretischen Fächer tatsächlich eine Verdoppelung der Lehrstühle notwendig sei, wurde bei der Diskussion im Verwaltungsunterausschuss ausführlich diskutiert. Bargmann verteidigte dies mit dem Argument der Ausbildung bedeutender Arbeitsrichtungen in diesen medizinisch-theoretischen Fächern und der Erhöhung der Studierendenzahl. Ministerialdirigent Johannes von Elmenau aus dem Bayerischen Kultusministerium sah darin hingegen eher ein Argument für die Verstärkung des Mittelbaus. Dann aber, so antwortete Bargmann,

---

33 „Präambel zu den Berichten der Ausschüsse ‚Theoretische Medizin' und ‚Praktische Medizin'", 7.3.1960 (Archiv der MHH, G Sammlung Schneider, Überlegungen des Wissenschaftsrates zur Medizin, 1958–1960. Band 1. Unveröffentlichtes Manuskript. Hannover, 1978).
34 „Anlage zum Bericht der Arbeitsgruppe 5a ‚Theoretische Medizin'", 7.3.1960 (Archiv der MHH, G Sammlung Schneider, Überlegungen des Wissenschaftsrates zur Medizin, 1958–1960. Band 1. Unveröffentlichtes Manuskript. Hannover, 1978).

würden sich große Institute mit einem Direktor an der Spitze entwickeln und „das vom Wissenschaftsrat bekämpfte hierarchische Prinzip also noch stärker ausgeprägt werden als bisher". Zudem sinke die Chance des wissenschaftlichen Nachwuchses, einen Lehrstuhl zu erlangen. Hans von Heppe warf ebenso kritisch ein, dass ein zweiter Lehrstuhl auch den Wunsch nach einem zweiten Institut stärke. Das aber sei auch aus finanziellen Erwägungen unzweckmäßiger als die Entwicklung des „Department-Systems". In dieser Debatte kam also das Votum für die Departmentstruktur, durchaus auch mit finanzieller Begründung, eher aus den Reihen der Verwaltungsfachleute aus den Kultusministerien. Von diesen waren einige ohnehin bereits in Pläne zur Hochschulreform involviert. Hans von Heppe war während dieser Zeit maßgeblich mit der Neugestaltung der Universität Hamburg beschäftigt. August Wilhelm Fehling, ein Kenner des angloamerikanischen Forschungssystems, benannte ausdrücklich die Vorteile der „Department-Gliederung", „die es z. B. ermögliche, Stellen zu schaffen, die sich in kleinen Einzelinstituten nicht rechtfertigen liessen, die eine rationellere Verwendung der Hilfskräfte erlaube und die Schaffung eines Stellenkegels und damit die Höherstufung der wertvollsten Kräfte erleichtere".[35]

Bargmann beharrte allerdings weiter darauf, dass die Gründung zweiter Institute nicht kategorisch ausgeschlossen werden dürfe. Man einigte sich schließlich darauf, dass die Verstärkung des Lehrkörpers in Anatomie, Physiologie, Physiologischer Chemie und Pathologie aus wissenschaftlichen Gründen sinnvoll sei. Es müsste jedoch vermieden werden, dass die Institute in zwei auseinanderfielen. Der Ausschuss einigte sich aber grundsätzlich auf die Auffassung, „daß demgegenüber das Department-System, insbesondere aus den von Herrn Fehling angeführten Gründen, den Vorzug verdient". So wurde dann auch für andere Fächer wie die Pharmakologie ein zweiter Lehrstuhl abgelehnt.[36] Die Umsetzung dieser Planungsidee der „Doppelinstitute" sollte sich, etwa bei der Medizinischen Akademie Hannover, als nur schwer vereinbar mit der Modellraumplanung erweisen. Dort wurde angedacht, dass für die als Doppelinstitut geplante Anatomie die wissenschaftlichen Einrichtungen beiden Ordinariaten gemeinsam zur Verfügung stehen sollten. Das Institut würde personell so verflochten sein, dass jeder Ordinarius praktisch nur sein Zimmer und sein Sekretariat hätte. Ob dies auch konfliktfrei ablaufen könne, wurde in den Diskussionen im Gründungsausschuss der Medizinischen Akademie Hannover aber eher bezweifelt. Tatsächlich wur-

---

35 „Protokoll über die 4. Sitzung des Ausschusses der Verwaltungskommission zur Beratung des Berichtes über die optimale Größe und die Struktur von Universitätskliniken am 14.7.1960", (Archiv der MHH, G Sammlung Schneider, Überlegungen des Wissenschaftsrates zur Medizin, 1958–1960. Band 1. Unveröffentlichtes Manuskript. Hannover, 1978).

36 „Protokoll über die 4. Sitzung des Ausschusses der Verwaltungskommission zur Beratung des Berichtes über die optimale Größe und die Struktur von Universitätskliniken am 14.7.1960" (Archiv der MHH, G Sammlung Schneider, Überlegungen des Wissenschaftsrates zur Medizin, 1958–1960. Band 1. Unveröffentlichtes Manuskript. Hannover, 1978).

den in Hannover zwei Anatomische Institute gegründet, aber bereits 1967 wieder in einem Department „Anatomie" zusammengeführt.[37]

Diese Bedarfsplanungen mussten jedoch unbedingt durch die Integration jener neuen Forschungsgebiete restrukturiert werden, die doch überhaupt erst für eine international konkurrenzfähige Medizin standen. So wurde die Aufteilung in Hygiene und Medizinische Mikrobiologie und die Notwendigkeit der Entwicklung einer Sozialhygiene von der Verwaltungskommission unterstützt. Ein Lehrstuhl für Humangenetik wurde als ein Endziel avisiert, das aber in absehbarer Zeit nicht zu erreichen sei. Ein Lehrstuhl für Anthropologie dürfe in der Medizinischen Fakultät hingegen in keinem Fall geschaffen werden. Bargmann machte sich auch für die Empfehlung stark, in jeder Fakultät einen Lehrstuhl für Geschichte der Medizin zu errichten. Bei der medizinischen Strahlenkunde wurde überlegt, ob diese schwerpunktmäßig vertreten sein könne und eine Zusammenarbeit zwischen medizinischer und naturwissenschaftlicher Fakultät sinnvoll sei.[38]

In den im Oktober 1960 von der Vollversammlung des Wissenschaftsrates verabschiedeten *Empfehlungen* wurde dann der Stand der Dinge zusammengefasst und die Kapazitätsfrage als Hauptproblem fixiert: Vorgeschlagen wurde, zunächst in allen Medizinischen Fakultäten je 400 Betten für die Innere Medizin und die Chirurgie zu schaffen. Dies sollte entweder durch die Hinzuziehung von Krankenanstalten am Universitätsort oder durch den Bau zweiter Kliniken erreicht werden. Auch die Teilung oder der Umbau bestehender Kliniken wurde angedacht. Für die Gesamtkapazität der Medizinischen Fakultäten bedeutete dies, so schlug es die Arbeitsgruppe „Theoretische Medizin" vor, dass in den umgebauten Fakultäten im vorklinischen Semester einschließlich Zahnmedizin je hundert Studierende pro Semester aufgenommen werden könnten. Bei bestehenden siebzehn Fakultäten würde sich so eine Zahl von 1.700 Studierenden je Semester ergeben, also bei einem fünfsemestrigen vorklinischen Studium eine Gesamtzahl von 8.500 Studierenden. Im klinischen Semester betrage die Gesamtkapazität bei siebzig Studierenden je Semester und einem sechssemestrigen klinischen Studium insgesamt 7.560 Studierende. Daher könnten insgesamt 16.000 Studierende an den Medizinischen Fakultäten des Bundesgebietes „sachgerecht" ausgebildet wer-

---

37 „Protokoll der 10. Sitzung des Ausschusses ‚Medizinische Akademie' in Hannover, 26.2.1963"; „Protokoll der 13. Sitzung des Ausschusses ‚Medizinische Akademie' in Hannover, Finanzministerium, Großer Sitzungssaal, am 9. Juli 1963" (Archiv der MHH, GRÜA 10019 1). „Protokoll der 18. Sitzung des Ausschusses ‚Medizinische Akademie' in Hannover, Finanzministerium am 17. Februar 1964 von 16.30–18.30 Uhr und am 18. Februar 1964 von 9.00–12.45" (Archiv der MHH, GRÜA 10020 2). Zur weiteren Entwicklung der Anatomie an der Medizinischen Hochschule Hannover siehe Lippert (1985).
38 „Protokoll über die 4. Sitzung des Ausschusses der Verwaltungskommission zur Beratung des Berichtes über die optimale Größe und die Struktur von Universitätskliniken am 14.7.1960" (Archiv der MHH, G Sammlung Schneider, Überlegungen des Wissenschaftsrates zur Medizin, 1958–1960. Band 1. Unveröffentlichtes Manuskript. Hannover, 1978) und „Protokoll der 12. Sitzung des Ausschusses ‚Medizinische Akademie' am 27. Mai 1963, 9.00 Uhr, in Hannover, Finanzministerium" (Archiv der MHH, GRÜA 10019 1).

den. Allerdings gingen schon die um 1960 aktuellen und erst recht die prognostizierten Studierendenzahlen über diese Kapazität hinaus. Deshalb lautete schließlich das erste Fazit, dass an mehreren Universitätsorten durch die Hinzuziehung weiterer Krankenanstalten mehr als 400 Betten geschaffen werden müssten, „um die Kapazität über 70 Studenten pro Semester zu erhöhen, oder es müssen Medizinische Akademien gegründet werden".[39]

Die Debatte über die Kapazitätserweiterung wurde dann auch seit Beginn des Jahres 1961 maßgeblich im Unterausschuss „Medizinische Akademien" weitergeführt. Böning referierte im Februar 1961, dass die Geschäftsstelle des Wissenschaftsrates errechnet habe, dass auf die Dauer mit über 29.000 Medizinstudierenden in Westdeutschland zu rechnen sei. Nach Ausbau der Universitäten gemäß den Plänen des Wissenschaftsrates fehlten dann immer noch 3.500 bis 4.500 Studienplätze.[40] Auf der dritten Sitzung des Unterausschusses referierte Hartmann die Ergebnisse einer Untersuchung, in der von einem jährlichen Bedarf an „jungen Medizinern" von 3.000 ausgegangen wurde. In den nächsten zwanzig Jahren müssten deshalb also 60.000 Medizinstudierende ausgebildet werden. Bis 1979 sei mit etwa 59.000 Approbationen zu rechnen. Es werde sich bis zu diesem Jahr ein Defizit in Höhe von etwa 10.000 Ärzten und Ärztinnen ergeben. Zu ähnlichen Ergebnissen kam der Volkswirt Alfred W. Heim von der Geschäftsstelle des Wissenschaftsrates, der dazu eine Vorlage präsentierte. Heim kalkulierte, dass auf lange Sicht eine Ausbildungskapazität von 30.000 Studierenden – 25.000 aus Deutschland und 5.000 aus dem Ausland – erforderlich sei. Die bestehenden Universitäten könnten 20.000 Studienplätze decken, 10.000 würden also fehlen. Die drei medizinischen Fakultäten der drei empfohlenen Universitätsneugründungen würden weitere 2.700 bis 3.000 Studienplätze umfassen. Es fehlten also weiterhin 7.000 Studienplätze, die dann, dies war im Mai 1961 bereits Konsens, an Medizinischen Akademien geschaffen werden müssten.[41]

Auf der nächsten Sitzung des Unterausschusses ergänzte Heim, dass er mittlerweile die statistischen Grundlagen für die Bemessung des künftigen Bedarfs an Ärzten und Ärztinnen in der Bundesrepublik mit dem Mainzer Medizinstatistiker Siegfried Koller, der bis 1962 die Abteilung Bevölkerungs- und Kulturstatistik beim Statistischen Bundesamt leitete, abgesprochen habe.[42] Heim wurde folglich vom Unterausschuss beauf-

---

39 Wissenschaftsrat (1960: 431–433).
40 Geschäftsstelle des Wissenschaftsrates, „Protokoll über die 2. Sitzung des Unterausschusses ‚Medizinische Akademien' am 16.2.1961 in Köln"; Geschäftsstelle des Wissenschaftsrates, „Die Entwicklung der Zahl der Medizinstudenten", 27.1.1961 (BAK, B/247, 16). In einer vorherigen Berechnung fehlten sogar Ausbildungsmöglichkeiten für 6.000 Studierende. Dazu: „Vorlage für die Besprechung des Unterausschusses ‚Medizinische Akademien'", 4.1.1961 (BAK, B/247, 16).
41 Geschäftsstelle des Wissenschaftsrates, „Protokoll über die 3. Sitzung des Unterausschusses ‚Medizinische Akademien' am 1.5.1961 in Köln" (BAK, B/247, 16). Dazu auch Heim (1961). Die Vorlage hatte den Titel „Schätzung des Bedarfs an Ärzten und die voraussichtliche Entwicklung der Zahl der Ärzte 1959 bis 1975".
42 Geschäftsstelle des Wissenschaftsrates, „Protokoll über die 4. Sitzung des Unterausschusses ‚Medizinische Akademien' am 29.5.1961 in Köln" (BAK, B/247, 16).

tragt, die Frage des künftigen Bedarfs weiter zu prüfen. Grundlage dieser Bedarfsschätzung war eine vom Wissenschaftsrat initiierte Umfrage bei der Bundesärztekammer, dem Hartmannbund, dem Marburger Bund, der Deutschen Krankenhausgesellschaft, dem Landesverband Niedersachsen des Verbandes der leitenden Krankenhausärzte, dem Gesundheitsamt sowie dem Statistischen Bundesamt. Danach wurde ein erhebliches Defizit erwartet. Die erforderliche Ausbildungskapazität betrage 30.000 Studienplätze. Selbst wenn alle vom Wissenschaftsrat vorgeschlagenen Maßnahmen ergriffen würden, fehlten immer noch 3.850 Plätze im Vorklinikum und 3.150 im Klinikum.[43] Bargmann interpretierte Heims Ergebnisse so, dass der bereits bestehende Mangel sich noch bis 1965 erheblich vergrößern und auch 1975 noch nicht genügend Ärzte und Ärztinnen vorhanden sein würden.[44]

Es bestand, darauf deuteten die statistischen Szenarien unzweideutig hin, ein Notstand der Studierendenzahl, der kaum in kurzer Zeit zu lösen war. Noch im Februar 1963 veröffentlichte der Wissenschaftsrat *Empfehlungen zur Entlastung der Medizinischen Fakultäten*. Darin hieß es, dass der empfohlene Ausbau der Ausbildungseinrichtungen naturgemäß mit dieser stürmischen Entwicklung nicht habe Schritt halten können. Die Lage habe sich gegenüber dem Zeitpunkt der Veröffentlichung der *Empfehlungen* im Herbst 1960 weiter verschärft. Sie sei so ernst geworden, dass rasche Maßnahmen getroffen werden müssten, um eine weitere Verschlechterung der Ausbildung des ärztlichen Nachwuchses zu verhindern. Empfohlen wurde die erneute Prüfung der Quoten für die Zulassung zum Medizinstudium und die Vereinheitlichung der Auswahlmethoden. Entsprechend ausgestattete naturwissenschaftliche Institute sollten für die Erweiterung der Ausbildungsmöglichkeiten in den vorklinischen Fächern herangezogen werden. Da die Gründung Medizinischer Akademien nur schleppend verlief – 1963 war noch kein Standort über die Planungsphase hinausgekommen –, erschienen bereits wieder weitergehende Maßnahmen als erforderlich. Kommunale und freie gemeinnützige Krankenanstalten sollten zum praktischen klinischen Unterricht genutzt werden und es sollte geprüft werden, ob Hauptvorlesungen auch durch an den Krankenhäusern tätige Lehrkräfte gehalten werden könnten.[45]

---

43 Geschäftsstelle des Wissenschaftsrates, „Schätzung des Bedarfs an Ärzten und die voraussichtliche Entwicklung der Zahl der Ärzte im Bundesgebiet und Berlin (West) 1959–1975", 4.5.1961; „Auszug aus dem Protokoll über die 23. Sitzung der Wissenschaftlichen Kommission des Wissenschaftsrates am 5. Mai 1961 in Köln" (Archiv der MHH, G Sammlung Schneider, Überlegungen des Wissenschaftsrates zur Medizin, 1951–1963. Band 2. Unveröffentlichtes Manuskript. Hannover, 1987).
44 Geschäftsstelle des Wissenschaftsrates, „Protokoll über die 6. Sitzung des Ausschusses zur Vorbereitung von Empfehlungen zur Gründung neuer Hochschulen am 8. Juni 1961 in Berlin" (Archiv der MHH, G Sammlung Schneider, Überlegungen des Wissenschaftsrates zur Medizin, 1951–1963. Band 2. Unveröffentlichtes Manuskript. Hannover, 1987).
45 Wissenschaftsrat, „Empfehlungen zur Entlastung der Medizinischen Fakultäten", 2.2.1963 (Archiv der MHH, G Sammlung Schneider, Überlegungen des Wissenschaftsrates zur Medizin, 1951–1963. Band 2. Unveröffentlichtes Manuskript. Hannover, 1987).

Im Laufe der 1960er Jahre wurden die Richtzahlen für die erforderliche Ausbildungskapazität der wissenschaftlichen Hochschulen in unterschiedlichen Planungsvorstellungen immer wieder angepasst, wobei die Durchführung der Ausbauprogramme ja ohnehin Ländersache war. Der Wissenschaftsrat berechnete drei Modelle, nach denen die Zahl der Studierenden erstens im Laufe der 1960er Jahre wieder sinke und erst um 1980 wieder den Stand von 1963 erreiche, zweitens nach anfänglichem Sinken um 1980 erheblich ansteige, oder sich drittens zu einem noch viel dramatischeren Anstieg der Studierendenzahlen bis Ende der 1970er Jahre auswachse. Es erschien evident, dass Bund und Länder für alle Fälle Vorsorge treffen müssten, egal welches Modell Wirklichkeit werden würde. Grundsätzlich wurde jedenfalls Mitte der 1960er Jahre davon ausgegangen, dass durch die im Bau befindlichen neuen Hochschulen und Medizinischen Akademien etwa 34.000 Studienplätze geschaffen würden. Eine Zahl, die kaum wirklich weiterhelfen konnte, den auch nach konservativen Berechnungen erwarteten Bedarf zu decken.[46]

„Abteilungsvorsteher" und der Mittelbau

Das zentrale Thema im Medizinerausschuss war aber trotz aller Kapazitätsfragen weiterhin das Problem der Spezialisierung. Man müsse nach Wegen suchen, für „den Spezialisten", der in der Regel nicht zum „Ordinarius" berufen werde, berufliche Sicherstellung und Aufstiegsmöglichkeit zu schaffen, vermerkte das Protokoll der ersten Sitzung des Ausschusses für optimale Größe und Struktur von Universitätskliniken am 13. Dezember 1958. Die anleitenden Fragen des Ausschusses, die dann ausführlich diskutiert wurden, lauteten folglich: „Wie weit kann die Universitätsklinik als Ganzes erhalten bleiben? Welche Stellung sollen die Spezialisten innerhalb der Klinik einnehmen?"[47]

Die Debatten in den Ausschüssen des Wissenschaftsrates schlossen dabei an den seit den 1920er Jahren geführten Krisendiskurs an: Durch die Dynamik der naturwissenschaftlich-technischen Spezialisierung schien vor allem die ärztliche Persönlichkeit gefährdet. Deshalb musste bei der jungen Generation pädagogisch angesetzt werden, diese in der Lehre vom Ballast des Spezialwissens befreit und mit einer ärztlichen Ethik vertraut gemacht werden. Gleichwohl zweifelte niemand an der Notwendigkeit spezialisierten Wissens, diagnostischer Methoden und Therapieformen. Und so schien sich auch bei der Verbindung von Klinik und Forschung das Problem der Spezialisierung besonders gravierend zu zeigen. Hier war auch der Reformbedarf besonders groß. Schoen verfasste dazu eine Denkschrift, in der er seine Überlegungen noch einmal konkretisierte. So sei die Entwicklung stark spezialisierter Teilgebiete der

---

46 Bundesminister für wissenschaftliche Forschung (18.1.1965: 124–125).
47 „Protokoll über die erste Sitzung des ‚Ausschusses für optimale Größe und Struktur von Universitätskliniken' am 13.12.1958" (BAK B/247, 101).

Inneren Medizin – Kardiologie, Pulmonologie, Gastroenterologie – schlicht eine Notwendigkeit. Jedoch müssten diese mit Krankenversorgung und Unterricht unbedingt verbunden bleiben. „Der Spezialist" müsse in die Klinik eingefügt sein und dürfe sich nicht auf die eigene spezialisierte Krankenabteilung zurückziehen.[48]

Die Spezialisierung sei anspruchsvoller geworden, rekapitulierte 1961, als die Ausschüsse des Wissenschaftsrates bereits seit drei Jahren tagten, der Internist Karl Matthes, Direktor der Ludolf-Krehl-Klinik für Innere Medizin in Heidelberg. Es sei kaum noch möglich, allein mit Hilfe einer durch Laboruntersuchungen ergänzten Krankenbeobachtung eine wissenschaftliche Existenz zu begründen. Beobachtungen am Krankenbett würden vielmehr oft Fragen aufwerfen, die auf Grundlagenforschung verwiesen „und einen erheblichen methodischen Aufwand, langjährige Spezialausbildung und experimentelle Erfahrung" erforderten. Hoch spezielle Untersuchungen, wie etwa die Strukturanalysen pathologischer Plasmaeiweißkörper, gehörten mittlerweile zum Bereich der wissenschaftlichen Aufgaben der Klinik. Folglich würden sich auch die klinischen Laboratorien ausweiten. In ihrer apparativen Ausstattung mit Ultrazentrifugen, Elektronenmikroskopen, Massenspektographen und Isotopenlaboratorien kämen sie gut eingerichteten theoretischen Instituten gleich. Damit seien aber auch die Anforderungen an die Mitarbeitenden gestiegen, die nunmehr einer Ausbildung in einem theoretischen Institut bedürften. Dies habe aber zur Folge, schloss Matthes, dass sie in ihrer Ausrichtung bereits determiniert seien, wenn sie an einer Klinik zu arbeiten begännen. Matthes schlug unter anderem die Einrichtung von Lehrstühlen vor, die der kliniknahen theoretischen Forschung dienten und deren Laboratorien unmittelbaren Zugang zu den klinischen Abteilungen hätten. Dies könne auch im Rahmen einer *Research Unit* geschehen.[49]

Die Frage lautete also, wie die unwiderrufliche Spezialisierung, ein Strukturmerkmal der wissenschaftlich-technischen Entwicklung und zugleich Menetekel der Entfremdung des ärztlichen Berufsstandes vom kranken Menschen, in der Einheit der Universitätsklinik aufgehoben werden könnte. Der Vorsitzende des Wissenschaftsrates Ludwig Raiser verwies, die Arbeit des Unterausschusses „Medizinische Akademien" resümierend, dazu einmal kritisch auf die Entwicklung in den USA, wo sich die Kliniken anscheinend bereits in einer Entwicklung befänden, „in deren Verlauf ein Gesamtklinikum sich in einzelne Spezialkliniken unter der Leitung von Spezialisten auflöse". Dies müsse aber wegen der damit verbundenen Gefährdung der Einheit der Medizin abgelehnt werden. Bei der Neugestaltung der Kliniken sei daher ein Weg zu finden, der dieser Entwicklung einen Riegel vorschiebe, aber doch der klinischen Forschung Freiheit zur Entfaltung gebe.[50]

---

48 Rudolf Schoen, „Medizinische Universitätsklinik", 12.1.1959 (BAK, B/247, 101).
49 Matthes (1961: 11–12). Dazu auch Matarazzo (1955).
50 Geschäftsstelle des Wissenschaftsrates, „Protokoll über die 6. Sitzung des Unterausschusses ‚Medizinische Akademien' am 18.10.1961 in Köln" (BAK, B/247, 16).

Auf der ersten Sitzung des Medizinerausschusses diskutierten vor allem Martini und Schoen intensiv über die Integration der „Spezialisten" in die Klinik. Es war jedoch der Pharmakologe Manfred Kiese, der den Diskurs der 1950er Jahre auf die Krise der Klinikleitung zuspitzte, wenn er formulierte, dass die fortschreitende Spezialisierung offensichtlich zur Folge haben werde, dass es in absehbarer Zeit keine Persönlichkeit mehr geben werde, die ein Gesamtgebiet beherrsche. Auch „Klinikdirektoren" wären dann Spezialisten auf einem bestimmten Gebiet. In anderen Bereichen würden sie hingegen nur noch die Grundlagen beherrschen. Es ging also unbedingt auch um die Stellung des „Chefarztes" einer Klinik, der doch seine Autorität vor allem auch durch die Fähigkeit erhielt, auf allen Gebieten seines Faches unterrichten zu können.[51] Fritz Hartmann forderte drei Jahre später, dass „Klinikdirektor" und „Hauptordinarius" derjenige sein solle, der in der Lage sei, die Hauptvorlesung zu halten, „d. h. seinen Überblick über das Gesamtfach und die Zusammenhänge in die Lehre umzusetzen". Der „Klinikdirektor" brauche „den größeren ärztlichen und pädagogischen Horizont".[52] In den Ausschüssen ging es deshalb immer auch um mögliche Verfahren, eine Verbindung von Spezialisierung mit pädagogischer Heilkunst zu ermöglichen. Die Führung der Universitätskliniken, darin waren sich alle einig, sollte dabei unbedingt in der Hand eines „Arztes" und nicht eines „Mediziners" liegen.

Zugleich wohnten der Spezialisierung aber ebenso auch demokratische und egalitäre Eigenschaften inne. Im Grad der jeweiligen Spezialisierung erschienen doch alle Fakultätsmitglieder gleich, mithin auch gleichberechtigt. Dies wurde noch durch den Faktor verstärkt, dass es gerade die jüngere Generation war, die als spezialisiert bezeichnet werden konnte. Die Reformfreude der Ärzte im Medizinerausschuss wurde dabei von den Experten aus der Verwaltung nicht unbedingt geteilt. So hieß es bereits in der Zusammenfassung der bisherigen Arbeiten des von der Verwaltungskommission eingesetzten „Klinik-Ausschusses" vom 8. Juli 1959, dass zur Bewahrung der Einheitlichkeit der Kliniken die Direktorialverfassung beibehalten werden müsse.[53] Außerhalb des kleinen Kreises der ärztlichen Reformer waren auch andere Standesvertreter keineswegs mit den Vorschlägen der Kommissionen des Wissenschaftsrats einverstanden. Hans Hellner, Direktor der Chirurgischen Universitätsklinik in Göttingen, stimmte zwar in einem Brief an die Geschäftsstelle des Wissenschaftsrates ausdrücklich Thure von Uexküll zu, dass das Anwachsen von Spezialabteilungen neuere und bessere Formen der Zusammenarbeit zwischen den verschiedenen Spezialgebieten erfordere, ergänzte aber, dass diese eben doch immer von der Persönlichkeit des

---

51 „Protokoll über die erste Sitzung des ‚Ausschusses für optimale Größe und Struktur von Universitätskliniken' am 13.12.1958" (BAK B/247, 101).
52 Zitiert nach Rudolf Zenker, „Vorschläge zur Gliederung einer Chirurgischen Universitäts-Klinik im Hinblick auf die optimale Gestaltung der Behandlung der Kranken, der Ausbildung der Assistenten, der Forschung und der Lehre", 9.8.1961 (BAK, B/247, 16).
53 „Zusammenfassung der bisherigen Arbeiten des ‚Klinik-Ausschusses'", 8.7.1959 (BAK B/247, 101).

Direktors einer Universitätsklinik und auch von den Abteilungsleitern und Extraordinarien abhänge. Diese erst garantierten den reibungslosen Ablauf der kollegialen Zusammenarbeit.⁵⁴

Im am 2. Dezember 1959 verfassten und am 6. Januar 1960 nach einjähriger Tätigkeit vorgestellten Abschlussbericht des Medizinerausschusses wurde die Lage des spezialisierten Nachwuchses besonders hervorgehoben. Die angestrebte Reform war ein Zukunftsprojekt, die Studienreform mit dem Problem der Spezialisierung unmittelbar verbunden. Die Berufsaussichten für den wissenschaftlichen Nachwuchs erschienen dabei generell als ungünstig. Das Ziel der akademischen Laufbahn, die Berufung auf einen Lehrstuhl, könne nur ein kleiner Teil des wissenschaftlichen Nachwuchses erreichen, deshalb aber scheuten sich viele qualifizierte Kräfte, den Hochschullehrerberuf zu wählen, oder verließen die wissenschaftliche Laufbahn in einem frühen Stadium. Erschwerend komme hinzu, dass dem wissenschaftlichen Nachwuchs zu wenig Zeit für eigene Arbeiten zur Verfügung stehe und nach der Qualifikation oft keine Gelegenheit zum unabhängigen Forschen gegeben sei, „da die Struktur unserer Universitätskliniken ihm nicht die notwendige Selbständigkeit garantiert". In vielen Fällen existierten auch keine eigenen Mittel für die Forschung. Dies gelte in besonderem Maße für „Spezialisten", „die zwar dringend benötigt werden, unter den gegenwärtigen Verhältnissen aber nur geringe Entwicklungsmöglichkeiten haben".⁵⁵

Der strukturelle Mangel an Selbstständigkeit stand also mit den eher dürftigen Karrierechancen in einem engen Zusammenhang. Sollte aber die naturwissenschaftlich-technische Medizin in der Bundesrepublik weiterhin leistungs- und konkurrenzfähig sein, dann musste die Situation für den wissenschaftlichen Nachwuchs unbedingt durch die Schaffung attraktiver Ausbildungs- sowie Arbeitsmöglichkeiten verbessert werden. Zur Heranbildung selbstständiger „Arztpersönlichkeiten" – dies war doch das eigentliche Ziel des Medizinstudiums –, so erklärte dies der Pädiater Joachim Brock, brauchte es notwendigerweise „ein gewisses Maß an Freiheit und Spielraum des Handelns".⁵⁶ Der bereits zitierte Heidelberger Internist Matthes wies in seinem Artikel darauf hin, dass in manchen Forschungsgebieten sehr gut ausgebildete Mediziner oft trotzdem keine guten Aussichten hätten, „in erträglichem Lebensalter eine Berufung zu erhalten". In Westdeutschland kämen auf acht bis zehn Stellen für Dozierende ein Lehrstuhl. Es sei aber zudem unmöglich, außerhalb der Universität hochspezialisierte Forschung weiter zu betreiben. Matthes votierte damit deutlich für eine Stärkung

---

54 Hans Hellner an Geschäftsstelle des Wissenschaftsrates, 14.9.1961 (BAK, B/247, 16).
55 „Bericht des Ausschusses für die Ausarbeitung von Vorschlägen über die optimale Größe und die Struktur von Universitätskliniken (‚Mediziner-Ausschuß')", 6.1.1960 (Archiv der MHH, G Sammlung Schneider, Überlegungen des Wissenschaftsrates zur Medizin, 1958–1960. Band 1. Unveröffentlichtes Manuskript. Hannover, 1978). Auch „Bericht des Ausschusses für die Ausarbeitung von Vorschlägen über die optimale Größe und die Struktur von Universitätskliniken (‚Mediziner-Ausschuß')", 2.12.1959 (BAK, B/247, 101).
56 Brock (1957: 1497).

des Mittelbaus, so wie es auch vom Wissenschaftsrat intendiert wurde.[57] In den Empfehlungen des Wissenschaftsrates vom November 1960, so unterstrich dies Heilmeyer rückblickend, sei die Einführung einer neuen Gruppe von Stellen vorgeschlagen worden, die der Wahrnehmung von Daueraufgaben in Forschung und Lehre dienen sollten. Diese Stellen mit den Amtsbezeichnungen „Abteilungsvorsteher" und „Wissenschaftlicher Rat" sollten selbstständige Forschungsmöglichkeiten gewähren.[58]

Während in dem seit Januar 1960 vom Wissenschaftsrat eingerichteten Unterausschuss „Medizinische Akademien" sehr konkret über Neugründungen von Universitätskliniken nachgedacht wurde, war dieses Plenum auch Schauplatz jener Debatte, bei der es exakt um die Integration der „Spezialisten" in die zukünftige Universitätsklinik ging. Das Modell dafür war der im Hochschulsystem bereits vertraute, aber um 1960 neu definierte „Abteilungsvorsteher", dem eine zentrale Funktion bei der Gestaltung eines Mittelbaus durch die Eingliederung neuer Dauerstellen in die Lehrkörper der wissenschaftlichen Hochschulen zukommen sollte.[59] Dabei wurde auch der um 1960 noch wenig gebräuchliche Begriff des Mittelbaus überhaupt erst genauer in seiner Funktion in Hochschule und Klinik bestimmt. Max Schneider definierte die „Abteilungsvorsteher" als Persönlichkeiten, „die über eine langjährige Ausbildung in einem theoretischen Fach, meist auch die Habilitation in diesem Fach, verfügen". Vergleichbar erschien Schneider die Stellung des „Wissenschaftlichen Rats", hoch problematisch war aber dessen Einstufung in die Gehaltsgruppe des „Studienrats".[60] Es ging also darum, die Stelle „Abteilungsvorsteher" im Rahmen der Medizinreform neu zu bestimmen und ihr eine tragende Rolle im neuen Hochschulsystem zu geben. Ausdrücklich wurde dann auch auf der Vollversammlung des Wissenschaftsrates im Juni 1961 das an den medizinischen Fakultäten vorherrschende hierarchische Prinzip kritisiert, da dieses es dem forschenden Nachwuchs erschwere, in der Bundesrepublik Karriere zu mache. Der konstatierte Rückstand der klinisch-medizinischen Forschung in der Bundesrepublik gegenüber der angloamerikanischen Entwicklung schien danach in der Tat zuallererst durch die verkrusteten Universitätsstrukturen begründet. Als Bedingung innovativer Forschung benannte der Wissenschaftsrat hingegen explizit Kollegialstruktur und Teamarbeit, ein Departmentsystem nach US-amerikanischem Vorbild. Um die Einheitlichkeit der Klinik trotz der naturwissenschaftlich-technischen Spezialisierung zu sichern, wurde in den Ausschüssen des Wissenschaftsrates deshalb die Einrichtung von Dauerstellen für relativ selbstständige „Abteilungsvorsteher" ge-

---

57 Matthes (1961: 12).
58 Ludwig Heilmeyer, „Vorschläge über den Einbau der Abteilungsvorsteher in das Klinikum einer Medizinischen Fakultät oder Medizin. Akademie", 13.7.1961 (Archiv der MHH, G Sammlung Schneider, Überlegungen des Wissenschaftsrates zur Medizin, 1951–1963. Band 2. Unveröffentlichtes Manuskript. Hannover, 1987).
59 Siehe beispielhaft die Protokolle der Wissenschaftlichen Kommission (LASH, Abt. 811, Nr. 20923 II). Als Überblick zur Stellung der „wissenschaftlichen Mitarbeiter" an den Universitäten siehe Enders (1996).
60 Schneider (1957: 1118).

fordert.⁶¹ Entscheidend für das Gelingen der Hochschulreform und die Lösung des Problems der Spezialisierung war also die „Frage des personellen Mittelbaues", wie Bargmann es ausdrückte.⁶² Der Hauptwiderspruch der Medizin, daran erinnerte erneut Heilmeyer auf der dritten Sitzung des Unterausschusses am 1. Mai 1961, lasse sich so beschreiben, „daß einerseits eine Notwendigkeit zur Integration, andererseits aber auch eine Notwendigkeit zur Spezialisierung besteht". So müssten die großen Fächer natürlich für die Ausbildung und die Krankenversorgung bestehen bleiben, im Interesse der Forschung müsse aber die Spezialisierung gefördert werden. Es sei wichtig, so Heilmeyer, eine Organisationsform zu finden, „in der Integration und Spezialisierung auf eine rationale Weise verbunden werden". Er begrüßte es ausdrücklich, dass sich der Wissenschaftsrat dafür ausspracht, in den neu zu schaffenden Fakultäten und Akademien Stellen für spezialisierte und forschend tätige „Abteilungsvorsteher" zu schaffen.⁶³

Im April 1961 erarbeitete Heilmeyer zusammen mit Fritz Hartmann praktische Vorschläge für den Einbau der „Abteilungsvorsteher" in das Klinikum. Dazu präsentierte er am 1. Mai 1961 im Unterausschuss vier Schemata, die er zugleich kritisch einordnete. Bei Schema I bleibe der Klinikdirektor in der Krankenversorgung weisungsberechtigt, ab der Größe von 350 bis 500 Betten sollten jedoch für die wichtigsten Spezialgebiete Abteilungen eingerichtet werden. Wenn das Zentralklinikum in zwei Kliniken mit jeweils zugeordneten Spezialabteilungen aufgeteilt werde, würden sich allerdings große Schwierigkeiten für die Ausbildung ergeben. Heilmeyers und Hartmanns eigener Vorschlag firmierte als Schema II und wurde von Hartmann auf dieser dritten Sitzung des Unterausschusses erstmals und ausführlich vorgestellt.⁶⁴ In diesem Memorandum wurde noch einmal betont, dass der Leitgedanke darin bestehe, zugleich die Einheit der großen Fächer zu erhalten und die Spezialisierung in der Forschung zu fördern. Im Gesamtklinikum einer Universität solle deshalb eine klinische Spezialabteilung errichtet werden, die wiederum aus verschiedenen Abteilungen bestehe, an denen „Abteilungsvorsteher" jeweils über eigene Laboreinrichtungen mit eigenem Personal- und Sachetat verfügten. Dort sollten sich zudem gemeinsame Kurs- und Unterrichtsräume, eine gemeinsame wissenschaftliche Bibliothek, Werkstätten, ein zentraler Tierstall sowie eine gemeinsame biostatistische Abteilung befinden. „Abteilungsvorsteher" sollten habilitiert und etwa den „Abteilungsleitern" an Max-Planck-Instituten gleichgestellt sein. Unterschieden wurde zwischen klinischen Hilfswissenschaften, wie z. B. der

---

61 „Protokoll über die 11. Sitzung der Vollversammlung des Wissenschaftsrates am 10. Juni 1961 in Berlin" (LASH, Abt. 811, Nr. 20919 I).
62 Geschäftsstelle des Wissenschaftsrates, „Protokoll über die 2. Sitzung des Unterausschusses ‚Medizinische Akademien' am 16.2.1961 in Köln" (BAK, B/247, 16).
63 Geschäftsstelle des Wissenschaftsrates, „Protokoll über die 3. Sitzung des Unterausschusses ‚Medizinische Akademien' am 1.5.1961 in Köln" (BAK, B/247, 16).
64 Geschäftsstelle des Wissenschaftsrates, „Protokoll über die 3. Sitzung des Unterausschusses ‚Medizinische Akademien' am 1.5.1961 in Köln" (BAK, B/247, 16).

Klinischen Biochemie und Biostatistik, und klinischen Spezialforschungsabteilungen, wie z. B. der Kardiologie und Psychosomatik.[65] Während auf der vierten Sitzung des Unterausschusses Ende Mai 1961 bereits intensiv über Details des Schema II und den Status der „Abteilungsvorsteher" diskutiert wurde, kam zugleich auch das Schema III auf die Tagesordnung. Dieses wurde mit der Publikation von Matthes identifiziert und stellte „eine Kombination des deutschen Systems der internen umfassenden Klinik mit Oberarzt-Struktur und der anglo-amerikanischen Konzeption der Forschungseinheit mit kleinerer Bettenzahl" dar.[66] An diesem Vorschlag störte Heilmeyer vor allem, dass jede Spezialabteilung eine kleine Bettenabteilung erhalte. So blieben aber für die Medizinischen Kliniken keine interessanten Fälle mehr übrig. Dies würde dann zu einer Schema IV getauften Entwicklung führen, die unisono abgelehnt wurde: Die Auflösung der Medizinischen Klinik in Spezialkliniken.[67]

Heilmeyer hatte zuvor bereits eigenmächtig mit zwanzig Ordinarien eine Umfrage durchgeführt, bei der er wenig überraschend ein Votum für Schema II erhielt. Gleichwohl wurde im Unterausschuss auch Kritik an Heilmeyers und Hartmanns Vorschlag geäußert. So wurde etwa beklagt, dass nach dieser Planungsidee ja alle Forschungseinrichtungen doppelt erforderlich seien. Uexküll stellte sich in der Sitzung des Unterausschusses ausdrücklich gegen Heilmeyer und präsentierte zugleich einen Gegenvorschlag. Danach sei es im vorbildlichen Gießen so, dass die alten Kliniken in den Bau neuer Kliniken – „das Gesamtklinikum neuen Stils" – integriert worden seien. In jeder Klinik würden neben der allgemeinen Abteilung relativ kleine Spezialabteilungen gewonnen. Die Allgemeine Abteilung, aber auch die Nachsorgeabteilung erhielten eine bestimmte Anzahl an Betten. Dies befreie dann die eigentlichen Universitätskliniken von den „weniger interessanten und weniger komplizierten Fällen". Der Klinikapparat werde übersichtlicher und die Patienten und Patientinnen fühlten sich gegenüber den „interessanteren Fällen" nicht vernachlässigt. Uexküll sprach sich dabei für eine enge Verbindung von Nachsorge- und Forschungsabteilung aus. Sein Plan, so versuchte er seine Position zu stärken, entspreche auch der vom Berliner Institut für Krankenhausbau befürworteten Organisationsform.[68]

Uexküll formulierte seine Gedanken dann ausführlich anlässlich der fünften Sitzung am 15. Juni 1961. Dabei hob er zunächst die positiven Ansätze der Vorschläge von Heil-

---

[65] Fritz Hartmann/Ludwig Heilmeyer, „Vorschläge zur Frage des Ausbaus der klinischen Forschung und der Eingliederung der Abteilungsvorsteher in die Medizinische Fakultät (nach Schema II)", April 1961 (BAK, B/247, 16).
[66] Matthes (1961: 13–14). Geschäftsstelle des Wissenschaftsrates, „Protokoll über die 4. Sitzung des Unterausschusses ‚Medizinische Akademien' am 29.5.1961 in Köln (BAK, B/247, 16).
[67] Geschäftsstelle des Wissenschaftsrates, „Protokoll über die 5. Sitzung des Unterausschusses ‚Medizinische Akademien' am 3.7.1961 in Köln"; Geschäftsstelle des Wissenschaftsrates, „Protokoll über die 3. Sitzung des Unterausschusses ‚Medizinische Akademien' am 1.5.1961 in Köln" (BAK, B/247, 16).
[68] Geschäftsstelle des Wissenschaftsrates, „Protokoll über die 4. Sitzung des Unterausschusses ‚Medizinische Akademien' am 29.5.1961 in Köln" (BAK, B/247, 16).

meyer und Hartmann hervor, die, so bekräftige Uexküll, in der Förderung spezialwissenschaftlicher Forschung und einem Gleichgewicht von Spezialisation und Integration beständen. Auch Uexküll betonte, dass die Einheit der großen Fächer nicht verloren gehen dürfe und dies durch die Eingliederung des Mittelbaues in die Kliniken geleistet werden müsse. Er bemängelte jedoch, dass die Spezialabteilungen gemäß Schema II nicht in die Klinik integriert, sondern nur angegliedert würden. Uexküll schlug stattdessen eine andere Art der Eingliederung der Spezialfächer und sogenannter Hilfsdisziplinen, wie Biochemie, Klinische Physiologie oder Biostatistik, in die interne Klinik vor. Dem Plan liege der Gedanke des „Progressive-Care-Systems" zugrunde. Die Kranken sollten so betreut werden, wie es ihrem jeweiligen Zustand angemessen sei. Die Verbindung von Allgemeinklinik mit Spezial- und Forschungsabteilungen zu einer Nachsorgeklinik habe nicht nur Vorteile für die Krankenbetreuung, sondern auch für die Ausbildung der Studierenden. Außerdem erhalte auch die Forschung die Möglichkeit, Therapieeffekte langfristig zu beobachten. Dies alles könne mit dem Vorschlag von Heilmeyer und Hartmann erreicht werden, allerdings müsse die Stellung des „Abteilungsvorstehers" oder „Abteilungsleiters" variabler gestaltet werden. Dieser könne durchaus eine Spezialabteilung führen, aber auch als „Extraordinarius" oder sogar „Ordinarius" fungieren. Auf der Sitzung am 1. Mai hatte sich Uexküll auch dafür ausgesprochen, dass die „Abteilungsvorsteher" das Gesamtklinikum abwechselnd leiteten, war dafür aber von Erwin Bünning scharf kritisiert worden. Auch Bargmann lehnte diese Idee ab, da deutlich zwischen Forschung und Klinik unterschieden werden müsse: In theoretischen Instituten sei das Kollegialsystem möglich, nicht aber in der Klinik, wo es eine zu große Unruhe hervorrufen würde.[69] In Uexkülls Alternativplan kam den „Abteilungsvorstehern" eine noch größere Bedeutung zu. Diese müssten deshalb allerdings auch bezüglich der Rechte und Bezahlungen den Klinikchefs näher gerückt werden. Die Organisation seines Schemas, so Uexküll, ermögliche es „Assistenten", allmählich bis zum „Oberarzt" aufzurücken. Der Einbau der „Spezialisten" entscheide den Aufbau dieses Kliniktyps. Der Gynäkologe Josef Zander war der erste, der sich ausdrücklich auf die Seite von Uexküll schlug. Dessen Vorschlag sei elastischer als derjenige von Hartmann und Heilmeyer. Bargmann beschloss die Diskussion mit dem salomonischen Urteil, dass sich kaum ein allgemein passendes Schema finden lasse, deshalb sollten beide Schemata einer Empfehlung zugrunde liegen. Dies fand allgemeine Zustimmung. Hartmann, Heilmeyer und Uexküll wollten dann zusammen die

---

[69] Thure von Uexküll, „Bemerkungen zu den Vorschlägen von Heilmeyer und Hartmann zu der Frage der Eingliederung der Abteilungsvorsteher", 15.6.1961; Geschäftsstelle des Wissenschaftsrates, „Protokoll über die 3. Sitzung des Unterausschusses ‚Medizinische Akademien' am 1.5.1961 in Köln" (BAK, B/247, 16). Zur *progressive patient care* siehe zeitgenössisch Lockward/Giddings/Thoms (1960) und Haldeman (1959).

Unterschiede ihrer Vorschläge noch einmal herausarbeiten. Die Schemata III und IV sollten hingegen nur negativ in den *Empfehlungen* erwähnt werden.[70]

Bezüglich der Stellung der „Abteilungsvorsteher" innerhalb der Klinik herrschte mehr Dissens als Konsens. Dies betraf auch die Vergütung dieser als Kollektiv ja neuen Berufsgruppe.[71] Rolf Schneider aus dem niedersächsischen Kultusministerium führte die Diskussion in eine andere Richtung, wenn er ausführte, dass die Schaffung eines Mittelbaues den Zweck habe, „nicht immer nur auf der oberen oder der unteren Ebene Erweiterungen vorzunehmen". Es gehe um einen Versuch, „die wichtige Funktion einer qualifizierten Gehilfenschicht in eine beamtenrechtliche und existenzmässig vernünftige Stellung zu bringen". Der Mittelbau solle das Vakuum zwischen der oberen und unteren Ebene durch „qualifizierte Mitarbeiter" ausfüllen. Der Sinn des Vorschlags, einen Mittelbau zu schaffen, lag darin, die wissenschaftliche Forschung zu fördern „und hierzu Kräfte freizumachen, die sich der Erforschung eines Spezialgebietes widmen und darin eine Lebensaufgabe erblicken". Mitbestimmungsrechte wollte Schneider dem Mittelbau aber nicht zugestehen, denn dieser sollte nicht zur Erörterung wichtiger Verwaltungs- und Berufungsfragen herangezogen werden. Uexküll merkte dazu an, dass sich „Abteilungsvorsteher" und „Klinikchefs" dann hinsichtlich ihrer Pflichten kaum, aber wohl hinsichtlich ihrer Rechte unterschieden. Er votierte stattdessen für den gleichberechtigten Status der „Spezialisten".[72]

Hartmann fasste am 6. Juli 1961 die Diskussionsergebnisse noch einmal explizit für den Bereich der Forschung zusammen, denn hier erhielt der Mittelbau doch überhaupt erst seine neue Bestimmung, während sein selbstständiger Status in der Klinik umstritten blieb. Der Wissenschaftsrat habe mit der Empfehlung der Errichtung von neuen Dauerstellen in Form von „Abteilungsvorstehern" bereits den ersten Schritt zur Verbesserung der klinischen Forschung in der Bundesrepublik getan. Der konkrete Vorschlag, den Hartmann unterbreitete und der grundsätzlich Schema II entsprach, bestand darin, für das Gesamtklinikum einer Universität eine klinische Forschungseinheit zu gründen, die aus zahlreichen Abteilungen bestehe, an denen die „Abteilungsvorsteher" jeweils über eigene Laboratoriumseinrichtungen mit eigenem Per-

---

70 Geschäftsstelle des Wissenschaftsrates, „Protokoll über die 5. Sitzung des Unterausschusses ‚Medizinische Akademien' am 3.7.1961 in Köln" (BAK, B/247, 16).
71 Geschäftsstelle des Wissenschaftsrates, „Protokoll über die 5. Sitzung des Unterausschusses ‚Medizinische Akademien' am 3.7.1961 in Köln" (BAK, B/247, 16). Im Wissenschaftsrat wurde über diese „Eingliederung neuer Dauerstellen" in den folgenden Jahren weiter diskutiert. Im Februar 1964 erschien eine Neufassung, in der festgelegt wurde, dass bisherige habilitierte „Wissenschaftliche Räte" und „Abteilungsvorsteher" in die Besoldungsgruppen A 14 und A 15 eingruppiert werden sollten. Angedacht wurden neue Amtsbezeichnungen wie „Wissenschaftlicher Oberrat" oder „Wissenschaftlicher Abteilungsdirektor". Siehe dazu „Neufassung der Empfehlungen des Wissenschaftsrates über die Eingliederung neuer Dauerstellen in die Lehrkörper der Wissenschaftlichen Hochschulen", 7.2.1964 (Archiv der MHH, Präsidialkeller, B IV, 11.1., Bd. 0,).
72 Geschäftsstelle des Wissenschaftsrates, „Protokoll über die 5. Sitzung des Unterausschusses ‚Medizinische Akademien' am 3.7.1961 in Köln" (BAK, B/247, 16).

sonal und Sachetat verfügten. Die Besten der „Abteilungsleiter" sollten später dann auch die Leitung von Kliniken übernehmen, denn diese seien es auch, „die über ihr Spezialgebiet hinaus den grösseren ärztlichen und pädagogischen Horizont haben". Es ging also ausdrücklich darum, wie sich die forschenden „Spezialisten" des Mittelbaus in umfangreich gebildete „gute Ärzte" verwandelten, die in der Klinik reüssieren könnten. Forschung, Lehre und Klinik wurden also weiterhin in einem engen personellen Zusammenhang gedacht, der an das Ideal der ärztlichen Persönlichkeit gebunden blieb. „Abteilungsvorsteher" sollten habilitiert und ihre beamtenrechtliche Stellung sollte die eines „planmäßigen Extraordinarius" sein.[73]

Knapp eine Woche später resümierte Heilmeyer ein weiteres Mal die vier Schemata, wobei er weitere Akzente der schillernden Figur des „Abteilungsvorstehers" betonte. Diese sollte danach Daueraufgaben in Forschung und Lehre übernehmen, „von denen die Lehrstuhlinhaber entlastet werden müssen", aber auch als Leitung von größeren Abteilungen fungieren und einen eigenen Sachetat und Personal für selbstständige Forschungstätigkeit erhalten. Diese neuen Stellen böten einer Medizinischen Fakultät die Möglichkeit, eine kontinuierliche Forschung auf bestimmten Spezialgebieten zu betreiben. Zugleich könnten im klinischen Bereich diese „Spezialisten" durch ihre besondere Erfahrung auf ihren Spezialgebieten ebenso „ärztlich" wie im Lehrbetrieb „verdienstvoll" wirken. Wie konnte aber nun diese neue Kategorie von Hochschullehrenden bei der notwendigen Erhaltung eines großen Gesamtfachs und gleichzeitig höchstmöglicher Förderung der Spezialforschung sinnvoll in Forschung, Unterricht und Krankenbehandlung eingebaut werden? Im Schema I wären die einzelnen „Abteilungsvorsteher" in den Rahmen einer notwendigerweise großen Klinik integriert. Sie wären in der Forschung frei, in Lehre und ärztlicher Tätigkeit aber dem „Klinikleiter" unterstellt. Im von ihm selbst mitentworfenen Schema II würden hingegen die „Abteilungsvorsteher" in einer gesonderten Forschungsabteilung untergebracht, die in enger Beziehung zu allen Kliniken stände. Sie würden alle Kliniken beraten und überblickten alle Fälle ihres Spezialgebietes. Die Leitung der Klinik bliebe in den Händen des „Klinikchefs". Die Klinische Forschung würde dort wie bisher betrieben und nur durch die „Abteilungsleiter" unterstützt. Die außerhalb der Kliniken sitzenden „Abteilungsvorsteher" hemmten so auch nicht das Aufrücken des Nachwuchses an den Kliniken, wie Heilmeyer es für Schema I befürchtete. In Schema III erschienen

---

[73] Fritz Hartmann, „Vorschläge zum Ausbau der klinischen Forschung und der Eingliederung von Abteilungsvorstehern in die Medizinische Fakultät", 6.7.1961 (Archiv der MHH, G Sammlung Schneider, Überlegungen des Wissenschaftsrates zur Medizin, 1951–1963. Band 2. Unveröffentlichtes Manuskript. Hannover, 1987). Hartmann nannte als solche Spezialfächer die klinischen Hilfswissenschaften (klinische Biochemie, klinische Immunologie, angewandte Physiologie, Elektronenmikroskopie und Histochemie, Biostatistik, klinische Isotopenabteilung) und die klinischen Spezialforschungsabteilungen (Kardiologie und Angiologie, Hämatologie, Endokrinologie, Verdauungs- und Stoffwechselkrankheiten, Allergologie, Rheumatologie, Nephrologie, Psychosomatik mit eigener Bettenstation, Experimentelle Chirurgie, Anaesthesiologie, Ernährungslehre und klinische Diätetik).

die „Abteilungsvorsteher" als Chefs kleiner Spezialkliniken, die völlig selbstständig neben der großen Gesamtklinik beständen. Die Gesamtausbildung in Innerer Medizin wäre deshalb allerdings in diesen sehr spezialisierten Mikrokliniken sehr schlecht. Die Schaffung zahlreicher Spezialkliniken würde zudem die Hauptklinik schmälern. Das Schema III, so Heilmeyer, „bedroht also ernstlich die Einheit der inneren Medizin in Ausbildung und Lehre". In Schema IV schließlich zerfiele das Fach der Inneren Medizin in völlig selbstständige Spezialfächer. Die Gesamtklinik für Innere Medizin existiere dann nicht mehr. Deshalb forderte Heilmeyer dann auch den Wissenschaftsrat auf, die Schema III und IV abzulehnen. Er selbst bevorzuge Schema II. In besonderen Fällen sei aber auch Schema I anwendbar.[74]

Mit den Stellungnahmen von Hartmann und Heilmeyer sollte die Debatte über die Rolle der „Abteilungsvorsteher" eigentlich zum Abschluss gebracht worden sein. Tatsächlich setzte diese jedoch im Sommer 1961 von Neuem und nicht nur in Bezug auf Detailfragen an. Neben Uexküll reichte auch Emil Tonutti ein Memorandum ein, bei dem er sich der Angelegenheit systematisch widmete und die problematische Differenzierung zwischen Forschung und Klinik zum Thema machte. Abteilungen seien Arbeitsinstrumente eines Instituts oder einer Klinik. Sie seien als eigenständige Forschungsstätte und Funktionsglied eines Institutes oder einer Klinik durch eine Doppelfunktion gekennzeichnet. Dies müsse bei der Besetzung durch „Abteilungsvorsteher" berücksichtigt werden.[75] Auch im Ausschuss zur „Vorbereitung von Empfehlungen zur Gründung neuer Hochschulen" wurde über die Frage der „Abteilungsvorsteher" beraten. Raiser berichtete, dass er einen „Stellenplan-Ausschuß" einberufen habe, um insbesondere die Frage der Eingliederung der „Abteilungsvorsteher" in den Universitätskliniken zu klären. Aus den Verhandlungen beider Ausschüsse sei klar geworden, dass eine Lösung, wie sie Hartmann und Heilmeyer anstrebten, eine wesentliche Umstrukturierung der Medizinischen Fakultäten sowohl in der Organisation als auch im Baulichen mit sich bringe. Der „Stellenplan-Ausschuß" schlug deshalb vor, in einer erneuten Sitzung des Unterausschusses „Medizinische Akademien" diesen Fragenkomplex nochmals zu behandeln.[76]

Vor dieser entscheidenden Sitzung des Unterausschusses wurden die Memoranden von Heilmeyer, Hartmann und Uexküll, aber auch weitere Papiere von Zander

---

74 Ludwig Heilmeyer, „Vorschläge über den Einbau der Abteilungsvorsteher in das Klinikum einer Medizinischen Fakultät oder Medizin. Akademie", 13.7.1961 (Archiv der MHH, G Sammlung Schneider, Überlegungen des Wissenschaftsrates zur Medizin, 1951–1963. Band 2. Unveröffentlichtes Manuskript. Hannover, 1987).
75 Emil Tonutti, „Memorandum zur Frage der sog. Abteilungen und Abteilungsvorsteher", o. D. (BAK, B/247, 16).
76 Geschäftsstelle des Wissenschaftsrates, „Protokoll über die 7. Sitzung des Ausschusses zur Vorbereitung von Empfehlungen zur Gründung neuer Hochschulen am 21.7.1961 in Berlin" (Archiv der MHH, G Sammlung Schneider, Überlegungen des Wissenschaftsrates zur Medizin, 1951–1963. Band 2. Unveröffentlichtes Manuskript. Hannover, 1987).

und Rudolf Zenker, Direktor der Chirurgischen Universitätsklinik in München, an die Mitglieder des Unterausschusses verschickt. Es ging dabei vor allem um Fragen der Krankenhausorganisation, der Besoldungen sowie der Stellung der „Oberärzte". Es meldeten sich aber auch skeptische Stimmen zu Wort, die es für übertrieben hielten, die Vorschläge für neu und umwälzend zu erklären. Hans Hellner drückte dies deutlich aus, als er nach der Lektüre der Memoranden an die Geschäftsstelle des Wissenschaftsrates schrieb, dass es das alles doch teilweise schon gebe: „Eine herz- und gefässchirurgische Abteilung mit einem Extraordinarius als Abteilungsleiter, der selbständig ist, aber mit der Chirurgischen Klinik eng konsiliarisch zusammenarbeitet, eine eigene Vorlesung und Privatpraxis hat, ist in Göttingen schon seit 2 Jahren geschaffen."[77] Eine Revolution war es also noch nicht, der Wirbel, den Heilmeyer und Hartmann veranstalteten, vielleicht auch übertrieben und die Gründung von Akademien gar nicht nötig.

Auf der letzten Sitzung des Unterausschusses am 18. Oktober 1961 wurden die Memoranden, aber auch der Brief Hellners abschließend diskutiert. Bargmann machte deutlich, dass der Unterausschuss den Vorschlägen von Hartmann und Heilmeyer zuneige, aber noch Bedenken hinsichtlich der großen Fachklinik beständen. Weiterhin im Raum stand eine Synthese der Vorschläge von Hartmann und Heilmeyer mit den Ergänzungen von Uexküll. Dafür setzten sich insbesondere Kaufmann und Zander ein. Letztgenannter hatte sich in seinem Papier an einer solchen Zusammenführung bereits versucht. Die Besprechung alle Vorschläge dauerte den gesamten Tag. Raiser war persönlich anwesend und übernahm nach Absprache mit Bargmann sogar die Sitzungsleitung. In einer Art Eröffnungsrede erklärte er, dass die Neugründung Medizinischer Akademien Fragen der Eingliederung von Forschungszentren in das Klinikum aufwerfe. Dies betreffe vor allem das Verhältnis der zukünftigen „Abteilungsvorsteher" zu den „Oberärzten" und „Extraordinarien". Raiser betonte aber auch, dass es zu einer Aufspaltung der Laufbahn in die eines „Forschers" und die eines „Oberarztes" oder „Klinikchefs" kommen könne. Fraglich blieb dabei, „ob es sich einrichten lasse, daß einem jungen Habilitatus jederzeit beide Laufbahnen offen stehen könnten". Zugleich sprach sich Raiser noch weitergehend dafür aus, dass „Abteilungsvorsteher" den Professorentitel erhielten, verbeamtet würden und auch habilitieren könnten. Dies sei aus Gründen der sozialen Geltung wichtig. Heilmeyer lehnte diesen Gedanken Raisers ab und warnte ausdrücklich, dass dies wiederum den Zug dieser Fächer zur Selbstständigkeit fördern würde. Er formulierte noch einmal den Konsens, dass die Einheit der großen Fächer erhalten werden müsse, was angesichts der notwendigen Spezialisierung nicht leicht sei. Von den Spezialkliniken gehe jedenfalls die Gefahr aus, dass aus diesen in Zukunft nur „reine Spezialisten" hervorgingen. Habilitationen sollten deshalb nur

---

77 Hans Hellner an Geschäftsstelle des Wissenschaftsrates, 14.9.1961 (BAK, B/247, 16).

durch die großen Kliniken erfolgen.[78] Bargmann und Heilmeyer mussten später, als sich vermehrt Verwaltungsfachleute in die Debatte einmischten, die Verbeamtung der „Abteilungsleiter" auf Lebenszeit vor allem auch gegen den stets kritischen Hamburger Senatsyndikus Hans von Heppe verteidigen.[79]

Insgesamt schien es kein für alle Kliniken passendes einzelnes Schema zu geben, so Hartmann, es musste, so wiederum Peter van Aubel, ein verbindliches Grundkonzept mit gewissen Abweichungen geschaffen werden. Als Lösung erschien also eine flexibilisierte Auffassung des Schemas II, für die auch Raiser und Rolf Schneider votierten, da hierbei die Gefahr der Auseinanderentwicklung von Forschung und klinischer Tätigkeit schon durch die Stellung des „Klinikchefs" eliminiert sei. Im Laufe der Diskussion blieben nur noch das Hartmann-Heilmeyer-Schema und der variierende Vorschlag von Uexküll über. Geeinigt wurde sich dabei auf den Kompromissvorschlag, dass die große Chirurgische und Medizinische Klinik erhalten bleibe, aber in mehrere Abteilungen aufgegliedert sowie durch Angliederung des Forschungszentrums bereichert werde. In diesem System, so hieß es dann, würde dem „Chef" der Klinik die Leitung einer Abteilung und die Aufgabe der Koordinierung zukommen. Uexküll ergänzte dazu, dass ein Organisationsschema mit einem Ordinarius als *primus inter pares* am ehesten die Wahrung der Einheit gewährleiste.[80] Dieses Verfahren hatte Max Schneider schon 1957 vorgeschlagen: Der Ordinarius sei mit einer viel zu großen Vormachtstellung ausgestattet, so dass er oft genug nicht nur sachlich, sondern auch menschlich überfordert werde. Zudem erscheine die Erreichung des Ordinariats als allein erstrebenswertes Ziel des akademischen Nachwuchses und dessen Nichterreichen fälschlicherweise als Scheitern. Durch die Einrichtung der Spezialabteilungen als planmäßige Extraordinariate werde der Ordinarius zum *primus inter pares* und seinem Amt werde die „Baronie" genommen, ohne dass die Wirkungs- und Schaffensmöglichkeit hervorragender Persönlichkeiten gemindert werde.[81] Damit aber war eine neue Idee des Mittelbaus ausformuliert, bei der die „Abteilungsvorsteher" nicht zur „qualifizierten Gehilfenschicht", wie Rolf Schneider es ja ausgedrückt hatte, des „Klinikchefs" degradiert wurden. Max Schneider und Thure von Uexküll sprachen sich ausdrücklich für die demokratische Funktion des Mittelbaus aus.

---

78 Geschäftsstelle des Wissenschaftsrates, „Protokoll über die 6. Sitzung des Unterausschusses ‚Medizinische Akademien' am 18.10.1961 in Köln" (BAK, B/247, 16).
79 Geschäftsstelle des Wissenschaftsrates, „Protokoll der 2. Sitzung des Ausschusses zur Beratung von Maßnahmen zur Verbesserung der klinischen Forschung vom 20.1.1962 in Köln", 28.3.1962 (Archiv der MHH, G Sammlung Schneider, Überlegungen des Wissenschaftsrates zur Medizin, 1951–1963. Band 2. Unveröffentlichtes Manuskript. Hannover, 1987).
80 Geschäftsstelle des Wissenschaftsrates, „Protokoll über die 6. Sitzung des Unterausschusses ‚Medizinische Akademien' am 18.10.1961 in Köln" (BAK, B/247, 16).
81 Schneider (1957: 1119). Schneider bezog sich dabei vor allem auf die Ausführungen des Hofgeismarer Kreises zur Hochschulreform.

Schließlich wurde das finale Diskussionsergebnis der sechsten Sitzung als „Vorschläge für die Verbesserung der klinischen Forschung" im Oktober 1961 dem Wissenschaftsrat vorgelegt und dabei insbesondere auf die hart erarbeiteten Gedanken zur zentralen Rolle der „Abteilungsvorsteher" eingegangen. Die mit eigenen Laboratoriumseinrichtungen, eigenem Personal und eigenen Sachmitteln ausgestatteten Abteilungen würden jeweils von „Abteilungsvorstehern" geleitet. Die jeweilige Bettenabteilung sollte mit maximal dreißig Betten nach Belegarztprinzip ausgestattet sein. Der Schwerpunkt läge in der Forschung im Spezialgebiet, jedoch wären die „Abteilungsvorsteher" grundsätzlich keine reinen „Spezialwissenschaftler", sondern verfügten über eine „gediegene Ausbildung" in ihrem Fachgebiet. Verhindert werden müsste zudem eine Auseinanderentwicklung zwischen Klinik und klinischer Forschung. Die Rolle der „Abteilungsvorsteher" im Forschungszentrum ließe sich nach den Empfehlungen des Wissenschaftsrates gestalten. Es blieb dabei, dass Habilitation die Voraussetzung war. Eine „Konferenz der Abteilungsvorsteher" solle aus ihrer Mitte eine Vertretung in die engere Fakultät wählen. Auch die Möglichkeit, den Nachwuchs zu habilitieren, wurde trotz Heilmeyers Skepsis aufgeführt. Für die Gesamtklinik müsse grundsätzlich das allerdings nur noch organisatorisch verstandene Direktorialprinzip erhalten bleiben. Dies sei auch bei der baulichen Neuplanung von Kliniken in Betracht zu ziehen. Die Planung müsse so erfolgen, dass sich neu entstehende klinische Spezialabteilungen ohne bauliche Erweiterungen eingliedern ließen. Es müsse möglich sein, bei der Neueingliederung von Spezialabteilungen auf Betten der allgemeinen Abteilung zurückgreifen zu können.[82]

Diese konkreten Vorschläge wurden am 4. November 1961 auf der Vollversammlung des Wissenschaftsrates erneut ausführlich diskutiert. Das Plenum sollte, so forderte Raiser, einen Grundsatzbeschluss treffen, damit die Vorlage des Unterausschusses dann in einem gemischten Ausschuss beraten und danach erst den Hochschulverwaltungen zur Stellungnahme vorgelegt werden könne. Der weiterhin zweifelnde Heppe fokussierte die bisherigen Ergebnisse auf die Frage, ob die Forderungen in bestehenden Kliniken oder Fakultäten verwirklicht werden könnten oder ob es dazu Neugründungen brauche. Zudem müsse die „grundsätzliche strukturelle Frage" über den Status der „Abteilungsvorsteher" noch genauer erörtert werden.[83] Eberhard Freiherr von Medem, Ministerialdirigent am Kultusministerium Nordrhein-Westfalen und gerade zum Kanzler der Universität Bonn berufen, zog in einem an das niedersächsische Kultusministerium vorab adressierten Brief einen „sehr erfahrenen Klinikdirektor des Landes Nordrhein-Westfalen" als Zeugen heran, der den Entwurf als „idealistisch" bezeichnet

---

82 Geschäftsstelle des Wissenschaftsrates, „Vorschläge für die Verbesserung der klinischen Forschung", 25.10.1961 (Archiv der MHH, G Sammlung Schneider, Überlegungen des Wissenschaftsrates zur Medizin, 1951–1963. Band 2. Unveröffentlichtes Manuskript. Hannover, 1987).
83 „Protokoll der 12. Sitzung der Vollversammlung des Wissenschaftsrates vom 4.11.1961 in Berlin" (LASH, Abt. 811, Nr. 20919 II).

habe. Die Schwäche bestehe teilweise darin, „realiter schwer ausführbar" zu sein. Dieser Klinikdirektor habe bekundet, dass er sich mit den Empfehlungen grundsätzlich identifizieren könne und seine Einwände sich tatsächlich nur auf die Durchführbarkeit bezögen. Er habe die Förderung der experimentellen Forschung gelobt, aber bezweifelt, dass für dreißig Betten noch ein zweites Mal „der ganze gewaltige diagnostische und therapeutische Apparat" zur Verfügung gestellt werden könne. So müssten die Kranken eines Forschungszentrums dann zu Diagnostik und teilweise auch Therapie doch in die Klinik gebracht werden und fühlten sich zudem als „Versuchskaninchen". Medem stimmte durchaus zu, dass Veränderungen „revolutionären Charakters" notwendig seien. Aber man dürfe auch nicht Utopien nachjagen.[84]

Nach einer weiteren Diskussion der „Vorschläge für die Verbesserung der klinischen Forschung" am 25. November 1961 wurde die Angelegenheit an einen Ausschuss übergeben, der erneut unter dem Vorsitz von Bargmann stand und Verwaltung und Wissenschaft vereinte. Dies war der Beginn einer halbjährigen Auseinandersetzung mit andauernder Revision der Vorschläge, bei der es allerdings weniger ums große Ganze, denn um Detailprobleme ging. Bargmann fasste bereits einleitend jene Fragen zusammen, die bereits von der Wissenschaftlichen Kommission und dem Stellenplanausschuss des Wissenschaftsrates aufgeworfen worden waren und an denen sich zukünftig weiter die Zähne ausgebissen wurde: Könnte durch die Einrichtung von Forschungszentren die Forschungstätigkeit der „Klinikchefs" beeinträchtigt werden? Wie ist eigentlich die Beziehung zwischen Klinik und Forschungszentrum? Was genau ist nun die Funktion der „Abteilungsvorsteher"? Vor allem Bargmanns Liste der Fächer, die ja ausdrücklich nur Vorschläge sein sollten, wurden unermüdlich diskutiert: Gehörten Klinische Biochemie und Klinische Immunologie in ein Forschungszentrum? Sollten Angewandte Physiologie und Experimentelle Chirurgie vereinigt werden? Müssten nicht auch die Fächer Biostatistik und Dokumentation sowie Zytodiagnostik vertreten sein? Hauptstreitpunkt blieb das Verhältnis von Spezialabteilungen und Gesamtklinikum, von „Klinikern" und „Spezialisten". Sollten etwa in der Abteilung Klinische Immunologie bloß Routinearbeiten durchgeführt werden oder sollten sie nur für die Grundlagenforschung bereitstehen?[85]

Nicht von ungefähr rückten die Klinische Forschung und das Forschungszentrum in den Mittelpunkt der Debatte über die zukünftige Gründung Medizinischer Akademien. Beim nächsten Treffen des Ausschusses drei Monate später, stellten dann Heppe, Medem und der baden-württembergische Ministerialrat Franz Schad grund-

---

84 Eberhard Freiherr von Medem an Konrad Müller (Staatssekretär im Kultusministerium des Landes Niedersachsen), 16.11.1961 (Archiv der MHH, G Sammlung Schneider, Überlegungen des Wissenschaftsrates zur Medizin, 1951–1963. Band 2. Unveröffentlichtes Manuskript. Hannover, 1987).
85 Geschäftsstelle des Wissenschaftsrates, „Protokoll der Sitzung des Ausschusses zur Beratung von Maßnahmen zur Verbesserung der klinischen Forschung vom 25.11.1961 in Köln", 8.12.1961 (Archiv der MHH, G Sammlung Schneider, Überlegungen des Wissenschaftsrates zur Medizin, 1951–1963. Band 2. Unveröffentlichtes Manuskript. Hannover, 1987).

sätzlich in Frage, ob es überhaupt, wie es angedacht wurde, eine Sonderempfehlungen für die Klinische Forschung geben solle und ob es nicht genuin darum gehe, die Empfehlungen des Wissenschaftsrates zu stärken, denn „eine zusätzliche Empfehlung würde das bisher geschaffene System durchlöchern und entwerten". Bargmann sah das anders. In den *Empfehlungen* seien nur Ansätze für den Ausbau der Klinischen Forschung enthalten. Dort werde ausdrücklich der Auftrag erteilt, „bei Neugründungen im Bereich der Medizin neue Wege zu gehen". Dies sollte in der überarbeiteten Fassung der Vorschläge auch so vermerkt werden.[86] Der Text der Vorschläge wurde subtil redigiert und dabei weiter intensiv über den Katalog der Forschungsfächer gestritten. Die hartnäckigen Verwaltungsfachleute Medem und Heppe kritisierten noch einmal die Einrichtung von Abteilungen für klinische Spezialforschung, deren Vorteil nicht ersichtlich sei. Zu befürchten sei, dass die „Abteilungsleiter" den Ehrgeiz entwickeln würden, ihr Fach zu einem Lehrstuhl auszubauen, was dann den Rahmen des Klinikums sprengen und die Einheit der Klinik beseitigen würde. Es sei doch auch ausreichend, eine Brücke von den Abteilungen der klinischen Grundlagenforschung zu den Instituten der Universität zu schlagen. Heilmeyer betonte hingegen, dass durch die Tätigkeit der klinischen Spezialforschung die Ausbildung des ärztlichen Nachwuchses besondere Impulse erhalten würde. Und kategorisch fügte er an, dass die einzige sinnvolle Lösung das Forschungszentrum darstelle.[87]

Die auf diese Weise überarbeitete Version der „Anregungen zur Verbesserung der klinischen Forschung" erschien 1962 in einer Veröffentlichung des Wissenschaftsrates, den *Anregungen des Wissenschaftsrats zur Gestalt neuer Hochschulen*.[88] Die wissenschaftliche Kommission und die Verwaltungskommission des Wissenschaftsrates arbeiteten zusätzlich an einer ergänzenden Empfehlung zur Stellung der „Wissenschaftlichen Räte" und „Abteilungsvorsteher", die am 23. November 1963 der Vollversammlung vorgelegt wurde. Die Notwendigkeit, solche neuen Stellengruppen einzuführen, sei anerkannt und es seien bereits Stellen dieser Art in beträchtlicher Zahl geschaffen worden. Es bestünden jedoch Schwierigkeiten, eine einheitliche Lösung für alle Bundesländer zu erreichen.[89] Damit schienen dann auch die Detailfragen endlich gelöst zu

---

86 Geschäftsstelle des Wissenschaftsrates, „Protokoll der 2. Sitzung des Ausschusses zur Beratung von Maßnahmen zur Verbesserung der klinischen Forschung vom 20.1.1962 in Köln", 28.3.1962 (Archiv der MHH, G Sammlung Schneider, Überlegungen des Wissenschaftsrates zur Medizin, 1951–1963. Band 2. Unveröffentlichtes Manuskript. Hannover, 1987).
87 Geschäftsstelle des Wissenschaftsrates, „Protokoll der 2. Sitzung des Ausschusses zur Beratung von Maßnahmen zur Verbesserung der klinischen Forschung vom 20.1.1962 in Köln", 28.3.1962 (Archiv der MHH, G Sammlung Schneider, Überlegungen des Wissenschaftsrates zur Medizin, 1951–1963. Band 2. Unveröffentlichtes Manuskript. Hannover, 1987).
88 Rolf Schneider an Wolfgang Frenzel, 16.8.1962 (Archiv der MHH, G Sammlung Schneider, Überlegungen des Wissenschaftsrates zur Medizin, 1951–1963. Band 2. Unveröffentlichtes Manuskript. Hannover, 1987).
89 „Ergänzende Empfehlung zur Stellung der Wissenschaftlichen Räte und der Abteilungsvorsteher. Anlage zum Protokoll der 18. Vollversammlung des Wissenschaftsrates am 23. November 1963 in Bad Godesberg" (LASH, Abt. 811, Nr. 20919 II). Dazu auch Wissenschaftsrat (1965).

sein. Zu diesem Zeitpunkt waren die Diskussionen in den Ausschüssen aber bereits längst durch die Gründungstätigkeiten überholt. Und dort erhielt der Diskurs über die Zukunft der Medizin und die Einführung des Departmentsystems in den Gründungsausschüssen der Medizinischen Akademien eine eigene Dynamik zwischen Pragmatismus und Planungseuphorie.[90]

---

90   Zum Begriff der „Planungseuphorie" siehe van Laak (2010).

IV. Die Gründung Medizinischer Akademien als neuer Hochschultypus, 1960–1967

In den Ausschüssen des Wissenschaftsrates wurde das Projekt universitärer Neugründungen nicht nur mit dem Kapazitätsproblem, sondern vor allem mit der Durchsetzung hochschulreformerischer Ziele verknüpft. Seit Beginn der 1960er Jahre war die Rede von „Modelluniversitäten" und „Reformhochschulen". Die Debatte über Hochschulreformen wurde mit einem Fokus auf den gefürchteten „brain drain" auch in der Öffentlichkeit intensiv geführt.[1] Claus Joachim von Heydebreck, Präsident der Kultusministerkonferenz, stellte 1967 rückblickend fest, dass die Neugründungen von Universitäten und, wie er ausdrücklich anfügte, Medizinischen Hochschulen „zu den bedeutsamsten und in der Öffentlichkeit am lebhaftesten beachteten Ereignissen in der Kulturpolitik der letzten Jahre" gehörten.[2]

Bis zu den Empfehlungen des Wissenschaftsrates im Herbst 1960 hatten Widerstände gegen die Schaffung neuer Hochschulen überwogen. Auch in jenen Gremien, die sich mit der Lage an den medizinischen Fakultäten befassten, wurde die Notwendigkeit von Neugründungen kontrovers diskutiert. Im Unterausschuss der Verwaltungskommission, der den Bericht zur optimalen Größe und Struktur von Universitätskliniken diskutierte, bestand seitens der den Bund und die Länder repräsentierenden Beamten zunächst nur wenig Begeisterung für die Idee, aus reformerischen Beweggründen Neubauten zu planen. Das Hauptargument, um die skeptischen Verwaltungsfachleute zu überzeugen, war gerade nicht die Integrierung der „Spezialisten", sondern die berechenbare Kapazitätserweiterung, die Bedarfszahl. Schließlich wurde protokolliert, dass der Ausschuss der Verwaltungskommission grundsätzlich die Möglichkeit bejahe, die Erhöhung der Ausbildungskapazität auch durch die Neugründung von klinischen Akademien zu erreichen.[3] Noch im Mai 1960 stellte dabei die Mehrheit des

---

1 Siehe dazu etwa (Schelsky 1963), Hochschulverband (1962), Jaspers/Rossmann (1961), Neuhaus (1961). Für einen Überblick: Paulus (2010: 320–336)
2 Heydebreck (1968: IX).
3 „Protokoll über die erste Sitzung des Ausschusses der Verwaltungskommission zur Beratung des Berichtes über die optimale Größe und die Struktur von Universitätskliniken am 18. März 1960 in Köln" (Ar-

Ausschusses nach allerdings „lebhafter Diskussion" weiterhin fest, „daß Medizinische Akademien erst gegründet werden sollten, wenn sich absehen liesse, daß die anderen Wege keine hinreichende Erweiterung der Kapazität mit sich brächten".[4] Mit dem Kapazitätsargument war allerdings jede Fundamentalopposition gebrochen und mit der Veröffentlichung der Empfehlungen begann der Wettlauf um die Akademiestandorte.

Zu Beginn der 1960er Jahre bewarben sich mehrere Städte unterschiedlicher Bundesländer beim Wissenschaftsrat, um als Medizinische Akademien anerkannt zu werden. Realisiert wurde dies jedoch nur in Lübeck, Hannover und Ulm. Bis 1968 wurden in rascher Abfolge in Bochum, Konstanz und Regensburg Universitäten und in Aachen, Essen, Mannheim und München neue, teils auch zweite Medizinische Fakultäten etabliert. In Augsburg, Bremen, Bielefeld und Dortmund standen Universitäten kurz vor der Gründung.[5] Die Akademieprojekte waren dabei nicht nur durch die Pole „Kapazitätserweiterung" und „Reform der Medizin" ausgerichtet, sondern ihnen kam immer auch die Funktion der lokalen Krankenversorgung einerseits und der potenziellen Erweiterung zu einer eigenständigen Universität andererseits zu. Letzteres wurde in Hannover in der zweiten Hälfte der 1960er Jahre als Zusammenschluss der Technischen, Tierärztlichen und Medizinischen Hochschulen diskutiert, vor allem aber in Lübeck und Ulm als ein langfristiges Ziel avisiert. Die Akademieplanungen waren so betrachtet ein Zwischenschritt oder eher Umweg zur Gründung von Universitäten. Während die Geschichte der universitären Neugründungen ausführlich geschrieben worden ist, gilt dies nicht in gleichem Maße für die Medizinischen Akademien. Dabei kam diesen eine zeitgenössisch auch so wahrgenommene Pionierrolle zu. Erfolg und Scheitern der Hochschulreform wurde in den 1960er Jahren insbesondere am Schicksal der Akademieprojekte in Lübeck, Hannover und Ulm bemessen.

Der Unterausschuss „Medizinische Akademien"

In einem Bericht über die Arbeit des Wissenschaftsrates von 1957 bis 1967 wurde noch einmal daran erinnert, dass die Gründung neuer Hochschulen bereits 1960 in den mittlerweile berühmten *Empfehlungen* vorgeschlagen worden sei. Dabei habe die Ziel-

---

chiv der MHH, G Sammlung Schneider, Überlegungen des Wissenschaftsrates zur Medizin, 1958–1960. Band 1. Unveröffentlichtes Manuskript. Hannover, 1978).

4 „Protokoll über die 3. Sitzung des Ausschusses der Verwaltungskommission zur Beratung des Berichtes über die optimale Größe und die Struktur von Universitätskliniken am 23.5.1960" (Archiv der MHH, G Sammlung Schneider, Überlegungen des Wissenschaftsrates zur Medizin, 1958–1960. Band 1. Unveröffentlichtes Manuskript. Hannover, 1978).

5 Siehe Paulus (2010: 478–482). Moritz Mälzer (2016: 95–107, 151–234, 235–343) fokussiert seine Monografie zur Entstehung der Reformuniversitäten vor allem auf Bielefeld und Konstanz, in einem gesonderten Abschnitt auch auf Bremen.

setzung im Vordergrund gestanden, durch die Schaffung neuer Ausbildungsstätten der Überfüllung der bestehenden Hochschulen zu begegnen. Aber daneben sei sogleich die Überlegung gestellt worden, durch solche Maßnahmen auch der Forschung neue Möglichkeiten zu eröffnen. Die Gründung neuer Hochschulen habe die einzigartige Gelegenheit geboten, in Forschung und Ausbildung neue Strukturformen zu entwickeln und zu erproben. Diesen Gedanken habe der Wissenschaftsrat in seinen 1962 vorgelegten *Anregungen zur Gestalt neuer Hochschulen* erneut aufgenommen. Die praktische Umsetzung dieser Planungen zeigte sich insbesondere aber auch in den Empfehlungen zur Gründung Medizinischer Akademien vom Sommer 1961.[6]

Die Idee, nach dem Beispiel von Düsseldorf Medizinische Akademien zu gründen, wurde erstmalig im Dezember 1959 durch Paul Martini formuliert. In einem Kommentar zum Bericht des „Klinik-Ausschusses" stellte Martini fest, dass die Verbesserung der praktischen Ausbildung der Studierenden eine beträchtliche Vermehrung der für die Ausbildung zur Verfügung stehenden Betten verlange. Für die Struktur einer Universitätsklinik müsste aber die Anzahl der allgemeinen Betten in der einzelnen Klinik auf ungefähr 200 beschränkt sein. Dies bedinge den Bau zweiter Medizinischer und Chirurgischer Kliniken sowie zweiter Frauenkliniken. Aber auch das würde sicher nicht ausreichen, das Problem der Ausbildungskapazität zu lösen. Solche Maßnahmen müssten durch Neugründungen erweitert werden. Auf Martinis Drängen wurde der Bericht des „Klinik-Ausschusses" durch die Forderung nach vier oder fünf Medizinischen Akademien ergänzt.[7] In den *Empfehlungen* des Wissenschaftsrates hieß es dezidiert, dass es drei Möglichkeiten für die Erhöhung der Anzahl der für die Ausbildung zur Verfügung stehenden Betten gebe. Dies seien die Hinzuziehung von Krankenanstalten in Universitätsnähe zu Forschungs- und Lehrzwecken, der Bau zweiter Kliniken in den Hauptfächern oder eben die Errichtung von Medizinischen Akademien.[8] Schon im allgemeinen Teil der *Empfehlungen* wurde festgestellt, dass für eine Reihe von Disziplinen zusätzliche Ausbildungskapazitäten geschaffen werden müssten. Spezialhochschulen konnten dabei kaum als Lösung des Problems angesehen werden. Das grundsätzliche Planungsziel des Wissenschaftsrates war die Neugründung von „Vollhochschulen". Es wurde dann jedoch explizit eine Ausnahme von dieser Grundkonzeption aufgeführt. Die Untersuchungen über die Ausbildungsverhältnisse in den Universitätskliniken hätten ergeben, dass dringend zusätzliche Ausbildungsstätten in den klinischen Hauptfächern erforderlich seien. Diesem „besonderen Notstand" könne durch den zeitaufwendigen und kostspieligen Bau neuer Kliniken allein nicht

---

6 Wissenschaftsrat (1968b: 30–31).
7 „Protokoll über die 12. Sitzung der Wissenschaftlichen Kommission des Wissenschaftsrates am 11. Dezember 1959 in Köln" (LASH, Abt. 811, Nr.20922). „Bericht des Ausschusses für die Ausarbeitung von Vorschlägen über die optimale Größe und die Struktur von Universitätskliniken (,Mediziner-Ausschuß')", 6.1.1960 (Archiv der MHH, G Sammlung Schneider, Überlegungen des Wissenschaftsrates zur Medizin, 1958–1960. Band 1. Unveröffentlichtes Manuskript. Hannover, 1978).
8 Wissenschaftsrat (1960: 430).

abgeholfen werden. Es müssten zusätzliche, rasch wirksame Maßnahmen ergriffen werden: „Daher schlagen wir, wie in der Stellungnahme zu der Struktur der Universitätskliniken näher ausgeführt ist, die Gründung neuer Medizinscher Akademien vor." Etwaige Bedenken gegenüber der Gründung von Spezialhochschulen wurde in den Empfehlungen mit dem Beispiel der Medizinischen Akademie Düsseldorf begegnet. Es biete sich auf diese Weise ein guter Weg an, einer besonderen Notlage im Bereich der ärztlichen Ausbildung abzuhelfen und zugleich auf diese Weise zusätzliche, nicht minder notwendige Möglichkeiten für die medizinische Forschung zu schaffen.[9]

In der Anlage zur „Struktur der Universitätskliniken" wurde in der Folge genauer ausgeführt, was die Bedingungen für die Errichtung Medizinischer Akademien seien. So wurde vorschlagen, genauer zu prüfen, „ob durch Ausbau von außerhalb von Universitätsstädten gelegenen großen Krankenanstalten mit den für eine klinische Ausbildung erforderlichen Einrichtungen, Theoretischen Instituten, Hörsälen, Kurssälen, Laboratorien usw. neue Medizinische Akademien nach dem Beispiel von Düsseldorf entwickelt werden können."[10] Dieser Vorschlag bezog sich nur auf das Kapazitätsproblem, das möglichst schnell gelöst werden sollte. Reformpläne waren so aber sicherlich nicht zu verwirklichen. Im Oktober 1960 hatten sich die internistischen Medizinreformer offensichtlich noch nicht genug Gehör verschafft und gegenüber den eher pragmatischen Zielsetzungen der Verwaltungsfachleute durchsetzen können. Dies sollte sich aber in den folgenden Monaten rasch ändern.

Die *Empfehlungen* stellen einen Mobilisierungs- und Planungstext dar, die zusammengestellten Sachstandsberichte verlangten nach sofortigen Maßnahmen. Der Begriff „Notstand" findet sich zwar nur viermal in den *Empfehlungen*, ist dabei aber einmal auf die Gesamtsituation und zweimal explizit auf die Universitätskliniken bezogen. Michel Foucault hat „Notstand" (*urgence*) 1977 als ein diskursives Element bestimmt, das aufgerufen wird, um ein heterogenes Gefüge – ein Dispositiv – von Diskursen, Institutionen, Einrichtungen, Entscheidungen, Gesetzen, administrativen Maßnahmen, wissenschaftlichen Aussagen und Lehrsätzen zu etablieren, mit dem eine spezifische Problematisierung aufgehoben werden soll. Das Dispositiv produziert demnach Optionen, die einen Notstand zugleich herstellen, erklären und regulierbar machen.[11] Die Problematisierungen, auf die sich die vom Wissenschaftsrat eingeforderten Maßnahmen bezogen, waren einerseits pragmatischer Art (das Kapazitätsproblem) und andererseits sehr tiefgreifend, in dem dabei anthropologische, politische und soziale Faktoren miteinbezogen wurden (die Krise der Medizin). Mit den *Empfehlungen* des Wissenschaftsrates wurde die Notwendigkeit dringender Maßnahmen diskutiert, um diesen doppelten Notstand, der zudem das Motiv des bundesdeutschen Forschungs-

---

9   Wissenschaftsrat (1960: 54).
10 Wissenschaftsrat (1960: 431).
11 Foucault (1978: 119–120, 392) und Foucault (1994: 299). In der Neuübersetzung von 2003 wird „urgence" nicht mehr als „Notstand", sondern als „dringende Anforderung" übersetzt.

rückstands mit den Problemen einer überkommenen Hochschulstruktur sowie mangelhafter Medizinausbildung vereinte, sofort und ohne Aufschub zu beheben.

Es brauchte dennoch zunächst ein weiteres Jahr, bis konkrete Pläne entwickelt wurden. Diese waren das Produkt der Debatten, die in den Ausschüssen des Wissenschaftsrates geführt wurden und bei denen erst faktisch festgestellt wurde, dass die angestrebten Ziele weder im Rahmen der bestehenden Fakultäten noch durch die Übernahme bereits vorhandener Klinikstrukturen verwirklich werden könnten. Schließlich wurde von dem mit der „Vorbereitung von Empfehlungen zur Gründung neuer Hochschulen" befassten Ausschuss des Wissenschaftsrates der bereits mehrfach erwähnte Unterausschuss „Medizinische Akademien" eingerichtet, der erstmals am 4. Januar 1961 in Köln unter dem Vorsitz Bargmanns tagte.[12] Bis zum Oktober 1961 fanden in rascher Folge sechs Treffen des Unterausschusses statt. Bei der ersten Sitzung des Unterausschusses waren mit Peter van Aubel, Erwin Bünning, Fritz Hartmann, Carl Kaufmann und Thure von Uexküll Personen vertreten, die von Beginn an in den Ausschüssen des Wissenschaftsrates aktiv waren. Neu hinzu kam der Gynäkologe Karl Günther Ober. Von Seiten des Wissenschaftsrates waren zudem deren Generalsekretär, der Jurist Friedrich Schneider, Eberhard Böning, Referent in der Geschäftsstelle des Wissenschaftsrates, und Günther Schlensag, späterer Gründungsrektor der Universität Konstanz, anwesend.[13] Dies war die Kernbesetzung des Ausschusses. Ab der dritten Sitzung nahm dann auch Ludwig Heilmeyer teil, ab der fünften kamen der Herz- und Lungenchirurg Georg Heberer und der Endokrinologe Josef Zander hinzu.[14] Die Gynäkologie war mit Kaufmann, Ober und Zander überrepräsentiert, was sich in den Diskussionen aber nicht bemerkbar machte. Bargmann eröffnete die zweieinhalbstündige Sitzung mit der quasi offiziellen Erklärung, dass es die mangelnde Kapazität der bestehenden Universitätskliniken zur Ausbildung der vorhandenen und zu erwartenden Studierenden sei, die den Wissenschaftsrat zur Errichtung Medizinischer Akademien bewogen habe. Der Unterausschuss sollte nun festlegen, wie viele Medizinische Akademien erforderlich seien, welche materiellen Voraussetzungen gegeben sein müssten und welche Orte in Frage kämen. Inhaltlich sollte zudem geprüft werden, „in welcher Weise die Medizinischen Akademien von den bestehenden Medizinischen Fakultäten abweichen könnten, ob durch ihre Errichtung Neues geschaffen werden könne, was Impul-

---

12 Geschäftsstelle des Wissenschaftsrates, „Protokoll über die 1. Sitzung des Unterausschusses ‚Medizinische Akademien' am 4.1.1961 in Köln" (BAK, B/247, 16). „Protokoll über die 4. Sitzung des Ausschusses zur Vorbereitung von Empfehlungen zur Grünung neuer Hochschulen am 25. November 1960 in Köln" (LASH, Abt. 811, Nr. 20927).
13 Geschäftsstelle des Wissenschaftsrates, „Protokoll über die 1. Sitzung des Unterausschusses ‚Medizinische Akademien' am 4.1.1961 in Köln" (BAK, B/247, 16).
14 Während Georg Heberer später im Gründungsausschuss der Medizinischen Akademie Hannover eine wichtige Rolle zukam, engagierte sich Josef Zander als Sachverständiger im Gründungsausschuss zur Einrichtung einer Medizinischen Fakultät an der Technischen Hochschule Aachen.

se für weitere Entwicklungen gebe". Neben dem im vorherigen Kapitel dargestellten Kapazitätsproblem ging es im Ausschuss also dezidiert auch um die Verwirklichung der Studien- und Strukturreform. Bargmann fasste zusammen, dass eine neue Weise der Ausbildung und Betreuung der Studierenden gefunden werden solle sowie neue Schwerpunkte und Sondergebiete gepflegt werden müssten, „deren Förderung an den Universitätskliniken nicht möglich ist".[15]

Damit war bereits einleitend zweierlei deutlich ausgedrückt: Der vom Wissenschaftsrat vertretene Beweggrund für die Einrichtung Medizinischer Akademien war vorrangig die für die Zukunft erwartete und benötigte große Anzahl an Studierenden. Einzelne Mediziner – namentlich Bargmann, Hartmann, Heilmeyer und Uexküll – versprachen sich aber von Neugründungen sowohl eine Modernisierung der Ausbildung als auch der Klinischen Forschung. Geplant war also tatsächlich eine Alternative zu den bisherigen Medizinischen Fakultäten, die damit natürlich auch indirekt kritisiert wurden. Sie schienen vor allem in Forschung und Lehre nicht mehr geeignet für die notwendige Modernisierung der Medizin. Zwischen den Medizinischen Fakultäten, die als ein Hindernis definiert wurden, und den medizinischen Planern in den Ausschüssen des Wissenschaftsrates, die dieses Hindernis zu überwinden versuchten, bestand deshalb ein Spannungsverhältnis.

Eine pragmatische Lösung für das Kapazitätsproblem wurde also mit Erwartungen verknüpft, das Medizinstudium grundlegend zu reformieren und ebenso das Problem der Spezialisierung in Forschung und Klinik in den Griff zu bekommen. Die Behebung eines aktuellen Notstands war mit der Auseinandersetzung über ein zentrales Thema der „Krise der Medizin" verbunden. Allerdings verlangte die Schwere der Notlage bei der Kapazitätsfrage nach eiligen Umsetzungen. Kaufmann verwies bei der ersten Sitzung des Ausschusses auch sogleich darauf, dass der Ausschuss eine bessere Ausbildung der Studierenden in kürzester Frist ermöglichen müsse. Er fügte salopp an, dass die Errichtung einer Medizinischen Akademie „nach bestimmten idealen Vorstellungen" jedoch zehn Jahre in Anspruch nehmen werde. Und auch dem Verwaltungsexperten van Aubel ging es zunächst nur um die Kapazitätsfrage. Als Bedarfsgrundlage wünschte er sich den im Gesamtbericht angegebenen Schlüssel von „drei bis vier Betten pro Studenten". Dafür war jedoch die Heranziehung von Krankenanstalten maßgeblich und die Einrichtung Medizinischer Akademien zweitrangig. Selbst Hartmann als dezidierter Vertreter einer Medizinreform schloss aus eigenen Berechnungen, dass sofort etwas geschehen müsse. Es sei nicht möglich, auf perfektionistische Pläne zu warten. Friedrich Schneider hingegen betonte in der Diskussion kategorisch, dass die Nutzbarmachung der Krankenanstalten überhaupt nicht ausreiche. Die Errichtung von medizinischen Akademien sei gerade deshalb unvermeidlich. Dazu bedürfe es

---

15 Geschäftsstelle des Wissenschaftsrates, „Protokoll über die 1. Sitzung des Unterausschusses ‚Medizinische Akademien' am 4.1.1961 in Köln" (BAK, B/247, 16).

aber konkreter Strukturpläne. Bargmann fasste die Diskussion dieser ersten Sitzung so zusammen, dass als Sofortmaßnahme die Heranziehung von Krankenanstalten für Ausbildungszwecke zu betreiben sei, dass aber unabhängig davon die Errichtung Medizinischer Akademien geplant werden müsse. Der Ausschuss einigte sich auf Grund der geschätzten Bedarfszahlen auf die Gründung von mindestens sechs Medizinischen Akademien, die jeweils 250 bis 300 Studierende aufnehmen könnten. Zudem sollten auch neue Universitäten mit Kliniken errichtet werden. Hartmann hatte dazu bereits einen Dreistufenplan entwickelt, um große Krankenanstalten in Medizinische Akademien zu verwandeln. Von Neubauten war dabei keine Rede. In der ersten Ausbaustufe müssten durch entsprechende Lehrstühle Ausbildungsmöglichkeiten für zwei bis drei klinische Semester, in der zweiten Stufe für alle klinischen Semester und in der dritten Stufe für das ganze Medizinstudium geschaffen werden.[16]

Hartmann bereicherte den Unterausschuss ohnehin vor allem durch Memoranden. In seinen Vorschlägen für „Maßnahmen, die Ausbildungsmöglichkeiten für klinischen Studenten in Deutschland zu erweitern" rekapitulierte er zunächst den Ausbildungsnotstand im Bereich der Medizin. Die Kapazitäten der Universitätskliniken würden in der Zukunft sicher nicht ausreichen. Zur Lösung des Problems des klinischen Unterrichts erinnerte er an die zwei Möglichkeiten, die bereits in den *Empfehlungen* avisiert worden waren: Die Heranziehung größerer Krankenhäuser an Universitätsorten sowie die Gründung neuer Ausbildungsstätten außerhalb des Universitätsortes. Für ersteres – Hartmann sprach von „zugeordneten Kliniken" – kämen aber eigentlich nur größere Universitätsorte wie Hamburg, Frankfurt oder München in Frage. Hartmann konkretisierte dazu seinen Dreistufenplan: Es müssten zunächst am Universitätsort bestimmte klinische Fächer eingerichtet und Kurse, Praktika sowie Vorlesungen etabliert werden. Dies wäre zunächst die Basis für die Einrichtung Medizinischer Akademien, in denen dann – als Stufe 2 – das gesamte klinische Studium geleistet werden könne. Unklar war noch, Hartmann elaborierte dies in seinem Memorandum, wie Klinische Akademien durch den Einbau nicht-klinischer Fächer von der Experimentalphysik über die organische Chemie bis zur Vererbungslehre als ein Vollstudium ausgebaut werden könnten. Aber schon die zweite Stufe sah Hartmann erst im Jahr 1968 als arbeitsfähig an.[17] Von „Sofortmaßnahmen" ließ sich schon ab der zweiten Sitzung des Unterausschusses im Februar 1961 nur noch schwerlich sprechen.

Die Ausrichtung auf eine stufenweise Entwicklung von im Grunde Klinischen zu Medizinischen Akademien wurde zunächst von einigen Mitgliedern des Unteraus-

---

16 Geschäftsstelle des Wissenschaftsrates, „Protokoll über die 1. Sitzung des Unterausschusses ‚Medizinische Akademien' am 4.1.1961 in Köln" (BAK, B/247, 16).
17 Fritz Hartmann, „Vorschläge für Maßnahmen, die Ausbildungsmöglichkeiten für klinische Studenten in Deutschland zu erweitern", 27.1.1961; Geschäftsstelle des Wissenschaftsrates, „Protokoll über die 2. Sitzung des Unterausschusses ‚Medizinische Akademien' am 16.2.1961 in Köln" (BAK, B/247, 16). Auch Hartmann (1972: 80–81).

schusses geteilt. Auch der Deutsche Städtetag, davon berichtete Friedrich Schneider auf dem zweiten Treffen des Unterausschusses, stellte sich die Umwandlung Städtischer Krankenhäuser in Klinische Akademien schrittweise vor. Es wurde auf Düsseldorf verwiesen, wo doch mit Forschungsarbeiten auch erst nach zwanzig Jahren begonnen worden sei. Der Städtetag schlug dazu konkret vor, dass neue Akademien Ausbildungsmöglichkeiten für etwa 400 Studierende der klinischen Semester bieten sollten. Schneider hielt allerdings die Schaffung reiner Ausbildungsstätten für wenig ratsam. Er befürchtete angesichts der geringen Neigung der Westdeutschen Rektorenkonferenz zu Neugründungen, dass damit das Projekt der Medizinischen Akademien zum Scheitern verurteilt sei. Gegenüber Vertretern des Deutschen Städtetages, darunter auch Senator Alfred Plust aus Lübeck, dem bei den dortigen Akademieplanungen eine zentrale Rolle zukam, konstatierte er kampfeslustig, dass er sich gar nicht mehr bemühe, „die Herren" von der Rektorenkonferenz zu einer anderen Auffassung zu bewegen. Er sei vielmehr entschlossen, die Empfehlungen vom Mai 1960 „beschleunigt und nachdrücklichst durchzuführen".[18] Ein Jahr später, im Frühjahr 1961, wurde der langsame Aufbau, für den Hartmann mit seinem Dreistufenplan *nolens volens* votiert hatte, vom Unterausschuss bereits wieder verworfen. Auf der vierten Sitzung einigte man sich schließlich darauf, dass es von Beginn an sowohl um die Ausbildung der Studierenden klinischer Semester als auch um ein Vorklinikum gehe, dass also nicht die Gründung Klinischer, sondern Medizinischer Akademien das Ziel sein müsse.[19]

Der Kultusminister von Nordrhein-Westfalen, Werner Schütz von der CDU, schrieb am 19. Mai 1961 in seiner Funktion als Vorsitzender des Gründungsausschusses des Wissenschaftsrates an seinen Schleswig-Holsteiner Partei- und Amtskollegen Edo Osterloh, der zugleich das Amt des stellvertretenden Vorsitzenden der Verwaltungskommission des Wissenschaftsrates innehatte, um ihn über den Stand der Dinge zu informieren. Empfehlungen stünden bevor und die Mitglieder der Verwaltungskommission sollten rechtzeitig informiert sein. Die Gründung Medizinischer Akademien zur Verbesserung der Ausbildungsmöglichkeiten sei ja schon im Bericht des Wissenschaftsrates im Januar 1960 empfohlen und prinzipiell begründet worden, erinnerte Schütz. Der Unterausschuss habe nun die zu erwartende Kapazitätslücke ermittelt und auf 7.000 Ausbildungsplätze festgelegt. Der Unterausschuss sei der Auffassung, dass das Plenum des Wissenschaftsrates möglichst unverzüglich durch eine Empfehlung die Notwendigkeit der Gründung von sieben Medizinischen Akademien feststellen solle. Schütz forderte Osterloh dazu auf, dass die Verwaltungskommission nicht nur eine Anzahl an zu gründenden Akademien nennen, sondern auch auf bereits beste-

---

18 Geschäftsstelle des Wissenschaftsrates, „Protokoll über die 2. Sitzung des Unterausschusses ‚Medizinische Akademien' am 16.2.1961 in Köln" (BAK, B/247, 16) und Alfred Plust, „Vermerk", 17.2.1961 (Archiv der Hansestadt Lübeck, 4.05–06, 1).
19 Geschäftsstelle des Wissenschaftsrates, „Protokoll über die 4. Sitzung des Unterausschusses ‚Medizinische Akademien' am 29.5.1961 in Köln" (BAK, B/247, 16).

hende und ausbaufähige Planungen verweisen solle. Bei diesen handelte es sich nun zufälligerweise um das nordrhein-westfälische Düsseldorf und das schleswig-holsteinische Lübeck. Die von Osterloh informierte Verwaltungskommission unterstützte diesen Vorschlag, der allein auf die Kapazitätsfrage ausgerichtet war, sofort.[20]

Im Empfehlungsentwurf, der dann auf der vierten Sitzung des Unterausschusses „Medizinische Akademien" am 29. Mai 1961 erstmals diskutiert wurde, hieß es einleitend, dass die Ausbildungsmöglichkeiten für Medizinstudierende in den bestehenden wissenschaftlichen Hochschulen unzureichend seien. Der voraussichtliche Bedarf an Ärzten und Ärztinnen in der Bundesrepublik, so hatte es Heim ja ausgerechnet, könne nur befriedigt werden, wenn Ausbildungsplätze für 25.000 deutsche und 5.000 ausländische Studierende zur Verfügung ständen. Auch wenn die bestehenden medizinischen Universitätsfakultäten ausgebaut und, wie vom Wissenschaftsrat dringend empfohlen, bei drei neuen Universitäten auch medizinische Fakultäten eingerichtet würden, bliebe ein Bedarf von mindestens 7.000 Studienplätzen ungedeckt. Deshalb empfahl der Unterausschuss dem Plenum des Wissenschaftsrates, sich für die Gründung von sieben Medizinischen Akademien mit Ausbildungsmöglichkeiten für Studierende der, so wurde es nun festgehalten, vorklinischen und klinischen Semester auszusprechen. Förderungswürdig seien die Pläne für die Erweiterung der Medizinischen Akademie in Düsseldorf und die Errichtung einer Medizinischen Akademie in Lübeck.[21] Für ihr Treffen am 10. Juni 1961 in Westberlin sah das Plenum des Wissenschaftsrates dann die offizielle Verabschiedung einer Empfehlung über die Neugründung Medizinischer Akademien vor.[22]

In dem Vorschlag wurde aber nicht nur die Deckung des Kapazitätsbedarfs thematisiert, sondern ebenso hervorgehoben, dass es gleichrangig um die notwendige Verbesserung der Forschungsmöglichkeiten gehe. Dazu aber sei es notwendig, die neuen Einrichtungen so auszubauen, dass in ihrem Bereich Forschung in gleicher Weise wie in einer Universitätsfakultät betrieben werden könne. Der Ausbau dürfe sich also nicht auf das für die Krankenversorgung Notwendige beschränken, sondern müsse die für Forschung und Lehre erforderlichen Arbeitsmöglichkeiten von vornherein miteinschließen. Dadurch müssten dann aber auch höhere Investitionskosten veranschlagt werden, an denen sich Bund und Länder gleichermaßen beteiligen sollten. In der verbreiteten Empfehlung hieß es dazu noch zurückhaltend, dass die Möglichkeiten und Einrichtungen „neuzeitlicher medizinischer Forschung" in der Bundesrepublik im In-

---

20 Werner Schütz (Kultusminister Nordrhein-Westfalen) an Edo Osterloh (Kultusminister Schleswig-Holstein), 19.5.1961; Unterausschuss „Medizinische Akademien", „Gründung neuer medizinischer Akademien", 24.5.1961 (BAK, B/247, 16).
21 Unterausschuss „Medizinische Akademien", „Gründung neuer Medizinischer Akademien", 24.5.1961; Geschäftsstelle des Wissenschaftsrates, „Protokoll über die 4. Sitzung des Unterausschusses ‚Medizinische Akademien' am 29.5.1961 in Köln" (BAK, B/247, 16).
22 Geschäftsstelle des Wissenschaftsrates, „Protokoll über die 4. Sitzung des Unterausschusses ‚Medizinische Akademien' am 29.5.1961 in Köln" (BAK, B/247), „16. Protokoll über die 11. Sitzung der Vollversammlung des Wissenschaftsrates am 10. Juni 1961 in Berlin" (LASH, Abt. 811, Nr. 20919 I).

teresse der Verbesserung der Gesundheitspflege spürbar vermehrt werden müssten.[23] Bargmann drängte darauf, auch die Gelegenheit zur Schwerpunktbildung zu nutzen. Zwei Tage vor dem Plenumstreffen wies zudem Raiser darauf hin, dass in der Empfehlung auch erstmals bestimmte Standorte für Neugründungen genannt werden sollten. Der Wissenschaftsrat müsste im Einverständnis mit dem jeweils zuständigen Kultusministerium zu konkreten Gründungsplänen und Standorten Stellung nehmen. Entsprechende Bekundungen der Kultusministerien von Baden-Württemberg und Nordrhein-Westfalen wurden angekündigt.[24]

Zusammengefasst hieß es in der am 10. Juni auf der Plenarsitzung in Westberlin offiziell beschlossenen Empfehlung, dass die Ausbildungsmöglichkeiten für Medizinstudierende unzureichend seien und der zukünftige Bedarf an Ärzten nicht gedeckt werden könne. Der Ausbau der bestehenden Hochschuleinrichtungen und der Medizinischen Fakultäten sowie die Schaffung vollwertiger Ausbildungsmöglichkeiten seien unbedingt notwendig. Deshalb empfehle der Wissenschaftsrat die Gründung von sieben Medizinischen Akademien mit vorklinischen und klinischen Ausbildungsmöglichkeiten. Gefördert werden sollten der Ausbau der Medizinischen Akademie Düsseldorf in Richtung auf die vorklinischen Studienfächer und die Pläne für den Aufbau einer Medizinischen Akademie in Lübeck. Weitere Einrichtungen sollten vom Forschungsrat geprüft werden. Die Empfehlungen wurden am 23. Juni dann auch Presse und Rundfunk vorgestellt. Auch hier war die große Zahl der Studierenden und der zukünftige Bedarf an Ärzten und Ärztinnen das vorrangig genannte Motiv für die Gründung Medizinischer Akademien. Im Interesse der Verbesserung der Gesundheitspflege müssten die Einrichtungen für medizinische Forschung und ärztliche Fortbildung vermehrt werden. Der Ausbau medizinischer Fakultäten und die Einrichtung medizinischer Fakultäten bei den vom Wissenschaftsrat ebenfalls empfohlenen Neugründungen von drei Universitäten reichten dazu aber nicht aus. Bei den geplanten sieben Medizinischen Akademien sei für das wissenschaftliche Arbeiten die Einrichtung theoretischer Institute notwendig. Den Studierenden dieser Akademien sollte eine wissenschaftliche Ausbildung über ihr Fachstudium hinaus ermöglicht werden. Dafür könnten Verbindungen mit benachbarten Hochschulen oder die Einrichtung von einzelnen Lehrstühlen anderer Disziplinen Gelegenheit geben.[25] Letzteres sollte sich als ein wichtiges Kriterium bei

---

23 Unterausschuss „Medizinische Akademien", „Gründung neuer medizinischer Akademien", 24.5.1961; „Empfehlung des Wissenschaftsrates betreffend die Gründung Medizinischer Akademien", 10.6.1960 (BAK, B/247, 16). „Protokoll über die 11. Sitzung der Vollversammlung des Wissenschaftsrates am 10. Juni 1961 in Berlin" (LASH, Abt. 811, Nr. 20919 I).
24 Geschäftsstelle des Wissenschaftsrates, „Protokoll über die 6. Sitzung des Ausschusses zur Vorbereitung von Empfehlungen zur Gründung neuer Hochschulen am 8. Juni 1961 in Berlin" (Archiv der MHH, G Sammlung Schneider, Überlegungen des Wissenschaftsrates zur Medizin, 1951–1963. Band 2. Unveröffentlichtes Manuskript. Hannover, 1987).
25 „Empfehlung des Wissenschaftsrates betreffend die Gründung Medizinischer Akademien", 10.6.1961; Unterausschuss „Medizinische Akademien", „Gründung neuer Medizinischer Akademien", 24.5.1961 (BAK,

der Standortwahl der Akademien erweisen und war auch schon in den Empfehlungen ausdrücklich genannt worden, um etwaiger Kritik an einer „medizinischen Fachschule" vorzubeugen: In den für die Errichtung Medizinischer Akademien in Frage kommenden Städten solle die Möglichkeit bestehen, „den klinischen Studenten die sonst von der Universität ausgehenden geistigen Anregungen in anderer Weise zu vermitteln".[26]

Nachdem also durch die *Empfehlungen des Wissenschaftsrates betreffend die Gründung Medizinischer Akademien* im Juni 1961 die Planungen offiziell gemacht worden waren, ging es beim nächsten Treffen des Unterausschusses einen Monat später vor allem um die Regularien für die Einrichtung solcher Institutionen. Dies geschah auf Grundlage der von Bargmann verfassten „Gedanken über das bei der Gründung Medizinischer Akademien einzuschlagende Verfahren". Bargmann forderte in seinem Thesenpapier, dass jeweils unbedingt ein Gründungsgremium als „vorbereitender Arbeitsausschuss" eingerichtet werden müsse. Er warnte ausdrücklich, dass die Entwicklung jeder Medizinischen Akademie dadurch erschwert werde, dass die am künftigen Hochschulort tätigen Krankenhaus- und Institutsdirektoren wahrscheinlich den Anforderungen nicht gerecht werden könnten, da es ihnen an Hochschulerfahrung gebreche. Die Akademien dürften sich also gerade nicht aus der „Gesamtheit der ortsansässigen Krankenhaus- und Institutsleiter" rekrutieren. Eben deshalb sollte zunächst ein fachlich qualifiziertes und aktionsfähiges Gremium mit größerer Distanz zum Akademieort eingerichtet werden, so dass personelle und sachliche Entscheidungen erleichtert werden könnten. Dieses Komitee, das dann auch der Vorläufer der Neugründung wäre, sollte aus etwa acht Persönlichkeiten bestehen. Diese umfassten drei bis vier ortsansässige „Krankenhaus- oder Institutsdirektoren", jeweils eine Vertretung aus der Hochschulverwaltung und der Verwaltung des Hochschulortes sowie zwei bis drei auswärtige Persönlichkeiten, die aber dem aufzubauenden Lehrkörper nicht angehören würden. An der Spitze des vorbereitenden Arbeitsausschusses sollte ein für drei Jahre berufener „hochschulerfahrener Mediziner" einer auswärtigen Hochschule stehen. Nach Abschluss der Tätigkeit des Arbeitsausschusses würde die Fakultät dann mit einem aus ihrer Mitte zu gewinnendem „Dekan" oder „Rektor" an dessen Stelle treten.[27] Aus Bargmanns Ausführungen ließ sich gut herauslesen, dass sich die Akademieplanungen mittlerweile viel stärker in Richtung der Gründung eines anspruchsvollen Reformprojektes entwickelten, das nicht durch die Interventionen lokaler Interessensgruppen gefährdet werden durfte. Es waren schließlich die Experten aus den Ausschüssen des

---

B/247, 16). Siehe auch Hartmann (1972: 80–81). Die Empfehlungen sind auch abgedruckt in Neuhaus (1968: 73–74).
26   Wissenschaftsrat (1960: 431).
27   Wolfgang Bargmann, „Gedanken über das bei der Entwicklung einer Medizinischen Akademie einzuschlagende Verfahren", 20.7.1961 (Archiv der MHH, G Sammlung Schneider, Überlegungen des Wissenschaftsrates zur Medizin, 1951–1963. Band 2. Unveröffentlichtes Manuskript. Hannover, 1987). Geschäftsstelle des Wissenschaftsrates, „Protokoll über die 5. Sitzung des Unterausschusses ‚Medizinische Akademien' am 3.7.1961 in Köln" (BAK, B/247, 16).

Wissenschaftsrates selbst – namentlich Bargmann, Hartmann, Heilmeyer, Schoen und Uexküll –, die Verantwortung bei den Neugründungen übernehmen sollten. Auf einer Sitzung des Ausschusses zur Vorbereitung von Empfehlungen zur Gründung neuer Hochschulen wiederholte Bargmann seine Skepsis gegenüber einem Gründungsausschuss, der ausschließlich aus ortsansässigen Kräften oder denen einer benachbarten Medizinischen Fakultät zusammengesetzt sei. Eine gewisse Distanz sei nötig, um Interessenskollisionen zu vermeiden. Zugleich relativierte er jedoch auch eine strenge Auslegung seiner Gedanken, indem er am konkreten Beispiel Lübeck ergänzte, dass unter bestimmten Bedingungen Persönlichkeiten aus dem Gründungsort beteiligt sein könnten, wenn von diesen selbst die Initiative für die Neugründung ausgegangen sei. Der Ausschuss war daraufhin übereinstimmend der Meinung, dass die Einsetzung eines von örtlichen Einflüssen weitgehend unabhängigen Gremiums notwendig wäre, um zu gewährleisten, dass bei der Besetzung der neu einzurichtenden Lehrstühle die Qualität der zu Berufenden gesichert würde.[28]

Die Pläne für Medizinische Akademien, die im Dezember 1959 erstmals von Martini in die Debatte eingebracht worden waren, die auch in den *Empfehlungen* aus dem Herbst 1960 aufgeführt wurden und über die seit Januar 1961 im Wissenschaftsrat intensiv beraten wurde, waren im Sommer 1961 so konkret geworden, dass sich weitere Fragen nur noch in der Praxis lösen lassen sollten. Tatsächlich waren schon seit dem Frühjahr 1960 erste Bewerbungen seitens der Kultusministerien einiger Länder sowie von Stadtverwaltungen beim Wissenschaftsrat eingegangen. Die Gründung Medizinischer Akademien erschien dabei aus vielerlei Gründen attraktiv: In einzelnen Städten ließ sich so ein medizinisches Versorgungsproblem lösen. Anfänglich wurde sogar erwartet, dass die Finanzierung zum größten Teil vom Bund übernommen werden würde. Vor allem wurde in jenen Kommunen, die Kontakt zum Wissenschaftsrat aufnahmen, die Chancen für einen Standortvorteil durch Akademiegründungen sogleich erkannt. In Ulm wurde etwa erwartet, dass sich aus einer Akademie schließlich doch noch, wie von der Lokalpolitik lange erhofft, eine Universität entwickeln könnte.

Bewerbungsanträge und Standortpolitik

Als am 7. Mai 1960 auf einer Sitzung des Wissenschaftsrates nicht nur empfohlen wurde, bestehende Hochschulen auszubauen, sondern auch Neugründungen von Medizinischen Akademien vorzubereiten, wurden die Kultusminister einiger Bundesländer

---

28 Geschäftsstelle des Wissenschaftsrates, „Protokoll über die 7. Sitzung des Ausschusses zur Vorbereitung von Empfehlungen zur Gründung neuer Hochschulen am 21.7.1961 in Berlin"; Edo Osterloh (Kultusminister Schleswig-Holstein) an die Herren Mitglieder der Verwaltungskommission des Wissenschaftsrates und ihre ständigen Vertreter, 5.9.1961 (Archiv der MHH, G Sammlung Schneider, Überlegungen des Wissenschaftsrates zur Medizin, 1951–1963. Band 2. Unveröffentlichtes Manuskript. Hannover, 1987).

sofort initiativ. Mit ersten Bewerbungen meldeten sich die Städte Aachen, Bremen, Essen, Lübeck und Stuttgart.[29]

Aus Essen lag bereits am 28. Juni 1960 ein eher formloses Schreiben vor. Der Oberstadtdirektor Friedrich Wolff von der SPD begründete die angestrebte Umwandlung kommunaler Krankenhäuser in eine Medizinische Akademie vor allem mit der befürchteten großen Studierendenzahl. Er verließ sich aber keineswegs auf die Kapazitätsfrage, sondern leitete klug im Sinne des Wissenschaftsrates ab, dass das Modell einer Akademie auch wieder zu einem engeren Kontakt zwischen Lehrenden und Studierenden führen könnte. Gemäß dem Debattenstand im Sommer 1960 betonte Wolff, dass an der Akademie nur klinische Semester studiert werden sollten. Damit daraus nicht ein reines Fachschulstudium erfolge, müssten die vorklinischen Semester im Rahmen einer Universität absolviert werden.[30] Diese Interessensbekundung wurde erst über ein halbes Jahr später, am 23. März 1961, durch den Pathologen Walter Müller, ärztlicher Direktor der Städtischen Krankenanstalten Essen, detaillierter ausgeführt. Müller versprach die Ausarbeitung einer Verfassung, die dem Vorbild der Akademie in Düsseldorf folgen würde. Sehr konkret war das aber alles immer noch nicht und auch nicht mehr auf der Höhe der Diskussionen in den Ausschüssen des Wissenschaftsrates. Es blieben Fragen offen, zu denen im Frühjahr 1961 seitens des Wissenschaftsrates Antworten erwartet wurden: Sollte doch auch vorklinisch ausgebildet werden? Wie groß sollte die Studierendenzahl konkret sein? Wie viele Betten würden insgesamt vorhanden sein? Welche theoretischen Institute sollten errichtet werden oder sei wirklich lediglich eine Klinische Akademie geplant? Gleichwohl wurden in Essen bereits Personalfragen für die einzelnen Institute und Kliniken verhandelt.[31]

Im September 1960 warf dann der parteilose Stuttgarter Oberbürgermeister Arnulf Klett beim Wissenschaftsrat seinen Hut in den Ring und suchte zwei Monate später nach Unterstützung beim baden-württembergischen Kultusminister Gerhard Storz von der CDU. Auch Klett ging zunächst davon aus, dass es bei einer Akademie nur um die klinischen Fächer gehe und das Hauptmotiv der geplanten Akademien die „fühlbare Entlastung der überlasteten Universitäten" sei.[32] Gegenüber dem Wissenschaftsrat bestätigte Klett einige Wochen später, dass der ohnehin geplante Klinikneubau auf

---

29 Geschäftsstelle des Wissenschaftsrates, „Protokoll über die 2. Sitzung des Unterausschusses ‚Medizinische Akademien' am 16.2.1961 in Köln" (BAK, B/247, 16). Dazu auch Hartmann (1972: 80–81).
30 Wilhelm Nieswandt (Bürgermeister Essen) und Friedrich Wolff (Oberstadtdirektor Essen) an den Deutschen Wissenschaftsrat, 28.6.1960; Friedrich Wolff, „Betr. Errichtung einer Hochschule in Essen", oD; Geschäftsstelle des Wissenschaftsrates, „Protokoll über die 3. Sitzung des Unterausschusses ‚Medizinische Akademien' am 1.5.1961 in Köln" (BAK, B/247, 16).
31 Geschäftsstelle des Wissenschaftsrates, „Protokoll über die 3. Sitzung des Unterausschusses ‚Medizinische Akademien' am 1.5.1961 in Köln"; Walter Müller (Ärztlicher Direktor der Städtischen Krankenanstalten Essen), Abschrift, 23.3.1961 (BAK, B/247, 16). Zu Müller: Lang et al (2020).
32 Arnulf Klett (Oberbürgermeister Stuttgart) an den Deutschen Wissenschaftsrat, 22.9.1960; Arnulf Klett (Oberbürgermeister Stuttgart) an Gerhard Storz (Kultusminister Baden-Württemberg), 7.11.1960 (BAK, B/247, 16).

dem Frauenkopf auch als Medizinische Akademie fungieren könne. Auch eine Zusammenarbeit mit der Technischen Hochschule Stuttgart oder der Universität Tübingen schien möglich.[33]

Der für lange Zeit maßgebende, umfangreiche und durchdachte Antrag des Senats der Hansestadt Lübeck folgte kurz darauf im November 1960. Als Grund für die Errichtung einer Medizinischen Akademie wurde auch hier zunächst die Überfüllung der Universitäten in der Bundesrepublik genannt. In den meisten medizinischen Fakultäten reichten die Arbeitsplätze nicht mehr aus, nicht alle Studierenden könnten an das Krankenbett geführt werden, da das „Krankengut" zu gering sei. So könnten diese auch nicht mit den Grundlagen und der Praxis der medizinischen Diagnostik und Therapie vertraut gemacht werden und es könne auch kein enger Kontakt zwischen Lehrenden und Studierenden hergestellt werden. Im Lübecker Antrag wurde das Kapazitätskriterium, das bereits dezidiert auf die Qualität der Lehre ausgerichtet war, durch ein Reformversprechen ergänzt. So hieß es, dass eine solche Akademie nicht nur eine Kopie bestehender Fakultäten sein dürfe. Vielmehr sei der Versuch zu machen, „neue Formen zu finden und den Anforderungen der heutigen Zeit gerecht zu werden". Es sollten die günstigen Erfahrungen aus England und den USA aufgegriffen, aber auch an den bewährten Unterrichtsformen festgehalten werden. Grundlegend war die enge Anbindung an die Klinik und die Einbindung der Medizinstudierenden in den Stationsdienst.[34] Der Unterausschuss „Medizinische Akademien" deklarierte den Lübecker Antrag so wohlwollend wie zurückhaltend als eine brauchbare Grundlage für die weitere Diskussion im Gründungsausschuss.[35] Tatsächlich setzte das Schreiben einen Standard, an dem sich alle weiteren Bewerbungen zu messen hatten.

Auf der zweiten Sitzung des Unterausschusses „Medizinische Akademien" am 16. Februar 1961 wurde Bargmann beauftragt, mit dem Aachener Oberstadtdirektor Anton Kurze bezüglich der Umwandlung der Aachener Städtischen Krankenanstalten in eine Medizinische Akademie zu sprechen. Aus den ausführlichen Lübecker Unterlagen sollte ein Fragenkatalog für Aachen erarbeitet werden. Die Stadt Aachen wurde zugleich aufgefordert, eine Denkschrift auszuarbeiten, die dem Inhaltsverzeichnis der vorbildlichen Bewerbung aus Lübeck entsprechen sollte. Als wichtiger Punkt wurde die etwaige Zusammenarbeit mit der Rheinisch-Westfälischen Technischen Hoch-

---

33 Geschäftsstelle des Wissenschaftsrates, „Protokoll über die 2. Sitzung des Unterausschusses ‚Medizinische Akademien' am 16.2.1961 in Köln" (BAK, B/247, 16).
34 Senat der Hansestadt Lübeck, „Antrag der Hansestadt Lübeck auf Errichtung einer Medizinischen Akademie in Lübeck", November 1960 (BAK, B/247, 16) und zusammenfassend Kai-Uwe von Hassel (Ministerpräsident Schleswig-Holstein) an Hermann Höcherl (Bundesinnenminister), 15.3.1962 (BAK, B/138, 24860). Gezeichnet wurde der Antrag vom parteilosen Bürgermeister Max Wartemann und von Gesundheitssenator Alfred Plust. Dazu auch Mühlhausen (1984).
35 Edo Osterloh (Kultusminister Schleswig-Holstein) an den Vorsitzenden des Wissenschaftsrates, 25.1.1961; Geschäftsstelle des Wissenschaftsrates, „Protokoll über die 2. Sitzung des Unterausschusses ‚Medizinische Akademien' am 16.2.1961 in Köln (BAK, B/247, 16).

schule notiert. Ein entsprechendes Schreiben, versehen mit zwölf sehr konkreten Nachfragen, verfasste Bargmann dann am darauffolgenden Tag.[36] Lübeck erwies sich in dieser Frühphase der Akademieplanung deutlich als der beste Anwärter. Geradezu gegenteilig waren die Planungen im Stadtstaat Bremen, der als möglicher Standort zu Beginn des Jahres 1961 genannt wurde.[37] In Bremen, davon berichtete im Februar 1961 eine Denkschrift des Bremer Bildungspolitikers Hans-Werner Rothe, stand jedoch ohnehin die ambitionierte Gründung einer Campus-Universität bevor, welche die Reformprogrammatik des Wissenschaftsrates verwirklichen sollte. So wurde in der Denkschrift auch nur die Gründung einer Medizinischen Fakultät und keiner Akademie in Betracht gezogen. Bereits zu diesem Zeitpunkt wurde auch festgelegt, dass der Neubau einer Klinik auf dem Campus aus Kostengründen zumindest im ersten Aufbauplan nicht realisierbar wäre.[38] Zwar beschloss der Unterausschuss „Medizinische Akademien", die Verhältnisse in Bremen noch einmal genauer in Augenschein zu nehmen, aber als Standort für eine Medizinische Akademie kam die Hansestadt so nicht mehr in Frage.[39] Tatsächlich hatte Emil Greul, Leiter der Bremer Gesundheitsverwaltung, dem Lübecker Senator Alfred Plust im April 1961 klipp und klar mitgeteilt, dass für Bremen nur eine Volluniversität in Frage komme.[40]

Gegenüber dem Deutschen Städtetag präsentierte Friedrich Schneider im Februar 1961 eine relativ lange Liste von Städten, die sich neben Lübeck um eine Medizinische Akademie bemühten: Aachen, Bielefeld, Essen, Karlsruhe, Mannheim, Nürnberg, Oldenburg, Regensburg und Wiesbaden.[41] Auf einer Sitzung der Wissenschaftlichen Kommission des Wissenschaftsrates im Mai 1961 wurden als zukünftige Orte für Medizinische Akademien dann nur noch Aachen, Essen und Lübeck sowie die Erweiterung der Akademie in Düsseldorf genannt. Ferner erwogen wurden Stuttgart und gewisse, noch ungenannt bleibende süddeutsche Städte.[42] Bargmann meldete wenige Wochen später dem Ausschuss zur Vorbereitung von Empfehlungen zur Gründung neuer

---

36 Wolfgang Bargmann an Friedrich Schneider (Generalsekretär des Wissenschaftsrates), 17.2.1961; Geschäftsstelle des Wissenschaftsrates, „Protokoll über die 2. Sitzung des Unterausschusses ‚Medizinische Akademien' am 16.2.1961 in Köln"; Anton Kurze (Oberstadtdirektor Aachen) an Friedrich Schneider, 1.2.1961; Hermann Heusch (Oberbürgermeister Aachen)/Anton Kurze (Oberstadtdirektor Aachen) an Werner Schütz (Kultusminister Nordrhein-Westfalen), 6.1.1961 (BAK, B/247, 16).
37 Geschäftsstelle des Wissenschaftsrates, „Protokoll über die 2. Sitzung des Unterausschusses ‚Medizinische Akademien' am 16.2.1961 in Köln" (BAK, B/247, 16).
38 Rothe (1961: 250). Geschäftsstelle des Wissenschaftsrates, „Protokoll über die 3. Sitzung des Unterausschusses ‚Medizinische Akademien' am 1.5.1961 in Köln" (BAK, B/247, 16). Zur hochschulreformerischen Entwicklung in Bremen siehe Torp (2023).
39 Geschäftsstelle des Wissenschaftsrates, „Protokoll über die 5. Sitzung des Unterausschusses ‚Medizinische Akademien' am 3.7.1961 in Köln" (BAK, B/247, 16).
40 Alfred Plust, „Vermerk", 10.4.1961 (Archiv der Hansestadt Lübeck, 4.05–06, 1).
41 Alfred Plust, „Vermerk", 17.2.1961 (Archiv der Hansestadt Lübeck, 4.05–06, 1).
42 „Auszug aus dem Protokoll über die 23. Sitzung der Wissenschaftlichen Kommission des Wissenschaftsrates am 5. Mai 1961 in Köln" (Archiv der MHH, G Sammlung Schneider, Überlegungen des Wissenschaftsrates zur Medizin, 1951–1963. Band 2. Unveröffentlichtes Manuskript. Hannover, 1987).

Hochschulen, dass das Lübecker Projekt bereits vom Gründungsausschuss als förderungswürdig bezeichnet worden sei. Die Landesregierung halte an diesem Plan fest, obgleich die Kieler Medizinische Fakultät eine ablehnende Stellung einnehme.[43] In die offiziellen Empfehlungen des Wissenschaftsrates wurde dann neben der bestehenden, aber auszubauenden Akademie in Düsseldorf auch nur Lübeck aufgenommen.[44] Einen Monat später lautete der Zwischenstand im Unterausschuss „Medizinische Akademien", dass neben Lübeck weiterhin auch Essen oder Aachen denkbar seien, wobei in Essen die personellen Voraussetzungen günstiger erschienen. Zwei Standorte in Nordrhein-Westfalen waren allerdings aus Proporzgründen unwahrscheinlich. Essen und Aachen standen deshalb auch in einem gewissen Konkurrenzverhältnis zueinander. Für Aachen wurde aber seit Mai 1961 ohnehin über den Status einer Medizinischen Fakultät an der Rheinisch-Westfälischen Technischen Hochschule nachgedacht. Bremen wurde bereits nicht mehr erwähnt. Eine explizite Empfehlung zur Bewerbung hatte Bargmann für München an das Bayerische Kultusministerium übermittelt. Als weiterer möglicher Standort wurde das allerdings von Heilmeyer sofort als ungeeignet abgekanzelte Konstanz ins Spiel gebracht. Bargmann erwähnte erstmalig Ulm, das einen Plan verfasst, aber noch nicht eingereicht habe. Dem Wissenschaftsrat seien deshalb noch keine Einzelheiten bekannt. Pläne für eine Medizinische Akademie konzentrierten sich in Baden-Württemberg aber auf Stuttgart und Mannheim.[45]

Hannover war im Frühjahr 1961 vom Wissenschaftsrat selbst ins Spiel gebracht worden, galt allerdings standortpolitisch innerhalb Niedersachsens zunächst als umstritten.[46] In Niedersachsen, so meldete die Presse, würden nämlich zehn Städte um einen Hochschulstandort konkurrieren.[47] Im Wissenschaftsrat waren mit dem bis Mai 1959 amtierenden niedersächsischen Kultusminister Richard Langeheine von der nationalkonservativen und restaurativen Deutschen Partei (DP) und dem Industriellen Otto Reuleaux, der während des Nationalsozialismus als Wehrwirtschaftsführer eine bedeutsame Position in der Rüstungsforschung innegehabt hatte, zwei Akteure vertreten, von denen zu erwarten war, dass sie sich für die Belange Niedersachsens einsetzen würden. Während Reuleaux, der sogar im Jahr 1964 zum ersten Vorsitzenden der „Ge-

---

43 Geschäftsstelle des Wissenschaftsrates, „Protokoll über die 6. Sitzung des Ausschusses zur Vorbereitung von Empfehlungen zur Gründung neuer Hochschulen am 8. Juni 1961 in Berlin" (Archiv der MHH, G Sammlung Schneider, Überlegungen des Wissenschaftsrates zur Medizin, 1951–1963. Band 2. Unveröffentlichtes Manuskript. Hannover, 1987).
44 „Empfehlung des Wissenschaftsrates betreffend die Gründung Medizinischer Akademien", 10.6.1961; Geschäftsstelle des Wissenschaftsrates, „Protokoll über die 4. Sitzung des Unterausschusses ‚Medizinische Akademien' am 29.5.1961 in Köln" (BAK, B/247, 16).
45 Geschäftsstelle des Wissenschaftsrates, „Protokoll über die 5. Sitzung des Unterausschusses ‚Medizinische Akademien' am 3.7.1961 in Köln" (BAK, B/247, 16). Zu Aachen auch Groß/Kleinmanns/Schwanke (2016: 34–38) und allgemein Kühl (2011).
46 Hartmann (1972: 82)
47 Anonym, „Profit vom Doktorhut?", in: Lübecker Nachrichten, 7.2.1961 (Archiv der Hansestadt Lübeck, 4.05–06, 1).

sellschaft der Freunde der MHH" gewählt werden sollte, Hannover als Standort favorisierte, tendierte Langeheine allerdings eher zum Ausbau der Medizinischen Fakultät in Göttingen.[48] Dass die Landeshauptstadt Hannover zunächst nicht zu den Städten gehörte, die als mögliche Standorte für Medizinische Akademien genannt wurden, lag daran, so erklärte dies Fritz Hartmann rückblickend, dass die CDU, die sich bis Mai 1959 zusammen mit der SPD in einem von dem DP-Politiker Heinrich Hellwege geleiteten Kabinett an der Regierung befand, lieber in Osnabrück oder Oldenburg Universitäten errichtet sehen wollte. Vor allem aber habe das „mit sich selbst beschäftigte und selbst ausbaubedürftige Göttingen" Akademiepläne für Hannover gebremst. In Göttingen bestand sogar die Sorge, zu einer „Vorstadtuniversität" herabgewürdigt zu werden, wenn die angedachte Medizinische Akademie in Hannover mit der Technischen Hochschule fusioniere, wie es der hannoversche Stadtbaurat Rudolf Hillebrecht laut aussprach.[49] Emil Greul von der Bremer Gesundheitsverwaltung sah im April 1961 nur noch Hannover und Oldenburg im Rennen. Hannover komme aber vielleicht gar nicht zum Zuge, weil das Land Niedersachen kaum zwei Volluniversitäten haben wolle. Bremen sei jedoch nicht daran interessiert, das Projekt Oldenburg zu unterstützen, da die Stadt nicht über die kulturellen Einrichtungen verfüge, die eine Stadt haben müsse, die eine Medizinische Akademie oder überhaupt eine andere Hochschule schaffen wolle.[50] Tatsächlich wurden selbst im Oktober 1963, als die Würfel längst für Hannover gefallen waren – mittlerweile regierte in Niedersachsen eine SPD/FDP-Koalition unter Georg Diederichs -, auf einer Sitzung der niedersächsischen Landtagsausschüsse für Haushalt, Kultur und Gesundheit weiterhin Bedenken aus Göttingen angemeldet. So habe der Vorsitzende des Gesundheitsausschusses sein Befremden darüber geäußert, dass die Akademie als Fachhochschule in Hannover geplant sei und damit möglicherweise die Weichen für eine zweite Landesuniversität in Hannover gestellt würden. Dies sei für Göttingen sehr bedenklich, und so stellte der Vorsitzende die Frage, ob es nicht zweckmäßiger sei, die Medizinische Akademie in Göttingen zu errichten. Auch der zu dieser Zeit bereits nicht mehr als Kultusminister amtierende und zur CDU übergewechselte Langeheine fürchtete eine eventuelle Konkurrenz für Göttingen. Diese Einwände kamen jedoch viel zu spät und konnten dann auch leicht vom hannoverschen Oberstadtdirektor Karl Wiechert sowie von Rudolf Schoen, der zwar einen Lehrstuhl an der Göttinger Universität innehatte, aber zu diesem Zeitpunkt bereits als Vorsitzender des Gründungsausschusses einer Medizinischen Akademie in Hannover amtierte, abgeschmettert werden. Schoen betonte, dass die Medizinische Akademie auf einen „Notschrei" des Wissenschaftsrates hin gegründet worden sei.

---

48 Lohff/Schulz/Siegwarth (2014: 9–10). Zur DP: Naßmacher (2016) und Aschoff (1999).
49 Anonym, „Wird Göttingen Vorstadtuniversität?", in: *Die Welt*, 9.5.1961 (Archiv der Hansestadt Lübeck, 4.05–06, 1). Hartmann (1972: 85).
50 Alfred Plust, „Betr.: Medizinische Akademie in Lübeck", 10.4.1961 (Archiv der Hansestadt Lübeck, 4.05–06, 1).

Sozialminister Kurt Partzsch (SPD) und Kultusminister Hans Mühlenfeld, der wiederum gerade erst von der DP zur FDP gewechselt war, sprachen sich dann noch einmal entschlossen für den Standort Hannover aus.[51]

Im November 1961 lag schließlich auch ein Gutachten der Deutschen Krankenhausgesellschaft über die Situation in Ulm und den dortigen Bedarf an Krankenbetten vor. Ulm, so wurde werbend festgestellt, sei ein wichtiges klinisches Zentrum, es übe einen starken Sog auf ein großes Einzugsgebiet aus. Schließlich sei Ulm geografischer Mittelpunkt im süddeutschen Raum zwischen Stuttgart, Nürnberg, Augsburg sowie Oberschwaben und dem Bodenseegebiet. Die Conclusio lautete, dass die vom Wissenschaftsrat empfohlenen Voraussetzungen für die Errichtung einer Medizinischen Akademie in Ulm in vollem Umfang gegeben seien. Bei einer Besprechung am 23. Februar 1962 mit Theodor Pfizer, dem Oberbürgermeister von Ulm, ging dieser von der Errichtung einer Vollakademie aus. Ulm setzte sich so auch gegen den Konkurrenten Mannheim durch, dem die Nähe zu Heidelberg zum Verhängnis wurde. Dort bot sich stattdessen angesichts des von der Stadt Mannheim ohnehin geplanten Klinikneubaus sofort eine Kooperation mit der Heidelberger Medizinischen Fakultät an. Bargmann hatte zuvor noch bei Ulm und Mannheim eine Analogie der Krankenhaussituation konstatiert. Seiner Meinung nach sprach das genügend große Gelände für den Neubau sogar eher für Mannheim. Er konnte sich in diesem Fall allerdings nicht durchsetzen. Ein geschlossener Geländekomplex fehlte wiederum in Stuttgart, das damit aus dem Rennen war.[52]

Aber natürlich wollte auch der Freistaat Bayern gerne mit einer neuen Medizinischen Akademie renommieren. In München wurde im Frühjahr 1961 ebenfalls über die Gründung entweder einer Akademie oder einer Zweiten Medizinischen Fakultät nachgedacht. In einem Artikel in der *Süddeutschen Zeitung* wurde zudem von Akademiegründungsplänen in Augsburg berichtet, die mit der Überlastung der Münchener Fakultät begründet wurden.[53] Die Stadt Augsburg produzierte im Oktober 1961 ein ausgesprochen hübsches Bewerbungsschreiben, in dem die Medizinische Akademie als ein „neuer Typus im Gefüge der deutschen wissenschaftlichen Hochschulen" angepriesen wurde und auch ansonsten die im Wissenschaftsrat verhandelten Themen aufgegriffen wurden. Als Hauptproblem der Hochschulen in der Gegenwart wurde die Lage in den „Massenfächern" Germanistik, Betriebswirtschaftslehre und Medizin genannt, die mit den vorhandenen Ausbildungskapazitäten nicht mehr in Einklang zu

---

51 „Protokoll der 15. Sitzung des Ausschusses ‚Medizinische Akademie' in Hannover, Finanzministerium am 17.10.1963 von 17–20 Uhr und am 18.10.1963 von 8.30–14.00" (Archiv MHH, Protokolle des Gründungsausschusses der Medizinischen Hochschule Hannover 1961–1973, 15.–26. Sitzung, E 2.1. Nr.2).
52 „Denkschrift über die Errichtung von wissenschaftlichen Hochschulen in Baden-Württemberg", in: 3. Landtag von Baden-Württemberg, Beilage 2990, 25.4.1962, S. 5812–5866 (BAK B 138/6509). Zur Anfangsgeschichte der Mannheimer Universitätsklinik siehe Bauer (2002: 93–113).
53 Friedrich Mager, „Fakultät oder Akademie – das ist die Frage", in: *Süddeutsche Zeitung*, 8./9. April 1961 (BAK, B/247, 16).

bringen sei. Die einzelnen Studierenden drohten in der Masse unterzugehen. Es sollten sowohl die Einheit von Forschung und Lehre gewahrt bleiben, aber auch keine Zulassungsbeschränkungen eingeführt werden. Die Gründung einer Medizinischen Akademie wäre eine spezifische Lösung für die offensichtlich bestehende Überfüllung der klinischen Hauptfächer. Mit ihrer Einrichtung könnte auch eine wesentlich breitere Masse für die medizinische Forschung erreicht werden. Sie wäre eine Hochschule neuen Typs, „welche die bestehende Struktur in idealer Weise ergänzt". Augsburg positionierte sich dabei als ein Standort, der die Medizinische Fakultät der Universität München entlasten könnte. Auch erfülle Augsburg die Forderung des Wissenschaftsrates nach bestehenden Einrichtungen geistigen und kulturellen Lebens. Dies wurde dann auch auf mehreren Seiten ausführlich dargestellt.[54]

Ludwig Raiser konnte im November 1961 auf der Vollversammlung des Wissenschaftsrates ein erstes einigermaßen übersichtliches Zwischenfazit zur Gründung neuer Medizinischer Akademien abgeben. Die Länder Schleswig-Holstein, Niedersachsen, Nordrhein-Westfalen und Hessen seien entschlossen, Medizinische Akademien zu gründen. In Baden-Württemberg werde derlei noch erörtert. In Bayern werde im Kultusministerium die Gründung einer Medizinischen Akademie in Augsburg erwogen. Diese Pläne seien aber noch nicht über Vorüberlegungen hinausgekommen. Der Wissenschaftsrat selbst wollte bei der Frage der Ortswahl nicht intervenieren.[55] Im Wettstreit der Bundesländer um einen Standort schien also zunächst nur das arme Schleswig-Holstein gute Karten zu haben. Niedersachsen kam zwar erst später ins Spiel, dann aber wurden in Hannover in eiligen Schritten Tatsachen geschaffen. Die Errichtung einer Medizinischen Akademie in Baden-Württemberg war Anfang 1962 sehr wahrscheinlich, während ausgerechnet Nordrhein-Westfalen nicht so recht weiterkam. Der Aufbau von Universitäten hatte dort offenbar Priorität.

Auch der Freistaat Bayern tat sich in den folgenden Monaten mit der Entwicklung eines Augsburger Akademieprojektes eher schwer. Zwar ersuchte der Bayerische Landtag am 10. Juli 1962 die Staatsregierung, die Errichtung einer Medizinischen Akademie in Augsburg umgehend in die Wege zu leiten, das Vorhaben wurde dann jedoch erheblich verschleppt. Erst am 20. Januar 1964 wurde durch den seit Dezember 1962 amtierenden bayerischen Ministerpräsidenten Alfons Goppel dazu eine Sachverständigenkommission eingesetzt. Dieser besonders lange Verwaltungsweg sorgte dafür, dass die eigentliche Motivation zur Errichtung Medizinischer Akademien schon wieder in Vergessenheit geraten war. In dem schließlich erst im Juli 1965 veröffentlichten Gutachten der Kommission hieß es schlicht, dass es sich bei einer Medizinischen Akademie um eine medizinische Ausbildungsstätte universitären Ranges handle, „die durch

---

54 „Denkschrift über die Errichtung einer Medizinischen Akademie in Augsburg", Oktober 1961 (BAK, B/247, 16).
55 „Protokoll der 12. Sitzung der Vollversammlung des Wissenschaftsrates vom 4.11.1961 in Berlin" (LASH, Abt. 811, Nr. 20919 II).

Heranziehung, Ausbau und Ergänzung von großen, außerhalb von Universitätsorten gelegen Krankenanstalten entwickelt wird". Als Vorbilder konnten zu diesem Zeitpunkt bereits Ulm und Hannover genannt werden, wo ein vollständiges medizinisches Studium angelegt sei. Augsburg sollte explizit nicht an München angeschlossen werden. Damit kamen aber im Gutachten auch Zweifel auf, ob eine etwaige Medizinische Akademie Augsburg das akademische Niveau wahren und der „Verpflichtung neuer Formen des akademischen Unterrichts" genügen könne. Gerade im Abgleich mit den Bedingungen in Hannover, wo es ja bereits eine Tierärztliche und eine Technische Hochschule gab, schien Augsburg defizitär. Ob die Anforderungen und Anregungen des Wissenschaftsrates erfüllt werden könnten, erschien fragwürdig. Die Notwendigkeit einer Augsburger Akademie schien wiederum durch die Nähe zu München und dem besser geplanten Ulm zunehmend zweifelhaft. Kurz: Die Kommission sah die Einrichtung einer Medizinischen Akademie in Augsburg, auch aus Gründen regionaler Hochschulplanung, nicht mehr als dringlich an.[56]

Anfang 1963 konnte auf einer Sitzung der Wissenschaftlichen Kommission des Wissenschaftsrates trotz dieser Rückschläge weiterhin Optimismus verbreitet werden, wenn auch Schwierigkeiten bei der Umsetzung der Pläne nicht zu übersehen waren. In Lübeck sei die Gründungsschrift überreicht worden, in Essen solle – allerdings als Zweite Fakultät der Universität Münster – schon 1963 der Unterricht aufgenommen werden. Andererseits müsse in Aachen, wo es ebenfalls bereits längst um die Gründung einer Medizinischen Fakultät an der Technischen Hochschule ging, wohl noch länger gewartet werden und in Hannover sei über den Antrag der Mitfinanzierung durch den Bund noch nicht entschieden.[57] In den folgenden zwei Jahren kristallisierte sich heraus, dass nur Hannover und Lübeck als gesicherte Standorte für eine Medizinische Akademie angesehen werden konnten. Allerdings offenbarte ausgerechnet das so vorbildliche Lübeck große Defizite bei der Umsetzung der vom Wissenschaftsrat ausgeschriebenen Programmatik. In Planung waren weiterhin Medizinische Akademien in Ulm und Augsburg, wobei letzterer Standort durch das Gutachten der Sonderkommission eigentlich auch schon wieder durchgefallen war und tatsächlich auch stillschweigend und zugunsten einer zweiten Medizinischen Fakultät in München fallengelassen wurde. In Augsburg kam es dann 1970 zur Gründung einer Universität, allerdings ohne Medizinische Fakultät. Von sonstigen Plänen, so meldete der zuständige Regierungsdirektor Max Motz vom Bundesministerium für wissenschaftliche Forschung, der als treibende Kraft bei der Errichtung der Medizinischen Akademien

---

56 Johannes von Elmenau (Bayerisches Staatsministerium für Unterricht und Kultus) an Rolf Schneider (Niedersächsisches Kultusministerium), 16.7.1965; „Gutachten über die Errichtung einer Medizinischen Akademie in Augsburg", 9.4.1965 (NLAH, Nds. 401, Acc. 2003/171, Nr. 22). Zur weiteren Geschichte der Universität Augsburg: Paulus (2020).
57 „Protokoll der 34. Sitzung der Wissenschaftlichen Kommission des Wissenschaftsrates am 1. Februar 1963 in Bad Godesberg" (LASH, Abt. 811, Nr.20923 I).

angesehen werden muss, sei nichts bekannt. Nach diesem Stand der Dinge würde es keine sieben Medizinische Akademien, sondern nur vier geben. Stattdessen gingen die Länder dazu über, neue, oft auch zweite Medizinische Fakultäten einzurichten. So geschah dies in Essen, in Aachen, in Mannheim und in München.[58] Die Einrichtung einer Medizinischen Fakultät an einer Technischen Hochschule, wie es sich 1966 in Aachen vollzog, folgte dabei den interdisziplinären Reformgedanken der Akademieprojekte. Am Aachener Gründungsausschuss waren mit Erich Heinz, Thure von Uexküll und Josef Zander auch Sachverständige beteiligt, die mit den Diskussionen der Ausschüsse des Wissenschaftsrates bestens vertraut waren.[59]

Bargmann hatte die Zahl „Sieben" im Mai 1961 so erklärt, dass sich diese rein rechnerisch aus den Empfehlungen des Wissenschaftsrates über den Bedarf an Ausbildungsstätten für Medizinstudierende sowie Bedarfsberechnungen an Ärzten und Ärztinnen ergebe. Er machte aber sofort deutlich, dass man „über die Klippe der Zahl Sieben und über eventuelle Bedenken gegen das Zahlenmaterial" hinwegkommen könne. Friedrich Schneider relativierte zum gleichen Zeitpunkt, es könne wohl auch von der Zahl „Fünf" ausgegangen werden.[60] Tatsächlich wurden es dann nur „Drei". Einzig in Hannover, Lübeck und Ulm kamen neue Akademien in die konkrete Planungsphase und wurden schließlich auch 1964 als Medizinische Akademie Lübeck, 1965 als Medizinische Hochschule Hannover und 1967 als Universität Ulm (Medizinisch-Naturwissenschaftliche Hochschule) gegründet. In Aachen wurde 1966 eine Medizinische Fakultät der Technischen Hochschule Aachen etabliert, während in Essen 1963 die Städtischen Krankenanstalten in die Zweite Medizinische Fakultät der Universität Münster umgewandelt, aber von vornherein als wichtiger Bestandteil der seit Januar 1964 im Bau befindlichen und in den folgenden zehn Jahren fertiggestellten Ruhr-Universität in Bochum geplant wurden. In den Ausschüssen des Wissenschaftsrates wurde allerdings noch 1965 für Essen weiterhin die Bezeichnung „Akademie" verwendet. Im Januar 1967 wurde das Essener Universitätsklinikum dann offiziell der Universität in Bochum zugeordnet. Der Bochumer Gründungsausschuss hatte dazu bereits 1962 erklärt, dass in der zukünftigen Essener Universitätsklinik zwar interdisziplinäre, d.h. auch naturwissenschaftlich-medizinische Forschung stärker berücksichtigt, aber keine Strukturreform, wie sie mit den Akademiegründungen verbunden war, durchgeführt werden solle. Wobei Ende der 1960er Jahre dann durchaus auch für das Ruhrklinikum Essen

---

58 Max Motz, „Sprechzettel für die Sitzung des Wissenschaftsrates (Verwaltungskommission und Vollversammlung) vom 3./4. Dezember 1965", 24.11.1965 (BAK B/138, 10426). Zur Debatte über die problematische Situation in Lübeck: „Protokoll der 20. Sitzung des Ausschusses ‚Medizinische Akademie Hannover', Finanzministerium (Großer Sitzungssaal) am 3. Juli 1964. 8.30 Uhr – 17.00 Uhr" (Archiv der MHH, Protokolle des Gründungsausschusses der Medizinischen Hochschule Hannover 1961–1973, 15.–26. Sitzung, E 2.1. Nr.2). Zur Gründungsgeschichte der Universität Augsburg siehe Lengger (2010).
59 Groß/Kleinmanns/Schwanke (2016: 38–42).
60 Vermerk „Rücksprache mit Prof. Bargmann" und „Rücksprache mit dem Generalsekretär des Wissenschaftsrates, Ministerialdirektor Dr. h.c. Schneider", 30.5.1961 (LASH, Abt. 811, Nr. 20926).

die Verwirklichung des Departmentsystems konstatiert wurde.[61] In Regensburg kam es 1962 zur Gründung einer Volluniversität, zu der, allerdings an letzter Stelle, eine Medizinische Fakultät gehören sollte. Konkrete Strukturplanungen wurden erst 1969 durch einen medizinischen Beirat realisiert und mit dem Bau eines Universitätsklinikums wurde erst Ende der 1970er Jahre begonnen. Für Stuttgart waren nur medizinische Ausbildungsstätten vorgesehen. Selbst die Medizinische Akademie Düsseldorf, lange Zeit Referenzinstitution für die Akademieplanungen des Wissenschaftsrates, war im Sommer 1962 in eine Einrichtung des Landes Nordrhein-Westfalen umgewandelt worden und fungierte im November 1965 als Kerninstitution einer neu gegründeten Düsseldorfer Universität.[62]

Die Hochschulreformgedanken waren in diesen medizinischen Einrichtungen allerdings nicht mehr von zentraler Bedeutung. Anders war dies bei den drei Akademieprojekten, was sich vor allem in der protokollierten Arbeit der Gründungsausschüsse in Lübeck, Ulm und Hannover manifestierte. Die Hauptakteure der Debatten in den Ausschüssen des Wissenschaftsrates übernahmen dann auch führende Funktionen in den Gründungsausschüssen der Akademien. Dem Kieler Anatom Wolfgang Bargmann kam vor allem in Lübeck eine zentrale Rolle zu. So lotste er zunächst Heilmeyer nach Lübeck, damit dieser dort den Vorsitz des Gründungsausschusses übernahm. Zugleich blieb er aber Mitglied des Senats der Deutschen Forschungsgemeinschaft, war von 1955 bis 1961 einer deren Vizepräsidenten, um im Anschluss bis 1964 die Wissenschaftliche Kommission des Wissenschaftsrates zu leiten. 1965 war Bargmann, *wie bereits 1951, Rektor der Universität Kiel sowie ein Jahr später Rektor der neu gegründeten Universität Bremen. Mit Emil Tonutti war neben Heilmeyer ein weiteres Mitglied der Ausschüsse des Wissenschaftsrates in Lübeck beteiligt. Tonutti fungierte später aber auch als Mitglied des Gründungsausschusses in Ulm und wurde dort zum Professor für Anatomie ernannt. In Lübeck blieb Bargmann bis zur Gründung eine besonders einflussreiche Persönlichkeit, während Heilmeyer und Tonutti, nachdem der Arbeitsausschuss im Januar 1963 Bericht erstattet hatte, dort keine große Rolle mehr spielten.[63] Auch in Hannover wurde Bargmann hinzugezogen, wenn er auch nur äußerst selten zu Treffen des Gründungsausschusses anreiste und sich 1965, als er keine leitende Funktion im Wissenschaftsrat mehr innehatte, ganz zurückzog. In

---

61   Dazu auch Paulus (2010: 405). Ähnlich auch im Klinikum Essen der Ruhr-Universität Bochum. Siehe dazu: Bock/Arnold (1969). Weitere Literatur: Bodechtel (1967). Siehe zur Ruhr-Universität Bochum als Quellen Gründungsausschuss der Universität Bochum (1962: 50–57) und die Erinnerungen von Walter Müller (1981) sowie als sehr guten Überblick Stallmann (2004). Bruno Klein (2010) ordnet die Ruhr-Universität Bochum aufschlussreich architekturhistorisch ein. Zur Anfangsgeschichte des Universitätsklinik Essen siehe Schmid et al. (2010: 162–183).
62   „Tagesordnung für die 27. Sitzung des Ausschusses Medizinische Akademie Hannover am 15./16. März 1965" (Archiv der MHH, GRÜA 10021 3). „Protokoll der 13. Sitzung des Gründungsausschusses des Wissenschaftsrates vom 11. März 1965 in Köln" (Archiv der MHH, B IV, 11.1., Bd. 0, Präsidialkeller).
63   Siehe Hildebrandt (2013) und Detmering (2004).

der niedersächsischen Landeshauptstadt wurde Rudolf Schoen zum Vorsitzenden des Gründungsausschusses benannt und schließlich auch zum Gründungsrektor berufen. Fritz Hartmann kam im dortigen Gründungsausschuss eine ebenso zentrale Rolle zu und er übernahm dann auch 1967 von Schoen das Rektorenamt. In Ulm war es erneut Heilmeyer, der mit großem Elan das Projekt einer Medizinisch-Naturwissenschaftlichen Hochschule vorantrieb. Unterstützt wurde er dabei wiederum von Thure von Uexküll. Von den Hauptakteuren der Ausschüsse des Wissenschaftsrates war es nur Paul Martini, der sich, sicherlich auch alters- und gesundheitsbedingt, nicht an den Neugründungen der Medizinischen Akademien beteiligte.

Der Arbeitsausschuss „Medizinische Akademie Lübeck"

Lübeck stand also am Beginn aller Planungen, dort wurden erstmals dezidiert eine Programmatik verfasst und konkrete Ablaufpläne der Einrichtung einer Medizinischen Akademie entworfen. Die Ideen, die im Antrag vom November 1960 formuliert wurden, entsprachen dem Diskussionsstand im Wissenschaftsrat und waren zugleich pragmatisch ausgerichtet. Bereits bestehende Einrichtungen sollten als Fundament für eine neue Hochschule dienen und müssten nur erweitert werden. Nach Ausbau der Städtischen Krankenhäuser Süd und Ost sollte an der Medizinischen Akademie Lübeck das Studium vom Vorphysikum bis zum Staatsexamen möglich sein.[64] Ende Januar 1961, als erste konkrete Vorschläge an den Wissenschaftsrat und die Universität Kiel unterbreitet wurden, erklärte der schleswig-holsteinische Kultusminister Edo Osterloh der Lokalpresse, dass eine Medizinische Akademie Lübeck „sinnvoll und existenzfähig" sei.[65] Der Lübecker Senator für das Gesundheitswesen Alfred Plust stellte dann Mitte April 1961 beim Wissenschaftsrat in einem Ergänzungsschreiben zum Antrag vom November 1960 einen in vier Abschnitte unterteilten Ablaufplan zur Gründung und zum Bau einer Medizinischen Akademie Lübeck vor, der eine zügige Umsetzung erwarten ließ. Danach sollten zuerst Räume für die ersten klinischen Semester geschaffen werden. Für den zweiten und dritten Abschnitt war die Errichtung von Kliniken für die höheren klinischen Semester vorgesehen. Im vierten Abschnitt folgten zumindest plangemäß das Anatomische, das Physiologische, das Gerichtlich-Medizinische und das Medizinhistorische Institut. Das drängende städtische Problem der Errichtung eines Zentralkrankenhauses schien sich auf diesem Wege mit der unerlässlichen Schaffung neuer Studienplätze im Bereich der Medizin sowie der

---

64 Senat der Hansestadt Lübeck, „Antrag der Hansestadt Lübeck auf Errichtung einer Medizinischen Akademie in Lübeck", November 1960 (BAK, B/247, 16).
65 Anonym, „Medizinische Akademie Lübeck ist sinnvoll und existenzfähig", in: *Lübecker Morgen*, 26.1.1961 (Archiv der Hansestadt Lübeck, 4.05–06, 1).

notwendigen Studienreform verbinden zu lassen.⁶⁶ In diesen ersten Planungen wurde von einer anfänglichen Beschränkung auf klinische Semester ausgegangen. Später erst sollten vorklinische Semester einbezogen und die Akademie zu einer Vollfakultät ausgebaut werden.⁶⁷ In der Zeitschrift *Lübeckische Blätter* präsentierte Plust der Stadtöffentlichkeit die Planungsideen für die Medizinische Akademie Lübeck. Die Struktur der Lübecker Krankenhäuser bedürfe dringend einer Modernisierung und organisatorischen Zusammenfassung. Dies solle durch den Bau eines Zentralkrankenhauses auf dem Gelände des Krankenhauses Ost erreicht werden. Zugleich müsse ein Notstand auf dem Gebiet des Medizinstudiums behoben werden. Seinen Beitrag beendete Plust mit der optimistischen Aussage, dass, wenn es zur Gründung einer Medizinischen Akademie in Lübeck komme, damit auch die Frage der zentralen Zusammenfassung der Lübecker Krankenhäuser gelöst sowie die Finanzierung in für Lübeck zumutbarer und erträglicher Größenordnung geklärt seien.⁶⁸

Allerdings wurden diese Gründungsideen seitens der Medizinischen Fakultät der Universität Kiel argwöhnisch betrachtet, die ihren uneingeschränkt führenden Status im nördlichsten Bundesland in Gefahr sah. Rudolf Preuner, der das Hygieneinstitut der Hansestadt leitete, sprach im Herbst 1960 davon, dass eine in fast jeder Beziehung „alte" Fakultät einem „Parvenu" gegenüberstehe.⁶⁹ Bargmann wiederum identifizierte den Kieler Oberbürgermeister Hans Müthling als entscheidende Kraft bei der Hintertreibung der Lübecker Akademiepläne, da dieser befürchte, dass durch eine solche Neugründung die Landesmittel für die Kieler Universität reduziert würden.⁷⁰ Da die Landesregierung die Zustimmung der Universität Kiel zu den Lübecker Plänen erwünschte, diese sich aber noch im Sommer 1961 eindeutig ablehnend äußerte, musste ein Kompromiss gefunden werden.⁷¹ Sehr zum Ärger von Senator Plust, der sich für eine eigenständige Medizinische Akademie Lübeck stark machte und dabei auch auf die finanzielle Beteiligung der Hansestadt Lübeck verwies, vertrat Ministerialrat Dietrich Ranft vom Kultusministerium Schleswig-Holstein die Position, dass als „Übergangslösung" eine stark an die Medizinische Fakultät der Universität Kiel angegliederte Akademie gegründet werden solle, die weder ein Berufungs- noch ein Habilitationsrecht erhalte.⁷² Im September 1961 wurde dann seitens des Kultusministeriums endgültig klargestellt, dass es sich

---

66 Geschäftsstelle des Wissenschaftsrates, „Protokoll über die 3. Sitzung des Unterausschusses ‚Medizinische Akademien' am 1.5.1961 in Köln" (BAK, B/247, 16). Zudem Alfred Plust, „Betr.: Medizinische Akademie Lübeck", 6.2.1961; Alfred Plust an Geschäftsstelle des Wissenschaftsrates, 18.4.1961 (Archiv der Hansestadt Lübeck, 4.05–06, 1). Zu Alfred Plust: Preuner/Preuner von Prittwitz (1989: 12–15).
67 Dietrich Ranft, „Vermerk", 20.9.1961 (LASH, Abt. 811, Nr. 19980).
68 Alfred Plust, „Eine Medizinische Akademie in Lübeck?", in: *Lübeckische Blätter* 122.7, 1. April 1961 (Archiv der Hansestadt Lübeck, 4.05–06, 1).
69 Rudolf Preuner, „Aktennotiz", 26.11.1960 (Archiv der Hansestadt Lübeck, 4.05–06, 1).
70 Alfred Plust, „Vermerk", 10.1.1961 (Archiv der Hansestadt Lübeck, 4.05–06, 1).
71 Alfred Plust an Karl Hansen, 10.7.1961 (Archiv der Hansestadt Lübeck, 4.05–6, 2).
72 Alfred Plust, „Vermerk", 28.8.1961 (Archiv der Hansestadt Lübeck, 4.05–6, 2).

bei der Akademie um eine Zweite Medizinische Fakultät der Universität Kiel handeln werde, „wobei eine weitgehende Selbständigkeit gewährt werden soll". Wie unabhängig die Akademie aber wirklich von Kiel sein könnte, wurde in der Gründungsphase intern immer wieder diskutiert.[73] Dabei sollten sich in der Tat fundamentale Probleme auftun. Der Kieler Universitätssenat sah sich mit der Gründung der zweiten Fakultät von der Landesregierung vor vollendete Tatsachen gestellt. Es wurde dann auch der Medizinischen Akademie im akademischen Kieler Senat nur ein eingeschränktes Stimmrecht gewährt, wenn auch der Dekan in Lübeck Rechte des Kieler Rektors übertragen bekam. Die Lübecker Professorenschaft wurde sogar von der passiven Wahl zum Rektor der Kieler Universität ausgeschlossen. Zu einer Normalisierung des Verhältnisses sei es erst gekommen, so Wolf-Dieter von Detmering, von 1976 bis 1984 Kanzler der zu dieser Zeit so bezeichneten Medizinischen Hochschule Lübeck, als vermehrt Kieler Fakultätsangehörige nach Lübeck berufen und ein Verbindungslehrstuhl geschaffen wurde.[74]

Als am 24. Januar 1962 die konstituierende Sitzung des Arbeitsausschusses „Medizinische Akademie Lübeck" stattfand, der zwei Monate zuvor am 21. November 1961 von der schleswig-holsteinischen Landesregierung initiiert worden war, stellte Ministerpräsident Kai-Uwe von Hassel in seiner feierlichen Eröffnungsrede sachlich fest, dass es auch Kritik an der Gründung einer Medizinischen Akademie gegeben habe. Diese sei vor allem auch von der Landesuniversität in Kiel vorgetragen worden. Die Landesregierung habe sich mit den gewichtigen Bedenken insbesondere der Medizinischen Fakultät mit besonderer Sorgfalt befasst. Es sei schließlich Übereinstimmung erzielt worden, dass sichergestellt werden müsse, dass in Lübeck kein Torso entstehe. Es solle von Anbeginn an „im Interesse der universitas literarum" eine enge Verbindung zwischen der Landesuniversität und der Akademie hergestellt werden. Der Ministerpräsident kritisierte die „sehr extremen Auffassungen", die einerseits die absolute Selbstständigkeit der Medizinischen Akademie und andererseits die vollständige Integration der neuen Körperschaft in die Kieler Landesuniversität forderten, und sprach eher vage von einer „engen Verbindung" zwischen den Institutionen. Er erklärte aber auch, dass die Akademie „etwa" stufenweise den Status einer Zweiten Medizinischen Fakultät der Kieler Universität erhalten solle.[75]

Ein halbes Jahr später, im Herbst 1962, erhielt der Fakultätsstatus eine kaum vorhersehbare weitere Dimension, als die Finanzierung der Akademie zu einem Problem zu werden drohte, da Stadt und Land dazu kaum allein in der Lage waren und das Bundesfinanzministerium sich zunächst sträubte, die Finanzierung mitzutragen. Deshalb erschien es plötzlich als gewiefter Trick, dass die schleswig-holsteinische Verwal-

---

73 Dietrich Ranft, „Vermerk", 20.9.1961; Dietrich Ranft, „Vermerk", 6.3.1962 (LASH, Abt. 811, Nr. 19980).
74 Detmering (2004: 139).
75 Arbeitsausschuß „Medizinische Akademie Lübeck" (1968). „Gutachten zur Gründung einer Medizinischen Akademie Lübeck", oD (BAK, B/138, 24860). Dietrich Ranft an Ministerpräsidenten, 23.1.1962 (LASH, Abt. 811, Nr. 19980).

tung auf Vorschlag des Bundesinnenministeriums die Gründung als Einrichtung einer Zweiten Medizinischen Fakultät der Kieler Universität deklarierte. Wenn die Finanzierung als Zuschuss für die bestehende Hochschule ausgewiesen würde, ließe sich der Widerstand des Bundesfinanzministeriums gegen eine Bundesbeteiligung beheben. So fiele das Projekt unter den Ausbau der bestehenden Hochschulen und könnte in dem üblichen Verfahren durch den Bund finanziert werden. An eine Verselbstständigung war dann erst für spätere Zeit gedacht.[76] Die Medizinische Akademie kam also aufgrund der Eigeninteressen der Medizinischen Fakultät der Universität Kiel und von Finanzierungsproblemen nicht über den Status einer Fakultät hinaus, bis sie im Mai 1973 als Medizinische Hochschule Lübeck selbstständig wurde. Dies aber sollte ihre hochschulreformerische Entwicklung nachhaltig belasten.

Entscheidende Akteure, um die Akademiegründung in Lübeck überhaupt zu initiieren, waren neben Senator Plust vor allem Dietrich Ranft vom Kultusministerium Schleswig-Holstein, der auch im Wissenschaftsrat vertreten war, und dessen Chef Edo Osterloh, Kultusminister von Schleswig-Holstein. Osterloh war bis zu seinem Suizid im Februar 1964 von Seiten der Länder Vorsitzender der Verwaltungskommission des Wissenschaftsrates.[77] Es war aber Bargmann, der den Gründungsausschuss in Lübeck organisierte. Der Kieler Anatom setzte sich offensiv für den Akademiestandort Lübeck ein und drängte auf die Einsetzung eines Gremiums zur Gründung einer Medizinischen Akademie. Er selbst wollte dazu auf Grund seines Amtes im Wissenschaftsrat zunächst nicht zur Verfügung stehen. Im Spätsommer 1961 intervenierte er bei den Beteiligten in Lübeck, um sich selbst als Verbindungsmann ins Spiel zu bringen, der jene besonders „fachlich Qualifizierten" zusammensuche, die ja in den Gründungsausschüssen, im Unterschied zu den Chefärzten vor Ort, die Hauptrolle spielen sollten. In einem Brief an Osterloh sprach Bargmann auch von „angesehenen Medizinern einer fremden Universität", die an die Spitze des Arbeitsausschusses gestellt werden sollten. Er dachte dabei konkret an Ludwig Heilmeyer als „Patron der Lübecker Akademie". Wenig später konnte er dann schon Vollzug melden. Heilmeyer habe sich telegrafisch bereit erklärt, eine derartige Berufung anzunehmen. In einem Brief dankte Heilmeyer Bargmann für das Vertrauen, fügte aber die Sorge an, dass die Akademieplanung hoffentlich nicht an finanziellen Schwierigkeiten scheitere. Alle anderen Hindernisse erschienen ihm unproblematisch, denn gegen Schwierigkeiten anzugehen, merkte er unbescheiden an, sei in seinen Genen verankert. Der listenreiche Bargmann setzte sich

---

76 Arbeitsausschuß „Medizinische Akademie Lübeck" (1968: 628–634, 638–639). Bundesminister für wissenschaftliche Forschung (Referent Max Motz), „Vermerk: Betr. Errichtung einer Medizinischen Akademie in Lübeck", 15.8.1964 (BAK, B/138, 24860). Abteilungsleiter III, „Betrifft: 90. Plenarsitzung des KMK am 25.9.1962"; „Medizinische Akademie Lübeck", 25.9.1962; Abteilungsleiter III an Referenten III 3, 26.10.1962; Hermann Höcherl (Bundesminister des Innern), „Vermerk", 7.11.1962 (BAK, B/138, 24860). Siehe auch Detmering (2004), Kömpf (2004) und Paulus (2010: 405).
77 Dietrich Ranft an Werner Schütz, 5.9.1961 (LASH, Abt. 811, Nr. 20926). Zu Osterloh: Peter Zocher (2007).

sofort dafür ein, dass möglichst früh faktisch von der Existenz einer Medizinischen Akademie Lübeck gesprochen werde, damit das Interesse an dem Objekt nicht erlahme. Neben Heilmeyer als Vorsitzendem sollten weitere Mitglieder der Medizinischen Fakultät Kiel sowie Vertreter der Stadt Lübeck und des Kultusministeriums eingeladen werden. Auch die Hinzuziehung von Finanzexperten wurde erwogen.[78]

Am 15. November 1961 wandte sich Osterloh an den Ministerpräsidenten und Mitglieder der Landesregierung von Schleswig-Holstein und informierte sie über die bereits sehr konkreten Pläne zur Errichtung einer Medizinischen Akademie in Lübeck. Der Ausbau des Städtischen Krankenhauses Süd-Ost sollte dazu genutzt werden, eine Medizinische Akademie zu errichten. Die Planung bezog sich perspektivisch auf eine Vollakademie. Auf weite Sicht, so Osterloh, sollten die erforderlichen Einrichtungen für das vorklinische und klinische Studium, einschließlich eines naturwissenschaftlichen Studiums, geschaffen werden. Ein Arbeitsausschuss solle damit betraut werden, eine Gesamtkonzeption auszuarbeiten, einen baulichen und personellen Stufenplan aufzustellen, die innere Organisation des Klinikums unter Berücksichtigung der Empfehlungen des Wissenschaftsrates zu schaffen sowie Berufungsverfahren und einen Lehr- und Bildungsplan vorzubereiten. Neben Heilmeyer als Vorsitzendem wurden Ministerialdirektor Franz Kock als stellvertretender Vorsitzender und Kurator Dietrich Ranft jeweils vom Kultusministerium des Landes Schleswig-Holstein sowie Senator Alfred Plust in den Ausschuss berufen. Wolfgang Bargmann firmierte in seiner Funktion als Vorsitzender der Wissenschaftlichen Kommission des Wissenschaftsrates als ständiger Berater. Als externe Mediziner gehörten die Direktoren Gerhard Schubert von der Universitätsfrauenklinik Hamburg und Emil Tonutti vom Anatomischen Institut der Universität Bonn dem Gründungsausschuss an. Aus Kiel kamen Wilhelm Doerr vom Pathologischen Institut sowie bis Juni 1962 Manfred Monjé, Dekan der Medizinischen Fakultät, hinzu. Monjé wurde dann von Hans Pau ersetzt. Wichard Freiherr von Massenbach, Chefarzt der Frauenklinik Lübeck, und Hans Adolf Kühn, Chefarzt der Medizinische Klinik Lübeck, vertraten die lokale Ärzteschaft. Dem Arbeitsausschuss, der sich zwischen Januar 1962 und Januar 1963 in fünf zweitägigen Vollsitzungen nebst Sitzungen der Unterausschüsse traf, gehörten während seines einjährigen Bestehens zudem Verwaltungsfachleute wie der Ministerialdirektor Hans-Hellmuth Qualen vom schleswig-holsteinischen Finanzministerium, der im Mai 1962 von Ministerialdirektor Ekkehard Geib abgelöst wurde, sowie Ministerialrat Kurt Glawatz von der Gesundheitsabteilung des Innenministeriums an. Regierungsrat Helmuth David vom Kultusministerium wurde Schriftführer.[79]

---

[78] Wolfgang Bargmann an Edo Osterloh, 24.7.1961; „Vermerk", 10.8.1961; Wolfgang Bargmann an Edo Osterloh, 2.9.1961; Wolfgang Bargmann an Edo Osterloh, 6.9.1961; Ludwig Heilmeyer an Wolfgang Bargmann, 11.9.1961; Dietrich Ranft, „Vermerk", 20.9.1961 (LASH, Abt. 811, Nr. 19980).
[79] Edo Osterloh an Ministerpräsidenten, Minister, Ministerialdirektoren, 15.11.1961 (LASH, Abt. 811, Nr. 19980). Sowie Arbeitsausschuß „Medizinische Akademie Lübeck" (1968: 642–643).

In seiner Ansprache auf der konstituierenden Sitzung des Arbeitsausschusses im Januar 1962, die ihm in den Grundzügen allerdings von Ranft vorgeschrieben worden war, sprach sich Ministerpräsident Kai-Uwe von Hassel für einen schrittweisen Aufbau nach einem wohldurchdachten Stufenplan aus. Es gehe grundsätzlich um die Errichtung einer „Vollfakultät", bei der sowohl die Institute der theoretischen Medizin wie die wichtigsten naturwissenschaftlichen Basisinstitute als integrierende Bestandteile der Medizinischen Akademie eingeplant werden sollten. Die Zusammensetzung des Ausschusses mit hervorragenden Wissenschaftlern und Verwaltungsfachleuten ermögliche, dass der Gründungsplan „eine moderne, den Forderungen unserer Zeit entsprechende Konzeption einer Lehr- und Forschungsanstalt für Medizin aufweisen wird". Der Ministerpräsident ermunterte dann auch den Ausschuss, sich nicht zu scheuen, neue Wege zu gehen und mit Überlieferungen zu brechen, die sich vielleicht heute schon als Ballast erwiesen hätten, um dann aber sogleich die Befugnisse des Gründungsausschusses wieder einzuschränken: Die Entscheidung liege aber bei ihm und dem Landesparlament. Denn alle neuen Ideen und in die Zukunft weisenden Wege müssten auch realistisch genug sein, um Schritt für Schritt durchgeführt werden zu können.[80]

Im März 1962 erklärte Hassel dem Bundesinnenminister Hermann Höcherl noch einmal die bisherige Entwicklung zur Gründung einer Medizinischen Akademie in Lübeck. Schon im November 1960 habe der Senat der Hansestadt Lübeck dem Wissenschaftsrat den Plan für eine Akademiegründung zugeleitet, der eine grundsätzliche Billigung gefunden habe. Danach solle der notwendige Ausbau der Städtischen Krankenhäuser Süd und Ost dazu genutzt werden, eine Medizinische Akademie zu errichten, an der vom Vorphysikum bis zum Staatsexamen drei- bis vierhundert Studierende ausgebildet werden könnten. Das Klinikum solle im Endausbau 1.650 Betten erhalten. Es wurde mit Investitionen von etwa sechzig Millionen DM gerechnet. Im November 1961 sei ein Arbeitsausschuss bestehend aus namhaften Mitgliedern der medizinischen Wissenschaften und Vertretern der örtlichen Verwaltung zur Erarbeitung eines Gründungsplans eingerichtet worden. Dieser habe festgestellt, dass der Unterrichtsbetrieb schon im Semester 1963/64 für die ersten drei klinischen Semester aufgenommen werden könne. Weitere Aufbau- und Ausbaumaßnahmen würden folgen. Die Hälfte der Kosten, vergaß Hassel nicht zu erwähnen, sollte laut den Erörterungen des Wissenschaftsrates vom Bund übernommen werden.[81]

---

80 „Gutachten zur Gründung einer Medizinischen Akademie Lübeck", oD (BAK, B/138, 24860). Dietrich Ranft an Ministerpräsidenten, 23.1.1962 (LASH, Abt. 811, Nr. 19980). Arbeitsausschuß „Medizinische Akademie Lübeck" (1968, 628–632).
81 Kai Uwe von Hassel (Ministerpräsident Schleswig-Holstein) an Hermann Höcherl (Bundesinnenminister), 15.3.1962 (BAK, B/138, 24860). Zur Kostenübernahme durch den Bund siehe den Briefwechsel in BAK, B/138, 24860.

Von Beginn an war klar, dass ohne Baumaßnahmen, für die rasch finanzielle Mittel bereitgestellt werden müssten, kaum mit dem Akademiebetrieb begonnen werden könnte. Zugleich sollten ja Tatsachen geschaffen werden, weshalb die Errichtung von Provisorien für die Aufnahme von Lehrveranstaltungen oberste Priorität erhalten musste. Nach einer Führung durch das Gelände der Krankenhäuser Süd und Ost war Heilmeyer über deren Zustand eher positiv überrascht. Die als Hörsaal nutzbaren Räume erschienen ihm durchaus verwendungsfähig.[82] Für den Unterricht sollten die sogenannten Hamburger Häuser der ehemaligen psychiatrischen Heilanstalt Strecknitz sowie Pavillons, die noch von der „Organisation Todt" aus der Zeit des Nationalsozialismus stammten, im Krankenhaus Ost, das ohnehin als zentraler Standort angedacht war, provisorisch hergerichtet werden.[83] Allerdings konnten sich Senator Plust und Bargmann darauf einigen, dass in den Erläuterungen zum Lübecker Antrag „zweckmäßigerweise niemals von einem ‚Provisorium' oder ‚vorübergehenden Zustand' gesprochen werden" solle.[84] Die Planungen im Jahr 1962 liefen auf eine baldige, kontinuierliche und schließlich auch in Neubauten realisierte Nutzung hinaus. Um den Raumbedarf adäquat berechnen zu können, wurde ebenso über einen Stellenplan wie über die Bettenzahlen nachgedacht. Angedacht waren zunächst 200 Betten für die Chirurgie, vierzig für die Urologie und hundert für die Orthopädie, um ordentlich „Krankengut" für die Ausbildung zu haben. Damit verbunden war eine Raumplanung, bei der zunächst allerdings der Bau von Hörsälen vorrangig war.[85] Über die Bedarfszahlen wurde im Ausschuss ausdauernd gestritten. Schon auf der vierten Sitzung des Lübecker Gründungsausschusses im Juli 1962 wurde doch eher von 270 Betten für die Chirurgie und nur vierzig für die Orthopädie ausgegangen. Ebenso wurden neue Raum- und Stellenbedarfspläne diskutiert.[86] Baumaßnahmen waren mit der erwarteten Studierendenzahl eng verbunden. Heilmeyer schwebte dabei zunächst ein Vorklinikum mit höchstens achtzig und ein Klinikum mit siebzig Studierenden vor.[87]

Die Planungen in Lübeck sahen im Januar 1962 eigentlich einen ersten Bauabschnitt zur Errichtung eines Pharmakologischen und Pathologischen Institutes sowie Baumaßnahmen für die Erste Medizinische und die Erste Chirurgische Klinik vor. Im zweiten Bauabschnitt sollten die Zweite Medizinische und die Zweite Chirurgische

---

82 „Protokoll der 1. Sitzung des „Arbeitsausschusses Medizinische Akademie Lübeck am 24./25.1.1962 in Kiel und Lübeck" (LASH, Abt. 811, Nr. 19980).
83 Detmering (2004: 139). Zur Heilanstalt Strecknitz siehe auch Schepermann/Dilling (2005).
84 Alfred Plust, „Vermerk über die Besprechung am Mittwoch, dem 12. April 1961, 9.00 Uhr, mit Herrn Prof. Bargmann in seinem Dienstzimmer in Kiel", 12.4.1961 (Archiv der Hansestadt Lübeck, 4.05–06, 1).
85 „Protokoll der 3. Sitzung des „Arbeitsausschusses Medizinische Akademie Lübeck am 11./12. Mai 1962 in Kiel" (LASH, Abt. 811, Nr. 19981).
86 „Protokoll der 4. Sitzung des „Arbeitsausschusses Medizinische Akademie Lübeck am 6./7. Juli 1962 in Lübeck" (LASH, Abt. 811, Nr. 19981).
87 „Protokoll der 1. Sitzung des „Arbeitsausschusses Medizinische Akademie Lübeck am 24./25.1.1962 in Kiel und Lübeck" (LASH, Abt. 811, Nr. 19980).

Klinik in Angriff genommen werden, während der dritte Bauabschnitt für Chemie, Physik, Botanik und Zoologie vorgesehen war.[88] In der Gesamtplanung war dann zwei Monate später von sechs Ausbaustufen die Rede, wobei allerdings die Verhandlungen zwischen Land und Stadt noch abgewartet werden sollten.[89] Der beratende Architekt Horst Linde – eine Koryphäe beim Krankenhausbau, dem auch bei den Planungen in Ulm eine bedeutende Rolle zukommen sollte –, der das Krankenhausgelände Ost prinzipiell als geeignet ansah, votierte auf der dritten Sitzung des Gründungsausschusses im Mai 1962 ebenfalls für einen schrittweisen Ausbau der Akademie. Dies betraf die Nutzung der Hamburger Häuser sowie der Pavillons. Der Umbaubeginn für die Baracken, in denen sich 1962 die „Heimatauskunftstelle" befand, wurde auf Januar 1963 datiert, der des Versammlungshauses sollte sofort beginnen. Realistisch erschien mittlerweile eine zehnjährige Nutzung der Baracken, die danach für keine weitere Verwendung mehr vorgesehen waren.[90] In den Baracken wurden Mensa und Bibliothek einquartiert. Noch im Jahr 1967 wurde eine Baracke für eine HNO-Klinik eingerichtet.[91]

Die Lübecker Akademie sollte gewiss keiner Massenuniversität ähneln, so dass allzu grandiose Baupläne auch aus diesem Grund zunächst obsolet waren. Wichtiger war ohnehin die möglichst schnelle Inbetriebnahme des Lehr- und Forschungsbetriebs, weshalb auch bereits auf der ersten Sitzung des Gründungsausschusses Unterausschüsse für Berufungsfragen und zur baldigen Aufnahme der Lehrtätigkeit eingerichtet wurden. Für letzteren Ausschuss war der Lübecker Gynäkologe Wichard Freiherr von Massenbach zuständig, was, anders als dies der Wissenschaftsrat ausgeschrieben hatte, die Position der lokalen Ärzteschaft durchaus stärkte.[92] Dass sich in Lübeck nicht an das Gebot gehalten wurde, „örtliche Chefärzte" eher nicht zu berücksichtigen, wurde im Gründungsausschuss kontrovers diskutiert. Senator Plust betonte, dass die Hansestadt Lübeck Fürsorgepflicht für alle ihre Bediensteten habe. Es sollten also Stellen mit Ärzten und Ärztinnen aus den Lübecker kommunalen Krankenhäusern besetzt werden. Heilmeyer sah das ganz anders. In seiner Vorstellung, die er dann aber erst in Ulm verwirklichen konnte, sollte an einer Akademie gerade nicht die lokale Ärzteschaft untergebracht werden, sondern ein renommiertes Zentrum hochambitionier-

---

88 „Protokoll der 1. Sitzung des Arbeitsausschusses ‚Medizinische Akademie Lübeck' am 24./25.1.1962 in Kiel und Lübeck" (LASH, Abt. 811, Nr. 19980).
89 „Protokoll der 2. Sitzung des Arbeitsausschusses ‚Medizinische Akademie Lübeck' am 9./10.3.1962 in Lübeck" (LASH, Abt. 811, Nr. 19980).
90 „Protokoll der 3. Sitzung des Arbeitsausschusses ‚Medizinische Akademie Lübeck' am 11./12. Mai 1962 in Kiel" (LASH, Abt. 811, Nr. 19981). Dietrich Ranft, „Vermerk", 6.3.1962 (LASH, Abt. 811, Nr. 19980). Dazu auch Detmering (2004: 139).
91 Senat der Hansestadt Lübeck, Bauverwaltung, „Bericht aus dem Bauamt Medizinische Akademie 1", o. D. (LASH, Abt. 510, Nr. 13389). Zum Streit um die Einrichtung der HNO-Klinik in einer Baracke, in der zuvor an Tuberkulose Erkrankte untergebracht waren, siehe die Korrespondenz in LASH, Abt. 761, Nr. 10261.
92 „Protokoll der 1. Sitzung des „Arbeitsausschusses Medizinische Akademie Lübeck am 24./25.1.1962 in Kiel und Lübeck" (LASH, Abt. 811, Nr. 19980).

ter medizinischer Forschung und Lehre entstehen.⁹³ Es war aber Massenbach, der an der Lübecker Akademie bald eher die Richtung vorgab als Bargmann und Heilmeyer und schließlich ja auch zum Gründungsrektor avancierte. In einem Gespräch mit Ranft und Plust avisierte er den Unterrichtsbeginn frühestens für das Wintersemester 1963/64 und formulierte zugleich einen Plan für die Durchführung des Medizinstudiums, der schon auf der dritten Sitzung des Gründungsausschusses gebilligt wurde.⁹⁴

Insgesamt kam der Anfangselan jedoch rasch ins Stocken. Dies lag vor allem auch daran, dass davon ausgegangen wurde, dass die Akademie vor allem eine städtische Einrichtung werden, mithin auch vorrangig kommunalen Interessen dienen sollte. So berichtete Ranft im September 1962 dem neugierigen niedersächsischen Ministerialdirigenten Rolf Schneider, dass die Vertragsverhandlungen mit der Stadt nur langsam vorangingen. Es sei offenbar sehr schwierig für eine Kommunalverwaltung, sich eine rechte Vorstellung von dem Wesen einer akademischen Anstalt, ihrer inneren Struktur und ihrer besonderen Bedürfnisse zu machen.⁹⁵ Noch ein halbes Jahr später, im Juni 1963, sorgte sich Heilmeyer über den Fortgang in Lübeck. Die Verhandlungen mit der Stadt zögen sich hin.⁹⁶ Die Idee der Akademie, ihr besonderer Charakter, wurde kaum wahrgenommen, auch wenn offiziell verkündet wurde, dass die Pläne des Wissenschaftsrates verwirklich werden sollten. Ranft musste noch im Dezember 1965 daran erinnern, dass es um den Aufbau eines Provisoriums gehe, um die Herrichtung der Kliniken und Institute für den klinischen Unterricht, also um die schrittweise Inbetriebnahme einer Akademie, aber nicht einfach um den Neubau von Krankenhäusern.⁹⁷ Während vor allem die Stadtverwaltung eher eine Erweiterung der lokalen medizinischen Versorgung erwartete, ging verloren, dass eine neue Bildungsstätte und ein Ort innovativer Forschung geschaffen werden sollten.

Trotz aller Schwierigkeiten konnte der Lübecker Gründungsausschuss in erstaunlich kurzer Zeit ein Gutachten verfassen, das am 23. Januar 1963 feierlich an den gerade erst zum neuen Ministerpräsidenten gewählten CDU-Politiker Helmut Lemke, der während des Nationalsozialismus Bürgermeister von Eckernförde und Schleswig gewesen war, überreicht wurde. Dieser hielt zu diesem Anlass eine lange Rede und lobte das Objekt in seiner „wohldurchdachten Gestalt", das auch noch haushälterisch

---

93 Alfred Plust an Ludwig Heilmeyer, 13.7.1963 (LASH, Abt. 811, Nr. 19981).
94 Dietrich Ranft, „Vermerk", 6.3.1962 (LASH, Abt. 811, Nr. 19980). „Protokoll der 3. Sitzung des Arbeitsausschusses ‚Medizinische Akademie Lübeck' am 11./12. Mai 1962 in Kiel" (LASH, Abt. 811, Nr. 19981).
95 Dietrich Ranft an Rolf Schneider, 3.9.1962 (LASH, Abt. 811, Nr. 19981).
96 Ludwig Heilmeyer an Ministerpräsidenten, 10.6.1963 (LASH, Abt. 811, Nr. 19982). Ebenso „Besprechung von Mitgliedern des Arbeitsausschusses ‚Medizinische Akademie Lübeck' am 20.6.1963 in Kiel", 25.6.1963 ((LASH, Abt. 811, Nr. 19982).
97 Dietrich Ranft an Karl-Friedrich Scheidemann (Ministerialdirigent, Bundesministerium für wissenschaftliche Forschung), 6.12.1965 (BAK B/138, 11558).

gut gerechnet worden sei. Gleichwohl sei man auf die Hilfe des Bundes angewiesen.[98] Das „Gutachten zur Gründung einer Medizinischen Akademie Lübeck" bestätigte nicht nur die Eignung der Stadt Lübeck, sondern versprach auch neue Wege der Ausbildung. Der Stufenplan zum Ausbau einer Vollakademie wurde bestätigt, allerdings auch konstatiert, dass sich dies über viele Jahre hinstrecken werde. Der finanzielle Bedarf wurde nun auf knapp über 200 Millionen DM geschätzt.[99]

Obwohl die Gründungsphase der Medizinischen Akademie Lübeck also durch Machbarkeitsprobleme bestimmt war und durch die Interventionen der Universität Kiel sowie die kommunalen Interessen der Hansestadt Lübeck eher gebremst wurde, kam den Topoi der Studienreform im Gutachten eine bedeutende Rolle zu. Ziel sei es, eine „akademische Unterrichtsstätte für das Studium der gesamten Medizin vom ersten bis zum letzten Semester" einzurichten. Dabei sollten aber durchaus neue Wege der Ausbildung beschritten werden. Dies meinte insbesondere intensiven Unterricht am Krankenbett und eine persönlichere Anleitung der Studierenden vor allem durch die Bildung von Arbeitsgemeinschaften von Studierenden und Dozierenden. Das Gelingen der Reformversuche, zu denen schwerpunktmäßig auch die Heranführung an die Praxis in möglichst kleinen Unterrichtsgruppen zählte, sollte durch einen bereits vorab genau ausgearbeiteten Lehr- und Stundenplan gewährleistet werden. Der Kieler Pathologe Wilhelm Doerr forderte dabei nachdrücklich, dass die gedanklichen Grundlagen Vorrang vor der technischen Durchführung haben sollten, und warnte dringend vor einer Verschulung der Ausbildung. In der Debatte, an der tonangebend auch Ranft und Monjé beteiligt waren, wurde sich gegen Reglementierungen ausgesprochen und die besondere erzieherische Rolle der Lehrenden akzentuiert. Die Ausbildung sollte breit angelegt sein und durch Angehörige der Kieler Fakultäten ein *Studium generale* ermöglicht werden.[100]

Im Gutachten wurde deshalb hervorgehoben, dass die Studierenden auch Gelegenheit erhalten sollten, Vorlesungen außerhalb des Medizinstudiums zu besuchen. Da es in Lübeck aber keine andere Universität gab, wurden diese Vorlesungen in den Stundenplan eingefügt. Auch für Sprachstudien wurden extra Termine freigehalten. Die Akademie sollte sich so zu einer leistungsfähigen Lehr- und Forschungsstätte entwickeln. Im Sinne des Wissenschaftsrates sollten klinische Forschungsabteilungen, z. B. für Elektronenmikroskopie und Serologie, und „Abteilungsleiterstellen", etwa für Plas-

---

98 „Ansprache des Ministerpräsidenten Dr. Lemke zum Anlaß der Übergabe des Gutachtens des Arbeitsausschusses ‚Medizinische Akademie Lübeck' durch dessen Vorsitzenden, Herrn Professor Dr. med. Heilmyrer, Freiburg", oD (LASH, Abt. 811, Nr. 19982). Zu Helmut Lemke siehe auch Heinrich (2008).
99 „Gutachten zur Gründung einer Medizinischen Akademie Lübeck erstattet von dem ‚Arbeitsausschuß Medizinische Akademie Lübeck'" (LASH, Abt. 811, Nr. 19982). Arbeitsausschuß Medizinische Akademie Lübeck (1968).
100 „Gutachten zur Gründung einer Medizinischen Akademie Lübeck", oD (BAK, B/138, 24860). „Protokoll der 2. Sitzung des Arbeitsausschusses ‚Medizinische Akademie Lübeck' am 9./10.3.1962 in Lübeck" (LASH, Abt. 811, Nr. 19980). Arbeitsausschuß Medizinische Akademie Lübeck (1968: 633).

makolloidforschung und Strahlenbiologie, eingerichtet werden. Neben den theoretischen und klinischen sollten auch drei naturwissenschaftliche Fächer im Vorklinikum studiert und durch eine anatomisch-physiologische Ausbildung ergänzt werden. Der Fokus des Lübecker Provisoriums war zwar vor allem auf die Lehre gerichtet, aber es wurden im Frühjahr 1962 auch Pläne für neue Forschungsabteilungen wie Endokrinologie, Hämatologie und Stoffwechselforschung entwickelt. Hans Adolf Kühn sprach sich konkret und spezifisch für Klinische Morphologie und Zytodiagnostik, eine Abteilung für Immunpathologie sowie eine Abteilung für Plasmakolloid- und Gerinnungsphysiologie aus. Es wurde dabei aber auch an die Debatten der Ausschüsse des Wissenschaftsrates angeschlossen. So erinnerte Ranft an das Problem der Zuordnung der Forschungseinrichtungen zu den Kliniken. Es dürften natürlich keine Zentrifugalkräfte wirksam werden, rief er das Leitmotiv der Spezialisierung in Erinnerung. Bei der Einrichtung der Forschungsabteilungen sollte sich an die Vorlagen des Wissenschaftsrates gehalten werden.[101]

Da der Ausbau zur Vollakademie sich über viele Jahre hinziehen würde, sollte zunächst in den Krankenhäusern Süd und Ost mit klinischem Unterricht und Forschung begonnen werden. Dabei würden naturwissenschaftliche und medizinisch-theoretische Institute zunächst noch fehlen. In einer ersten Stufe ständen 200 Ausbildungsplätze zur Verfügung, die dann in den nächsten acht bis zehn Jahren auf 600 aufgestockt werden sollten. Geplant war die Errichtung von zwei Medizinischen und Chirurgischen Kliniken, die zusammen mit einer sogenannten Kopfklinik in einem Gebäudekomplex zusammengefasst würden. Die Einrichtung naturwissenschaftlicher Fächer würde hingegen erst in der letzten Stufe möglich sein. Dadurch wäre aber auch die Möglichkeit gegeben, diese an die aktuell geführt Diskussion über den vorklinischen Unterricht anzupassen. Beim Klinik- und Institutsbau sollte auf die Erfahrungen aus dem In- und Ausland zurückgegriffen werden. Die Chirurgische Klinik I und die Medizinische Klinik I benötigten besonders große Nutzflächen, da dort nicht auf moderne technische Einrichtungen verzichtet werden konnte. Für die Stellenbesetzung waren dann ausdrücklich vielfach „Abteilungsleiterstellen" vorgesehen, dies konnte in der Form von „Wissenschaftlichen Räten", aber auch „Professuren" geschehen.[102] Es war also ein Ausbau in sechs Stufen geplant, der Unterricht sollte im Wintersemester 1964/65 beginnen. Das volle Studium mit Vorklinikum und 600 Ausbildungsplätzen würde in acht bis zehn, laut Vertrag sogar erst zwölf bis fünfzehn Jahren erreicht

---

101 „Gutachten zur Gründung einer Medizinischen Akademie Lübeck", oD (1963) (BAK, B/138, 24860). „Protokoll der 2. Sitzung des Arbeitsausschusses ‚Medizinische Akademie Lübeck' am 9./10.3.1962 in Lübeck" (LASH, Abt. 811, Nr. 19980). „Protokoll der 3. Sitzung des Arbeitsausschusses ‚Medizinische Akademie Lübeck' am 11./12. Mai 1962 in Kiel" (LASH, Abt. 811, Nr. 19981). Dietrich Ranft, „Vermerk", 6.3.1962 (LASH, Abt. 811, Nr. 19980). „Protokoll der 4. Sitzung des Arbeitsausschusses ‚Medizinische Akademie Lübeck' am 6./7. Juli 1962 in Lübeck" (LASH, Abt. 811, Nr. 19981). Arbeitsausschuß Medizinische Akademie Lübeck (1968: 634).
102 „Gutachten zur Gründung einer Medizinischen Akademie Lübeck", oD (BAK, B/138, 24860).

werden. Erst dann sollte auch der Neubau für die Theoretischen Institute in Angriff genommen werden. Mit Planungen für ein Klinisches Forschungszentrum wurde im Dezember 1964 das Institut für Krankenhausbau der Technischen Universität Berlin beauftragt. Als Vorbild sollte ein Zentrum mit acht Abteilungen, wie es bereits im Oststadtkrankenhaus für die Medizinische Hochschule Hannover errichtet worden war, dienen.[103]

Das Land Schleswig-Holstein und die Hansestadt Lübeck schlossen am 11. Juni 1964 schließlich einen Vertrag über die Errichtung der Medizinischen Akademie Lübeck. Am 31. August stimmte der Landtag dem Vertrag zu. Dies könne in Lübeck gar nicht hoch genug eingeschätzt werden, jubelten die *Lübecker Nachrichten*, das Buch der Geschichte der Stadt müsse ein neues Kapitel bekommen. Insbesondere die Rolle von Gesundheitssenator Plust wurde als federführend gelobt.[104] Nachdem im September der Gründungserlass an den Rektor der Universität Kiel übersandt worden war, wurde mit Wirkung vom 1. Oktober 1964 für Zwecke der Lehre und Forschung offiziell eine Akademie errichtet. Der Standort war das Gelände des ehemaligen Städtischen Krankenhauses Ost, wo bereits Um- und Erweiterungsbauten wie die Errichtung von vier Hörsälen und einem Kurssaal stattgefunden hatten. Im Wintersemester 1964 sollte der Lehrbetrieb für das erste klinische Semester begonnen werden. Senator Plust sprach von einem Modellfall für das Studium der Medizin und erwähnte ausdrücklich die vielen kulturellen Einrichtungen in der Stadt Lübeck, die sozusagen das Medizinstudium zu ergänzen hatten.[105] Am 3. November 1964 nahm die Akademie dann unter Gründungsdekan Massenbach feierlich ihren Betrieb mit zunächst sechs Ordinarien und vierzehn Studierenden auf.[106] Die Lehre wurde anfangs in vier Hörsälen durchgeführt, von denen sich im Krankenhaus Ost einer an der Ratzeburger Straße, einer im ehemaligen Gesellschaftshaus, ein weiterer nebst Kursraum in einem Pavillon sowie in einem weiteren Pavillon im Krankenhaus Süd befanden. Im Pavillon 21 im Krankenhaus Ost wurden Verwaltung, Bibliothek, Fachschaft und Mensa untergebracht. In den folgenden Jahren wurden weitere Lehrräume eingerichtet, ohne dass die Lübecker Akademie in den 1960er Jahren über den Status des Provisoriums hinauskam.[107]

Die, wenn man so will, ideologische Kernaussage der Gründung der Medizinischen Akademie Lübeck lautete, dass eine Synthese zwischen den „tragenden Gedanken der deutschen Universitätsgeschichte" und neuen, vor allem im Ausland bewährten We-

---

103 Technische Universität Berlin (Institut für Krankenhausbau), „Medizinische Akademie Lübeck. 7. Bericht: Klinisches Forschungszentrum, Programmvorschlag", 26.1.1966 (Archiv der Hansestadt Lübeck, 4.05–6, 156).
104 „Medizinische Akademie: ein neuer Abschnitt", in: *Lübecker Nachrichten*, 1.9.1964 (LASH, Abt. 811, Nr. 19982).
105 Plust (1964).
106 Universität zu Lübeck/Borck/Braun (2014: 19–20) und Detmering (2004: 139).
107 Universität zu Lübeck/Borck/Braun (2014: 20).

gen der Ausbildung hergestellt werden solle.[108] Im Lübecker Gutachten hieß es zwar allgemein, dass eine „qualifizierte Lehr- und Forschungsstätte der neuzeitlichen naturwissenschaftlichen Medizin" gegründet werden solle, es wurde dann aber auch explizit darauf verwiesen, dass die Akademie bewusst der Heranbildung „junger Ärzte" „im Sinne der unvergänglichen Werte der abendländischen Heilkunde" dienen solle. Der Ausschuss bekannte sich dabei ausdrücklich zu „Wilhelm von Humboldt und seine Zeit". Der andeutungsvolle Schlusssatz des Gutachtens lautete, dass es gelte, auf „geistigem Gebiet" zu gewinnen, was auf „physischem" verloren worden sei.[109] Damit war insgesamt aber deutlich ausgesprochen, dass die Pläne auch konservative Elemente hatten und zur Modernisierung nach dem Vorbild USA eher Abstand gehalten wurde. Dies wurde wiederum kritisiert. Der erfahrene Ministerialrat August Wilhelm Fehling, der sich in Vertretung von Osterloh äußerte, antwortete auf die Zusendung des Entwurfes mit dem Hinweis, dass die Tragfähigkeit dieser Humboldt'schen Ideen von den „aktivsten Jüngern" gegenwärtig sehr kontrovers diskutiert werde. Als Lektürehinweis verwies er auf Helmut Schelsky, aber auch ein Vordenker der Medizinreform wie Hans Schaefer verstand „Humboldt" eher als Problem und nicht als Lösung für die Krise der Medizinischen Fakultäten.[110] Dass neben Humboldt auch noch Schelling, Fichte, Schleiermacher und Steffens als Zeugen aufgerufen wurden, unterstreicht, dass hier eine idealistische Tradition heraufbeschworen wurde. Das „Deutsche" sollte sich nicht einfach dem „Amerikanischen" unterwerfen. Es kann leider nicht ermittelt werden, wer diesen Absatz in das Gutachten hineingeschrieben hatte, aber es lässt sich über einen gewissen Generationenkonflikt spekulieren.

Auch wenn im Lübecker Gründungsgutachten ausdrücklich vermerkt wurde, dass in dem der Akademie gegebenen Rahmen die Anregungen des Wissenschaftsrates als ein Modellfall verwirklicht werden könnten, fiel der Standort bei der praktischen Umsetzung hinter den Erwartungen zurück.[111] Der vom Wissenschaftsrat geforderte Grundbestand an Lehrstühlen wurde kaum erreicht. So sollte es nur zwei statt drei Lehrstühle für Innere Medizin und keinen Lehrstuhl für Neurochirurgie geben. Das Bundesministerium für das Gesundheitswesen hielt zudem die Planung auf dem Gebiet der Forschung für rückständig. Statt Abteilungen sollten für Fächer wie Orthopädie, Urologie, Neurochirurgie und Kieferchirurgie Kliniken und Institute eingerichtet werden. Es fehle zudem an einer Klinik für Radiologie und es existierten auch keine

---

108 Max Motz (Bundesministerium für wissenschaftliche Forschung), „Sitzung des Wissenschaftsrats-Ausschuss 1965 am 29. Oktober 1964", 26.10.1964 (BAK B/138, 10462).
109 „Gutachten zur Gründung einer Medizinischen Akademie Lübeck", oD (BAK, B/138, 24860). Zur „Erfindung der Humboldtschen Universität" in der ersten Hälfte des 20. Jahrhunderts siehe Paletschek (2002).
110 August Wilhelm Fehling (Ministerialrat im Kultusministerium Schleswig-Holstein) an Friedrich Schneider, 30.7.1960 (LASH, Abt. 811, Nr. 20936). Dazu auch Östling (2018: 162–170), Östling (2016), Bartz (2005) und Paletschek (2002). Siehe auch die Lebenserinnerungen von Schaefer (1986: 255–256).
111 Arbeitsausschuß Medizinische Akademie Lübeck (1968: 633).

Einrichtungen für den zivilen Bevölkerungsschutz. Das Bundesgesundheitsministerium hielt die stufenweise Entwicklung ebenso für problematisch wie schon die Eröffnung des Unterrichtsbetriebs mit einem provisorischen Arbeitsprogramm. Es sollte unbedingt das volle Vorklinikum durchgeführt werden, andernfalls sei ein organischer Aufbau des Studiums nicht möglich. Auch die Schätzung der Gesamtkosten für die Vollakademie von 209 Millionen DM wurde als zu niedrig empfunden. Schon die Investitionskosten für den Klinikausbau würden 131 Millionen DM betragen. Schließlich widerspreche der Vertrag, der eine Beteiligung des Bundes an der Hälfte der Kosten bei einer geteilten Beteiligung von Land und Stadt an der anderen Hälfte der Ausgaben vorsah, dem vom Wissenschaftsrat empfohlenen Beteiligungsschlüssel von jeweils einem Drittel. Der Bund dürfe grundsätzlich keine höheren Zuschüsse leisten als das Land.[112] Da der Wissenschaftsrat aber unter Erfolgsdruck stand, stimmte er trotz aller Bedenken auf einer Sitzung vom 21. November 1964 der Errichtung der Lübecker Akademie zu.[113] Der Arbeitsausschuss zur Gründung der Medizinischen Akademie selbst wurde nicht offiziell aufgelöst, stellte seine Tätigkeiten aber nach Fertigstellung des Gutachtens ein. Seine Aufgaben übernahmen ein Verwaltungsrat sowie der Dekan der Medizinischen Akademie.[114]

Der Gründungsausschuss „Medizinische Akademie Hannover"

Es war gerade die Selbstständigkeit, deren Fehlen sich in Lübeck als so hinderlich erwies, die das Projekt der Medizinischen Akademie Hannover auszeichnete.[115] Deren Gründung vollzog sich als pragmatische und schrittweise Entwicklung von der Planung bis zum Neubau. Den reformerischen Zielen der Auflösung des hierarchischen Aufbaus der einheitlichen Fakultät, der wesentlichen Stärkung des wissenschaftlichen Mittelbaues sowie der praxisnahen Lehre in kleinen Gruppen, so meldete auch die überregionale Presse, sollte dabei eine zentrale Bedeutung zukommen.[116] Der am 20. Dezember 1961 erstmals, seit Sommer 1966 unregelmäßiger und in kleinerer Runde sowie am 21. Dezember 1973 letztmals tagende Gründungsausschuss war über einen außerordentlich langen Zeitraum kontinuierlich mit der Gestaltung der Akademie, die seit April 1965 als Hochschule firmierte, befasst.

---

112 Max Motz, „Sitzung des Wissenschaftsrats-Ausschuss 1965 am 29. Oktober 1964", 26.10.1964 (BAK B/138, 10462).
113 Max Motz, „Vermerk", 3.8.1965 (BAK, B/138, 24860).
114 Rudolf Preuner an Alfred Plust, 21.6.1966 (Archiv der Hansestadt Lübeck, 4.5–6, 113).
115 Brigitte Beer, „Eine Klinik an der Eilenriede", in: *Frankfurter Allgemeine Zeitung*, 14.1.1963 (Hauptstaatsarchiv Stuttgart, EA 1/106, Bü 925).
116 Robert Santé, „Operation am Medizinstudium", in: *Stuttgarter Zeitung*, 8.1.1965 (Hauptstaatsarchiv Stuttgart, EA 1/106, Bü 925).

Die entscheidende Initiative für eine Medizinische Akademie Hannover – so wurde diese Geschichte jedenfalls von Fritz Hartmann berichtet – ging auf den Ärztlichen Direktor des Oststadtkrankenhauses in Hannover, Egon Fauvet, zurück, der auf der Versammlung Deutscher Naturforscher und Ärzte, deren Geschäftsführer er zugleich war, im September 1960 mit einem Mitglied des Wissenschaftsrates ins Gespräch kam. Dieser Unbekannte bekundete wohl, dass eine Stellungnahme seitens Hannover angesichts der Pläne zur Einrichtung neuer Universitäten sehr vermisst werde. Fauvet möge doch die Sache in Angriff nehmen. Es ging dabei zunächst um die Idee, Tierärztliche und Technische Hochschule zu einer Universität zusammenzuführen. Ein weiteres Kontaktgespräch fand am 14. März 1961 statt. Anwesend waren der Präsident der Ärztekammer Niedersachsen, Paul Eckel, der Vorsitzende der Bezirksstelle Hannover der Kassenärztlichen Vereinigung, Hans-Ferdinand Gehre, und Fritz Hartmann als Vertreter des Unterausschusses „Medizinische Akademien" des Wissenschaftsrates. Alle Beteiligten seien sich einig gewesen, dass eine offene Hilfsbereitschaft der hannoverschen Ärzteschaft dem „Wurzelschlagen und Gedeihen einer neuen Ausbildungs- und Förderungsstätte für Ärzte förderlich sein würde".[117]

Fauvet meldete dies eine Woche später an Hannovers Stadtbaurat Rudolf Hillebrecht. Deshalb wurde Hannover dann auch am 8. Juni 1961, als im Wissenschaftsrat über die Gründung Medizinischer Akademien verhandelt wurde, als potenzieller Gründungsort genannt, fehlte aber mangels konkreter Angaben in der zwei Tage später verabschiedeten Empfehlung des Wissenschaftsrates. Der niedersächsische Kultusminister Richard Voigt von der SPD ging jedoch unmittelbar nach der Rückkehr von der Wissenschaftsratssitzung in die Initiative und besprach sich informell mit Oberstadtdirektor Karl Wiechert. Dieser bat daraufhin den Stadtrat sowie den Sozial- und Gesundheitsdezernenten Fritz Gleibe, die Voraussetzungen in Hannover zu prüfen. Gleibe präsentierte am 26. Juni ein Papier, wonach das Krankenhaus Oststadt und die Hautklinik Linden als Hochschulkliniken sowie das Annastift und die Kinderheilanstalt als geeignete Lehrkrankenhäuser dienen könnten. Das englische Militärlazarett am Weidetorkreisel wäre als Nachsorgeklinik denkbar. Zudem existiere ein ausreichendes Gelände im Roderbruch nahe des Stadtwaldes Eilenriede. Grundsätzlich bestand Bedarf an einem neuen Schwerpunktkrankenhaus als Ersatz oder Ergänzung für das Krankenhaus Nordstadt. Am 27. Juni fasste das niedersächsische Landeskabinett den Beschluss, dass es im Grundsatz mit der Errichtung einer Medizinischen Akademie in Hannover einverstanden sei. Dies wurde so auch einen Tag später der Öffentlichkeit präsentiert. Danach werde in Hannover eine medizinische Vollakademie errichtet. Das Studium sei für tausend Studierende vorgesehen und solle zwölf Semester dauern. Dem stimmte die Ratsversammlung in Hannover am 28. Juni zu. Am 18. Juli began-

---

117 Hartmann (1972: 81–84). Siehe auch die Darstellung Frenzels in „Protokoll der 1. Sitzung des Ausschusses ‚Medizinische Akademie' in Hannover am 20. Dezember 1961" (Archiv der MHH, GRÜA 10019 1).

nen dann Gespräche zwischen Vertretern des Kultusministeriums – dies waren neben Voigt Staatssekretär Konrad Müller und Ministerialdirigent Rolf Schneider – und der Stadt – dies waren Wiechert, Hillebrecht und Gleibe –. Angedacht wurde dabei, dass es sich um eine staatliche und nicht eine städtische Einrichtung handeln müsse, die zusätzlich durch das Land finanziert werde. Die Stadt wollte die Erschließung des Baugeländes übernehmen. Noch am gleichen Tag teilte der Kultusminister dem Vorsitzenden des Wissenschaftsrates den Entschluss mit, in Hannover eine Medizinische Akademie zu errichten.[118]

Offiziell wurde der Wissenschaftsrat am 21. Juli 1961 durch Voigt informiert. Er übermittelte, dass er die niedersächsische Landesregierung Hannover vor allem auch wegen einer möglichen engen Zusammenarbeit mit der Technischen und der Tierärztlichen Hochschule für den am besten geeigneten Standort in Niedersachsen halte. Er sei von der Landesregierung beauftragt worden, mit der Stadt Hannover wegen der Bereitstellung des Klinikums, mit den Hochschulen in Hannover wegen organisatorischer oder arbeitsgemeinschaftlicher Verbindungen sowie mit der Universität Göttingen wegen der fachwissenschaftlichen Mitwirkung zu verhandeln. Der Landesregierung solle ein umfassender Plan zur Ausführung dieses Beschlusses vorgelegt werden. Er wolle nun das weitere Verfahren mit dem Wissenschaftsrat absprechen. Da es notwendig werde, für die geplante Medizinische Akademie eine Reihe von Neubauten zu errichten, halte er es für zweckmäßig, in einem ersten vorbereitenden Ausschuss neben Wissenschaftlern und Verwaltungsexperten auch Baufachleute hinzuzuziehen. Der Kreis der Wissenschaftler sollte sich aus Mitgliedern der Göttinger Medizinischen Fakultät und des Wissenschaftsrates zusammensetzen. Krankenhausärzte aus Hannover sollten zunächst nicht diesem Ausschuss angehören. Ein zweites Gremium sollte dann Berufungsvorschläge ausarbeiten.[119] Voigt hatte also offensichtlich die Zielsetzung des Wissenschaftsrates gut verstanden und skizzierte die Gründung einer Medizinischen Akademie ausdrücklich nicht als ein lokales Ereignis. Es sei aber bereits angemerkt, dass er sich später vor Ort in Hannover eher gegenteilig äußerte.

Oberstadtdirektor Wiechert erklärte schließlich am 24. August, dass es sich bei der Medizinischen Akademie definitiv um eine vom Land eingerichtete und keine städtische Hochschule handeln werde. Das Kultusministerium war federführend und

---

118 „Protokoll der 1. Sitzung des Ausschusses ‚Medizinische Akademie' in Hannover am 20. Dezember 1961" (Archiv der MHH, GRÜA 10019 1). Hartmann (1972: 81–84). Wolfgang Frenzel berichtete auf der letzten Sitzung des Gründungsausschusses von konkreten Plänen der Stadt zum Bau eines 800-Betten-Krankenhauses in der Südstadt. Siehe dazu: „Protokoll der 52. Sitzung des Gründungsausschusses der Medizinischen Hochschule Hannover am 20. Dezember 1973, Senatssitzungssaal MHH" (Archiv der MHH, GRÜA, 10022 4). Zum hannoverschen Stadtbaurat Rudolf Hillebrecht siehe vor allem Dorn (2017).
119 Geschäftsstelle des Wissenschaftsrates, „Protokoll über die 7. Sitzung des Ausschusses zur Vorbereitung von Empfehlungen zur Gründung neuer Hochschulen am 21.7.1961 in Berlin" (Archiv der MHH, G Sammlung Schneider, Überlegungen des Wissenschaftsrates zur Medizin, 1951–1963. Band 2. Unveröffentlichtes Manuskript. Hannover, 1987).

eröffnete ein Arbeitsbüro. Es wurden Arbeitsgruppen gegründet, bei denen Stadtrat Gleibe mit dem Baudezernat und dem Planungsamt, vor allem auch mit Stadtbaurat Hillebrecht sowie Oberbaurat Christian Voßberg kooperierte. Der Gesundheitsausschuss der Stadt drängte zugleich auf die bevorzugte Fertigstellung eines Klinikbaues, um das Nordstadtkrankenhaus zu entlasten. Schließlich intensivierte das Kultusministerium den Kontakt zu Bargmann als Vertreter des Wissenschaftsrates. Ebenso wurden Verbindungen zu jenen Bundesländern aufgenommen, die namentlich in Lübeck, Aachen, Essen und Stuttgart Ähnliches planten wie Niedersachsen in Hannover.[120] Die Medizinische Akademie Hannover war von Beginn an ein gemeinsames Projekt von Land und Stadt, wurde aber, auch dies ein gravierender Unterschied zu Lübeck, als eine Landeseinrichtung geführt. Für Hannover sprach ja vor allem, dass dort bereits eine Technische und eine Tierärztliche Hochschule vorhanden waren und somit die eingeforderte umfangreiche Ausbildung der Studierenden gewährleistet war. Die hiermit geplante Koexistenz von drei großen Hochschulen in einer Stadt provozierte für die nächsten Jahre immer wieder Meldungen, dass die Akademie möglicherweise den Grundbestand einer Landesuniversität Hannover darstellen könnte.[121] So wurde im Juli 1965 auch ein Koordinierungsausschuss der hannoverschen Hochschulen eingerichtet, der dann zwar nicht als Nukleus einer „Einheitsuniversität" oder „Gesamthochschule" fungierte, aber die Abstimmung und Zusammenarbeit der Hochschulen förderte und regelmäßig tagte. Anders als in Ulm und Lübeck blieb in Hannover trotz anhaltender Vereinheitlichungsdiskussionen vor allem Ende der 1960er Jahre eine eigenständige Medizinische Hochschule bestehen. Als Ministerialdirigent Schneider im Juli 1968 von einem Treffen im niedersächsischen Kultusministerium über „Vor- und Nachteile einer vereinigten Universität Hannover" berichtete, verwies er vor allem auf das Argument, dass die Medizinische Hochschule nicht durch den „Traditionsballast" der anderen Hochschulen benachteiligt werden dürfe.[122]

Die konkrete Planung für eine Medizinische Akademie begann im Herbst 1961, als nach einem Spitzengespräch zwischen dem niedersächsischen Kultusministerium und der Stadt Hannover am 23. September ein Gründungsausschuss unter dem Vorsitz Rudolf Schoens etabliert wurde.[123] Dieser Gründungsausschuss, der seit dem 20.

---

120 „Protokoll der 1. Sitzung des Ausschusses ‚Medizinische Akademie' in Hannover am 20. Dezember 1961" (Archiv der MHH, GRÜA 10019 1). Siehe auch Pabst (2020: 20) und Hartmann (1972: 81–84). Lübeck und Hannover informierten sich über ihre Gründungsausschüsse und schickten sich Protokolle. Dazu Dietrich Ranft an Rolf Schneider, 24.5.1962 (LASH, Abt. 811, Nr. 19980).
121 „Wer baut den Niedersachsen eine Universität?", in: *Frankfurter Rundschau*, 10.9.1963 (Hauptstaatsarchiv Stuttgart, EA 1/106, Bü 925).
122 „Protokoll der 44. Sitzung des Gründungsausschusses der Medizinischen Hochschule Hannover in Hannover, Neues Rathaus, Gobelinsaal am Dienstag, dem 16. Juli 1968 – 9 Uhr" (Archiv der MHH, GRÜA, 10022 4). Stender (1985).
123 Schneider (1985: 14). Dazu auch die Darstellung Schoens: „Protokoll der 49. Festsitzung aus Anlaß des 10jährigen Bestehens – und der 50. – Arbeitssitzung – des Gründungsausschusses der Medizinischen

Dezember 1961 für exakt zwölf Jahre tagte und zudem zahlreiche Unterausschüsse ausbildete, kann durchaus als eine Fortsetzung der Ausschüsse des Wissenschaftsrates angesehen werden. Diese Kontinuität ergab sich bereits auf personeller Ebene durch die besondere Rolle, die Hartmann, Heberer und Schoen in ihm spielten. Aber auch Ministerialdirigent Rolf Schneider aus dem niedersächsischen Kultusministerium hatte sich ja bereits an den Ausschusssitzungen des Wissenschaftsrates aktiv beteiligt.[124] Als Schoen anlässlich des dreijährigen Bestehens des Gründungsausschusses am 19. Dezember 1964 auf einer Jubiläumssitzung die „Idee der Planung", eine medizinische Ausbildungsstätte neuen Stils zu schaffen, noch einmal zusammenfasste, verwies er ausdrücklich darauf, dass in Hannover die Vorschläge des Wissenschaftsrates erstmalig weitgehend erfüllt würden. Dies erklärte er vor allem damit, dass mehrere Professoren des Gründungsausschusses maßgebend an der Entwicklung dieses Programms in Kommissionen des Wissenschaftsrates beteiligt gewesen seien.[125] Es waren dann auch vor allem Schoen und Hartmann, unterstützt durch Schneider, die unermüdlich versuchten, ihre Reformvorstellungen gegen die nicht immer kongruenten Interessen sowohl der Stadt- und Landesverwaltung als auch der Kollegen zu verteidigen.

In jenem Gespräch zwischen Stadt und Land am 23. September 1961, an dem auch Schoen und Bargmann teilnahmen, ging es bereits zentral um die Zusammensetzung des Gründungsausschusses. Beschlossen wurde, dass je ein Vertreter des Kultusministeriums, der Stadt Hannover, der Technischen Hochschule Hannover, der Tierärztlichen Hochschule Hannover, der Medizinischen Fakultät der Universität Göttingen sowie drei Mediziner anderer Universitäten – der Wissenschaftsrat schlug neben Hartmann und Heberer auch den Frankfurter Physiologen Erich Heinz vor – sowie zwei Mediziner aus Hannover – neben Fauvet war dies Otto Fresen, Direktor des Pathologischen Instituts des Nordstadtkrankenhauses, – zum festen Stamm des Ausschusses gehören sollten.[126] Rolf Schneider betonte rückblickend die Bedeutung der präzise protokollierten Sitzungen des Gründungsausschusses, in denen man nicht nur den Prozess der Meinungsbildung im Gründungsausschuss verfolgen, sondern auch die Absichten der zuständigen Vertreter des Kultusministeriums, der Landesbauverwaltung, der Stadt Hannover und der beteiligten Architekten erfahren könne. In der Tat stellen die Protokolle des Gründungsausschusses, die Schneider, der später das Archiv der Medizinischen Hochschule Hannover einrichtete, sorgfältig zusammenstellte,

---

Hochschule Hannover im Senatssitzungssaal der Medizinischen Hochschule Hannover am 21. Dezember 1971" (Archiv der MHH, GRÜA, 10022 4).
124 Hartmann (1972: 80).
125 „Niederschrift über die 25. Sitzung (Jubiläumssitzung) des Gründungsausschusses ‚Medizinische Akademie Hannover' am 19.12.1964 (Archiv der MHH, Protokolle des Gründungsausschusses der Medizinischen Hochschule Hannover 1961–1973, 15.–26. Sitzung, E 2.1., Nr.2).
126 „Protokoll der 1. Sitzung des Ausschusses ‚Medizinische Akademie' in Hannover am 20. Dezember 1961" (Archiv der MHH, GRÜA 10019 1). Hartmann (1972: 81–84).

eine außerordentliche und exemplarische Quelle für die Hochschulreform im Bereich der Medizin dar.[127]

An der ersten Sitzung des Gründungsausschusses nahmen neben den Ärzten Bargmann, Schoen, Hartmann, Heberer, Heinz und Fauvet als weitere lokale Wissenschaftler der Physiker Gerd Burkhardt von der Technischen Hochschule und Richard Nickel von der Tierärztlichen Hochschule teil. Politik und Verwaltung waren neben Gleibe, Hillebrecht, Müller, Schneider, Voigt und Wiechert auch durch Ministerialrat Wernecke vom Kultusministerium vertreten. Der aus dem Finanzministerium abgeordnete Oberregierungsrat Wolfgang Frenzel wurde zum Ausschusssekretär ernannt und erhielt die bedeutsame Aufgabe, zwischen den Medizinern und der Verwaltung zu vermitteln. In seiner Begrüßungsrede bezeichnete Kultusminister Voigt den Mangel an ärztlichen Ausbildungsstätten als Hauptargument für die Gründung einer Medizinischen Akademie. Hannover sei dabei ein besonders günstiger Ort, weil die Stadt selbst an einer solchen Institution interessiert und bereit sei, ein genügend großes Akademiegelände zur Verfügung zu stellen sowie einen geplanten Krankenhausneubau in die Akademie einzubringen. Im Gegensatz zu seiner Aussage vor dem Wissenschaftsrat verwies er bei diesem Anlass darauf, dass in Hannover bereits eine größere Anzahl habilitierter Chefärzte und Klinikdirektoren zur Mitarbeit zur Verfügung ständen. Natürlich führte er auch das Vorhandensein der Technischen und der Tierärztlichen Hochschule als besonderen Standortvorteil auf. Der niedersächsische Landtag und die Stadt Hannover seien zusammen mit dem Kultusministerium daran interessiert, „so schnell und so gut wie möglich mit der Medizinischen Akademie voranzukommen".[128]

Auf Vorschlag des Kultusministers wurde Schoen einstimmig zum ständigen Vorsitzenden des Gründungsausschusses gewählt, dem zugleich auch die Funktion eines Berufungsausschusses zukommen sollte. Wie berechtigt die Forderung des Wissenschaftsrates war, bei der Berücksichtigung lokaler Mediziner zurückhaltend zu sein, zeigte sich dabei auch in Hannover. Otto Fresen war erst seit kurzer Zeit in Hannover, vorher aber Mitglied des Lehrkörpers der Düsseldorfer Medizinischen Akademie gewesen. Seine Berufung in den Gründungsausschuss war nicht unumstritten, da, wie Oberstadtdirektor Wiechert einwarf, so der höherrangige Chefarzt des Nordstadtkrankenhauses, Reinhold Knepper, übergangen werde. Da Fresen aber der einzige Vertreter eines theoretischen Faches war, der in Frage kam, wurde er dann auch in den Gründungsausschuss aufgenommen. Insbesondere Voigt und Bargmann hatten sich für ihn stark gemacht. Fauvet und Fresen trafen noch im Verlauf des Vormittags bei

---

127 Rolf Schneider, „Vorwort" (Archiv der MHH, GRÜA 10019 1).
128 „Protokoll der 1. Sitzung des Ausschusses ‚Medizinische Akademie' in Hannover am 20. Dezember 1961" (Archiv der MHH, GRÜA 10019 1). Gerd Burkhardt war der Sohn des Chirurgen Ludwig Burkhardt. Nickel starb im Sommer 1964. Sein Nachfolger war der Parasitologe und Zoologe Karl Enigk von der Tierärztlichen Hochschule Hannover.

der Sitzung ein.[129] Die Spannungen zwischen der lokalen Ärzteschaft und dem Gründungsausschuss blieben auch in der konkreten Gründungsphase bestehen. Am 19. September 1963 kamen in Hannover Frenzel, Schoen und Schneider mit dem neuen Oberstadtdirektor Martin Neuffer zusammen, um über die Zusammenstellung einer „Kernfakultät" am Oststadtkrankenhaus zu sprechen, „die in dem modernen Geist der Akademie zusammengefaßt werden sollte". Bei diesem Treffen wurde auch das Problem angesprochen, dass der Internist Erich Schlamann nicht bereit war, vom Oststadtkrankenhaus ans Siloah Krankenhaus zu wechseln, um Fritz Hartmann Platz zu machen, der natürlich unbedingt an die Akademie berufen werden sollte.[130] Als Frenzel dies im September 1962 ansprach, antwortete ihm Gleibe, dass der Stadt „an guter Qualität der Hochschullehrer gelegen sei", auch wenn „möglichst viele städtische Professoren in die Akademie" überführt werden sollten. Es war dann auch Gleibes Idee, die Chefarztstelle der Inneren Klinik im Oststadtkrankenhaus freizumachen und Hartmann anzubieten. Die Angelegenheit wurde schließlich so geklärt, dass Schlamann am 1. März 1964 die freigewordene Chefarztstelle von Kurt Haverbeck am Siloah übernahm. Die Chefarztstelle am Oststadtkrankenhaus war dann wiederum die Grundlage für die Ernennung Hartmanns zum Ordinarius für Innere Medizin der Medizinischen Akademie. Wenn man so will, wurde mit diesem Trick doch auch ein „hannoverscher" Mediziner an die Akademie berufen und die Verwaltung konnte zufrieden sein.[131] Grundsätzlich wurde aber ernst gemacht mit der Forderung, nicht auf die örtliche Ärzteschaft zu setzen. Anfang 1964 wurde am Oststadtkrankenhaus begonnen, die städtischen Ärzte durch auswärtige Wissenschaftler abzulösen. Unkündbare Oberärzte sollten dezidiert „weggelobt" werden.[132]

Aus der Perspektive der Vertreter von Stadt und Land war die Akademiegründung also vor allem durch den Bedarf an Krankenhäusern in der Landeshauptstadt und dem wachsenden Umland begründet. Auch wurde erwartet, dass bei der Akademiegründung engagierten Ärzten wie Fauvet und Fresen, die sich ohnehin vor Ort befanden, eine bedeutsame Rolle zukäme. Maßgeblich für die Ausrichtung der Akademie waren aber gerade jene auswärtigen Mediziner, die sich schon aus den Ausschüssen des Wissenschaftsrates kannten. Dies waren vor allem Schoen aus Göttingen und Hartmann aus Marburg, aber auch Heberer aus Köln und Heinz aus Frankfurt sowie anfangs

---

129 „Protokoll der 1. Sitzung des Ausschusses ‚Medizinische Akademie' in Hannover am 20. Dezember 1961" (Archiv der MHH, GRÜA 10019 1).
130 „Vermerk: Betr. Medizinische Akademie, Verhältnis zwischen Stadt und Land", 19.9.1963 und „Vermerk: Betr. Medizinische Akademie, Verhältnis zwischen Stadt und Land – Ergänzung des Vermerks vom 19.9.1963", 25.9.1963 (NLAH, Nds. 401, Acc. 2003/171, Nr. 20).
131 „Vermerk: Betr. Medizinische Akademie, Verhältnis zwischen Stadt und Land", 7.9.1962 (NLAH, Nds. 401, Acc. 2003/171, Nr. 20).
132 „Stichworte für den Ausschuß ‚Innere Struktur' am 17.2.1964, 14 Uhr" (Archiv der MHH, Der Unterausschuss „Innere Struktur" des Gründungsausschusses der Medizinischen Hochschule Hannover, E 2.1., Nr. 7).

natürlich auch der unermüdliche Bargmann aus Kiel. Im Gründungsausschuss trafen diese auf Vertreter der ministeriellen und städtebaulichen Verwaltung. Während die Einen also seit vielen Jahren im Diskursraum vor allem der Inneren Medizin ihre Reformideen entwickelt hatten, mussten die Vertreter des Verwaltungsapparats vor allem städtebauliche und infrastrukturelle Interessen in Bezug auf die gesundheitliche Versorgung Hannovers thematisieren.

Auf der ersten Sitzung des Gründungsausschusses regte Bargmann zunächst an, eine Aufstellung zu verfassen, in der aufgelistet werde, was die Akademie alles enthalten sollte, welche Lehrstühle, Institute und Kliniken gebraucht würden, auf welche Gebiete besonderer Wert gelegt werde und auf welche Gebiete die Akademie verzichten könne. Es ging also auch um die Feststellung des allerneuesten Standes der medizinischen Forschung. Aus diesem Katalog würde sich dann ein ungefährer Raumbedarf ergeben, damit die Architekten mit der Vorplanung beginnen könnten. Bargmann schlug konkret vor, sich an jene Liste zu halten, die vom Wissenschaftsrat für theoretische und klinische Fächer verfasst worden war. Danach sollte es sechzehn Lehrstühle für theoretische Fächer geben, die sich folgendermaßen aufteilten: Jeweils zweimal Anatomie, Physiologie, Physiologische Chemie, Pathologie sowie Pharmakologie und Toxikologie. Jeweils einmal Hygiene, Mikrobiologie, Medizinische Strahlenkunde, Genetik, Gerichtliche Medizin sowie Geschichte der Medizin. Für die klinischen Fächer sollten fünfzehn Lehrstühle eingerichtet werden, davon drei allein für die Innere Medizin und zwei für die Chirurgie. Orthopädie, Neurochirurgie, Frauenheilkunde, Psychiatrie und Neurologie, Augenheilkunde, Dermatologie, Hals-, Nasen- und Ohrenkunde, Kinderheilkunde, Strahlenheilkunde sowie Zahnheilkunde sollten jeweils einmal vertreten sein. Als besonders wichtig erschien Bargmann die Einrichtung einer Poliklinik, da die Ambulanz den Übergang von theoretischer Ausbildung zur Praxis darstelle. Hier kämen die Studierenden zum ersten Mal mit den einzelnen Fachärzten in Berührung. Hartmann formulierte dazu die Zukunftsvorstellung einer noch nirgends praktizierten Zusammenfassung der verschiedenen Kliniken in „Poliklinik-Stationen". Dies erschien allerdings einem erfahrenen Verwaltungsexperten wie Konrad Müller aufgrund der dann notwendigen doppelten Ausstattung viel zu teuer.[133] Ein Wechselspiel von Kooperation und Konfrontation zwischen den Medizinreformern und den Fachleuten aus der Verwaltung, wie es ja bereits schon die Ausschüsse des Wissenschaftsrates gekennzeichnet hatte, setzte sich im hannoverschen Gründungsausschuss fort.

---

133 „Protokoll der 1. Sitzung des Ausschusses ‚Medizinische Akademie' in Hannover am 20. Dezember 1961" (Archiv der MHH, GRÜA 10019 1). Siehe auch Bernhard Häußermann, „Die Medizinische Akademie", in: *Hannoversche Allgemeine Zeitung*, 24./25.2.1962 (NLAH, V.V.P. 10, Nr. 96/2). Dort heißt es, dass der Gründungsausschuss dem vom Wissenschaftsrat aufgestellten Programm folge: „Zwei medizinische und chirurgische Kliniken, eine Poliklinik, eine orthopädische Klinik, Kliniken für Neurologie, Neurochirurgie und Psychiatrie, für Augen-, Haut-, Hals-, Nasen- und Ohrenkrankheiten sowie Kinder- und Zahnklinik und eine Nachsorgeklinik für ausgeheilte, aber auch pflegebedürftige Patienten".

Auf der zweiten Sitzung des Gründungsausschusses am 11. Januar 1962 konnte dann schon damit begonnen werden, die Zusammenarbeit mit den bestehenden Kliniken zu organisieren. So wurde die Orthopädische Klinik am Annastift situiert und ein improvisierter Ausbau der Chirurgischen Klinik, der Frauenklinik und der Neurochirurgie am Oststadtkrankenhaus in Aussicht gestellt. Die psychiatrisch-neurologische Klinik sollte in Zusammenarbeit mit der Heilanstalt Ilten und dem Landeskrankenhaus Wunstorf aufgebaut werden. Die Hautklinik konnte zunächst in der städtischen Hautklinik in Linden Platz finden.[134] Frenzel fasste dies später so zusammen, dass die Stadt der Medizinischen Akademie das Gesamtareal des Oststadtkrankenhauses überlassen werde. Das Land werde Dienstherr der Klinikdirektoren und des wissenschaftlich ausgebildeten Personals in den Krankenhäusern Oststadt und Linden.[135] Eine Kinderklinik sollte zunächst im Cecilienstift sowie in der hannoverschen Kinderheilanstalt belassen werden. Gerhard Joppich, Direktor der Göttinger Universitätskinderklinik, überzeugte den Gründungsausschuss jedoch, dass im Neubau der Akademie unbedingt eine Kinderklinik errichtet werden müsse.[136]

Entscheidend war die Planung der zukünftigen Institute für theoretische Medizin. Unumstritten war zunächst, dass das Anatomische Institut als erstes in einem eigenen Gebäude errichtet werden müsse. Für dieses solle es von Anfang an zwei Lehrstühle geben. Auch Physiologie und Physiologische Chemie sollten ein eigenständiges Gebäude in enger räumlicher Verbindung erhalten. Im Zentrum des Klinikums würde indes die Pathologie stehen, da sie das einzige theoretische Fach sei, das unmittelbaren Kontakt zu allen Kliniken habe. So erklärte dies jedenfalls der nicht ganz neutrale Fresen. Besondere Institutsgebäude wurden für Pharmakologie und Toxikologie vorgesehen. Ebenfalls „in engem räumlichem Zusammenhang" sollten Sozialhygiene, Hygiene und Genetik angeordnet werden. Ein selbstständiges Institut war für die Gerichtliche Medizin angedacht. Die Etablierung der Geschichte der Medizin erschien abhängig von der Entscheidung über die Bibliothek und sollte in Anlehnung an diese errichtet werden. Die Strahlenkunde sollte kein eigenes Institut erhalten und von der Klinischen Radiologie mitvertreten werden. Die Naturwissenschaften ließen sich zunächst an der Tierärztlichen und der Technischen Hochschule unterbringen. Beide Institutionen waren bereit, für eine Übergangszeit Medizinstudierende der vorklinischen Semester in den Naturwissenschaften auszubilden. Heberer und Hartmann machten sich zudem für die Einrichtung eines zentralen Forschungslabors stark, denn so könnten auch bessere Fachkräfte gewonnen werden. Heinz verwies dazu auf die Entwicklung in den Vereinigten Staaten. Auf diese Weise könne auch eine Brücke zwi-

---

134 „Protokoll der 2. Sitzung des Ausschusses ‚Medizinische Akademie' in Hannover am 11. Januar 1962" (Archiv der MHH, GRÜA 10019 1).
135 „Unterausschuß ‚Innere Struktur'. 4. Sitzung am 11.6.1964" (Archiv der MHH, Der Unterausschuss „Innere Struktur" des Gründungsausschusses der Medizinischen Hochschule Hannover, E 2.1., Nr. 7).
136 Brodehl (1985: 291).

schen Klinik und Theorie gebaut werden, fuhr er fort, „um koordinierende Vertreter der ‚Medizinischen Wissenschaft' zu gewinnen". In diesen Dingen sei Deutschland noch weit zurück. Schließlich wurde auch über Ausbildungsstätten für Hilfskräfte, eine Schwesternschule sowie eine Schule für Krankengymnastik, aber auch für Medizinisch-Technische Assistentinnen, technische Assistentinnen, Diätassistentinnen und Krankenhausassistentinnen nachgedacht.[137]

Ein zentrales Ziel war die Modernisierung der medizinischen Forschung. So wurde auch früh eine Zentraleinrichtung für Elektronenmikroskopie geplant. Helmut Ruska, der dieses für die Forschung revolutionäre technische Instrument in den 1930er Jahren mitentwickelt hatte, diente dabei als Berater. Ähnlich wichtig erschien ein Zentrales Isotopenlabor. Der Marburger Nuklearmediziner Heinz Hundeshagen, der zunächst als Experte gefragt war, kam 1965 nach Hannover, um entsprechende Pläne in einer Abteilung für Nuklearmedizin zu verwirklichen.[138] Sowohl die Errichtung einer Bibliothek als auch einer Abteilung für die Geschichte der Medizin wurden zunächst verschoben, was durchaus seitens des Wissenschaftsrates kritisiert wurde. Die Bibliothek wurde als mögliche Verbindung zwischen den theoretischen Instituten und der Klinik verstanden und so wurde ihr schließlich doch auch bei den Bauplanungen eine zentrale Position zugewiesen.[139] Angesichts der Eröffnung des Bettenhauses der Medizinischen Hochschule Hannover wurde die Bibliothek in einer Sonderbeilage der *Hannoverschen Allgemeinen Zeitung* dann auch als „Triebwerk im Kreislauf von Lehre und Forschung" bezeichnet.[140] Im Juli 1964 wurde hingegen die Besetzung des Lehrstuhls für Geschichte der Medizin, wie Schoen betonte, allein aus praktischen Gründen zurückgestellt. Es sei zweckmäßiger, vorrangig einen Lehrstuhl für Dokumentation und Statistik zu errichten, da es angesichts der zunehmend erkannten Bedeutung der elektronischen Datenerfassung später schwierig sei, „einen geeigneten Herren zu finden". Die Medizingeschichte erhielt erst 1988 den Status einer eigenständigen Abteilung.[141] Die neuen vertikalen Fächer, wie Humangenetik, Psychosomatik sowie Arbeits- und

---

137 „Protokoll der 2. Sitzung des Ausschusses ‚Medizinische Akademie' in Hannover am 11. Januar 1962" (Archiv der MHH, GRÜA 10019 1). Im Mai 1966 wurde eine „Lehranstalt für Medizinische Hilfsberufe" eingerichtet. Canzler (1985: 61). Zur Planung siehe vor allem „Protokoll der 28. Sitzung des Gründungsausschusses ‚Medizinische Akademie Hannover' in Hannover, Finanzministerium, am 18. Mai 1965, 8.30–17 Uhr" (Archiv der MHH, GRÜA 10021 3).
138 „Protokoll der 16. Sitzung des Ausschusses ‚Medizinische Akademie' in Hannover, Finanzministerium am 2. Dezember 1963 von 17–20 Uhr und am 3. Dezember 1963 von 8.30–14.00 Uhr" (Archiv der MHH, GRÜA 10020 2).
139 „Protokoll der 3. Sitzung des Ausschusses ‚Medizinische Akademie' in Hannover am 15. Februar 1962"; „Protokoll der 11. Sitzung des Ausschusses ‚Medizinische Akademie' in Hamburg, Dammtorstraße 12, am 29. April 1963"; „Protokoll der 14. Sitzung des Ausschusses ‚Medizinische Akademie' in Hannover, Finanzministerium (Großer Sitzungssaal) am 2.9.1963 von 17.00–20.00 Uhr und am 3.9.1963 von 8.30–13 Uhr" (Archiv der MHH, GRÜA 10019 1).
140 Cossinna (1971).
141 „Protokoll der 20. Sitzung des Ausschusses Medizinische Akademie Hannover, Finanzministerium (Großer Sitzungssaal) am 3. Juli 1964. 8.30–17.00 Uhr" (Archiv der MHH, GRÜA 10020 2).

Sozialmedizin, die den besonderen Charakter der Akademie ausmachen sollten, wurden ebenso nicht vorrangig an der Medizinischen Hochschule etabliert. Die ersten Professuren waren mit Ausnahme von Biometrie und Dokumentation doch eher konventionell ausgerichtet und gingen an Innere Medizin, Gynäkologie, Physiologische Chemie und Klinische Radiologie.

In den ersten Sitzungen des Gründungsausschusses wurden zunächst das Rahmenprogramm der Klinik und Raumprogramme für Annastift, Oststadtkrankenhaus und die Hautklinik in Linden diskutiert. Dazu trafen sich Vertreter dieser Kliniken mit Vertretern der Stadt. Neben Hillebrecht und Voßberg waren dies Stadtkämmerer Siegfried Heinke und Jan Prendel von der Hochbauabteilung des Finanzministeriums, der dann bei der weiteren Planung der Medizinischen Akademie höchst aktiv sein sollte. An der vierten Sitzung des Gründungsausschusses im März 1962 nahm schließlich auch der Architekt Konstanty Gutschow teil, der recht formlos mit der Gesamtplanung beauftragt wurde. Wie die Architekturhistorikerin Sylvia Necker es ausführlich dargestellt hat, war Gutschow im Nationalsozialismus mit den „Führerstadtplanungen" in Hamburg betraut gewesen. Im November 1943 wurde er von Albert Speer in den Arbeitsstab für den Wiederaufbau bombenzerstörter Städte berufen. In der Nachkriegszeit reüssierte er als Experte für den Krankenhausbau. Wenn er seine Karriere nach dem Mai 1945 zunächst auch nicht schwungvoll fortsetzen konnte, profitierte er doch von den bestehenden Netzwerken. In Hannover erhielt er Dank Friedrich Meier-Greve, dem Vorsitzenden der Aufbaugemeinschaft Hannover, mit dem er bereits 1941 kooperiert hatte, Aufträge zur Errichtung von Neubausiedlungen.[142] Vor allem war Gutschow mit Hillebrecht eng vertraut, der 1937 seinem Architekturbüro beigetreten und dort als Büroleiter tätig gewesen war.[143]

Ende Februar 1962 konnte die *Hannoversche Allgemeine Zeitung* bereits zufrieden melden, dass die Vorbereitungen für die Errichtung einer Medizinischen Akademie rasch fortgeschritten seien. Der Gründungsausschuss habe das Programm für die Kliniken und theoretischen Institute der künftigen Akademie bereits aufgestellt. Der endgültige Standort sei festgelegt worden. Maßnahmen zum Erwerb eines Geländes am Roderbruch seien im Gange. Der Plan sah danach vor, dass bis zum 1. Juni die Gesamtplanung des Akademiekomplexes abgeschlossen sein sollte. Bis Ende des Jahres sollte ein detaillierter Raumplan erstellt sein. Der erste Bauabschnitt sollte Ende 1963 mit der Errichtung des Hauptklinikums, des Anatomischen Instituts sowie nach Möglichkeit auch der Schwestern- und Studentenwohnheime beginnen. Im zweiten Bauabschnitt würde es dann um Klinikerweiterungen, eventuell Parallelkliniken, eine Anzahl von medizinisch-theoretischen Instituten sowie möglicherweise auch eine Nachsorgeklinik gehen. Optimistisch betrachtet erschien es möglich, dass Ende des Jahres 1965 mit

---

142 Zur Rolle des „Büro Gutschow" im Nationalsozialismus siehe Necker (2012: 208–283). Zu Gutschows Funktion in Speers Arbeitsstab und zum geplanten Wiederaufbau Hamburgs siehe Necker (2012: 286, 296–297). Zu den Nachkriegsbauten in Hannover siehe Necker (2012: 316–328).
143 Siehe dazu Dorn (2017: 71–115) und Necker (2012: 298–302, 316–328).

der Aufnahme von Studierenden begonnen werden konnte. Die hannoversche Institution wäre dann die erste Medizinische Akademie im Bundesgebiet mit vorklinischen und klinischen Semestern.[144] Grundbedingung der Gründung der Akademie war jedoch der rasche Ausbau des Oststadtkrankenhauses für Forschung und Lehre. Ein in Montagebauweise eilig errichtetes multifunktionelles Forschungszentrum wurde dort im Sommer 1966 in Betrieb genommen.[145]

Schoen erzählte Bargmann Mitte Mai 1963 von den Fortschritten der Planung insbesondere im Hinblick auf die Reform des Medizinstudiums, die Heranführung der Studierenden an das Krankenbett, die Verbindung der Klinik mit der Forschung und den Ausbau eines poliklinischen Zentrums als Mittelpunkt der Lehre. Dieser zeigte sich beeindruckt. Das hannoversche Projekt bringe im Verhältnis zu anderen Vorhaben erfreulich Neues. Bargmann, so berichtete wiederum Schoen dem Gründungsausschuss, habe ausdrücklich darum gebeten, im Wissenschaftsrat detailliert referieren zu dürfen, „um diesem nach einer Reihe von Enttäuschungen und Mißerfolgen endlich einmal etwas Positives vortragen zu können." Der Bericht aus Hannover sei nach verschiedenen Rückschlägen bei anderen Projekten seit langer Zeit der erste Lichtblick im Wissenschaftsrat.[146] Ein erstes Zwischenfazit lautete dann auch, dass der Gründungsausschuss in gut zweijähriger Zusammenarbeit mit der Wissenschaftsabteilung des Kultusministeriums, der Hochbauabteilung des Finanzministeriums, der Technischen und der Tierärztlichen Hochschule, den zuständigen Behörden der Stadt Hannover sowie den Architekten Godber Nissen und Konstanty Gutschow die Voraussetzung geschaffen habe, dass der Landtag für die Beratung des Haushalts 1964 mit exakten Kosten rechnen konnte. Die Möglichkeit, eine neue Hochschule zu schaffen, so ließen der Gründungsausschuss und das Kultusministerium gemeinsam vermelden, sollte einer modernen Hochschulkonzeption zum Durchbruch verhelfen. Die vier zentralen Probleme – die „Vermassung", der Mangel an praktischer Ausbildung, die Anonymität des Studiums und der Rückstand in der Forschung – schienen durch das Akademieprojekt lösbar.[147]

Die konkreten Finanzierungsverhandlungen begannen im November 1963. Neuffer erklärte, dass die Stadt das einbringen wolle, was sie für ein normales Großkrankenhaus hätte aufwenden müssen. Die städtischen Krankenhäuser Oststadt und Linden würden zur Nutzung überlassen werden. Eine dauernde Mitfinanzierung der Zentralklinik sei allerdings nicht möglich. Die Freimachung der Grundstücke – auf dem

---

144 Bernhard Häußermann, „Die Medizinische Akademie", in: *Hannoversche Allgemeine Zeitung*, 24./25.2.1962 (NLAH, V. V. P. 10, Nr. 96/2).
145 Frenzel (1985: 45–48).
146 „Protokoll der 12. Sitzung des Ausschusses ‚Medizinische Akademie' am 27. Mai 1963, 9.00 Uhr, in Hannover, Finanzministerium" (Archiv der MHH, GRÜA 10019 1). „Vermerk: Betr. Information des Vorsitzenden der Wissenschaftlichen Kommission des Wissenschaftsrates über den Stand der Medizinischen Akademie Hannover", 24.5.1963 (Archiv der MHH, B IV, 11.1., Bd. 0, Präsidialkeller).
147 „Medizinische Akademie Hannover", oD (BAK, B/138, 6511).

vorgesehenen Gelände am Roderbruch befanden sich Schrebergärten – sei schwierig und teuer. Es blieben also finanzielle Streitpunkte, wie der dauernde Zuschuss für die Akademie, der Aufwand für die Infrastruktur sowie die Personalkosten. Die Verhandlungen zwischen Stadt und Land zogen sich entsprechen hin. Die Lokalpresse meldete am 10. Dezember 1963: „Mit Hannover noch nicht einig".[148] Regierungsdirektor Frenzel befürchtete, dass dadurch renommierte Wissenschaftler wieder abgeschreckt würden. Das Gepoker zwischen Stadt und Land basierte dabei auf dem alten verwaltungstaktischen Streit, wer eigentlich finanziell schlechter gestellt sei.[149] Aus den weiteren Verhandlungen entstanden immerhin im Frühjahr 1964 Entwürfe des Kultusministeriums für einen Rahmenvertrag.[150] Diese bildeten die Grundlage für den „Akademievertrag" zwischen der Stadt Hannover und dem Land Niedersachsen. Die Ratskommission der Stadt stimmte mit großen Bedenken ob des hohen Finanzaufwandes im Mai 1964 zu. Der Gesamtrat der Stadt Hannover tat dasselbe am 2. Juli 1964.[151] Der dann von Stadt und Land unterzeichnete Vertrag besagte, dass die Stadt einmalig 66,5 Millionen DM für die Errichtung einer Zentralklinik leiste. Geplant war ein Schwerpunktkrankenhaus mit 830 Betten sowie zusätzlich hundert Betten für eine angedachte städtische Nervenklinik. Davon müssten aber noch einmal zehn Millionen DM abgezogen werden, die das Land bezuschussen sollte. Die Stadt überließ dem Land für die Errichtung der Akademie ein Grundstück von 55 Hektar in baureifem Zustand sowie für dessen Zentralklinik Personal des Nordstadtkrankenhauses. Das Land trug für diese die Kosten, die Stadt blieb aber Dienstherrin. Das Land wurde gemäß des Rahmenvertrages wiederum Dienstherr der Klinikdirektoren und des wissenschaftlich ausgebildeten Personals in den Krankenhäusern Oststadt und Linden. Damit die medizinische Akademie nicht isoliert vor den Toren der Stadt blieb, wurde auch die Förderung des Wohnungsbaus am Roderbruch in den Vertrag aufgenommen. Schließlich wurde ein Hochschulbeirat gebildet, um die Zusammenarbeit von Stadt und Land hinsichtlich der Akademie zu stärken. Dieser sollte aus fünf vom Land und vier von der Stadt berufenen Mitgliedern bestehen.[152]

---

148 Anonym (1963). „Protokoll über die 1. Besprechung zwischen der Hauptstadt Hannover und dem Land Niedersachsen über die Finanzierung der Medizinischen Akademie, am 28.10.1963, 10 Uhr, im Kultusministerium", 14.11.1963 (NLAH, Nds. 401, Acc. 2003/171, Nr. 20).
149 „Niederschrift über die dritte Besprechung zwischen dem Lande Niedersachsen und der Landeshauptstadt Hannover über die Finanzierung der Medizinischen Akademie am 5. März, 9 Uhr, im kleinen Sitzungszimmer des Rathauses" (NLAH, Nds. 401, Acc. 2003/171, Nr. 20).
150 „Entwurf Rahmenvertrag über eine Medizinische Akademie in Hannover", 19.2.1964 (NLAH, Nds. 401, Acc. 2003/171, Nr. 20).
151 Martin Neuffer (Oberstadtdirektor Hannover) an Kultusministerium Niedersachsen, 26.5.1964 (NLAH, Nds. 401, Acc. 2003/171, Nr. 20). „Protokoll der 18. Sitzung des Ausschusses ‚Medizinische Akademie' in Hannover, Finanzministerium am 17. Februar 1964 von 16.30–18.30 Uhr und am 18. Februar 1964 von 9.00–12.45 (Archiv der MHH, GRÜA 10020 2).
152 „Rahmenvertrag über eine Medizinische Akademie in Hannover", 25.6.1964 (NLAH, Nds. 401, Acc. 2003/171, Nr. 20).

Ungeachtet der zu diesem Zeitpunkt noch nicht durch den Rahmenvertrag geklärten Finanzierungsfragen konnte am 26. Februar 1964 Regierungsdirektor Max Motz vom Bundesministerium für wissenschaftliche Forschung darüber informiert werden, dass der Gründungsausschuss die Vorbereitungsarbeiten abgeschlossen habe. Die Akademie folge bei der Reform des Medizinstudiums den Anregungen des Wissenschaftsrates sowie dezidiert ausländischen Beispielen. Bei der Gesamtplanung ging es neben der Schaffung von Ausbildungsplätzen in der Tat vor allem um die Hochschulreform, so wie der Wissenschaftsrat diese mit den Vorschlägen zur Struktur der Universitätskliniken und den Anregungen zur Verbesserung der klinischen Forschung vorgegeben hatte. Die Pläne sähen ein Forschungszentrum und Spezialabteilungen vor. Wissenschaftliche Nachwuchskräfte würden Gelegenheit zu selbstständiger Forschung erhalten. Die Ausbildung in Kleingruppen und am Krankenbett sollte im Mittelpunkt stehen.[153]

Motz selbst konstatierte im Februar 1965 zufrieden, dass nach seinem Eindruck die Medizinische Akademie Hannover eine mit modernsten Mitteln ausgestattete medizinische Hochschule werde, „an der auch die Hochschulreform in größerem Umfange verwirklicht werden soll." Bauplanungen, Vorarbeiten für die künftige Verfassung und die allgemeine Gestaltung des Studiums hätten bereits einen gewissen Abschluss erreicht. Statt der Institutsverfassung werde das Departmentsystem eingeführt. Auf jeden Ordinarius kämen etwa vier „Abteilungsvorsteher" und „Professoren", die in allen Fragen gleichberechtigt seien. Die neue Organisation solle in weitem Umfang die interdisziplinäre Teamarbeit ermöglichen.[154] Auf dieser Basis wurden im Gründungsausschuss Sofortmaßnahmen für den Studienbeginn Ostern 1965 festgelegt. So wurden ein Fertighaus für die Anatomie sowie Räume für Verwaltung und Physiologie im Richard-Götze-Haus der Tierärztlichen Hochschule eingerichtet. Auch an eine „Physik-Baracke" wurde gedacht.[155] Die Anatomie erhielt für die histologische Forschung zusätzliche Laborfläche im Dachgeschoss des Richard-Götze-Hauses. In diesem Gebäude wurde zudem ein Institut für Biometrie untergebracht. Das Physiologische Institut hatte hingegen im Dachgeschoss nicht genug Platz. Hartmann schlug stattdessen eine baldige Unterbringung im Forschungstrakt Oststadt vor, wo auch das Physiologisch-Chemische Institut eingerichtet wurde.[156] Die Anatomiebaracke war zu

---

153 Max Motz, „Betr. Bundeshaushaltsplan 1964; hier: Bundeszuschuß für die Medizinische Akademie in Hannover", 28.2.1964 (BAK, B/138, 6511). Wissenschaftsrat (1960: 111, 415).
154 Max Motz, „Betr.: Medizinische Akademie Hannover (MAH). Hier: Sitzung des Gründungsausschusses am 8. bis 9. Februar 1965 in Hannover", 19.2.1965 (BAK, B/138, 6512).
155 „Protokoll der 22. Sitzung des Ausschusses Medizinische Akademie Hannover am 22. Oktober 1964" (Archiv der MHH, GRÜA 10020 2).
156 „Protokoll der 26. Sitzung des Ausschusses ‚Medizinische Akademie Hannover' in Hannover, Finanzministerium, am 8. Februar 1965, 15–18.30 Uhr und am 9. Februar 1965, 8.30–13.00 Uhr" (Archiv der MHH, GRÜA 10020 2).

Semesterbeginn weitgehend fertiggestellt, die Physikbaracke Mitte Oktober.[157] Im neu errichteten Forschungszentrum des Oststadtkrankenhauses kamen dann 1966 Nuklearmedizin, Physiologie, Physiologische Chemie und Pathologie ebenso unter wie die Erstbestände der Bibliothek, Tierställe und eine Werkstatt.[158]

Am 21. August 1964 beschloss der Gründungsausschuss, Rudolf Schoen zum Gründungsrektor zu bestellen. Die Ernennung erfolgte am 1. Oktober 1964, das Amt trat er am 1. Januar 1965 an. Schoen zur Seite gestellt wurde Kurator Frenzel, um die Verwaltung aufzubauen. Im April 1965 wurde ein Prorektor ernannt. Die Wahl fiel auf Hartmann, der im Dezember 1964 bereits den Ruf auf den Lehrstuhl für Innere Medizin angenommen hatte. Der niedersächsische Kultusminister Hans Mühlenfeld freute sich, dass der bereits emeritierte Schoen die Akademie mit einem neuen Geist erfüllen und damit einer modernen Hochschulkonzeption zum Durchbruch verhelfen werde.[159] Der „neue Geist" war also durchaus etwas älter. So wunderte sich der Politologe Theodor Eschenburg, dass in Hannover ein Emeritus Rektor werden konnte. Er hielt dies für beamtenrechtlich ausgeschlossen und teilte das auch Staatssekretär Konrad Müller im niedersächsischen Kultusministerium mit. Ministerialdirigent Rolf Schneider wies die Bedenken zurück: Schoen bekäme auch nur eine Dienstaufwandsentschädigung nebst einer monatlichen Vergütung. Damit war Eschenburg dann zufrieden.[160]

In der Folge konnten vom Gründungsausschuss die entscheidenden Personalfragen geklärt werden. Der Berufung Fritz Hartmanns für die Innere Medizin schlossen sich weitere Berufungen auf ordentliche Professuren an: Egon Fauvet für Gynäkologie und Geburtshilfe, Walter Lamprecht für Physiologische Chemie, Berthold Schneider für Biometrie und Dokumentation sowie Hans-Stephan Stender für Klinische Radiologie. Fünf Professoren, die der Technischen oder Tierärztlichen Hochschule angehörten, wurden mit der Wahrnehmung eines naturwissenschaftlichen Fachgebietes betraut. Dies waren Martin Bopp für Botanik, Alwin Hinzpeter für Angewandte Physik, Manfred Röhrs für Zoologie, Alfons Schöberl für Chemie und Andreas Steudel für Experimentalphysik. Von großer Bedeutung für die innere Struktur der Medizinischen Hochschule waren die Abteilungsvorsteher. Heinz Hundeshagen war als Professor für die Abteilung Nuklearmedizin zuständig, Hans-Ludwig Krüskemper für die Endokrinologie und Friedrich

---

157 „Protokoll der 29. Sitzung des Gründungsausschusses ‚Medizinische Hochschule Hannover' am 7. September – 15–19.30 Uhr und am 8. September 1965 – 8.30–13.30 Uhr" (Archiv der MHH, GRÜA 10021 3).
158 So erinnerte sich 2005 Fritz Hartmann. Dies ist abgedruckt in Raspe (2022: 197).
159 Hans Mühlenfeld (Niedersächsischer Kultusminister) an Rudolf Schoen, 14.12.1964; Medizinische Akademie Hannover, Gründungsausschuss an Hans Mühlenfeld, 10.8.1964 (NLAH, Nds. 401, Acc. 2003/171, Nr. 22). „Protokoll der 21. Sitzung des Ausschusses Medizinische Akademie Hannover, Gobelinsaal, Neues Rathaus am 21. August 1964, 8.30–17.00 Uhr"; „Protokoll der 24. Sitzung des Ausschusses Medizinische Akademie Hannover am 18. Dezember 1964, 15.00–18.30 Uhr" (Archiv der MHH, GRÜA 10020 2). Rudolf Schoen (Rektor Medizinische Hochschule Hannover) an Bundesministerium für wissenschaftliche Forschung, 8.3.1967 (BAK, B 138/11529).
160 Theodor Eschenburg an Konrad Müller, 4.3.1965; Rolf Schneider an Theodor Eschenburg, 23.3.1965; und Theodor Eschenburg an Rolf Schneider, 28.4.1965 (NLAH, Nds. 401, Acc. 2003/171, Nr. 22).

Werner Schmidt für die Gastroenterologie. Während die Institute für Anatomie, Physiologie und Physiologische Chemie anfangs noch vakant blieben, übernahm Stender das Institut für Klinische Radiologie am Oststadtkrankenhaus, Hartmann die dortige Medizinische Klinik, Fauvet die Frauenklinik und Joachim Kirsch die Chirurgische Klinik. Berthold Schneider leitete das Institut für Biometrie und Dokumentation.[161]

Die gesamte Gründungsphase wurde von zumeist positiven Pressemeldungen und erwartungsfrohen Stellungnahmen seitens der Politik begleitet. Die Medizinische Akademie Hannover stehe an der Spitze ähnlicher Gründungsprojekte, meldete Bernhard Häußermann schon im Februar 1962 in der *Hannoverschen Allgemeinen Zeitung*. Es müsse Pionierarbeit geleistet werden. Dabei handle es sich um ein Experiment, aber auch ein Modell, dessen Entwicklung mit großer Aufmerksamkeit verfolgt werde. Die Errichtung einer medizinischen Forschungs-, Lehr- und Heilstätte von medizinischem und humanem Rang rücke in greifbare Nähe.[162] Das Bundesministerium für Gesundheitswesen lobte im Oktober 1964, im Unterschied zur gleichzeitigen Kritik an der Entwicklung in Lübeck, dass die Planung für die Medizinische Akademie Hannover einen großzügig konzipierten Entwurf darstelle.[163] Im *Hamburger Abendblatt* wurde im Januar 1965 bereits vom „Hannover-Modell" gesprochen.[164] Diese hervorgehobene Stellung Hannovers ist in der ohnehin spärlichen geschichtswissenschaftlichen Forschung zur Medizinreform in den 1960er Jahren kaum wahrgenommen worden. Dies liegt auch daran, dass der Gründungsausschuss in Hannover – anders als in Lübeck und Ulm – keine Denkschrift verfasste und die reformerischen Absichten jenseits der internen Debatten und der allerdings intensiven medialen Berichterstattung erst in der Verfassung der Medizinischen Hochschule niedergelegt wurden.[165] Rolf Neuhaus vom Institut für Bildungsforschung der Max-Planck-Gesellschaft, der eine Sammlung der Denkschriften zur Neugründung von Hochschulen herausgab, konnte Hannover darin im Unterschied zu den ausführlichen Darstellung Lübecks und Ulms auch nur mit den knappen Ausführungen des niedersächsischen Kultusministeriums zur Gründung einer Medizinischen Akademie Hannover aufführen.[166] Dem Gründungsausschuss in Hannover sei es darum gegangen, „pragmatisch die innere und äußere

---

161 „Tagesordnung für die 27. Sitzung des Ausschusses Medizinische Akademie Hannover am 15./16. März 1965"; „Protokoll der 28. Sitzung des Gründungsausschusses ‚Medizinische Akademie Hannover' in Hannover, Finanzministerium, am 18. Mai 1965, 8.30–17 Uhr" (Archiv der MHH, GRÜA 10021 3). Siehe auch Schuder (1966: 496–497). Dies wird Christine Wolters demnächst ausführlich darstellen.
162 Bernhard Häußermann, „Die Medizinische Akademie", in: *Hannoversche Allgemeine Zeitung*, 24./25.2.1962 (NLAH, V.V.P. 10, Nr. 96/2).
163 „Protokoll der 22. Sitzung des Ausschusses Medizinische Akademie Hannover am 22. Oktober 1964" (Archiv der MHH, GRÜA 10020 2).
164 St. (1965).
165 Hartmann (1969). Paulus (2010: 333–334).
166 Rolf Neuhaus (Institut für Bildungsforschung in der Max-Planck-Gesellschaft) an Kultusministerium des Landes Niedersachsen, 30.3.1967 (NLAH, Nds. 401, Acc. 2003/171, Nr. 22). Niedersächsisches Kultusministerium (1968: 564–569).

Gestalt der Hochschule zu entwickeln", erklärte dies Ministerialdirigent Schneider. Dies findet sich aber eher in der Verfassung und der vorläufigen Studienordnung der Hochschule sowie in den Jahresberichten wieder.[167] Dass die Medizinische Akademie keine Denkschrift veröffentlichte, hing auch mit den Erfahrungen zusammen, die zeitgleich in Bremen gemacht wurden. Hartmann erinnerte sich 1972, dass eine Denkschrift auch deshalb nicht notwendig gewesen sei, weil die Aufgabe klar gewesen sei. So sei eine die einzelnen Projekte verbindende Ideologie unnötig gewesen. Es ist gut möglich, dass sich Hartmann zum Zeitpunkt, als er dies niederschrieb, auch von dem krisenhaften Zustand der Neugründung in Ulm distanzieren wollte. Für die Arbeit des hannoverschen Gründungsausschusses sei es kennzeichnend gewesen, dass er seine Freiheit genutzt habe, „experimentell zu verfahren, die bestmöglichen Wege schneller Verwirklichung des Notwendigen zu suchen".[168] Zum Verständnis des Reformprojektes in Hannover reicht schließlich aus, was Schoen im Juli 1963 auf der dreizehnten Sitzung des Gründungsausschusses credohaft rekapitulierte: „Als besonderes Ziel müßte herausgestellt werden, die immer stärker auseinanderstrebenden Spezialgebiete der Medizin wieder in ein Ganzes zu integrieren, die Studenten wesentlich stärker als bisher an den Patienten heranzuführen, den Menschen in den Mittelpunkt der ärztlichen Tätigkeit zu stellen und die Verbindung der Forschung mit der Klinik zu schaffen".[169] Drei Jahre später rekapitulierte Schoen in einem Kurzbericht zur Lage an der „Medizinischen Hochschule Hannover" ähnlich pointiert vier Ziele der Neugründung: Die Studierenden sollten frühzeitig und intensiv ans Krankenbett herangebracht werden; der Unterricht müsse während des gesamten Studiums in kleinen Gruppen stattfinden; der Unterricht müsse koordiniert und gestrafft werden; die Forschung müsse intensiviert und nach Art eines Departmentsystems organisiert werden.[170]

Über eine Hochschulverfassung wurde in Hannover bereits unter dem Eindruck der gemeinsamen Studienreise in die USA im Frühjahr 1963, auf die in den folgenden Abschnitten noch häufiger eingegangen werden wird, diskutiert. Ministerialdirigent Rolf Schneider votierte dafür, nicht gleich mit einer Verfassung zu beginnen, sondern diese Angelegenheit noch etwas hinauszuschieben. Frenzel und Hartmann führten hingegen aus, dass nicht an eine Verfassung im hochschulpolitischen Sinne gedacht werde, sondern dass es in erster Linie darauf ankomme, die Rechtsstellung der „Lehrstuhlinhaber" und der Angehörigen des Mittelbaus, also der „Abteilungsleiter" und „Wissenschaftlichen Räte", klarzustellen. Es brauchte eine „reformierte Hochschulverfassung" vor allem auch deshalb, um „jüngere deutsche Wissenschaftler", die in den USA tätig

---

167 Rolf Schneider an Rolf Neuhaus, 22.5.1967; Rolf Neuhaus an Rolf Schneider, 6.6.1967 (NLAH, Nds. 401, Acc. 2003/171, Nr. 22).
168 Hartmann (1972: 85).
169 „Protokoll der 13. Sitzung des Ausschusses ‚Medizinische Akademie' in Hannover, Finanzministerium, Großer Sitzungssaal, am 9. Juli 1963" (Archiv der MHH, GRÜA 10019 1).
170 Rudolf Schoen, „Medizinische Hochschule Hannover. Kurzbericht. Stand Herbst 1966" (Archiv der Hansestadt Lübeck, 4.5–6, 112).

waren, wieder nach Deutschland zurückzuholen. Diese bräuchten ja die Gewissheit, dass ihnen die in den USA vorhandene selbstständige Arbeitsmöglichkeit eingeräumt werde: „Die Frage also, ob die Akademie von den bisherigen hierarchischen Prinzipien der deutschen Universitäten abweiche und somit jungen Wissenschaftlern einen besonderen Anreiz bieten könne, werde sich nur durch diesbezügliche Akzente in einer reformierten Hochschulverfassung regeln lassen". In diesem Sinne wurde dann im hannoverschen Gründungsausschuss über die „innere Struktur der Medizinischen Akademie" diskutiert.[171]

Eine entsprechende Kommission wurde im Mai 1963 gegründet und bestand aus Frenzel, Hartmann, Heberer, Schneider und dem Physiker Gerd Burkhardt von der Technischen Hochschule Hannover.[172] Grundlage der Kommission war die „Empfehlung der Studienkommission aufgrund der Erfahrungen der Studienfahrt in die USA".[173] Laut der dann am 5. April 1965 verabschiedeten vorläufigen Verfassung handle es sich bei der Neugründung um eine Landeseinrichtung, sie habe die Rechte einer Körperschaft des öffentlichen Rechts, verwalte ihre Angelegenheiten selbstständig und werde durch den Rektor repräsentiert. Sie stehe aber unter Aufsicht des Kultusministers. Ständiger Vertreter des Kultusministers bei der Medizinischen Hochschule sei der Kurator. Der Rektor der Hochschule amtiere für zwei Jahre, komme aus der Mitte der „ordentlichen Professoren" und werde von einem Konzil, bestehend aus allen habilitieren Lehrkräften, gewählt. Der Senat bestimme die Richtlinien der inneren Entwicklung der Hochschule. Ihm gehörten neben dem Rektor und Prorektor ein Dekan für studentische Angelegenheiten und ein Dekan für ärztliche Fortbildung, die Vorsitzenden der Sektionen sowie je ein weiterer Vertreter der Sektionen, der ein „Nichtlehrstuhlinhaber" sein müsse, an. Bei Gegenständen, die sie beträfen, seien auch gewählte studentische Vertreter mit Stimmrecht anwesend. Gleiches gelte für Medizinalassistenten und wissenschaftliche Assistenten. Die Hochschule untergliedere sich in vier

---

171 „Protokoll der 11. Sitzung des Ausschusses ‚Medizinische Akademie' in Hamburg, Dammtorstraße 12, am 29. April 1963" (Archiv der MHH, GRÜA 10019 1).
172 „Protokoll der 12. Sitzung des Ausschusses ‚Medizinische Akademie' am 27. Mai 1963, 9.00 Uhr, in Hannover, Finanzministerium" (Archiv der MHH, GRÜA 10019 1).
173 „Empfehlung der Studienkommission aufgrund der Erfahrungen der Studienfahrt in die USA", o. D. (Archiv der MHH, Der Unterausschuss „Innere Struktur" des Gründungsausschusses der Medizinischen Hochschule Hannover, E 2.1., Nr. 7). Fritz Hartmann an Hans-Stephan Stender (Strahlenklinik Marburg), 19.6.1964 (Archiv der MHH, Der Unterausschuss „Innere Struktur" des Gründungsausschusses der Medizinischen Hochschule Hannover, E 2.1., Nr. 7). Der Entwurf der vorläufigen Verfassung war dann im November 1964 fertiggestellt. Die Lesung der vierten Fassung des Entwurfs im Unterausschuss Innere Struktur wurde am 25. November 1964 zum Abschluss gebracht. Die daraus resultierende fünfte Fassung wurde am 18. Dezember dem Gründungsausschuss vorgelegt und verabschiedet sowie am 19. Januar 1965 mit den übrigen Ressorts besprochen. „Protokoll der 22. Sitzung des Ausschusses ‚Medizinische Akademie Hannover' am 22. Oktober 1964"; „Protokoll der 23. Sitzung des Ausschusses ‚Medizinische Akademie Hannover' am 12. Nov. 1964 – 15–18 Uhr im Kultusministerium, 13. Nov. – 8.30 Uhr im Finanzministerium"; „Protokoll der 24. Sitzung des Ausschusses ‚Medizinische Akademie Hannover' am 18. Dezember 1964, 15.00–18.30 Uhr" (Archiv der MHH, GRÜA 10020 2).

Sektionen, die auch als Unterfakultäten bezeichnet würden. Dabei handle es sich um das vorklinische Studium, die klinischen Fächer, die klinische Forschung und die theoretisch-klinischen Fächer. Der Sektion gehörten alle habilitierten Lehrkräfte an. „Abteilungsvorsteher" und „Wissenschaftliche Räte" erhielten einen eigenen Etat.[174]

Der Unterausschuss „Innere Struktur" hatte am 25. November 1964 zudem vorgeschlagen, den Namen „Medizinische Akademie Hannover" in „Medizinische Hochschule Hannover" zu ändern, „um erstens eine einheitliche Bezeichnung der wissenschaftlichen Hochschulen in Hannover zu erreichen und zweitens den Hochschulcharakter klar zum Ausdruck zu bringen". Schließlich sollte in Hannover ja gerade auch samt Vorklinik voll studiert werden. Im als vorläufig gekennzeichneten Verfassungsentwurf wurde grundsätzlich festgehalten, dass die Medizinische Hochschule Hannover die Aufgabe habe, die Wissenschaften vom Leben und vom Menschen in Forschung und Lehre zu fördern. In der Erziehung ihrer Studierenden solle ihr Leitbild „der wissenschaftlich gebildete Arzt" sein, „der, seinem Gewissen verpflichtet, die Achtung vor der Würde des Menschen mit einem verantwortungsbewußten Gebrauch seines Wissens verbindet". Zur Erfüllung dieser Aufgaben würden sich Lehrende und Lernende in der Medizinischen Hochschule vereinigen.[175] Hartmann selbst sprach davon, dass die im Dezember 1964 erlassene und von ihm selbst maßgeblich geprägte vorläufige Verfassung ein Zeitdokument mit Zügen von Programm- und Bekenntnisschriften gewesen sei.[176] Mit dem Beschluss des niedersächsischen Landeministeriums vom 5. April 1965 und der Verabschiedung des Haushalts durch den niedersächsischen Landtag wurde die Medizinische Akademie Hannover dann zugleich auch offiziell in Medizinische Hochschule Hannover umbenannt.[177]

Die feierliche Eröffnung der Medizinischen Hochschule Hannover fand am 17. Mai 1965 in der Aula der Tierärztlichen Hochschule statt. Der Bundesminister für wissenschaftliche Forschung, Hans Lenz von der FDP, sprach in seinem Festvortrag von einem „Meilenstein in der Reform der Medizin", von dem Impulse auf die anderen Fakultäten ausstrahlen sollten.[178] Ein Jahr später zog das niedersächsische Kultusminis-

---

174 „Vorläufige Verfassung der Medizinischen Hochschule Hannover", 5.4.1965 (NLAH, Nds. 401, Acc. 2003/171, Nr. 22). „Sprechzettel für Herrn Minister. Betr.: Besuch der Medizinischen Hochschule Hannover am 18. Juli 1966", 23.6.1966 (BAK, B/138, 6511). „Protokoll der 13. Sitzung des Gründungsausschusses des Wissenschaftsrates vom 11. März 1965 in Köln" (Archiv der MHH, B IV, 11.1., Bd. 0, Präsidialkeller).
175 „Protokoll der 8. Sitzung des Unterausschusses ‚Innere Struktur' am 25.11.1964" (Archiv der MHH, Der Unterausschuss „Innere Struktur" des Gründungsausschusses der Medizinischen Hochschule Hannover, E 2.1., Nr. 7). „Protokoll der 24. Sitzung des Ausschusses Medizinische Akademie Hannover am 18. Dezember 1964, 15.00–18.30 Uhr" (Archiv der MHH, GRÜA 10020 2). Anonym (1965: 41). Siehe auch Pabst (2020: 34–36) und Hartmann (1985: 41–42).
176 Hartmann (1969: 42).
177 Rolf Schneider, „Betr. Medizinische Hochschule Hannover", 16.6.1965 (BAK, B/138, 6511).
178 Max Motz, „Vermerk: Betr.: Medizinische Akademie Hannover; hier: Feierliche Eröffnung am 14. Mai 1965", 24.3.1965; „Ansprache des Herrn Ministers zur feierlichen Eröffnung der Medizinischen Akademie Hannover", o. D.; „Ansprache von Herrn Bundesminister Lenz bei der Einweihung der Medizinischen

terium ein erstes Zwischenfazit. Danach sei in Hannover ohne lange Gründungsdenkschriften – wie einmal mehr betont werden musste – eine Reformhochschule nach den Anregungen des Wissenschaftsrates errichtet worden. Das gesamte Studium werde neugebildet. Die Studierenden würden in Arbeitsgruppen zu je sechzehn Personen ausgebildet und der wissenschaftliche Nachwuchs sei weitgehend gleichberechtigt. Der Mittelbau habe einen eigenen Etat. Ausdrücklich erwähnt wurde dabei, dass bereits vier Nachwuchskräfte aus den USA zurückgekehrt seien. Als Herausforderungen blieben die Einrichtung einer elektronischen Datenverarbeitungsanlage für klinische Dokumentation, die Laborautomatisation und die Verwaltung. Der Studienreform werde zudem durch die starren Bestimmungen der Bestallungsordnung für Ärzte Grenzen gesetzt.[179] Im November 1966 besuchte der neue Bundesminister für wissenschaftliche Forschung, Gerhard Stoltenberg (CDU), die Medizinische Hochschule, besichtigte das Baugelände sowie das Forschungszentrum im Oststadtkrankenhaus und zeigte sich höchst zufrieden. Es wurde ein zügiger Ausbau erwartet.[180] Ministerialdirigent Rolf Schneider konstatierte im Dezember 1966 selbstzufrieden, dass viele andere Neugründungen die Medizinische Hochschule Hannover in ihrer Entwicklung beneiden würden.[181]

Auch die Verantwortlichen in Baden-Württemberg zeigten sich sehr interessiert an den Verhandlungen in Niedersachsen über den Betrieb und die Finanzierung der Medizinischen Akademie Hannover, „da bei den beabsichtigten Neugründungen im Lande Baden-Württemberg ähnliche Probleme der rechtlichen Struktur und der gemischten Finanzierung auftreten".[182] Für die zweite Hälfte der 1960er Jahre ließe sich auch von einem stillen Wettbewerb zwischen den Akademiestandorten Hannover und Ulm sprechen. Nachdem die Naturwissenschaftlich-Medizinische Hochschule in Ulm unter großem öffentlichem Interesse gegründet worden war, sah sich so etwa das niedersächsische Kultusministerium genötigt hervorzuheben, dass Niedersachsen die modernste Medizinische Hochschule habe.[183] Vor allem war man in Hannover stolz darauf, die egalitären Prinzipien, die mit den Reformvorhaben verbunden waren, auch

---

Hochschule Hannover am 17. Mai 1965", o. D. (BAK, B/138, 6511). Dazu auch die Darstellung Schoens: „Protokoll der 49. Festsitzung aus Anlaß des 10jährigen Bestehens – und der 50. – Arbeitssitzung – des Gründungsausschusses der Medizinischen Hochschule Hannover im Senatssitzungssaal der Medizinischen Hochschule Hannover am 21. Dezember 1971" (Archiv der MHH, GRÜA, 10022 4).

179 Max Motz, „Vermerk: Betr. 33. Sitzung des Gründungsausschusses der Medizinischen Hochschule Hannover; hier: Besuch des Herrn Ministers Ende Mai 1966", 15.3.1966 (BAK, B/138, 6511).

180 „Betr.: Reise des Herrn Minister nach Hannover vom 14.–15.11.66", 9.11.1966; Max Motz, „Vermerk. Betr.: Medizinische Hochschule Hannover", 17.11.1966 (BAK, B/138, 6511).

181 „Protokoll der 37. Sitzung des Gründungsausschusses der Medizinischen Hochschule Hannover am 20. Dezember 1966", 10.2.1967 (BAK, B 138/11529).

182 Kultusministerium Baden-Württemberg an das Niedersächsische Kultusministerium, 6.5.1964 (NLAH, Nds. 401, Acc. 2003/171, Nr. 20).

183 Niedersächsischer Kultusminister – Pressereferat, „Presseinformation Nr. 90/67 Niedersachsen hat die modernste Medizinische Hochschule", 12.5.1967 (Hauptstaatsarchiv Stuttgart, EA 1/106, Bü 925).

wirklich umzusetzen. Im August 1967 erschien ausgerechnet in der *Stuttgarter Zeitung* ein Beitrag, der darauf hinwies, dass es in Hannover, anders als in Ulm, keine Magnifizienz gebe.[184] Ein zentraler Unterschied zwischen den Reformprojekten in Hannover, Lübeck und Ulm war, dass in der niedersächsischen Landeshauptstadt tatsächlich sofort mit Bauplanungen und -maßnahmen begonnen wurde, zu Beginn der 1970er Jahre die Provisorien aufgegeben wurden sowie das Gelände am Roderbruch sukzessive bezogen werden konnte. Die ersten, wohl ausgesuchten „rüstigen Kranken", so meldete die Lokalpresse, wurden am 19. Juli 1971 vor laufender Kamera im Bettenhaus der Medizinischen Hochschule Hannover begrüßt.[185]

Der Gründungsausschuss „Naturwissenschaftlich-Medizinische Hochschule in Ulm"

Ende des Jahres 1962 wurden in Baden-Württemberg gleich drei Neugründungen geplant: die Universität Konstanz, die Zweite Medizinische Fakultät der Universität Heidelberg in Mannheim und die Medizinische Akademie Ulm. Ministerpräsident Kurt Georg Kiesinger (CDU) war eine treibende Kraft bei der Verwirklichung dieser Projekte und konnte sich der Unterstützung von Ministerialrat Friedrich Schneider, von 1958 bis 1966 Generalsekretär des Wissenschaftsrates, und Ludwig Raiser, von 1961 bis 1965 Vorsitzender des Wissenschaftsrates, gewiss sein.[186] Im Unterschied zu Schleswig-Holstein war die finanzielle Förderung der Neugründungen von vornherein dezidiert als Landesaufgabe ausgeschrieben.[187] Über Hochschulneugründungen wurde dabei schon seit dem Herbst 1959 nachgedacht, als Kiesinger die Gründung einer Landesuniversität Konstanz in Aussicht stellte. Sogleich wurde in der Ulmer Lokalpresse intensiv darüber berichtet, dass auch Ulm, vor allem ob der günstigen Lage, Universitätsstadt werden könnte, ja, werden müsste. Eine entscheidende Rolle beim Vorhaben, aus Ulm eine Universitätsstadt zu machen, kam dabei dem Unternehmer Helmut Hauser zu, der zugleich CDU-Mitglied war.[188] Im Frühjahr 1960 konkretisierten sich diese Gedankenspiele und im August 1960 konstituierte sich ein „Arbeitskreis Universität Ulm",

---

184 Jürgen Zibell, „Hier gibt es keine ‚Magnifizienz'", in: *Stuttgarter Zeitung*, 25.8.1967 (Hauptstaatsarchiv Stuttgart, EA 1/106, Bü 925).
185 Ue (1971).
186 „Universität in Konstanz – medizinische Akademie in Ulm", in: *Frankfurter Allgemeine Zeitung*, 24.12.1962 (BAK B 138/6509). Zur Universität Ulm: Hepach (2007), Stadt Ulm (2006), Schäuffelen (2003), Pechhold (1992). Zudem die Beiträge in der im Februar 2017 erschienenen Jubiläumsausgabe des Ulmer Universitätsmagazins *uni ulm intern* mit dem Titel „Uni Ulm – 50 Jahre Wissen²" (https://www.uni-ulm.de/fileadmin/website_uni_ulm/presse/uni_ulm_intern/uui_339_Februar2017.pdf, 17.4.2023). Eine ausführliche Darstellung der Universitätsgründung in Konstanz findet sich bei Mälzer (2016: 151–234).
187 „Milliarden für die Medizin", in: *Rhein-Neckarzeitung Heidelberg*, 27.10.1964 (BAK B 138/6509).
188 Steger/Jeskow (2021: 247–249), Mälzer (2016: 151–156) und Schäuffelen (2003: 8).

der im März 1961 eine Denkschrift verfasste. Aus Richtung Konstanz wurde die Denkschrift als „unfreundlicher Akt" angesehen, mit dem Ulm in Sachen Landesuniversität in Konkurrenz zu Konstanz trat, was aus Reihen des Arbeitskreises jedoch abgestritten wurde. Sollte es aber nur zu einer einzigen Universitätsgründung in Baden-Württemberg kommen, hatte der Erstanbieter Konstanz die deutlich besseren Karten und fand vor allem auch in Ministerpräsident Kiesinger einen entschlossenen Förderer. Aus lokalpatriotisch gefärbter Ulmer Perspektive, wie sie die Historikerin Barbara Schäuffelen in ihrer Geschichte der Gründungsphase der Ulmer Universität aufgezeichnet hat, schien Kiesinger sich sogar ausdrücklich gegen die Donaustadt zu stellen. Als dann im Juni 1961 die Empfehlungen des Wissenschaftsrates zur Gründung Medizinischer Akademien publik wurden, tat sich eine Gelegenheit auf, auf diesem Wege doch noch das Ziel zu erreichen, eine Hochschule in Ulm zu errichten. Die Lokalpresse fragte auch sogleich, ob Ulm eine neue Chance erhalten habe. Es lässt sich also zunächst konstatieren, dass Lokalpolitik und Lokalpresse Ulm zur Universitätsstadt machen wollten. Die Gründung einer Medizinischen Akademie war dann nur ein Schritt, um dieses Ziel auf anderem Wege zu erreichen.[189]

In der Folge kam es am 21. Dezember 1961 zu einer Besprechung von Vertretern des baden-württembergischen Kultus- und Finanzministeriums mit Bargmann. Diskutiert wurde dabei über die mögliche Errichtung von Medizinischen Akademien. Bis Stuttgart als Standort ausschied, waren auch Vertreter der Landeshauptstadt anwesend. Am 21. Februar 1962 gab es dann ein Treffen in Mannheim mit Theodor Pfizer, Oberbürgermeister von Ulm, und Ernst Ludwig, Leiter des Rechtsamtes der Stadt Ulm, der sich mittlerweile als treibende Kraft in Sachen „Universitätsstadt Ulm" erwies.[190] Einen Monat zuvor war ein „Kuratorium Universität Ulm" eingerichtet worden, das mit dem mittlerweile in einen Verein umgewandelten Arbeitskreis sozusagen aus der Stadtgesellschaft heraus die Gründung vorantragen sollte.[191] Nachdem wiederum Ende Februar Vertreter der Kultus- und Finanzministerien in Stuttgart mit Pfizer und weiteren Abgeordneten der Stadt über das Akademieprojekt sprachen, schien eine Universitätsgründung konkret zu werden. Im Oktober 1962 meldete die voreilige Lokalpresse

---

189 Staatsministerium Baden-Württemberg, „Pressemitteilung Nr. 39/67: ‚Wie kam es zur Medizinisch-Naturwissenschaftlichen Hochschule in Ulm?'", 20.2.1967 (BAK B 136, 5673). „Arbeitskreis ‚Universität Ulm' gegründet", in: *Schwäbische Donauzeitung*, 22.7.1960; „Denkschrift für die ‚Universität Ulm'", in: *Stuttgarter Zeitung*, 9.3.1961 (Hauptstaatsarchiv Stuttgart, EA 1/106, Bü 916). Beispielhaft für die Berichterstattung in der Lokalpresse: „Ulm könnte auch Universitätsstadt sein", in: *Schwäbische Donauzeitung*, 3.12.1959; „Ulm im Universitätsrennen", in: *Stuttgarter Nachrichten*, 22.6.1960; „Ulmer Denkschrift ‚unfreundlicher Akt'", in: *Stuttgarter Zeitung*, 5.6.1961; „Neue Medizinische Akademien empfohlen", in: *Schwäbische Donauzeitung*, 13.6.1961 (Hauptstaatsarchiv Stuttgart, EA 1/106, Bü 916). Siehe dazu auch Schäuffelen (2003: 5, 8–35). Zur Bevorzugung von Konstanz seitens Kiesinger, die dieser schon 1959 auf einer Rede in Singen formuliert hatte, siehe Schäuffelen (2003: 43–45).
190 Zur Rolle Theodor Pfizers und dessen NS-Vergangenheit siehe auch Steger/Jeskow (2021: 250–257) und Schäuffelen (2003: 38–41).
191 Schäuffelen (2003: 36–37).

dann bereits Vollzug: „Medizinische Akademie für Ulm". Es dauerte allerdings noch ein halbes Jahr, bis dem Landtag am 16. April 1963 seitens der Landesregierung eine Denkschrift über die Errichtung wissenschaftlicher Hochschulen in Baden-Württemberg zugeleitet wurde. Vom Ministerrat wurden als Standorte für eine neu zu errichtende Universität Konstanz und für eine neu zu errichtende Medizinische Akademie Ulm vorgeschlagen. Eine Zweite Medizinische Fakultät der Universität Heidelberg war für Mannheim vorgesehen. In der Öffentlichkeit wurde diskutiert, ob Ulm nur ein „Trostpflaster" erhalten habe oder die Option einer Hochschule weiter bestehe. Im Mai 1963 bezeichnete Kiesinger in einer Regierungserklärung vor dem Landtag die Gründung der in der Denkschrift vorgesehen Hochschulen als eine der wichtigsten landespolitischen Aufgaben. Ende des Jahres riefen dann bereits alle Fraktionen des Landtags zur baldigen Bildung von Gründungsausschüssen auf. Offiziell stimmte der Landtag am 27. Februar 1964 den Neugründungen in Konstanz und Ulm zu, wobei erneut festgestellt wurde, dass es in Ulm wohl doch eher um eine Hochschule als um eine Akademie gehe. Der in Baden-Württemberg wohlbekannte Ludwig Heilmeyer, zu dieser Zeit Inhaber des Lehrstuhls für Innere Medizin am Universitätsklinikum Freiburg und zuvor ja bei der Akademiegründung im hohen Norden in Lübeck aktiv, wurde dann bereits als Vorsitzender des Gründungsausschusses vorgestellt, bevor Ministerpräsident Kiesinger am 21. März 1964 feierlich im Marmorsaal des Neuen Schlosses in Stuttgart die Gründungsausschüsse Konstanz und Ulm berief. Dies wurde bei einem Abendessen mit 119 Gästen – zumindest eingeladen waren auch Martin Heidegger und Friedrich Georg Jünger – und vielen Flaschen Weiß- und Rotwein sowie Sekt gebührend gefeiert.[192]

Die Hochschulprojekte in Konstanz und Ulm waren in der Planungsphase eng verbunden. Kurzgefasst sollten in Konstanz ein Modell der Hochschul- und Studienreform verwirklicht sowie in Ulm Studienplätze vermehrt, aber im Unterschied zu Mannheim auch die Reform des Medizinstudiums gefördert werden. Heilmeyer verwies zudem auf die Bedeutung naturwissenschaftlicher Fächer für die Ulmer Akademie. Erstes Ziel sei der Aufbau einer „naturwissenschaftlichen-medizinischen Hochschule".[193] Dass eine

---

[192] „Denkschrift über die Errichtung von wissenschaftlichen Hochschulen in Baden-Württemberg", in: 3. Landtag von Baden-Württemberg, Beilage 2990, 25.4.1962, S. 5812–5866 (BAK B 138/6509). „Veranstaltungen anlässlich der Konstituierung der Gründungsausschüsse für die Universität Konstanz und die Medizinische Akademie Ulm am Samstag, den 21. März 1964 – 18 Uhr – im Neuen Schloß in Stuttgart (Marmorsaal) (Hauptstaatsarchiv Stuttgart, REA 1/922, Bü 158). Staatsministerium Baden-Württemberg, „Pressemitteilung Nr. 39/67: ,Wie kam es zur Medizinisch-Naturwissenschaftlichen Hochschule in Ulm?'", 20.2.1967 (BAK B 136, 5673). „Ulm: Die Zeit arbeitet für uns!", in: *Schwäbische Donauzeitung*, 10.3.1962; „Medizinische Akademie für Ulm", in: *Schwäbische Donauzeitung*, 3.10.1962; „Ministerrat: Medizinische Akademie für Ulm", in: *Schwäbische Donauzeitung*, 18.4.1963; „Trostpflaster oder vollwertige Hochschule?", in: *Stuttgarter Nachrichten*, 22.4.1963; „Lohnende Aufgaben für Professor Heilmeyer", in: *Südkurier*, 27.2.1964 (Hauptstaatsarchiv Stuttgart, EA 1/106, Bü 916). Dazu auch Mälzer (2016: 177–181, 203).
[193] „Baden-Württemberg: Gründungsausschüsse konstituiert", in: *Akademischer Dienst* 12, 25.3.1964 (BAK B 138/6509). 4. Landtag von Baden-Württemberg, „Stellungnahme des Kultusministeriums zur Ver-

solche auch den Kern einer Volluniversität in sich trage, hatte der mit den Planungen befasste Ernst Ludwig schon im März 1962 deutlich gemacht. Wie Barbara Schäuffelen es anschaulich beschreibt, sei Ludwig schon damals zur Ansicht gelangt, „lieber den Spatz in Form einer Medizinischen Akademie in der Hand, als die Uni-Taube auf dem Münster-Dach" zu haben. Auch seitens des Arbeitskreises war die Realisierung des Akademieprojektes zunächst vor allem taktisch begründet, um auf diese Weise Ulm doch noch zu einer Universitätsstadt zu machen.[194] Während die Lokalpolitik die Errichtung einer Volluniversität weiterhin bevorzugte, waren es die Akteure aus dem Wissenschaftsrat, namentlich Bargmann, Heilmeyer und Uexküll, die überhaupt erst die Planungen für eine reformerisch ausgerichtete Akademie in die Debatte einbrachten.

Obwohl für das Ulmer Projekt offiziell die Vermehrung der Studienplätze als Motivation genannt wurde, spielte dies bei den weiteren Planungen keine Rolle. Tatsächlich war sogar schon in der Denkschrift der Landesregierung vom April 1962 explizit darauf hingewiesen worden, dass es bei den Hochschulneugründungen nicht um eine Kapazitätserweiterung gehen solle, die nur die überkommene Struktur der Universität weiterführe. Das Anwachsen der Studierendenzahl vergrößere die Tendenz zum Examensstudium und „zur Verwandlung auch der Universität in ein System von Berufsfachschulen". Deshalb sollten die Neugründungen zuallererst auch der Hochschulreform dienen, wenn sie auch an der Verbindung zu den alten Universitäten, also zur Humboldtschen „Forschung und Lehre", festhalten müssten. Die Neuordnung des Verhältnisses zwischen dem akademischen Lehrkörper und der Studierendenschaft wurde zu einem Hauptziel des Reformprojektes ernannt. Aus der Studiengemeinschaft solle eine Lebensgemeinschaft werden, was mit humanistischer Bildung als „communitas docentium et discentium" ausgedrückt wurde. Gerade die Überfüllung der wissenschaftlichen Hochschulen wurde in der Denkschrift von 1962 hingegen als ein Übelstand charakterisiert, der alle Länder des europäischen Westens betreffe. Bestätigt wurden Prognosen zur Entwicklung der Zahl der Medizinstudierenden durch die Berechnungen des Wissenschaftsrates und einer neuen Studie des anerkannten Gesundheitswissenschaftlers Fritz Beske, der zu dieser Zeit auch im Rahmen der World Health Organization tätig war. Deshalb sei rasche Abhilfe nötig. Gleichzeitig musste aber auch die klinische Forschung unbedingt optimiert werden, wie es in der Denkschrift unter Verweis auf Vorschläge, die auf der Plenarsitzung des Wissenschaftsrates vom 10. Februar 1962 beschlossen worden waren, ausformuliert wurde. Darin wurde bereits das zentrale Vorhaben des Ulmer Projektes aufgeführt: die Einrichtung eines klinischen Forschungszentrums.[195]

---

wirklichung der geplanten Neugründung einer Medizinisch-Naturwissenschaftlichen Hochschule in Ulm, Beilage 2395" (Hauptstaatsarchiv Stuttgart, EA 1/106, Bü 914).
194 Schäuffelen (2003: 43).
195 „Denkschrift über die Errichtung von wissenschaftlichen Hochschulen in Baden-Württemberg", in: 3. Landtag von Baden-Württemberg, Beilage 2990, 25.4.1962, S. 5812–5866 (BAK B 138/6509). Beske (1961), Beske (1960) und Wissenschaftsrat (1962). Siehe auch Mälzer (2016: 177–181).

Von vornherein waren die Planungen in Ulm darauf ausgelegt, die naturwissenschaftliche Medizin zu stärken. Deshalb wurde mit der Konstituierung des Gründungsausschusses der Projektname „Medizinische Akademie" durch den einer „Naturwissenschaftlich-Medizinischen Hochschule" ersetzt. Diese Fokussierung auf Naturwissenschaft und Technik war das wirklich Neue an dem Ulmer Vorhaben und etwa in Hannover explizit verneint worden, da ja dort schon eine naturwissenschaftliche Fakultät an der Technischen Hochschule bestand.[196] Der am 21. März 1964 unter dem Vorsitz Heilmeyers konstituierte Gründungsausschuss für die Naturwissenschaftlich-Medizinische Hochschule in Ulm forderte ausdrücklich die „Reformierung des Unterrichts und der Forschungsmöglichkeiten" ein. Das zentrale Ziel war die Verzahnung von Natur- und Basiswissenschaften mit der Klinik.[197] Neben Heilmeyer, Uexküll, Tonutti und dem unvermeidlichen Bargmann gehörten der Stuttgarter Zoologe Otto Pflugfelder, der Stuttgarter Organchemiker Hellmut Bredereck, zugleich auch Vorsitzender der wissenschaftlichen Kommission des Wissenschaftsrates, der Karlsruher Experimentalphysiker Werner Buckel, der Freiburger Hygieniker Richard Haas, der seit 1963 wieder in Heidelberg lehrende Pathologe Wilhelm Doerr, der Tübinger Gynäkologe Hans Roemer und der Nürnberger Chirurg Erich Holder dem Gründungsausschuss an. Ständige Gäste waren Gerhard Hess, als Vorsitzender des Konstanzer Gründungsausschusses, Friedrich Schneider, Generalsekretär des Wissenschaftsrates, der Ulmer Oberbürgermeister Theodor Pfizer, Gerhard Storz, Kultusminister a. D, und der Tübinger Politologe Theodor Eschenburg.[198] Der Gründungsausschuss befragte im Laufe seines Bestehens zudem vierzig Sachverständige.[199] Des Weiteren fanden ständige Treffen mit den politischen Verantwortlichen sowie Verwaltungsbeamten wie Finanzminister Hermann Müller von der FDP, Kultusminister Wilhelm Hahn von der CDU, Regierungsdirektor Otto Rundel, den Ministerialräten Günther Boulanger und Eberhard Muff, Oberregierungsbaurat Rudolf Hanke sowie weiteren Ministerialdirigenten statt. So auch am 12. Juni 1964, als 24 Teilnehmende des Gründungsausschusses zunächst im Stuttgarter Park Hotel beköstigt wurden, um dann um 13 Uhr auf Einladung des Ministerpräsidenten in der Villa Reitzenstein zum „Frühstück" zu erscheinen.[200]

---

196 „Protokoll der 2. Sitzung des Ausschusses ‚Medizinische Akademie' in Hannover am 11. Januar 1962" (Archiv der MHH, GRÜA 10019 1).
197 „Baden-Württemberg: Gründungsausschüsse konstituiert", in: *Akademischer Dienst* 12, 25.3.1964 (BAK B 138/6509). Gründungsausschuß der Universität Ulm (1968: 729). „Universität Konstanz ab 1966", in: *Süddeutsche Zeitung*, 20.2.1964 (BAK B 138/6509).
198 „Baden-Württemberg: Gründungsausschüsse konstituiert", in: *Akademischer Dienst* 12, 25.3.1964 (BAK B 138/6509).
199 Brigitte Beer, „Medizin und Naturwissenschaft in Ulm", in: *Frankfurter Allgemeine Zeitung*, 3.8.1965 (Hauptstaatsarchiv Stuttgart, EA 1/106, Bü 917).
200 „Frühstück für die Mitglieder des Gründungsausschusses für die Med. Akademie Ulm", 12.6.1964 (Hauptstaatsarchiv Stuttgart, EA 1/922, Bü 160).

Im Wissenschaftsrat wurde im Sommer 1964 noch einmal konstatiert, dass in Ulm keine eigentliche Medizinische Akademie entstehen werde, sondern eine „kombinierte Naturwissenschaftliche und Medizinische Hochschule" vorgesehen sei.[201] Bereits im November 1964 erklärte Heilmeyer der Presse, dass der Gründungsausschuss einstimmig die Einrichtung einer naturwissenschaftlichen und einer medizinischen Fakultät in Ulm beschlossen habe, die eng miteinander verzahnt sein sollten. Er deutete dabei bereits einen wichtigen Perspektivwechsel an, indem die Anatomie aus dem Zentrum des Medizinstudiums verschwinden und durch die Biochemie ersetzt werde. Auch in Ulm sollten die Medizinstudierenden viel stärker an das Krankenhaus gebunden werden und das sechste und siebte Semester in der Universitätsklinik verbringen. Deshalb müsse auch die Anzahl der Studierenden auf 700 begrenzt bleiben. Die Hochschulklinik sollte etwa 1.600 bis 2.000 Betten erhalten. Die Fokussierung auf den vorklinischen Unterricht, so Heilmeyer, eröffne große Aufgaben für die deutsche Medizin. Und er ergänzte, dass er es als eine Hauptaufgabe ansehe, der deutschen klinischen Forschung in der Welt wieder einen guten Ruf zu geben.[202]

Damit war ein grandioser Ton vorgegeben, der das Ulmer Projekt bis zur festlichen Gründungsfeier am 25. Februar 1967 medial begleiten sollte. Von der Hochschulneugründung wurde, wie es der baden-württembergische Kultusminister Wilhelm Hahn ausdrückte, der „Durchbruch zu neuer Sicht" erwartet. Bereits vor Veröffentlichung des Berichtes des Gründungsausschusses wurden jene zentralen Strukturpläne publik, die den „Ulmer Plan", der rasch zum „Ulmer Modell" wurde, auszeichnen sollten. Die Wissenschaftsjournalistin Brigitte Beer fasst im Juni 1965 zusammen, dass die drei theoretisch-medizinischen, klinisch-medizinischen und naturwissenschaftlichen Fakultäten durch sogenannte Fachgruppen zusammengehalten werden sollten. Diese stellten die „notwendigen Querverbindungen" zwischen den einzelnen Fächern dar. Dort sollte die „geistige Kameradschaft" wachsen, von der Heilmeyer schwelgte. Zu einer Fachgruppe sollten alle Dozierenden gehören, deren Arbeit in einen der großen Wissenschaftsbereiche hineinreiche, also Physik, Chemie, die biologischen Fächer, Psycho-, Sozial- und Anthropofächer sowie die klinischen Fächer. Institute würden durch größere, nach geistig und methodologisch bestimmten Merkmalen zusammengefassten Einheiten ersetzt werden, die durch einen Vorstand oder geschäftsführenden Direktor geleitet werden sollten und als „Zentren" bezeichnet wurden. Architekten sollten diese Neuordnung der inneren Struktur dann auch räumlich gestalten. Natürlich sollte gleichzeitig eine Studienreform erprobt werden.[203] Im Vorklinikum sollte

---

201 „Protokoll der 20. Sitzung des Ausschusses ‚Medizinische Akademie Hannover', Finanzministerium (Großer Sitzungssaal) am 3. Juli 1964. 8.30–17.00 Uhr (Archiv der MHH, GRÜA 10020 2).
202 „Ulm als Zentrum klinischer Forschung", in: *Stuttgarter Nachrichten*, 9.11.1964 (BAK B 138/6509).
203 Brigitte Beer, „Neue Wege für das Studium der Medizin", in: *Frankfurter Allgemeine Zeitung*, 5.6.1965 (BAK B 138/6509). Auch: „Der große Ulmer Wurf", in: *Stuttgarter Zeitung*, 28.5.1965; „Denkschrift zur Ulmer Hochschule", in: *Stuttgarter Nachrichten*, 28.5.1965; „Drei Fakultäten an der Medizinischen Hochschule Ulm", in: *Schwäbische Zeitung Leutkirch*, 28.5.1965 (Hauptstaatsarchiv Stuttgart, EA 1/106, Bü 917).

die Anatomie eher reduziert werden, stattdessen Physiologie, Biochemie, Allgemeine Biologie und Psychologie im Vordergrund stehen. Der Fokus sollte auf der naturwissenschaftlichen Ausbildung liegen, Vorklinikum und Klinikum enger verbunden und das Vorphysikum vielleicht sogar abgeschafft werden. So könnte das Studium auch entweder zur ärztlichen Prüfung oder zum Diplom-Biologen führen. Auch das Studium eines medizinisch-naturwissenschaftlichen Faches sollte ermöglicht werden.[204] Zusammengefasst bestand die geplante Struktur der Medizinisch-Naturwissenschaftlichen Hochschule Ulm aus drei Fakultäten, sechs Fachgruppen, einem Rektor, sowie einem kleinen und großen Senat. Die Struktur des klinischen Bereichs bestand aus Zentren für Innere Medizin und Chirurgie sowie einem Nervenzentrum. Bei der Inneren Medizin wurden Strahlenklinik, Pädiatrische Klinik und Dermatologie als aggregierte Kliniken genannt. Spezialisiertes Wissen, etwa in Endokrinologie, Gastroenterologie, Kardiologie und Angiologie, sollte in Abteilungen gewonnen werden.[205]

Der Bericht des Gründungsauschusses Ulm wurde am 14. Juli 1965 durch Heilmeyer feierlich und unter großer Anteilnahme der Presse an den Ministerpräsidenten Kiesinger überreicht. Bemerkenswert ist sicherlich die kurze Zeit dessen Entstehens. Während der Gründungsausschuss in Hannover die gesamte Planungs-, Gründungs- und Bauphase zwölf Jahre lang bis Dezember 1973 begleitete, ging es in Ulm vor allem um das Verfassen einer Denkschrift, die dann aber auch für erhebliches Aufsehen sorgte.[206] In der Öffentlichkeit blieb vor allem hängen, dass es um eine Hochschule neuen Stils gehe, die ein revolutionäres Konzept vertrete und sogar moderner als ähnliche Institutionen in den USA sein würde. Ulm stand Mitte der 1960er Jahre an der Spitze der Hochschulreformbewegung. In den Kliniken und Instituten würde das hierarchische Direktorialprinzip durch das Departmentsystem ersetzt! Teamwork sei Trumpf! Auf die historischen Fakultäts- und Institutsgrenzen werde verzichtet! „Das Führerprinzip" allgewaltiger Klinikchefs werde abgeschafft! Die drei Fakultäten hätten nur noch Aufgaben der akademischen Verwaltung und der Organisation. Vertikal über die Grenzen der Fakultäten hinweg wirkten vier Fachgruppen für Physik, Chemie, Biologie und Psychologie. Daneben bestünden zwei Fachgruppen für operative und nicht-operative Klinische Medizin, ein Forschungsrat, der jene Forschungsvorhaben plante und organisierte, die über die Fachgruppen hinausgingen, und das Klinische Forschungs-

---

204 *Akademischer Dienst* 29, 1965, S. 344–347 (BAK B 138/6509).
205 „Bericht des Gründungsausschusses über eine Medizinisch-Naturwissenschaftliche Hochschule in Ulm, Juli 1965", S. 19–38 (Hauptstaatsarchiv Stuttgart, EA 1/106, Bü 917).
206 „Bericht des Gründungsausschusses über eine Medizinisch-Naturwissenschaftliche Hochschule in Ulm", Juli 1965 (BAK, B/136, 5673). „Feierliche Übergabe der Hochschul-Denkschrift", in: *Schwäbische Donauzeitung*, 9.7.1965; Staatsministerium Baden-Württemberg, „Pressemitteilung Nr. 150/65 Bericht des Gründungsausschusses für die Ulmer Hochschule der Landesregierung übergeben", 14.7.1965; „Ulm – eine Hochschule neuen Stils", in: *Rhein-Neckar Zeitung Heidelberg*, 15.7.1965; „Die Mediziner wagen in Ulm den Sprung nach vorn", in: *Schwäbische Zeitung Leutkirch*, 15.7.1965; „Medizinische Ausbildung auf neuen Wegen", in: *Stuttgarter Nachrichten*, 15.7.1965 (Hauptstaatsarchiv Stuttgart, EA 1/106, Bü 917).

zentrum, in dem die Forschenden der klinischen, medizinisch-theoretischen und naturwissenschaftlichen Richtungen zusammenarbeiteten. Es ging um eine Konzeption, die es in dieser Konsequenz noch nicht gegeben hatte. Größere Bedeutung sollte dabei vor allem der „seelischen Krankenführung" zukommen.[207] In Ulm wurde also auch dezidiert eine Antwort auf die „Krise der Medizin" gesucht. Der „Ulmer Plan" bedeute nichts anderes als eine Revolutionierung des Medizinstudiums, jubelte die Lokalpresse.[208] „Lernen durch Tun", lautete dazu das eingedeutschte Motto. Nach angelsächsischem Vorbild werde der Studierende näher an das Krankenbett herangeführt und solle in einem „Internatsjahr" an verschiedenen Kliniken unter Aufsicht der Lehrenden praktische Fähigkeiten erwerben.[209] Die Ulmer Programmatik versprach eine engere Zusammenführung von Naturwissenschaft und Medizin, die Entwicklung der Lehre aus der Forschung heraus, die Zusammenarbeit mehrerer Wissenschaften an gemeinsamen Aufgaben, die Verstärkung der naturwissenschaftlichen Ausbildung der Medizinstudierenden und die Ersetzung des Direktorialprinzips durch das Kollegialprinzip in einem Departmentsystem.[210]

Die 116 Seiten umfassende, durchaus klar formulierte, in Einzelpunkten aber auch sehr detailfreudige Ulmer Denkschrift sorgte im Sommer 1965 für Furore. Es waren nun die internationalen Fachleute, die in Ulm das Mekka einer neuen Medizinischen Hochschule erblickten. Stolz wurde registriert, dass Ulm unter den Neugründungen diejenige Hochschule sei, die im Ausland am stärksten beachtet werde. Die modernste Universität Spaniens in Pamplona habe schon im Sommer 1966 bei der künftigen Ulmer Hochschule um ein Patenschaftsverhältnis gebeten. Bei der Gründungsfeier in Ulm, so verkündete der hochgemute Heilmeyer, hatten sich sechs Gäste aus Pamplona angesagt.[211] Heilmeyer, ein hervorragender PR-Mann, den Kiesinger gerne als „Prakti-

---

207 Beispielhaft: „In Ulm soll die Zukunft der Medizin beginnen", in: *Schwarzwälder Bote*, 15.7.1965; „Ulm an der Spitze der Reformbewegung", in: *Schwäbische Donauzeitung*, 15.7.1965 (Hauptstaatsarchiv Stuttgart, EA 1/106, Bü 917). „Medizinische Ausbildung auf neuen Wegen", in: *Stuttgarter Nachrichten*, 15.7.1965 (Hauptstaatsarchiv Stuttgart, EA 1/106, Bü 917). „Kampf gegen Macht und Mammon'", in: *Die Welt*, 22.2.1967 (BAK B 138, 6509). Staatsministerium Baden-Württemberg, „Pressemitteilung Nr. 42/67. Verflechtung von Naturwissenschaften und Medizin kennzeichnet die neue Medizinisch-Naturwissenschaftlichen Hochschule Ulm", 22.2.1967 (BAK B/136, 5673).
208 „'Ulmer Plan' reformiert Medizinstudium", in: *Ulmer Tagblatt*, 29.5.1965; „Der große Ulmer Wurf", in: *Stuttgarter Zeitung*, 28.5.1965 (Hauptstaatsarchiv Stuttgart, EA 1/106, Bü 917).
209 „Kampf gegen Macht und Mammon'", in: *Die Welt*, 22.2.1967 (BAK B 138, 6509). Staatsministerium Baden-Württemberg, „Pressemitteilung Nr. 42/67. Verflechtung von Naturwissenschaften und Medizin kennzeichnet die neue Medizinisch-Naturwissenschaftlichen Hochschule Ulm", 22.2.1967 (BAK B/136, 5673).
210 4. Landtag von Baden-Württemberg, „Stellungnahme des Kultusministeriums zur Verwirklichung der geplanten Neugründung einer Medizinisch-Naturwissenschaftlichen Hochschule in Ulm, Beilage 2395" (Hauptstaatsarchiv Stuttgart, EA 1/106, Bü 914).
211 „Teamgeist prägt die Ulmer Uni", in: *Schwäbische Donau-Zeitung*, 21.9.1966; „Amerika baut nach Ulmer Modell", in: *Stuttgarter Nachrichten*, 21.9.1966 (Hauptstaatsarchiv Stuttgart, EA 1/106, Bü 918). Ludwig Heilmeyer hatte die nicht-staatliche Katholische Universität Pamplona auf einer Vortragsreise durch Spanien und Portugal im Frühjahr 1962 besucht und dort Kontakte geknüpft. Ludwig Heilmeyer, „Kurzer Be-

kus" lobte und dessen Enthusiasmus für das „Ulmer Experiment" in Presseberichten immer wieder hervorgehoben wurde, bezeichnete die Ulmer Denkschrift als „,Bibel' für die Fachkreise". Anregungen aus der Ulmer Denkschrift würden sogar bei den Plänen für neue *Medical Schools* in den USA übernommen. Dies galt insbesondere für die medizinisch-naturwissenschaftliche Hochschule, welche die Mount Sinai Medical School in New York errichten wollte und die ein Modell für die geplanten Reformen des amerikanischen Medizinstudiums werden sollte.[212] Auf der Gründungsfeier in Ulm war dann auch der Radiologe Victor P. Bond anwesend, der am Brookhaven National Laboratory tätig war und Professuren an der State und Columbia University in New York innehatte, um die Bewunderung zum Ausdruck zu bringen, welche die übrige Welt dieser Gründung zolle.[213] Norman B. Roberg vom University of Illinois College of Medicine in Chicago schrieb einen entsprechenden Jubelartikel im *Journal of the American Medical Association*.[214]

All diese enthusiastischen Aussagen bezogen sich ausschließlich auf die Ulmer Denkschrift, die Realität sah zu diesem Zeitpunkt keineswegs so vielversprechend aus. So hieß es in einem Artikel in der *Welt*, dass kaum von einer „Traumhochschule für Mediziner" gesprochen werden könne. Die langgestreckte Baracke, in der sich das Rektorat der Hochschule befand, sei eingerahmt von einer Würstchenbude und einem Kino. Aber von diesem Provisorium gingen „revolutionäre Vorschläge aus". Selten habe eine medizinische Ausbildungsstätte, noch bevor sie recht existiere, so weltweite Beachtung gefunden. Das Vorhaben erschien „durchtränkt von zukunftsweisenden Ideen": „Fünfzig Jahre alte Zöpfe der Medizinerausbildung sollen in Ulm fallen."[215] Je näher die Gründung der Hochschule rückte, desto größer wurden die Erwartungen. So hieß es in anderen Presseberichten, dass man einen Wendepunkt für die medizinisch-naturwissenschaftliche Erziehung und Forschung erhoffe. Rudolf Sieverts, Vorsitzender der Westdeutschen Rektorenkonferenz, bezeichnete Neugründungen wie die Ulmer Hochschule als „Fermente der Modernisierung des gesamten Hochschulwesens".[216]

---

richt über die Vortragsreise nach Spanien und Portugal vom 20.3. bis 6.4.1962", 18.5.1962 (Hauptstaatsarchiv Stuttgart, EA 3/151, Bü 30).
212 Brigitte Beer, „Ulm erwartet 1970 die ersten Studenten", in: *Frankfurter Allgemeine Zeitung*, 1.2.1967 (BAK B 138, 6509). „Amerika baut nach Ulmer Modell", in: *Stuttgarter Nachrichten*, 21.9.1966 (Hauptstaatsarchiv Stuttgart, EA 1/106, Bü 918). Beispielhaft für Ludwig Heilmeyers Enthusiasmus: „Hochschule neuen Typs für Ulm", in: *Schwäbische Donau-Zeitung*, 17.11.1966; „Heilmeyers Ulmer Experiment kann beginnen", in: *Stuttgarter Nachrichten*, 24.2.1967 (Hauptstaatsarchiv Stuttgart, EA 1/106, Bü 918). „Heilmeyer ist ein Praktikus'", in: *Schwäbische Donauzeitung*, 3.2.1966 (Hauptstaatsarchiv Stuttgart, EA 1/106, Bü 917).
213 „Festliche Gründung der Ulmer Universität", in: *Stuttgarter Zeitung*, 27.2.1967 (BAK B 138, 6509).
214 Roberg (1967). Hans Grundschöttel (Bundeskanzleramt) an Ludwig Heilmeyer, 16.10.1967 (BAK B 138, 6509).
215 „Kampf gegen Macht und Mammon'", in: *Die Welt*, 22.2.1967 (BAK B 138, 6509).
216 „Wende in der deutschen Forschung erwartet", in: *Telegraf*, 26.2.1967; „Wir bauen die Hochschule trotz großer Opfer'", in: *Die Welt*, 27.2.1967; „Festliche Gründung der Ulmer Universität", in: *Stuttgarter Zeitung*, 27.2.1967 (BAK B 138, 6509).

Am 25. Januar 1966 stimmte der Ministerrat den Berichten der Gründungsausschüsse Konstanz und Ulm zu.[217] Einen Monat später bekräftigten die Rektoren der baden-württembergischen Hochschulen und die Vorsitzenden der Gründungsausschüsse ihre Zusammenarbeit. Am 1. März 1966 wurde, parallel zur Neugründung der Universität Konstanz, die vorläufige Grundordnung der Medizinisch-Naturwissenschaftlichen Hochschule Ulm vom Ministerrat beschlossen.[218] Heilmeyer wurde noch im selben Monat, am 11. März, also noch lange vor der offiziellen Gründung, von den Mitgliedern des Gründungsausschusses zum Rektor der Hochschule auserkoren.[219] Es wurden große Erwartungen geschürt: Im Mai 1966 verkündete der *Generalanzeiger* bereits eine „Revolution in der Universitätsmedizin".[220] Max Motz vom Bundesministerium für wissenschaftliche Forschung diktierte seinem Chef Gerhard Stoltenberg, dass in Ulm eine Medizinisch-Naturwissenschaftliche Hochschule errichtet werde, die in ihrer Konzeption etwas völlig Neues darstelle. Neben der Schaffung von Studienplätzen verfolge die Hochschule vor allem Ziele der Hochschulreform. Dies umfasse die Verbindung von Naturwissenschaften und Medizin, Team Work statt Direktorialprinzip, die Gleichberechtigung des Mittelbaus und die Neugestaltung des Studiums nach den Empfehlungen des Wissenschaftsrates.[221] Im gleichen Sinne verkündete Ministerpräsident Kurt Georg Kiesinger, man wolle etwas Neues errichten, das die alten Hochschulen befruchte.[222] Kiesinger ging sogar noch weiter und erklärte bei der traditionellen Ulmer Schwörmontagsfeier, dass er angesichts der Finanzlage des Landes die Pläne suspendiert hätte, wäre es nur um eine „Medizinische Akademie" gegangen. Es solle aber eine Ulmer Universität errichtet werden und, so ergänzte er pathetisch, dies erhalte eine besondere Bedeutung bei der geistigen Erneuerung des deutschen Volkes, um die es heute ganz besonders gehe.[223]

Die Gründungsfeier sollte ursprünglich noch im Dezember 1966 stattfinden. Aber Kiesinger war mittlerweile Bundeskanzler und sollte unbedingt teilnehmen, was sich

---

217 Staatsministerium Baden-Württemberg, „Pressemitteilung Nr. 15/66 Konzeption der Hochschulneugründungen gebilligt", 26.1.1966 (Hauptstaatsarchiv Stuttgart, EA 1/106, Bü 917).
218 „Vorläufige Grundordnung der Medizinisch-Naturwissenschaftlichen Hochschule Ulm und der Universität Konstanz", Bekanntmachung vom 21. März 1966 (BAK B 138, 6509). Staatsministerium Baden-Württemberg, „Pressemitteilung Nr. 42/67. Verflechtung von Naturwissenschaften und Medizin kennzeichnet die neue Medizinisch-Naturwissenschaftlichen Hochschule Ulm", 22.2.1967; Staatsministerium Baden-Württemberg, „Pressemitteilung Nr. 39/67: ‚Wie kam es zur Medizinisch-Naturwissenschaftlichen Hochschule in Ulm?'", 20.2.1967 (BAK B 136, 5673).
219 „Gründungsausschuß für die MNHU an die Abteilung H im Neuen Schloß", 14.3.1966; Heinz Autenrieth (Kultusministerium Baden-Württemberg) an Finanzministerium Baden-Württemberg, 31.3.1966 (Hauptstaatsarchiv Stuttgart, EA 3/151, Bü 30). „Der neue Ulmer Rektor", in: *Stuttgarter Zeitung*, 12.3.1966 (BAK B 138, 6509).
220 „Revolution in der Universitätsmedizin", in: *General-Anzeiger*, 27.5.1966 (BAK B 138, 6509).
221 Max Motz, „Sprechzettel zur IMA-Sitzung vom 30. Juni 1966", 23.6.1966 (BAK, B/138, 6509).
222 „Auch Ulm wird Universitätsstadt", in: *Stuttgarter Zeitung*, 19.7.1966 (BAK B 138, 6509).
223 „Auch im Ulm eine ‚Universität'", in: *Stuttgarter Nachrichten*, 19.7.1966 (Hauptstaatsarchiv Stuttgart, EA 1/106, Bü 918). „Auch Ulm wird Universitätsstadt", in: *Stuttgarter Zeitung*, 19.7.1966 (BAK B 138, 6509).

aus Termingründen als schwierig erwies.[224] Zur tatsächlichen Gründung der Medizinisch-Naturwissenschaftlichen Hochschule Ulm und offiziellen Ernennung Heilmeyers zu deren Rektor kam es dann am 25. Februar 1967.[225] Zu diesem Zeitpunkt hatten bereits der Strahlenforscher und Hämatologe Theodor M. Fliedner, der Endokrinologe und Gynäkologe Karl Knörr, der Neurophysiologe Hans Helmut Kornhuber, der Internist Ernst-Friedrich Pfeiffer, der Anatom Emil Tonutti, der Psychosomatiker Thure von Uexküll und der Chemische Physiker Werner Zeil den Ruf nach Ulm angenommen.[226] Beim feierlichen Gründungsakt im Ulmer Kornhaus am 25. Februar 1967 um 10:30 Uhr erschienen diese acht ernannten Lehrstuhlinhaber in neuen prächtigen Roben, in welche die Modeverlegerin Aenne Burda, „der Bedeutung der Stunde gemäß, würdig und kostenlos", die Professoren eingekleidet hatte. Die Amtstracht war in schwarz und blau für die Fakultät der theoretischen Medizin, in rot und schwarz für die klinische Fakultät, in schwarz und grün für die Naturwissenschaften sowie in schwarz und violett für Grenzfälle gehalten. Die Magnifizienz erhielt die Amtsrobe des Rektors mit dem hermelinverbrämten Talar.[227] Es wurde ein gewaltiges Ereignis erwartet. Oberbürgermeister Theodor Pfizer wandte sich an die Ulmer Bevölkerung. Da die Donauhalle nicht zur Verfügung stand, musste der Festakt im kleineren Kornhaus veranstaltet werden, wo der Platz kaum für alle Interessierten ausreiche. So wurde der Festakt durch Lautsprecher in der näheren Umgebung übertragen. Berichte der Presse und Sendungen in Rundfunk und Fernsehen sollten allen, „die mit Ulm sich verbunden fühlen, Kunde von diesem bedeutungsvollen Tag bringen." Die Bürgerschaft wurde dazu aufgerufen, ihre Häuser zu beflaggen. Die Glocken des Ulmer Münsters läuteten, als Heilmeyer durch Ministerpräsident Hans Filbinger von der CDU die Rektoratskette umgehängt wurde, und es wurde ein Fürbittegottesdienst abgehalten. Der Süddeutsche Rundfunk übertrug die Gründungsfeier live auf UKW III. Die *Schwäbische Donauzeitung* war mit einer Beilage versehen, in welcher der Oberbürgermeister Ulms großen Tag feierte. Tausende drängten sich vor das Rathaus, um die Prominenz zu sehen.[228]

Kiesinger machte in seiner feierlichen Ansprache aus der Gründung, die von ihm, wie er beteuerte, keineswegs als ein persönliches Hobby betrieben worden sei, gleich

---

224 „Gründungsfeier im Dezember?", in: *Stuttgarter Zeitung*, 11.11.1966 (BAK B 138, 6509).
225 Hans Filbinger (Ministerpräsident von Baden-Württemberg) an Ludwig Heilmeyer, 25.2.1967 (Hauptstaatsarchiv Stuttgart, EA 3/151, Bü 30). Dazu auch Hepach (2007: 22–29)
226 Staatsministerium, „Pressemitteilung Nr. 38/67. Die ersten Professoren an der Medizinisch-Naturwissenschaftlichen Hochschule Ulm", 20.2.1967 (BAK B/136, 5673). Brigitte Beer, „Ulm erwartet 1970 die ersten Studenten", in: *Frankfurter Allgemeine Zeitung*, 1.2.1967 (BAK B 138, 6509).
227 „Kampf gegen Macht und Mammon'", in: *Die Welt*, 22.2.1967 (BAK B 138, 6509). „Universität Ulm feierlich gegründet", in: *Schwäbische Donauzeitung*, 27.2.1967 (Hauptstaatsarchiv Stuttgart, EA 1/106, Bü 918).
228 Theodor Pfizer, „Liebe Mitbürger!", in: *Schwäbische Donauzeitung*, 23.2.1967; „Ulms Start als Universitätsstadt", in: *Schwäbische Donauzeitung*, 24.2.1967; Theodor Pfizer, „Ulms großer Tag", in: *Schwäbische Donauzeitung*, 25.2.1967; „Universität Ulm feierlich gegründet", in: *Schwäbische Donauzeitung*, 27.2.1967 (Hauptstaatsarchiv Stuttgart, EA 1/106, Bü 918).

ein nationales Anliegen. Zwar werde Deutschland wirtschaftlich wieder zu einem starken Faktor in der Welt gerechnet, militärisch und politisch sei ihm aber eine kleine Rolle zugemessen. Deutschlands Stärke liege vor allem im Geistigen und Kulturellen, die „schöpferische Kraft unseres Volkes" sei noch nicht erloschen.²²⁹ „Die Gestrigen und die Vorgestrigen", proklamierte er weiter, „sollten endlich einmal erkennen, wo die wirklichen Möglichkeiten liegen, die der Ehre und dem Rang unserer Nation in der Welt dienen können!".²³⁰ Die Ernennungsurkunden wurden dann durch Filbinger an die Gründungsprofessoren überreicht.²³¹

Die Ideen zur Studienreform, ja zur Reform der Medizin selbst waren von Medizinern, namentlich Internisten, erarbeitet worden, die nahezu geschlossen ihre Laufbahnen im Nationalsozialismus begonnen oder gefestigt hatten. Und so bleibt die Frage, warum grade diese Akteure das Projekt der Modernisierung und Demokratisierung der Medizin vorantrugen. In Ulm ergab sich eine besonders denkwürdige Allianz, wenn dort mit Ludwig Heilmeyer, Hans Filbinger und Kurt Georg Kiesinger drei Männer zusammenarbeiteten, die im Nationalsozialismus aktiv Funktionen übernommen hatten. Die Juristen Filbinger und Kiesinger waren NSDAP-Mitglieder gewesen, ersterer hatte Todesurteile in Marinestrafverfahren gefällt, letzterer hatte Karriere im Auswärtigen Amt gemacht. Alle drei vertraten rechtskonservative Positionen und hatten zumindest in den nationalistisch-militaristischen, womöglich auch völkischen Zielen mit dem Nationalsozialismus übereingestimmt. Wie viel Reform oder Revolution war also mit Heilmeyer, Filbinger und Kiesinger möglich?²³²

Grundsätzlich wurden viele aus der „Krise der Medizin" übernommene Themen auch von politisch eher konservativen Ärzten geteilt. Der ganzheitlich orientierten Anthropologie kam dabei eine zentrale Funktion zu. Heilmeyer war schon früh ein Vertreter einer psychosomatischen Medizin, deren Institutionalisierung er auch in der unmittelbaren Nachkriegszeit förderte. Galt er noch in Freiburg als ein besonders strenger Vertreter der Ordinarienmacht, setzte er sich in Ulm an die Spitze jener reformerischen

---

229 „Universität Ulm feierlich gegründet", in: *Schwäbische Donauzeitung*, 27.2.1967 (Hauptstaatsarchiv Stuttgart, EA 1/106, Bü 918). „Wende in der deutschen Forschung erwartet", in: *Telegraf*, 26.2.1967 (BAK B 138, 6509). Zudem: Staatsministerium, „Pressemitteilung Nr. 43/67. Professor Dr. Ludwig Heilmeyer erster Rektor der Medizinisch-Naturwissenschaftlichen Hochschule Ulm", 21.2.1967 (BAK B/136, 5673). Staatsministerium, „Pressemitteilung Nr. 36/67: Gründungsfeier der Medizinisch-Naturwissenschaftlichen Hochschule Ulm in Anwesenheit des Bundeskanzlers und des Ministerpräsidenten", 16.2.1967 (Hauptstaatsarchiv Stuttgart, EA 1/106, Bü 285).
230 Zitiert nach Mondry (1967: 1).
231 Staatsministerium, „Pressemitteilung Nr. 38/67. Die ersten Professoren an der Medizinisch-Naturwissenschaftlichen Hochschule Ulm", 20.2.1967 (BAK B/136, 5673).
232 Zu Kurt Georg Kiesinger vor allem Gassert (2006); zu Hans Filbinger vor allem Wette (2006); zu Ludwig Heilmeyer vor allem Steger/Jeskow (2021). Das ikonische Foto, das den Band von Steger/Jeskow (2021) ziert, zeigt Heilmeyer flankiert von Filbinger und Kiesinger, vereint also die drei entscheidenden Männer bei der Gründung der Universität Ulm, die alle eine NS-Vergangenheit hatten. Es findet sich auch in diesem Zeitungsartikel: „Medizinische Hochschule Ulm gegründet", in: *Frankfurter Allgemeine Zeitung*, 27.2.1967 (BAK B 138, 6509).

Bewegung, die Modernisierung und die Überwindung der „Krise der Medizin" zu verbinden suchte.[233] Für Filbinger und Kiesinger war wiederum der Aufbau einer nationalen und regionalen Forschungslandschaft höchst bedeutsam. Den internationalen Konkurrenzkampf in den Wissenschaften hob Filbinger in seiner Rede weitschweifig hervor. Dabei erinnerte er an den Bau des Ulmer Münsters ebenso wie an Albert Einstein als Ulms berühmtesten Sohn. Dieser habe bereits vor frühzeitiger Spezialisierung gewarnt, die den Geist töte, von dem alles kulturelle Leben und damit schließlich auch die Blüte der Spezialwissenschaften selbst abhänge.[234] Filbinger schwelgte im lokalpatriotischen Pathos. Er sprach von einer für „unser Land" bedeutsamen Stunde. Man habe sich „in der alten Reichsstadt Ulm versammelt", „um den Anforderungen der Welt von morgen an Wissenschaft, Forschung und Lehre gerecht zu werden". Baden-Württemberg stehe dabei mit seinen Leistungen an der Spitze der Bundesländer. Dies schließe neben Stolz und Befriedigung auch eine schwere Bürde in sich. Filbinger betonte ausdrücklich, dass die Ulmer Neugründung nicht in erster Linie der Lösung eines Massenproblems diene, wichtiger sei die Hochschulreform, wie sie der Gründungsausschuss programmatisch ausgeführt hatte. In- und ausländische Gelehrte hätten bestätigt, dass Ulm zum Wendepunkt der zukünftigen Entwicklung in der medizinischen Lehre und Forschung in Deutschland und in Europa werden könnte.[235]

Nach Filbinger, Heilmeyer und Kiesinger sprachen noch Landtagspräsident Franz Gurk, Kultusminister Wilhelm Hahn, Oberbürgermeister Theodor Pfizer und Rudolf Sieverts für die Westdeutsche Rektorenkonferenz. Grußworte kamen von Vertretern der ausländischen Hochschulen und der Studierendenschaft.[236] Der Festakt schloss mit einem Vortrag des britischen Molekularbiologen Raymond K. Appleyard, zu diesem Zeitpunkt Leiter der biologischen Abteilung der European Atomic Energy Community, zum Thema „Gegenwart und Zukunft der Bio-Medizinischen Wissenschaften in Europa". Appleyard wusste die Zuhörenden mitzureißen, als er seiner Verwunderung ob des Aufwandes für die Weltraumfahrt Ausdruck verlieh. In der *Schwäbischen Zeitung* wurde er so zitiert: „Behaltet Euren Mond!", rief der Gelehrte aus und fügte

---

233 Steger/Jeskow (2021: 242–247).
234 „Festliche Gründung der Ulmer Universität", in: *Stuttgarter Zeitung*, 27.2.1967 (BAK B 138, 6509).
235 Hans Filbinger, „Rede anlässlich der Gründungsfeier für die Medizinisch-Naturwissenschaftliche Hochschule Ulm am 25. Februar 1967"; Staatsministerium Baden-Württemberg, „Pressemitteilung Nr. 41/67. Medizinisch-Naturwissenschaftlichen Hochschule neuer Art in Ulm", 21.2.1967 (BAK B/136, 5673).
236 „Pressemitteilung Nr. 36/67: Gründungsfeier der Medizinisch-Naturwissenschaftlichen Hochschule Ulm in Anwesenheit des Bundeskanzlers und des Ministerpräsidenten, 16.2.1967 (Hauptstaatsarchiv Stuttgart, EA 1/106, Bü 285). „Festliche Gründung der Ulmer Universität", in: *Stuttgarter Nachrichten*, 27.2.1967; „Neue Ulmer Universität. Wendepunkt in Lehre und Forschung", in: *Schwäbische Donauzeitung*, 27.2.1967; „Universität Ulm feierlich gegründet", in: *Schwäbische Donauzeitung*, 27.2.1967 (Hauptstaatsarchiv Stuttgart, EA 1/106, Bü 918).

hinzu unter dem Beifall der Festversammlung: „Ich ziehe es vor, die Erde von Krankheit frei zu sehen!"[237]

Die Ulmer Neugründung war den Forderungen des Wissenschaftsrates besonders nah. Das Forschungs- und Studienprogramm erscheine gerade „wie eine Desideratenliste von Deutscher Forschungsgemeinschaft und Wissenschaftsrat", berichtete der Wissenschaftsjournalist Georg Hartmut Altenmüller. Beim Empfang anlässlich der Gründungsfeier seien Heilmeyer und Hans Leussink, Vorsitzender des Wissenschaftsrates, in einen scherzhaften Streit geraten, wer zuerst da gewesen sei, die Empfehlung des Wissenschaftsrates oder das Ulmer Konzept, also „Huhn oder Ei".[238] Die Landesregierung ließ offiziell verkünden, dass die medizinische und naturwissenschaftliche Ausbildung so in Deutschland, einem Land, dass zu den Geburtsstätten moderner Naturwissenschaft und Medizin gezählt werden dürfe, wieder Anschluss an die internationale Entwicklung finden könne.[239] In seinem Beitrag für *Kurz und Gut*, die *Zeitschrift für den Arzt und seine Familie*, schrieb Regierungsrat Berthold Mondry, späterer Leiter der Verwaltung der Ulmer Hochschule, dass die Öffentlichkeit wohl besorgt frage, ob es gerechtfertigt sei, gerade in dieser Zeit offenbarer Finanznot eine neue Hochschule zu gründen. Gewagt worden sei dies vor allem, weil es einen entscheidenden Schritt bei der Durchsetzung der Hochschulreform insbesondere auf dem Gebiet der medizinischen Lehre und Forschung bedeute. Mondry sprach explizit von Reformvorschlägen mit revolutionärem Charakter, die durch die Akzentuierung des Unterrichts in den Naturwissenschaften, eine stärkere Beteiligung der Studierenden an dem psychologisch-soziologischen Erkenntnisbereich sowie eine nähere Heranführung an das Krankenbett und den Labortisch gekennzeichnet seien. Besonders betonte der Verwaltungsbeamte die wissenschaftliche Verflechtung sowie die Aufhebung der Instituts- und Fakultätsgrenzen durch die Installierung von Fachgruppen. Mondry war sich sicher, dass die Ulmer Professoren ihr Konzept nicht verwässern lassen würden.[240]

Erste Arbeitsstätten wurden zu Beginn des Jahres 1967 in städtischen Krankenhäusern von Ulm eingerichtet. Unter der ärztlichen Leitung von Uexküll, Pfeiffer und Knörr sowie der Dozenten Karl Schöffling, Hermann Heimpel und Volker Hiemeyer wurden die Medizinische Klinik auf dem Safranberg und die Frauenklinik auf dem Michelsberg in vorläufige Universitätskliniken umgewandelt. Diese sollten die Keim-

---

237 „Pressemitteilung Nr. 36/67: Gründungsfeier der Medizinisch-Naturwissenschaftlichen Hochschule Ulm in Anwesenheit des Bundeskanzlers und des Ministerpräsidenten, 16.2.1967 (Hauptstaatsarchiv Stuttgart, EA 1/106, Bü 285); „Ulm zur europäischen Forschung ermuntert", in: *Schwäbische Zeitung Leutkirch*, 27.7.1967 (Hauptstaatsarchiv Stuttgart, EA 1/106, Bü 918).
238 Georg Hartmut Altenmüller, „Äskulapstab und Atommodell", in: *Deutscher Forschungsdienst*, 3.3.1967 (BAK B 138, 6509).
239 Staatsministerium Baden-Württemberg, „Pressemitteilung Nr. 41/67. Medizinisch-Naturwissenschaftliche Hochschule neuer Art in Ulm", 21.2.1967 (BAK B/136, 5673).
240 Mondry (1967). Redaktion *Kurz und Gut* an Kurt Georg Kiesinger (Bundeskanzler), 20.10.1967 (BAK, B/136, 5673).

zelle für das zukünftige Zentrum für Innere Medizin darstellen. Knörr und Pfeiffer galten als Experten der Klinischen Endokrinologie, ein Schwerpunkt der DFG, der nun auch in Ulm etabliert werden sollte. Tonutti, Fliedner und der Dozent Werner Zeil hatten wiederum den ersten Teil der Privatklinik Johanneum übernommen, wo die theoretisch-medizinischen und naturwissenschaftlichen Fächer aufgebaut wurden, welche die Basis für die Fachgruppen, insbesondere für das Zentrum für Klinische Grundlagenforschung, darstellten. Dort fanden auch die ersten Lehrveranstaltungen statt. Kornhuber übernahm den Lehrstuhl für Neurologie an der Heilstätte für chronisch neurologisch Kranke in Dietenbronn, aus dem sich dann das Nervenzentrum entwickeln sollte. Schließlich wurde durch die Direktion der Fürstlich Waldburg-Zeil'schen Kuranstalten sowie deren Träger, die Versicherung für Angestellte, eine Abteilung für soziologische Medizin eingerichtet.[241] Seit Dezember 1967 konnte die Medizinisch-Naturwissenschaftliche Hochschule Ulm auch offiziell „Universität" genannt werden, da sie zu jenen Fachhochschulen gezählt wurde, denen in Baden-Württemberg gemäß eines Strukturprogramms nunmehr dieses Anrecht zukam.[242] Zu diesem Zeitpunkt waren in Ulm acht Lehrstühle besetzt: Pfeiffer war am Zentrum für Innere Medizin für Endokrinologie und Stoffwechsel sowie Uexküll für Psychosomatik zuständig. Zusätzlich erhielt Helmut Thomä die Professur für Psychotherapie. Die Neurologische Abteilung wurde von Kornhuber in Dietenbronn geleitet. Die Klinische Physiologie im Zentrum für Klinische Grundlagenforschung vertrat Fliedner. Tonutti hatte die Professur für die Klinische Morphologie inne; Zeil, der in Karlsruhe arbeitete, die Professur für Physikalische Chemie. Das Institut für Soziologische Medizin wurde im Schloss Reisensburg eingerichtet. Ihm stand der Psychoanalytiker Helmut Enke vor.[243]

Seit dem Juli 1966 stand schließlich fest, dass auf dem Oberen Eselsberg, wo sich ein ehemaliger Truppenübungsplatz befand, Neubauten in einem fünfstufigen Verfahren realisiert werden sollten. Zur Grundsteinlegung kam es aber erst am 14. Juli 1969. Da der Lehrbetrieb im Wintersemester 1969/70 aufgenommen wurde, fanden auch in Ulm die Lehrveranstaltungen zunächst provisorisch statt. Im Sommer 1971 waren die ersten Gebäude auf dem Oberen Eselsberg fertig, weitere folgten in den nächsten drei Jahren. Zudem sollte es zu einer engen Zusammenarbeit mit einem 400-Betten-La-

---

241 „Gründungsfeier im Dezember?", in: *Stuttgarter Zeitung*, 11.11.1966; Georg Hartmut Altenmüller, „Äskulapstab und Atommodell", in: *Deutscher Forschungsdienst*, 3.3.1967; Brigitte Beer, „Ulm erwartet 1970 die ersten Studenten", in: *Frankfurter Allgemeine Zeitung*, 1.2.1967 (BAK B 138, 6509). Siehe auch Baur (2010).
242 „Fünf Fach-Hochschulen vorzeitig ‚befördert'", in: *Schwäbische Donauzeitung*, 6.7.1967; „Ulms Hochschule heißt jetzt auch offizielle Universität", in: *Schwäbische Donauzeitung*, 5.12.1967 (Hauptstaatsarchiv Stuttgart, EA 1/106, Bü 918).
243 „Baden-Württemberg: Neue Universitäten werden billiger", in: *Akademischer Dienst*, 3.11.1967 (BAK B 138, 6509).

zarett der Bundeswehr am Oberen Eselsberg als ein „Teaching Hospital" kommen.[244] Dieses wurde dann auch 1968 gegründet, war aber bis zur Fertigstellung 1974 in der Frauenklinik untergebracht. Die Medizinische Klinik wurde auf dem Eselsberg erst seit 1979 gebaut und 1982 fertiggestellt. In den 1980er Jahren, um die zwanzig Jahre nach der Inauguration des Gründungsausschusses, folgte der sukzessive Ausbau der Universität.[245]

Mitte der 1960er Jahre war evident, dass nur drei von sieben geplanten Medizinischen Akademien gegründet werden würden. Das eine Planungsziel, mehr Kapazitäten für die Medizinausbildung zu schaffen, konnte so nicht erreicht werden. Lübeck übergab zwar bereits im November 1960 eine vorbildliche Bewerbung an den Wissenschaftsrat, aber die Intervention der Universität Kiel und das unglückliche Finanzierungsmodell, bei dem die Hansestadt übermäßig belastet wurde, sorgten ebenso früh dafür, dass hochschulreformerische Ziele dort kaum umgesetzt werden konnten. Ganz anders sah die Situation in Hannover aus, wo die Planungsideen des Wissenschaftsrates in relativ kurzer Zeit ebenso konzentriert wie pragmatisch umgesetzt wurden. Während Lübeck lange Zeit ein Provisorium mit Fakultätsstatus blieb, wurde in Hannovers Gründungsausschuss bereits die Realisierung des Reformprojektes in einem Neubau geplant und organisiert. Jedoch fehlte es in Hannover im Unterschied zu Ulm an einer öffentlichkeitswirksamen Denkschrift, in der die studien- und hochschulreformerischen Ziele – der praxisnahe Unterricht, die Integration von sozial- und geisteswissenschaftlichen Fächern sowie die Schaffung eines kollegial organisierten Departmentsystems mit einem selbstständigen Mittelbau – auch offensiv vertreten wurden. Da in Ulm aber erst Ende der 1960er Jahre mit den entscheidenden Struktur- und Bauplanungen begonnen werden konnte, musste auch dieses einmal als Akademieprojekt gestartete Reformvorhaben hinter den großen Erwartungen zurückbleiben. Wenn die politologische Annahme stimmt, dass die Verwirklichung einer reformerischen Agenda sehr spezifische, mithin kurzzeitige Bedingungen benötigt, ein „Zeitfenster", dann muss wohl konstatiert werden, dass dieses bei den Akademievorhaben in Lübeck und Ulm längst wieder geschlossen war.[246] Wenn, wie es in den Gründungsausschüssen selbst immer wieder betont wurde, die bauliche Umsetzung der Reformideen unerlässlich für deren Verwirklichung war, dann muss zudem allein schon aus diesem Grund daran

---

244 Ludwig Heilmeyer, „Betr.: Bedeutung des geplanten Bundeswehrlazaretts für die Universität Ulm und für die Bundeswehr", 12.3.1968; Hans Filbinger an Kurt Georg Kiesinger, 14.3.1968; „Niederschrift über die Besprechung betr. Bundeswehrlazarett Ulm am 13. August 1968 in Ulm"; Clasen (i. A. Bundesministerium der Verteidigung) an Bundeskanzleramt, 28.8.1968 (BAK B 138, 6509). „Teamgeist prägt die Ulmer Uni", in: *Schwäbische Donau-Zeitung*, 21.9.1966 (Staatsarchiv Stuttgart, EA 1/106, Bü 918). Hepach (2007: 40–42, 102–104).
245 ab (2017) und Hepach (2007: 76–85).
246 Zur Analyse der Durchsetzung von reformerischen Agenden siehe Baumgartner/Breunig/Grossman (2019) und Kingdon (1984).

gezweifelt werden, dass die Reformziele in Lübeck und Ulm überhaupt realisierbar waren, während in Hannover zwar mittels der vorläufigen Verfassung eine gewisse Verbindlichkeit geschaffen wurde, die Reformprogrammatik aber gleichwohl nicht stabil genug war, um gegen jene Widerstände seitens der Politik, der Fakultäten und der Finanzministerien zu bestehen, die seit den späten 1960er Jahren alle hochschulreformerischen Ziele ausbremsten.

V. Idee, Struktur und Gestaltung der Medizinischen Akademien, 1962–1971

Vorbilder für eine Reform der Medizinausbildung ließen sich Ende der 1950er Jahre auch in Deutschland auffinden, wo in Düsseldorf ja bereits seit 1923 eine Medizinische Akademie existierte und wo in der Nachkriegszeit in Gießen eine Hochschule mit Reformansätzen gegründet worden war. Dass aber in der DDR zu dieser Zeit bereits drei Medizinische Akademien existierten, wurde hingegen in den Ausschüssen des Wissenschaftsrates und den Gründungsausschüssen in Hannover, Lübeck und Ulm komplett ignoriert. Der offensichtliche Grund dafür war sicherlich die dezidert sozialistische Ausrichtung in Dresden, Erfurt und Magdeburg sowie die eher zweitrangige Rolle, die dabei der Ärzteschaft selbst zukam. In der Bundesrepublik war es ja gerade eine Gruppe von Internisten, welche die Akademieprojekte in den Ausschüssen des Wissenschaftsrates inhaltlich ausarbeitete. Die Kultusministerien der Bundesrepublik beteiligten sich erst an zweiter Stelle und im Grunde reaktiv an den Reformplanungen.

Das Ziel war schlicht eine moderne Medizin mit optimierten Forschungs- und Lehrbedingungen. All dies schien in vielen *Medical Schools* der USA schon seit den 1920er Jahren verwirklicht zu sein. Insbesondere der Gründungsausschuss in Hannover holte sich bei gleich mehreren Reisen Anregungen und Bestätigungen für die eigenen Planungen. Dass dabei auch dem Forschungswettbewerb zwischen den Nationen eine bedeutsame Rolle zukam, wurde in Ulm unermüdlich hervorgehoben, als zahllose US-amerikanische Stimmen bezeugten, dass das dortige Vorhaben viel besser sei als die bestehenden *Medical Schools*. Die bei allen drei Akademieprojekten redundant vorgebrachte Programmatik umfasste bei allen Differenzen die drei zentralen Themen der Reform des Medizinstudiums, der Stärkung des Mittelbaus und der Vertikalisierung der Hochschulstruktur. Diese „geistigen Grundlagen der Hochschule", so drückte es Rudolf Schoen pathetisch aus, sollten baulich verwirklicht werden.[1] Im Bericht des Ulmer Gründungsausschusses hieß es ähnlich eindringlich, dass die „gedankliche Struktur der Hochschule" mit dem Ziel

---

1 „Protokoll der 13. Sitzung des Ausschusses ‚Medizinische Akademie' in Hannover, Finanzministerium, Großer Sitzungssaal, am 9. Juli 1963" (Archiv der MHH, GRÜA 10019 1).

der Beseitigung der Fakultäts- und Institutsgrenzen in der architektonischen Gestaltung ihren Ausdruck finden müsse.[2] Noch 1971 wurde diese Programmatik in den Leitgedanken zur baulichen Gestaltung der Medizinischen Hochschule Hannover so formuliert, dass es darum gehe, für die Verwirklichung von Reformideen in jeder Beziehung die „baulich-räumlichen Voraussetzungen" zu schaffen.[3]

Die Reformvorhaben, das war damit deutlich ausgesprochen, ließen sich weder an den alten Fakultäten noch in den alten Gebäuden realisieren. In diesem Sinne klangen die Akademieprojekte nach *Tabula rasa*. Alles musste neugestaltet sowie die „gedankliche Struktur", die „innere Struktur" und die „architektonische Struktur" in Einklang gebracht werden. In den Debatten des Wissenschaftsrates und der Gründungsausschüsse standen dabei die Verbesserung des Verhältnisses zwischen Lehrenden und Studierenden sowie die Erneuerung der klinischen Forschung im Mittelpunkt. Als Mittel, dies zu realisieren, erschienen die Stärkung der Position der Medizinstudierenden selbst, die Ermöglichung einer umfassenden Ausbildung, die Integration von Querschnittsfächern, die Vertikalisierung von Lehre, Forschung und Klinik sowie ein teambasiertes und kollegiales Arbeiten in Abteilungen und Zentren. Die konventionellen Organisationsformen der deutschen Hochschulen könnten die stürmischen Entwicklungen in Naturwissenschaften und Medizin nicht bewältigen, hieß es entsprechend in Ulm. Dies solle mit der Einführung des Departmentsystems und der Stärkung des Mittelbaus behoben werden.[4]

Dabei wurden gerade die Baumaßnahmen, insbesondere wenn es um Finanzierungsfragen ging, zunächst mit dem dringenden Problem der Kapazitätserweiterung begründet. Es sollte mehr Raum für Studierende geben, mehr Medizinstudierende sollten ausgebildet werden, zugleich sollten diese in kleinere Gruppen unterteilt werden, um einen guten Unterricht sowie eine kommunikative Verbindung zwischen Lehrenden und Studierenden zu ermöglichen. Das Gebot der schnellen Kapazitätserweiterung als Lösung eines Notstands sollte ja gerade nicht zur gefürchteten „Vermassung" führen. Es brauchte deshalb eigentlich viele Medizinische Akademien, um so jeweils die Zahl der Studierenden klein zu halten und die Ideen der Studienreform zu verwirklichen. Deren Umsetzung verlangte nach neuen räumlichen Gestaltungen, die innere und die äußere Struktur mussten ineinandergreifen. Es war gerade auch

---

2 Gründungsausschuß der Universität Ulm (1968: 734). „Bericht des Gründungsausschusses über eine Medizinisch-Naturwissenschaftliche Hochschule in Ulm", Juli 1965, S. 9–12 (Hauptstaatsarchiv Stuttgart, EA 1/106, Bü 917). Dazu auch Paulus (2010: 498). Auf ähnliche Weise überschreibt Moritz Mälzer (2016: 346, 355) die Abschnitte seiner Monografie zu den Universitätsneugründungen in Bielefeld und Konstanz mit den Wendungen „Materialisierung der Gedankengebäude" und „Aus Ideen wird Beton".
3 Medizinische Hochschule Hannover, „Kurzangaben zur baulichen Gesamtplanung und Planung der einzelnen Bauten", Juni 1971 (Archiv der MHH, WA 3, Nr. 6).
4 Staatsministerium Baden-Württemberg, „Pressemitteilung Nr. 42/67. Verflechtung von Naturwissenschaften und Medizin kennzeichnet die neue Medizinisch-Naturwissenschaftlichen Hochschule Ulm", 22.2.1967 (BAK B/136, 5673).

diese Verräumlichung der Reformideen, die sich als schwierig erweisen sollte. Dass in Lübeck und Ulm für sehr viele Jahre in Provisorien gelehrt und geforscht wurde, widersprach den Zielen, die der Wissenschaftsrat gesteckt hatte. So konnten auch der enge Zusammenhang der inter- und transdisziplinären Verbindungen ebenso wie die rationelle Anordnung des Lehr-, Forschungs- und Klinikbetriebes zwar intensiv geplant, aber kaum umgesetzt werden.

Vorbilder: Von den Akademien für praktische Medizin zu den Medical Schools

In den Veröffentlichungen des Wissenschaftsrates war es die Medizinische Akademie Düsseldorf, die am häufigsten als Referenz für die Akademiegründungen genannt wurde.[5] Schon auf der ersten Sitzung des im Januar 1961 eingerichteten Unterausschusses „Medizinische Akademien" regte dessen Vorsitzender Bargmann an, dass den Mitgliedern der Entwicklungsplan der Medizinischen Akademie Düsseldorf zur Kenntnis und Stellungnahme vorgelegt werde.[6]

Ideen zur Errichtung von Akademien für praktische Medizin existierten bereits sechzig Jahre bevor diese im Wissenschaftsrat neu diskutiert wurden. Sie beruhten auf den zentralen Programmpunkten der Studienreform aus dem Jahr 1901. Eine entsprechende Gründung in Frankfurt am Main wurde durch das Veto des Ärztlichen Vereins verzögert und war schließlich durch den Aufbau einer Universität überholt. Realisiert wurden „Akademien für praktische Medizin" hingegen im Oktober 1904 in Köln und im Juli 1907 in Düsseldorf.[7] Einige Jahre zuvor war in Düsseldorf eine Denkschrift verfasst worden, bei der die Aufgabenbereiche der zukünftigen Akademie konkret zusammengefasst wurden. Zu diesen gehörten vor allem die Absolvierung des praktischen Jahres nach dem Staatsexamen, die Ausbildung von Spezialärzten, Fortbildungskurse für praktische Ärzte sowie eine Verwissenschaftlichung der praktischen Medizin. Bedeutsam war dabei, dass die Akademie planvoll mit neu zu erbauenden Krankenanstalten verbunden werden sollte.[8] Während die Kölner Akademie 1919 schließlich in die neugegründete Universität aufging, fand in Düsseldorf als einzig verbliebener Akademie zeitgleich erstmals auch klinischer, allerdings kein vorklinischer Unterricht statt. 1923 wurde die Einrichtung in „Medizinische Akademie Düsseldorf" umbenannt und blieb als solche auch während des Nationalsozialismus und in der Nachkriegs-

---

5 Zur Geschichte der Medizinischen Akademie Düsseldorf siehe Halling/Vögele (2007), Woelk et al (2003), Plassmann/Riener (2002), Plassmann (2002), Esch et al (1997), Schadewaldt (1966), Esser (1958).
6 Geschäftsstelle des Wissenschaftsrates, „Protokoll über die 1. Sitzung des Unterausschusses ‚Medizinische Akademien' am 4.1.1961 in Köln" (BAK, B/247, 16).
7 Siehe auch Jetter (1980).
8 Witzel (1904).

zeit bestehen. In der Bundesrepublik war die Düsseldorfer Akademie bis Mitte der 1960er Jahre die einzige ihrer Art. Allerdings widersprach die Beschränkung auf den klinischen Unterricht den Plänen des Wissenschaftsrates. Sehr konkret war die Vorbildfunktion Düsseldorfs deshalb nicht. Es war die schiere Existenz einer etablierten Medizinischen Akademie, das „Beispiel", die in den Debatten des Wissenschaftsrates aufgerufen wurde, um weitere Gründungen zu legitimieren. Dass die Medizinische Akademie Düsseldorf aber selbst als reformbedürftig angesehen wurde, zeigte sich bereits früh in den Diskussionen der Ausschüsse des Wissenschaftsrates, als deren Ausbau zu einer Universität angedacht und dann ja auch schon 1965 begonnen wurde.[9]

In den Empfehlungen des Wissenschaftsrates wurde das Beispiel Düsseldorf in einem Atemzug mit der Universitätsklinik Gießen genannt. Während Düsseldorf die Form einer praxisnahen Akademie vorgab, waren es die Reformideen in Gießen, die inhaltlich den Akademieprojekten als Vorbild dienen sollten. Die mit dem Namen Justus Liebig versehene Universität in Gießen war erst 1957 wieder gegründet geworden. Michael Breitbach, Jurist und ehemaliger Kanzler der Universität Gießen, bezeichnet sie ob ihrer Schwerpunktbildung auch als „naturwissenschaftlich-biologische Universität". In der unmittelbaren Nachkriegszeit war die Medizinische Fakultät aus der von der US-amerikanischen Besatzungsmacht abgewickelten Ludwigs-Universität ausgegliedert, aber schon 1949 als Akademie für medizinische Forschung und Fortbildung wieder in die kurzlebige Justus-Liebig-Hochschule für Bodenkultur und Veterinärmedizin integriert worden. Offiziell wurde die Akademie im September 1950 als Teil der nunmehr erweiterten Justus-Liebig-Hochschule eröffnet, um dann 1957 im Rahmen der Universitätsgründung wieder als Fakultät zu firmieren. Zwar galt ein *Numerus clausus* und es gab zunächst kein Vorklinikum, aber die natur- und insbesondere biowissenschaftliche Ausrichtung der Universität sowie die enge Verbindung von Klinik, Forschung und Lehre waren ein guter Nährboden für eine interdisziplinäre Medizin, die Gießen rasch den Ruf einer Reformhochschule verschaffte.[10] Bei der Medizinausbildung sollten in Gießen nach US-amerikanischem und skandinavischem Vorbild theoretische und praktische Ausbildung stärker verbunden werden. Konkret wurde in Gießen der praktische Unterricht, der in kleinen Gruppen stattfand, in Kursen, Seminaren und am Krankenbett intensiviert.[11] Einige wichtige Akteure bei den Debatten zur Akademiegründung im Wissenschaftsrat wie Emil Tonutti und Thure von Uexküll kamen von der Gießener Universität und spielten dann bei dem viel größeren Projekt einer Naturwissenschaftlich-Medizinischen Hochschule in Ulm eine entscheidende Rolle. Helene von Bila, welche die Hochschulabteilung des Hessischen Ministeriums für Erziehung und Volksbildung leitete und die einzige im Wissenschaftsrat als Expertin hinzugezogene Frau war, war an der Neugründung der Justus-Liebig-Universität

---

9 Siehe dazu Plassmann/Riener (2002).
10 Breitbach (2017: 98–102), Reimer (2017), Felschow/Lind/Busse (2008), Oehler-Klein (2007b).
11 Pia (1969b: 17).

besonders beteiligt gewesen. Sie war es auch, die in einer Ausschusssitzung der Verwaltungskommission des Wissenschaftsrates auf die guten Ausbildungsverhältnisse an der Medizinischen Akademie Düsseldorf und an den Universitätskliniken in Gießen verwies.[12]

Bei der Gründung der Medizinischen Akademie Lübeck fand aber auch ein ganz anderes und wohl überraschend erscheinendes Vorbild Erwähnung, nämlich die 1934 gegründete und von dem Pathologen Walther Büngeler geprägte Akademie für praktische Medizin in Danzig, der etwa Max Schneider ob der Ausbildung am Krankenbett hervorragende Ergebnisse bis Kriegsbeginn bescheinigte.[13] Standortpolitisch orientierte man sich in Lübeck ohnehin über die Landesgrenze hinweg, wohl auch, um das Konkurrenzverhältnis zu Kiel abzumildern. So sollten an der Akademie nicht nur Studierende aus Schleswig-Holstein, sondern aus dem gesamten Bundesgebiet und aus dem Ausland aufgenommen werden. Im Antrag des Lübecker Senats zur Errichtung einer medizinischen Akademie hieß es dann auch, dass nach der Wiedervereinigung mit der Sowjetischen Besatzungszone sicherlich auch Studierende aus dem eng verbundenen Mecklenburg gerne nach Lübeck kommen würden. In der Lübecker Stadtgesellschaft wurde schon im Januar 1952 darüber nachgedacht, als Ersatz für die ehemalige Medizinische Akademie in Danzig eine solche in Lübeck einzurichten. Dazu fand im Städtischen Krankenhaus Süd eine Besprechung statt, bei welcher der Pfarrer Gerhard Gülzow, der bis zur Befreiung der Stadt Oberkonsistorialrat in Danzig gewesen war und sich im sogenannten Ostkirchenausschuss für die Belange der Vertriebenen und Geflüchteten einsetzte, einen Vortrag hielt, der sich dezidiert an die Lokalpolitiker richtete und die Gründung einer vorbereitenden Kommission einforderte. Diese frühe Planung zur Gründung einer Medizinischen Akademie in Lübeck wurde also vor allem von Vertretern der evangelischen Kirche und der „Heimatvertriebenen" vorgebracht. Ähnliche Bestrebungen, berichtete Senator Franz Gerlach, habe es schon in Bayern gegeben, diese seien jedoch nicht verwirklicht worden. Dabei wurden bereits zu diesem Zeitpunkt Themen angesprochen, die zehn Jahre später wieder aufgegriffen werden konnten. Dies betraf vor allem die zu erwartende Überlastung der Universitäten und den zu erwartenden Widerstand seitens der Landeshauptstadt Kiel, die notwendige Finanzierung durch Landes- und Bundeszuschüsse, aber auch den zur Errichtung einer Akademie als besonders geeignet erscheinenden Standort am Krankenhaus Ost.[14] Explizit wurde seitens Gülzow dabei aber auch die Errichtung einer „Ostdeut-

---

12 „Protokoll über die erste Sitzung des Ausschusses der Verwaltungskommission zur Beratung des Berichtes über die optimale Größe und die Struktur von Universitätskliniken am 18. März 1960 in Köln" (Archiv der MHH, G Sammlung Schneider, Überlegungen des Wissenschaftsrates zur Medizin, 1958–1960. Band 1. Unveröffentlichtes Manuskript. Hannover, 1978). Siehe auch Breitbach (2017: 106–107).
13 Schneider (1957: 1121), Büngeler (1935). Zur Medizinischen Akademie Danzig siehe Fleischer/Plontke (2022). Zu Büngeler siehe Schmidt/Gräf/Gross (2020).
14 Senator Gerlach an Verteiler, 11.1.1952; „Niederschrift über die Besprechung am 17.1.1952 um 17 Uhr in der Ärztl. Bibliothek des Städtischen Krankenhauses Süd, Lübeck" (Archiv der Hansestadt Lübeck, 4.05–

schen Universität" in Lübeck gefordert. Dort sollten „die Dinge des deutschen Ostens, der deutschen Ostkultur, des deutschen Menschen überhaupt" besondere Berücksichtigung finden. Bürgermeister Otto Passarge, der als Aktivist des Widerstands während des Nationalsozialismus viele Jahre in Konzentrationslagern verbracht hatte, konnte zwar den Planungsideen für eine Medizinische Akademie grundsätzlich etwas abgewinnen, wollte aber noch die Einschätzungen der Experten abwarten. Zudem wollte er auch „aussenpolitisch gesehen" den „Eindruck einer allzu grossen Aggressivität" vermeiden. Eine weitere treibende Kraft bei den Planspielen war Karl Hansen, Leiter der Städtischen Krankenanstalten in Lübeck, der schon 1945 den „grossen Ärztezustrom" aus dem Osten durch die Errichtung einer Medizinischen Akademie kanalisieren wollte. Der Bund müsse nun aber, so Hansen, davon überzeugt werden, dass tatsächlich ein objektives Bedürfnis für eine Akademie bestehe. Dabei reaktivierte er eine Art neuen Besiedlungsplan für den Osten: Es würde sich irgendwann die Notwendigkeit ergeben, „auch den Osten von hier aus wieder mit akademischen Kräften zu besiedeln und zu versorgen". Er nannte dies auch eine „prospektive Neubesiedlung des Ostens mit geeigneten Kulturträgern". Die zu diesem Zwecke ausgerichtete Verbindung einer Medizinischen Hochschule, bei der einer ernährungswissenschaftlichen Abteilung eine zentrale Bedeutung zukommen sollte, mit einer Technischen Hochschule könnte den Bund wohl überzeugen. Gülzow zeigte sich von Hansens Idee besonders begeistert und schwelgte von einer „Pflege der ja jahrhundertealten Erfahrungen für den Ostraum". Die „Neukolonisation des Ostens" müsse durch eine „gesunde Mischung" von Ost und West vorbereitet werden, „wie sie auch durch Ehen zwischen Einheimischen und Vertriebenen bereits vorbereitet werde". Das Fazit der Besprechung lautete dann, dass, sollte der große Plan einer „Ostdeutschen Universität" nicht erreicht werden, zumindest die Gründung einer Medizinischen Akademie avisiert werde. Zu diesem Zweck sollte eine Kommission eingerichtet werden.[15] Der von Hansen eigens befragte Walter Kikuth, Rektor der Medizinischen Akademie Düsseldorf, machte den Lübecker Planern durchaus Hoffnungen. Die Universitäten seien überlastet und es bestünden seitens des Bundes und der Länder keine Bestrebungen, diesen Zustand durch die Gründung neuer Hochschulen zu beheben. Jedoch könnten Medizinische Akademien die Ausbildungsprobleme im Bereich der Medizin viel rascher lösen, erklärte Kikuth. Am besten sollten sogar gleich mehrere Akademien errichtet werden.[16]

06, 1). Senat der Hansestadt Lübeck, „Antrag der Hansestadt Lübeck auf Errichtung einer Medizinischen Akademie in Lübeck", November 1960 (BAK, B/247, 16) Detmering (2004: 138) und Preuner/Preuner von Prittwitz (1989: 11). Die Akademie in Gdansk wurde bereits 1945 wiedereröffnet.
15 „Niederschrift über die Besprechung am 17.1.1952 um 17 Uhr in der Ärztl. Bibliothek des Städtischen Krankenhauses Süd, Lübeck" (Archiv der Hansestadt Lübeck, 4.05–06, 1).
16 Karl Hansen, „Aktennotiz betr. Rücksprache mit Prof. Kikuth, dem gegenwärtigen Rektor der Medizinischen Akademie Düsseldorf", 26.1.1952 (Archiv der Hansestadt Lübeck, 4.05–06, 1).

Gülzows und Hansens reaktionär-revanchistische Gedankenspiele verloren in den 1950er Jahren an Strahlkraft und wurden im Januar 1955 seitens der Lübecker Gesundheitsverwaltung als undurchführbar ad acta gelegt.[17] Auch die Planungen, die sich an den Vorbildern Düsseldorf und Gießen ausrichteten, verschwanden für einige Jahre in den Schubladen. Ohnehin gab es bald viel naheliegendere Beispiele für Medizinische Akademien, die bei den westdeutschen Akademieplanungen allerdings komplett außer Acht gelassen wurden. Denn in der DDR war am 20. Juli 1954 nach Beschluss des Ministerrats vom Minister für Gesundheitswesen, Luitpold Steidle, welcher der CDU angehörte, eine „Anordnung über die Errichtung von Medizinischen Akademien" erlassen worden, die am 1. September des gleichen Jahres die Gründungen der Medizinischen Akademie „Carl-Gustav-Carus" in Dresden, der Medizinischen Akademie Magdeburg und der Medizinischen Akademie Erfurt zur Folge hatte.[18] Alle drei Akademien waren Einrichtungen des Ministeriums für Gesundheitswesen, wurden aber 1959 dem Staatssekretariat für Hochschulwesen unterstellt.[19] Wenn die Akademiegründungen einer „sozialistischen Hochschulreform" zugeordnet wurden, dann verweist dies bereits darauf, dass anders als in der Bundesrepublik nicht die Aspekte, die mit einer „Krise der Medizin" verbunden waren, thematisiert wurden, sondern neben der gesicherten Gesundheitsversorgung der Bevölkerung auch die Überlegenheit des sozialistischen Systems institutionalisiert werden sollte. Die naturwissenschaftlich-technische Medizin war trotz aller sozialmedizinischen Rhetorik unbestritten, das Leitmotiv der Spezialisierung wurde bei den Akademiegründungen nicht aufgerufen, Spezialisierungsprozesse wurden als fortschrittliche Entwicklungen angenommen.[20] Aus westlicher Perspektive widersprach die Hochschulreform in der DDR allen Prinzipien der freien Wissenschaft. Der FDP-Politiker Peter Menke-Glückert fasste in diesem Sinne 1971 die Grundsätze der dort bereits im Unterschied zur Bundesrepublik realisierten Hochschulreform zusammen: „Nicht Einheit von Forschung und Lehre, sondern Einheit von Wissen und sozialistischer ‚Praxis'; nicht universitäre Durchbildung einer Individualität, sondern vertiefte Berufsausbildung; nicht selbstverantwortliche Gestaltung des Studienganges, sondern straffe Leitung und Kontrolle der Studierenden werden angestrebt. Nach sowjetischem Vorbild wurden Wissenschaft und Forschung zentralisiert und spezialisiert."[21]

---

17 Kurt Glawatz (Gesundheitsverwaltung Lübeck), „Aktennotiz", 20.1.1955 (Archiv der Hansestadt Lübeck, 4.05–06, 1).
18 Diese „Anordnung über die Errichtung von Medizinischen Akademien vom 20. Juli 1954", wurde am 31. Juli 1954 im *Zentralblatt der Deutschen Demokratischen Republik* veröffentlicht. Dazu auch Wunderlich (1993).
19 Kleine-Natrop (1979: 16) und Kühn (1979: 46).
20 Siehe etwa Fangerau/Imhof (2015). Zur Stellung von Akademien im Wissenschaftssystem der DDR siehe auch Jessen (2006).
21 Menke-Glückert (1971: 208).

Gleichwohl war die Medizin in der DDR zumindest bis in die 1970er Jahre, als die in den Hochschulverordnungen vom November 1968 planmäßig festgelegte dritte Hochschulreform mit dem Ziel der wissenschaftlichen Produktivitätssteigerung auf der Basis der Einheit von „Wissenschaft und sozialistischer Ideologie" durchgeführt wurde, durchaus strukturkonservativ.[22] In den 1950er Jahren wurden so etwa auch Amtsrobe und Insignien entworfen. Talar und Barett wurden 1970 allerdings für nicht mehr zeitgemäß erklärt und abgeschafft. Was blieb, war insbesondere bei der Akademie in Dresden die zeitgenössische Einordnung in die Traditionslinie der medizinischen Fakultät, die ja bereits durch den Rekurs auf Carl Gustav Carus evident war. Die Akademien markierten danach keinen Bruch, sondern erschienen als eine sozialistische Vervollkommnung der so erfolgreichen deutschen Medizin.[23] Die Mitte der 1960er Jahre fünfzehn Lehrstühle der Carus-Akademie Dresden können mit Ausnahme der Sozialhygiene als klassisch bezeichnet werden. Im deutsch-deutschen Vergleich außergewöhnlich war einzig die Abteilung für politische Ökonomie, die bald zum Institut für Marxismus-Leninismus wurde.[24] Allerdings existierte an der Carus-Akademie in Dresden von Beginn an ein Prorektorat für Studentenangelegenheiten, was 1979 in einer Festschrift zum 25jährigen Bestehen der Akademie eigens betont wurde. Dabei formulierte der Dermatologe und Historiker der Carus-Akademie, Heinz-Egon Kleine-Natrop, der zuvor lange Jahre an der Hautklinik der Universität Kiel tätig gewesen war, am Beispiel des Gynäkologen Robert Ganse, der die Position des Prorektors anfangs innehatte, auch die ambivalente Haltung gegenüber dem akademischen Beruf des Mediziners: Ganses Herz habe stets mehr für den jungen Nachwuchs und den Arztberuf geschlagen als für „eine streberhafte akademische Lauf- und Raufbahn". Andererseits habe er aber auch sehr unwirsch werden können, wenn sich irgendwo „sektiererhafte Wissenschaftsfeindlichkeit" habe breit machen wollen.[25]

Die Akademiegründungen in der DDR waren zunächst in noch weitaus stärkerem Maße als in der Bundesrepublik eine Reaktion auf das Kapazitätsproblem, den Mangel an Ärztinnen und Ärzten, und ausgerichtet auf die Deckung des Bedarfs an künfti-

---

22 Siehe etwa die Entschließung des VIII. Parteitags der SED zum Bericht des Zentralkomitees 1971. Zitiert nach Kleine-Natrop (1979: 29). Zum DDR-Gesundheitswesen insgesamt siehe Braun (2023, 2020). Zum Strukturkonservatismus siehe Müller (1997: 39–40) und vor allem Anna-Sabine Ernst (1999: 54), die dies an der sozialen Herkunft der ersten Generation der medizinischen Professoren in der DDR festmacht. Dies sollte sich aber spätestens mit der 3. Hochschulreform 1968 ändern. Siehe dazu Günther/Janssen (2015). Zur Geschichte der Medizin in der Sowjetischen Besatzungszone und frühen DDR: Konert/Moll/Halling (2015), Pasternack/von Wissel (2010: 31–36). Wirth/Schubert/Scholz (2009), Saeger (2004), Bühler (1999), Schagen (1997a). Zur 3. Hochschulreform insgesamt siehe u. v. a. Kaiser (2010), Lambrecht (2007), Laitko (1998). Siehe auch die annotierte Bibliografie über die akademische Medizin in SBZ, DDR und Ostdeutschland in Pasternack (2011).
23 Kleine-Natrop (1979: 18–19, 31). Siehe insbesondere auch Kleine-Natrop (1964).
24 Kleine-Natrop (1963: 104–105), Kleine-Natrop (1979: 12).
25 Kleine-Natrop (1979: 14). Zur Medizinischen Akademie „Carl Gustav Carus" siehe auch Scholz/Heidel/Lienert (2001).

gem medizinischem Personal.²⁶ Dabei wurde in den Medizinischen Akademien der DDR zunächst nur klinisch ausgebildet. Allein in Magdeburg wurde dann 1961/62 auch ein Vorklinikum eingeführt.²⁷ Die Baumaßnahmen beschränkten sich an allen drei Akademieorten auf die Umnutzung bestehender Gebäude und einzelne Neubauten. In Dresden wurden so etwa die Institute und Kliniken der Akademie seit 1956 im Stadtkrankenhaus Johannstadt installiert. Diese boten aber, so wiederum Kleine-Natrop und Peter Wunderlich, „dem unvoreingenommenen und in die Entstehungsgeschichte der Klinik nicht eingeweihten Besucher ein ziemlich verwirrendes Bild". Wie Horst Rudolf Abe es wiederum für Erfurt dargestellt hat, wurden „in Ermangelung eines großzügig konzipierten Komplexprogramms" eher Ergänzungen errichtet.²⁸ Auch wenn dies hauptsächlich an der mangelnden Finanzierbarkeit gelegen haben mag, existierte keine Idee einer notwendigen baulichen Gestaltung der Einheit von Forschung, Lehre und Klinik.

Ein wichtiger Unterschied zur Entwicklung in der Bundesrepublik bestand darin, dass in der DDR die Medizin dezidiert an der Sozialhygiene der Weimarer Republik ausgerichtet wurde. Wie die Zeithistorikerin Jutta Braun zeigt, fungierte diese dabei zugleich als sozialpolitisches Konzept, akademische Leitwissenschaft und politischer Kampfbegriff.²⁹ Zur Institutionalisierung der Sozialhygiene war ebenfalls 1954 in Berlin-Lichtenberg das Zentralinstitut für Sozial- und Gewerbehygiene in eine dem Ministerium für Gesundheitswesen unterstellte Akademie für Sozialhygiene, Arbeitshygiene und ärztliche Fortbildung umgewidmet worden. Die offizielle Eröffnung fand im Dezember 1955 statt. Dort waren also mit der Arbeits- und Sozialhygiene sowie einer Klinik und Poliklinik für Berufskrankheiten eher jene Medizinbereiche aufzufinden, die in einem sich sozialistisch nennenden Staat zu erwarten waren. Im Juli 1961 wurde die Akademie aufgeteilt und es entstanden die mit Lehrstühlen ausgestattete Deutsche Akademie für Ärztliche Fortbildung, das Deutsches Zentralinstitut für Arbeitsmedizin, das Institut für Sozialhygiene sowie das Institut für Planung und Organisation des Gesundheitsschutzes.³⁰ Diese Ausgliederung verweist aber auch darauf, dass bei den Akademien der Sozialhygiene keine vorrangige Rolle zukam. Im Gegenteil wurde im Laufe der 1960er Jahre seitens der Partei der Fokus stärker darauf gerichtet, an den Hochschulen ein naturwissenschaftlich hohes und konkurrenzfähiges Niveau zu erreichen. Auf dem VII. Parteitag der SED 1967 hieß es so auch prägnant, dass eine weitere Erhöhung der Qualität der medizinischen Betreuung unmittelbar von einer gründlichen Reform und entscheidenden Verbesserung der ärztlichen Fortbildung abhänge.³¹

---

26 Dazu der an das *Deutsche Ärzteblatt* gerichtete Brief von Frank P. Meyer (2020).
27 Bühler (1997: 54–55). Zur Medizinischen Akademie Magdeburg siehe die Beiträge in Puhle (2003) sowie Köditz (2003).
28 Kleine-Natrop/Wunderlich (1979: 187), Kleine-Natrop (1979: 17). Abe (1992: 47–48).
29 Braun (2023: 21). Auch Schagen (2006).
30 Mros/Jäschke (1997: 80–91). Zur Sozialhygiene in der DDR siehe Braun (2023: 21–33; 2020).
31 Zitiert nach Kühn (1979: 52).

Die Abteilung Gesundheitspolitik beim Zentralkomitee der SED forderte Mitte der 1960er Jahre eine engere Beziehung der medizinischen Wissenschaften zu Naturwissenschaft und Technik. Die wissenschaftlich-technische Revolution, so wurde dies in Dresden verstanden, verlange nach Gemeinschaftsarbeit großer interdisziplinärer Kollektive, um den Menschen in seinen gesellschaftlichen, soziologischen, naturwissenschaftlichen und psychologischen Bedingungen zu verstehen. Ende der 1960er Jahre wurde die Lage dann auch mit Begriffen wie „Konzentration" und „Interdisziplinarität" analysiert. Entsprechend wurde an der Carus-Akademie über den stärkeren Einsatz der Elektronischen Datenverarbeitung in der Medizin nachgedacht und seit Januar 1968 mit der Einrichtung eines Organisations- und Rechenzentrums begonnen, das 1971 in Betrieb genommen wurde.[32]

Dass Gesundheit vor allem auch eine Staatsaufgabe sei, war in der DDR ein zentrales Dogma, während in der Bundesrepublik jener seit Ende des 19. Jahrhunderts immer wieder neu ausgetragene Konflikt zwischen einer Ärzteschaft, die größtmögliche Autonomie für sich beanspruchte, den Krankenkassen und dem staatlichen Interesse an einer geregelten Gesundheitsversorgung weitergeführt wurde. Der organisierten Ärzteschaft in den Fachverbänden und Standesvertretungen kam dabei in der Bundesrepublik eine äußerst starke Position zu. In der DDR gab es hingegen keine berufsständige Autonomie.[33] Im Jahr 1979 bereits rückblickend stellte Kurt Kühn, der seit 1969 das Institut für Marxismus-Leninismus an der Carus-Akademie leitete, das schwierige Verhältnis zwischen Ärzteschaft und Partei so dar, dass eine allzu linke Sichtweise in der medizinischen Intelligenz, die doch unersetzlich beim Aufbau eines „sozialistischen Gesundheitswesens" sei, „klassenfremde Menschen" gesehen habe, mit denen man nicht zusammenarbeiten könne. Eine rechte Position innerhalb der SED habe wiederum die Bildung und Entwicklung der Medizinischen Akademie als Sache der medizinischen Intelligenz abgetan, in die sich die Partei nicht einzumischen habe. Teile der Ärzteschaft selbst hätten wiederum gegenüber dem „historisch gesetzmäßigen Führungsanspruch der Partei" Vorbehalte gezeigt und nicht selten Empfehlungen sowie Standpunkte der Parteiorganisation umgangen.[34]

In der Parteidiskussion wurde das alte Hochschulsystem insbesondere in der Medizin, ähnlich wie bei den bundesdeutschen Reformern, als ein zentrales Problem angesehen, wenn auch die Interpretation bei Kühn selbstverständlich anders klang: „Alter ideologischer Ballast entstanden aus individualistischen Praktiken der kapitalistischen Gesellschaftsordnung, hierarchischen Klinikgepflogenheiten und überholter Unterwürfigkeit ‚niederer' gegenüber ‚höheren' Diensträngen mußte im Interesse sozialistischer Gemeinschaftsarbeit über Bord gehen".[35] Die Kritik der Ordinarien-

---

32 Brehmer/Haller (1979: 88–89).
33 Zur DDR: Braun (2020: 352–353) und Ernst (1997). Zur Bundesrepublik: Gerst (2004).
34 Kühn (1979: 44).
35 Kühn (1979: 53).

universität und das Lob der Teamarbeit lassen sich also prinzipiell auch in der Hochschulreformdebatte der DDR wiederfinden. Stärker aber als in der Bundesrepublik zumindest der frühen 1960er Jahre bezog dies auch das medizinische und technische Personal mit ein. So führte Werner Hering, Leiter der Abteilung Gesundheitspolitik des ZK der SED, 1963 aus, dass sich junge Assistenten und Schwestern als gleichberechtigte Partner und Mitglieder einer Gemeinschaft fühlen sollten. In demokratischer Aussprache käme ihnen Mitverantwortung zu und sie sollten „frei von der Leber" sprechen können, gleichgültig ob der Hilfspfleger oder der Chefarzt etwas zu sagen hätten.[36]

Die Strukturveränderungen, die bei der bundesdeutschen Hochschulreform der 1960er Jahre so bedeutsam waren, wurden an den Medizinischen Akademien der DDR dann erst um 1970 durchgeführt. Dabei wurden auf der Grundlage einer Rechtsvorschrift des Ministers für Hoch- und Fachschulwesen Sektionen als wesentliche Strukturelemente einer Hochschule auch an der Akademie gebildet.[37] Diese Sektionen umfassten jene Bereiche, die aus der naturwissenschaftlich-technischen Ausbildung eigentlich ausgeschlossen waren, wie Philosophie und Wissenschaftstheorie in der Medizin, Leitung, Planung und Ökonomie, Gesundheitsstatistik, aber eben auch die Sozialhygiene. Seit Mitte der 1960er Jahre fand dann auch in der DDR eine Debatte über die Zukunft der Wissenschaften statt, die mit den soziologischen Begriffen der „Spezialisierung" und „Integration" geführt wurde.[38] Was die Akademien in der Bundesrepublik und der DDR einte, war nicht nur die Lösung des Problems des Mangels an Lehrenden und Studienplätzen bei einer gleichzeitig konstatierten und als notwendig verstandenen Zunahme der Studierendenzahlen, die Kapazitätserweiterung, sondern auch jene Vertikalisierung der Ausbildung, bei der auch sozial- und geisteswissenschaftliche Aspekte in die naturwissenschaftlich-technische Medizinausbildung integriert werden sollten, um in der Bundesrepublik „ärztliche Persönlichkeiten" und in der DDR „sozialistische Arztpersönlichkeiten" hervorzubringen.[39] In der DDR wurde allerdings viel eher ein Anschluss an die Sozialmedizin der vornazistischen Zeit gesucht, wobei der Fokus früh auf die Arbeitsmedizin eingestellt wurde.[40] Als gesellschaftswissenschaftlicher Bereich wurde etwa an der Dresdener Carus-Akademie vor allem das Institut für Marxismus-Leninismus verstanden, dessen Aufgabenfeld politökonomische Schulungen durch Lektüre der sozialistischen Klassiker umfasste und das stets etwas fremd zu den klinischen Fächern stand.[41] Dass die naturwissenschaftlich-technische Medizin unbedingt auch durch Fächer mit dem Wortbildungs-

---

36 Zitiert nach Kühn (1979: 53).
37 Mros/Jäschke (1997: 84).
38 Wolf (1967) und Lösche/Voß-Dietrich (1966).
39 Kühn (1979: 42).
40 Dazu Scheuch (2012).
41 Jentzsch (1979).

element „Sozial-" erweitert werden musste, war spätestens Mitte der 1960er Jahre in beiden deutschen Staaten anerkannt. Es brauchte jedoch auch nur wenige Jahre, bis in beiden Staaten und dann im wiedervereinigten Deutschland von Sozialmedizin, Vertikalisierung und Strukturreform kaum noch die Rede war. Versuchen, zur Jahrtausendwende eine Renaissance der Sozialmedizin in Deutschland zu organisieren, kam doch eher eine Außenseiterposition zu.[42]

Auf irgendeine Weise vorbildhaft für die bundesdeutschen Medizinreformer konnten die Akademien in der DDR schon deshalb nicht sein, weil die Medizin dem sozialistischen Projekt unterstellt und die Ärzteschaft mithin entmachtet wurde. Zudem lag den Akademien in Dresden, Erfurt und Magdeburg jenseits der von der Partei vorgegebenen Hochschulreform keine Reformprogrammatik zugrunde. Bei aller Kritik an der medizinischen Intelligenz wurde in der DDR keine Stärkung des Mittelbaus etabliert. Auch die Forderung nach Gemeinschaftsarbeit erreichte nicht die Qualität des Teamworks im Departmentsystem. Zum „Vorbild USA" gab es keine Konkurrenz. Dies war schon darin begründet, dass in den Vereinigten Staaten bereits seit Ende des 19. Jahrhunderts Lob und Kritik der Spezialisierung lösungsorientiert diskutiert wurden. Deshalb wurde Spezialisierung im frühen 20. Jahrhundert in der deutschen Debatte auch als ein US-amerikanisches Phänomen identifiziert.[43] Ebenso wichtig war aber, dass dort eine Reform der Ausbildung an den *Medical Schools* angegangen und dies auch strukturell in Neubauten realisiert wurde. Eines der Hauptargumente für die Akademieprojekte war deshalb auch, dass die Anpassung der amerikanischen Ideen an die bundesdeutschen Bedingungen dazu beitragen könne, das Vorbild im internationalen Wissenschaftswettbewerb wieder einzuholen. Den Medizinischen Akademien kam in der Bundesrepublik dabei eine besondere, geradezu avantgardistische Rolle zu, die sich auch auf die Hochschulreform um 1970 auswirkte. Zumindest auf dem Papier – dies galt insbesondere für Ulm – wurden sie zu Laboratorien der wissenschaftlichen Modernisierung.

Erfahrungen, die einzelne Ärzte und Ärztinnen sowie Wissenschaftler und Wissenschaftlerinnen, ausgestattet mit einem Rockefeller-Stipendium, in den 1950er Jahren in den Vereinigten Staaten gemacht hatten, prägten die Debatte.[44] Dies betraf vor allem Thure von Uexküll und Rudolf Schoen, der zusammen mit Hans Schaefer in die Vereinigten Staaten gereist war. Auch Helene von Bila war durch eine USA-Reise beeindruckt und verwies auf die dortigen Errungenschaften in Forschung und Lehre.[45] Entscheidende Impulse erhielt der Gründungsausschuss in Hannover durch die bereits

---

42 Schagen/Schleiermacher (2005).
43 Holzknecht (1930).
44 Schleiermacher (2010).
45 „Protokoll über die erste Sitzung des Ausschusses der Verwaltungskommission zur Beratung des Berichtes über die optimale Größe und die Struktur von Universitätskliniken am 18. März 1960 in Köln" (Archiv der MHH, G Sammlung Schneider, Überlegungen des Wissenschaftsrates zur Medizin, 1958–1960. Band 1. Unveröffentlichtes Manuskript. Hannover, 1978).

mehrfach erwähnte Studienfahrt in die Vereinigten Staaten, die, da Hartmann erst nach Beendigung des Semesters zur Verfügung stand, für den März 1963 anvisiert wurde.[46] Zusammen mit Hartmann war Schoen maßgeblich mit der Reiseplanung befasst, konnte jedoch selbst krankheitsbedingt nicht mitfahren. Da die Reisedauer auf drei Wochen beschränkt war, musste notwendigerweise eine strenge Auswahl der zu besuchenden Kliniken getroffen werden. Zudem sollte, auch um die Studienreise, die von der Ost- zur Westküste führte, gegenüber Parlament und Rechnungshof vertreten zu können, die Zahl der Teilnehmenden so klein wie möglich gehalten werden. An der Studienfahrt beteiligten sich schließlich neben Hartmann der Pathologe Otto Fresen, die Architekten Konstanty Gutschow und Godber Nissen, Ministerialrat Jan Prendel, Regierungsdirektor Wolfgang Frenzel sowie Gerd Fesel, Regierungsbaudirektor der Medizinischen Fakultät der Universität Göttingen. Der Physiologe Erich Heinz, der sich ohnehin in den USA befand, gesellte sich vor Ort dazu. Hartmann schlug vor, die Hinreise mit dem Schiff zu machen. So könnte während der Überfahrt die Studiengruppe für einen größeren Zeitraum in Ruhe klärende und vorbereitende Gespräche führen.[47] Die Zusammensetzung der Gruppe zeigt noch einmal eindrucksvoll, dass die Akademieplanung als ein zugleich medizinisches, pädagogisches, verwaltungstechnisches und architektonisches Projekt verstanden wurde.

Der Besichtigungsplan war abgesprochen mit dem State Department in Washington. Die Reiseroute reichte von New York über Boston nach Washington und dann weiter nach Cleveland, Ann Arbor, Chicago und Rochester sowie nach Los Angeles und San Francisco. Leitfragen waren das Medizinstudium, die enge Verbindung zwischen Lehre, Forschung und Krankenbehandlung sowie die architektonische und organisatorische Gestaltung.[48] Es sei notwendig gewesen, mehrere Universitäten zu besichtigen, berichtete Frenzel in seiner Funktion als Sekretär des Gründungsausschusses, da es in den USA trotz aller Gemeinsamkeiten doch wesentliche Verschiedenheiten in der Organisation des Studiums und der jeweiligen Schwerpunkte gebe. Dies sei auch auf die unterschiedlichen Träger der amerikanischen Hochschulen zurückzuführen, bei denen es sich um den Staat, Kommunalverbände, Stiftungen oder Privatleute handeln könne. In den Vereinigten Staaten dauere das Medizinstudium üblicherweise vier Jahre. Naturwissenschaften würden bereits in den beiden letzten Collegejahren gelehrt. Das Studium beginne also im Grunde erst nach dem Vorphysikum. Gerade

---

46 „Protokoll der 8. Sitzung des Ausschusses ‚Medizinische Akademie' in Hannover am 22. November 1962" (Archiv der MHH, GRÜA 10019 1).

47 „Protokoll der 9. Sitzung des Ausschusses ‚Medizinische Akademie' in Hannover am 15.1.1963" (Archiv der MHH, GRÜA 10019 1). Deutsche Medizinische Gesellschaft von Chicago, „Invitation", o. D. (Archiv der MHH, E 2.1., Nr. 5).

48 „Protokoll der 10. Sitzung des Ausschusses ‚Medizinische Akademie' in Hannover am 26.2.1963"; „Protokoll der 11. Sitzung des Ausschusses ‚Medizinische Akademie' in Hamburg, Dammtorstraße 12, am 29. April 1963"; „Protokoll der 13. Sitzung des Ausschusses ‚Medizinische Akademie' in Hannover, Finanzministerium, Großer Sitzungssaal, am 9. Juli 1963" (Archiv der MHH, GRÜA 10019 1).

die bedeutendsten Universitäten hätten eine spezielle Ausbildungsform und böten ein besonderes Programm oder eine Spezialisierung wie etwa das Kinderkrankenhaus in Boston. Eine wichtige Erkenntnis der Bildungsreise lautete dann auch, dass eine funktionierende Hochschule einen „zahlenmäßig und qualitativ gut ausgerüsteten Verwaltungsstab" benötige und für Neugründungen „hochqualifizierte(r) Fachleute" beansprucht würden. Erfreut konnte die Reisegruppe konstatieren, dass die hannoversche Konzeption hinsichtlich der engen Verbindung zwischen Klinik und Forschungstrakt, der Schwerpunktbildung beim Poliklinikum sowie dem Bemühen, die Studierenden ans Krankenbett heranzubringen, auf dem richtigen Weg sei.[49]

Fritz Hartmann summierte rückblickend, dass der Delegation des Gründungsausschusses beim Rockefeller Institute die lange Öffnungszeit der Bibliothek imponiert habe. Im Mount Sinai Hospital in New York überzeugte das Zentrallaboratorium und in Ann Arbor der problemorientierte und koordinierte Unterricht. Aus Ann Arbor wurde auch die Idee eines Probebaus übernommen, um so die Einrichtung der Stationen praktisch zu planen. In der Mayo Clinic hätten sie zudem die Idee bestätigt gesehen, poliklinische Diagnostik und ambulante Therapieführung mit einem „Patienten-Hotel" zu verbinden. Von der Western Reserve University in Cleveland sei das Hausbesuchsprogramm für die Erstsemester abgeschaut worden, während sie in Boston Anregungen für die Planung der Kinderheilkunde erhalten hätten. Besonders geprägt worden sei die Gestaltung der Medizinischen Hochschule Hannover aber vom „Bau-Funktions-Konzept" der Medical School der University of Southern California.[50] Jan Prendel, der die Bauplanungen für eine Medizinische Akademie in Hannover maßgeblich mitgestaltete, erinnerte sich vor allem an das Presbyterian Hospital der Columbia University in New York. Dies habe ein erstes Beispiel der angestrebten engen Verbindung von Klinik, Lehre und Forschung geliefert. Mit Bewunderung und zur Ermutigung für die eigenen Pläne hätten sie sehen können, dass in dem riesigen, dichtgedrängten Hochhauskomplex offenbar eine erstaunliche Organisation der Menschen und der Technik funktioniere.[51]

Ähnlich hatte sich bereits 1957 Max Schneider zum Presbyterian Hospital geäußert. Wenn man den Gebäudekomplex der dortigen Medizinischen Fakultät betrete und das Riesengebäude der Medizinischen Klinik sehe, dann vermute man eine „Mammut-Klinik". Dann sei man jedoch höchst überrascht, eine Klinik von nur rund zweihundert Betten vorzufinden, reserviert für Sonderfälle, mit denen man im allgemei-

---

49 „Protokoll der 11. Sitzung des Ausschusses ‚Medizinische Akademie' in Hamburg, Dammtorstraße 12, am 29. April 1963" (Archiv der MHH, GRÜA 10019 1). Prendel (1985: 37–41).
50 Siehe dazu Raspe (2022: 200–202).
51 Prendel (1985: 38–39). Zur Architekturgeschichte der Medical Schools siehe Carroll (2022), zum modernen Krankenhausbau in den USA siehe Kisacky (2017). Dass in den 1960er Jahren in der Bundesrepublik generell Inspirationen für den Hochschulbau aus den USA geholt wurden, zeigt Paulus (2010: 494–502) am Beispiel des Stuttgarter Zentralarchivs für Hochschulbau. Als weiterer Überblick aus deutscher Perspektive siehe Murken (1988).

nen Krankenhaus nicht fertig werden könne. An der Fakultät existiere eine Reihe theoretischer Institute, darunter gleich zwei für Biochemie. Die Institutsleiter könnten ihre eigenen Forschungen betreiben, unterstützten die wissenschaftliche Arbeit der Assistenten der Klinik und übten auch eine beratende Funktion am Krankenbett aus. Die Dozierenden und Professoren an den theoretischen Instituten der Vorklinik seien hauptsächlich im Institut tätig, beteiligten sich aber wöchentlich einmal an der Visite. Die Untersuchung und Behandlung der Patienten liege also in den Händen von Ärzten mit „all-round-Ausbildung", „die jedoch für alle Spezialfragen und Spezialuntersuchungen auf die Beratung und Unterstützung von Spezialisten zurückgreifen können".[52] Bereits viele Jahre vor der USA-Reise des Gründungsausschusses hatte Schoen wiederum die hochspezialisierte Mayo-Clinic in Rochester als ein rühmliches Beispiel hervorgehoben, um der „Entseelung der Medizin" durch vorbildliche Zusammenarbeit und besonders günstige Arbeitsbedingungen entgegenzuwirken.[53] Als gelungenes Beispiel führte Eberhard Freiherr von Medem, Ministerialdirigent am Kultusministerium Nordrhein-Westfalen, in einem Schreiben an seinen niedersächsischen Kollegen Konrad Müller die National Institutes of Health in Bethesda, Maryland an. Dabei handle es sich um eine reine Forschungsstätte mit einem Krankenhaus mit fünfhundert Betten.[54] Bethesda hatte wiederum auch schon Max Schneider als maßgebendes Vorbild, ja als ein neues „Wallfahrtszentrum für die wissenschaftliche Medizin" bezeichnet. Denn dort sei man so weit gegangen, „daß jeweils in einem Stockwerk in einem Flügel die Bettenabteilung, im anderen Flügel das zugehörige Institut untergebracht ist". Man treffe dort führende Persönlichkeiten auf allen Gebieten der Medizin, die sich oft genug wieder zur Gemeinschaftsarbeit zusammentäten.[55] Kurz: Die Situation in den Vereinigten Staaten musste für die reforminteressierten Mediziner paradiesisch erscheinen!

Tatsächlich waren in den USA bereits in den 1920er Jahren zahlreiche *Medical Schools* und Krankenhäuser zur Lösung exakt jener Probleme gebaut worden, die vierzig Jahre später auch die Mitglieder des Gründungsausschusses umtrieben. Die Anforderungen der Spezialisierung und gesteigerter Raumbedarf sollten durch effiziente, ökonomische, zentralisierte und kooperative Bauten unter einem Dach ermöglicht werden. Die ganzheitliche Betrachtung von Krankheiten verlangte nach besserer Zusammenarbeit der Abteilungen. Und ganz grundsätzlich ging es auch darum, lichtdurchflutete und luftdurchlässige Gebäude zu bauen. Diese Vorgaben konnten sowohl in Flachbauten wie etwa an der University of Rochester School of Medicine and Dentistry oder der

---

52 Schneider (1957: 1118).
53 Schoen (1956: 10).
54 Eberhard Freiherr von Medem an Konrad Müller, 16.11.1961 (Archiv der MHH, G Sammlung Schneider, Überlegungen des Wissenschaftsrates zur Medizin, 1951–1963. Band 2. Unveröffentlichtes Manuskript. Hannover, 1987).
55 Schneider (1957: 1118).

University of Colorado School of Medicine als auch in Hochbauten wie am Columbia-Presbyterian Medical Center realisiert werden.[56] Katherine L. Carroll zeigt in ihrer Monografie zur US-amerikanischen Krankenhausarchitektur, wie eng der Bau der *Medical Schools* mit einer neuen Pädagogik in der Medizinausbildung verbunden war, wie dies etwa G. Canby Robinson an der Vanderbilt University zu verwirklichen suchte. So setzte sich in den USA in den 1920er eine antireduktionistische Perspektive durch, die eine naturwissenschaftliche Medizin bestärkte, der es weniger um Spezialisierung als um Koordination ging. Dies zeigte sich auch im Krankenhausbau selbst.[57]

Damit die Eindrücke nicht zu einseitig blieben, schloss der Gründungsausschuss in Hannover weitere Reisen an. So besuchte Frenzel Ende August 1963 die Universitäten London, Oxford, Cambridge, Birmingham und Edinburgh, insbesondere, um dort die theoretischen Institute kennenzulernen. In Oxford führte er auch ein Gespräch mit dem Nobelpreisträger Hans Krebs, der 1933 aus Deutschland hatte emigrieren müssen und großes Interesse für das Projekt der Medizinischen Akademie Hannover „als erstem praktischen Versuch einer Reform in Lehre, Ausbildung und Forschung" bekundete. Beeindruckt zeigte sich Frenzel von der weitgehenden Integration der theoretischen Institute sowie den Querverbindungen zu den klinischen Fächern. In Birmingham werde weitgehend auf Vorlesungen verzichtet, was allerdings Vertretern der anderen Universitäten schon zu weit gehe. Die Situation in Edinburgh habe bis vor kurzem völlig dem traditionellen deutschen Betrieb entsprochen. Auch dort werde nunmehr jedoch die große Vorlesung beschränkt, der Unterricht in kleinen Gruppen durchgeführt, das hierarchische Prinzip im Interesse echten Teamworks zurückgedrängt. Jedenfalls zeige der Umstellungsprozess in Edinburgh, dass der an der Akademie Hannover beschrittene Weg der richtige sei und den Erfordernissen der Zeit entspreche. So empfehle es sich gerade mit der dortigen Universität im Austausch zu bleiben, resümierte Frenzel.[58] Hartmann schlug daher auch gleich vor, dass ein oder zwei Abteilungsleiter nach Edinburgh reisen, um dort zu lernen, wie eine vergleichbare Universität funktioniere.[59]

Im Lübecker Gutachten wurde hingegen der angloamerikanische Einfluss keineswegs in den Mittelpunkt der Planung gestellt. Der Ausschuss habe sich von dem Gedanken leiten lassen, dass es bei einer echten Neugründung darauf ankomme, „eine

---

56 Carroll (2022: 122). Zum Einfluss der US-amerikanischen Krankenhausarchitektur des „everything under one roof" etwa auch auf den Bau des Klinikums Steglitz siehe Jüttemann (2021: 320).
57 Carroll (2022: 3, 91–103).
58 „Protokoll der 14. Sitzung des Ausschusses ‚Medizinische Akademie' in Hannover, Finanzministerium (Großer Sitzungssaal) am 2.9.1963 von 17.00–20.00 Uhr und am 3.9.1963 von 8.30–13 Uhr" (Archiv der MHH, GRÜA 10019 1).
59 „Protokoll der 16. Sitzung des Ausschusses ‚Medizinische Akademie' in Hannover, Finanzministerium am 2. Dezember 1963 von 17–20 Uhr und am 3. Dezember 1963 von 8.30–14.00 Uhr" (Archiv der MHH, Protokolle des Gründungsausschusses der Medizinischen Hochschule Hannover 1961–1973, 15.–26. Sitzung, E 2.1. Nr.2).

Synthese zwischen den tragenden Gedanken der Deutschen Universitätsgeschichte und den neuen, vielfach im außerdeutschen Raume bewährten Wegen der Ausbildung zu finden".[60] Als der Kieler Pathologe Wilhelm Doerr auf einer Sitzung des Lübecker Gründungsausschusses forderte, dass die Studierenden durch College und Internship nach angloamerikanischem Vorbild an die Akademie gebunden werden sollten, stieß dies auf Ablehnung. Im Gründungsgutachten hieß es, dass „der deutsche Student" sich auf Grund der Vorbilder der deutschen Universitäten nur wenig dazu eigne, als „Interner" das Semester zu absolvieren.[61] Besichtigungen waren auf die Düsseldorfer Medizinische Akademie, das dortige Städtische Krankenhaus, ein Krankenhaus in Trier sowie das Städtische Krankenhaus in Essen beschränkt. Bei letzterem interessierten vor allem die Diät- und Hauptküche.[62] Als 1968 in Lübeck endlich wieder konkreter über Baumaßnahmen nachgedacht wurde und nur das eigene Gründungsgutachten von 1962, ein Zielplanungsgutachten des Instituts für Krankenhausbau der Technischen Universität Berlin sowie die neuesten Empfehlungen des Wissenschaftsrates als Richtschnur vorlagen, wandte sich die Geschäftsführung des Verwaltungsrats an Ludwig Heilmeyer, da geplant war anlässlich einer Informationsreise von „7 Herren", darunter der Kurator der Universität Kiel und der Senator für das Bauwesen der Hansestadt Lübeck, Zwischenstopp in Ulm zu machen. Auch Rolf Schneider, Bevollmächtigter für den Hochschulbau beim Finanzministerium Niedersachsen, wurde angeschrieben, ob er vor Ort Auskunft über die Baumaßnahmen an der Medizinischen Hochschule Hannover und die Bauplanungen an der Medizinischen Fakultät in Göttingen geben könne. Durchgeführt wurde die Informationsreise des Lübecker Verwaltungsrates im Januar 1969.[63] Und auch in Ulm, wo man stets darauf bedacht war, die Einzigartigkeit, wenn nicht gar Überlegenheit des eigenen Vorhabens zu betonen, wurde eher vorsichtig darauf hingewiesen, dass das amerikanische Vorbild keineswegs kopiert werden solle. Im „Ulmer Plan" hieß es, dass nur eine Übernahme der Grundgedanken des Departmentsystems, jedoch keine genaue Nachahmung zweckmäßig sei.[64] Hartmann sprach hingegen gegenüber der Lokalpresse von einem „Hannover-Modell", bei dem das Beste aus US-amerikanischen und skandinavischen Vorbildern verbunden werde.

---

60 „Gutachten zur Gründung einer Medizinischen Akademie Lübeck", o. D. (BAK, B/138, 24860). Arbeitsausschuß Medizinische Akademie Lübeck (1968).
61 „Gutachten zur Gründung einer Medizinischen Akademie Lübeck", oD (BAK, B/138, 24860). „Protokoll der 2. Sitzung des Arbeitsausschusses ‚Medizinische Akademie Lübeck' am 9./10.3.1962 in Lübeck" (LASH, Abt. 811, Nr. 19980). Arbeitsausschuß Medizinische Akademie Lübeck (1968: 633).
62 Verwaltung Städtisches Krankenhaus Süd/Ost an Alfred Plust, 30.8.1961 (Archiv der Hansestadt Lübeck, 4.05–6, 2).
63 Verwaltungsrat der Medizinischen Akademie Lübeck an Ludwig Heilmeyer, 18.10.1968; Verwaltungsrat der Medizinischen Akademie Lübeck an Rolf Schneider, 18.10.1968; „Bericht über die Informationsreise des Verwaltungsrates der Med. Akademie Lübeck nach Hannover und Ulm am 21. und 22. 1.1969" (Archiv der Hansestadt Lübeck, 4.5–6, 112).
64 Gründungsausschuß der Universität Ulm (1968: 736).

„Sauer riechende Tradition und Hierarchie" solle abgetragen werden und durch Teamwork und Tutorials ersetzt werden.[65]

In Hannover und Ulm wurden schließlich sehr konkrete Organisationsformen vom angloamerikanischen Vorbild in die Planungen aufgenommen, die an den Grundfesten der chefärztlichen Privilegien rüttelten und in Ulm auch attraktivere Möglichkeiten für den Mittelbau schaffen sollten. Die Mittel dazu waren der „Honorar-Pool" in Ulm und das „Fulltime-Prinzip" in Hannover. Lebensstellungen an den Universitäten waren stark limitiert und im Vergleich zu anderen Finanzierungsmöglichkeiten für Ärzte und Ärztinnen eher unattraktiv. Deshalb wurde für den Bereich der Hochschulkliniken nach Alternativen gesucht. Eine „Selbstzahlerstation" war bereits in den Planungen zur Medizinischen Akademie Hannover im Herbst 1962 angedacht worden. Dort sollte die Privatstation aus der Normalstation „mit ihren zahlreichen Sondereinrichtungen und ihrem erhöhten Raumbedarf" herausgenommen werden. Patienten und Patientinnen, „die für etwas mehr Bequemlichkeit mehr zu zahlen bereit wären", sollten nicht in die Privatkliniken abwandern. Für die neunte Sitzung des Gründungsausschusses im Januar 1963 verfasste Hartmann eine Stellungnahme, betitelt „Gründe für die Empfehlung des Fulltime-Prinzips". Darin erklärte er, dass der „Lehrer für Heilkunde" wie jeder andere Hochschullehrer zuerst für Lehre und Forschung da sei. Die Krankenbetreuung sei durch den Lehrzweck bestimmt. Damit aber das Einkommen der Klinikdirektoren dem der Direktoren anderer Krankenhäuser entspreche, sei diesen die Ausübung einer Privatpraxis und ebenso auch privatärztlicher Tätigkeit in der Klinik gestattet worden. Dies stehle jedoch den Klinikdirektoren einen wesentlichen Teil ihrer Zeit, der sinnvollerweise auf Lehre und Forschung verwendet werden sollte. Deshalb sei eine Reform notwendig. Es gehe darum, so Hartmann, von den „Lehrern der Heilkunde" den Verzicht auf ihre Privatpraxis zu verlangen. Die damit entfallenden Nebeneinkünfte sollten durch ein Fixum ersetzt werden. Dieses Prinzip habe sich im Ausland außerordentlich bewährt. In den USA sei es seit langem durchgeführt, in England mit dem National Health Service eingeführt, in Schweden vorgeschlagen und in der Schweiz auch zum Gegenstand von Berufungsverhandlungen gemacht worden. Der hohe Standard von Forschung und Lehre sei dort zum Teil im „Fulltime-Prinzip" begründet. Die höheren Einkünfte der Medizinprofessoren hätten nirgends den akademischen Frieden gestört, auch wenn das garantierte Einkommen wohl erheblich unter dem Einkommen aus einer Privatpraxis liege.[66]

---

65 St. (1965).
66 Das Zentrum für klinische Forschung der Universität Ulm (Medizinisch-Naturwissenschaftliche Hochschule), „Aufgaben und Ziele einer klinisch-medizinischen Großforschungseinrichtung", o. D. (BAK B 138, 6509). „Protokoll der 8. Sitzung des Ausschusses ‚Medizinische Akademie' in Hannover am 22. November 1962"; „Protokoll der 9. Sitzung des Ausschusses ‚Medizinische Akademie' in Hannover am 15.1.1963" (Archiv der MHH, GRÜA 10019 1). Siehe auch Pabst (2020: 25). Zum *full-time principle* in den USA siehe Bluestone (1949).

In der Öffentlichkeit wurde aufmerksam registriert, dass ähnliche, aber noch weitergehende Pläne auch an der Ulmer Hochschule thematisiert wurden. Danach durften „Professoren und wissenschaftliche Mitarbeiter keine Privathonorare für Privatpatienten" beziehen. Stattdessen sollten sie nach US-amerikanischem Vorbild aus einem gemeinsamen Fonds abgefunden werden.[67] Alle Professoren und Professorinnen – nicht nur die Ordinarien – sollten in der Ulmer Uni-Klinik eine Privat-Praxis betreiben können, die, so berichtete der *Spiegel* 1969, nach dem Belegsystem geführt werde. Die Einkünfte aus der Gemeinschaftspraxis würden dann in einen „Honorar-Pool" fließen, aus der alle Mitarbeitenden der Station – „Krankenschwestern und Sekretärinnen eingeschlossen" – einen Pauschalbetrag ausgezahlt bekämen.[68] Es kann nicht erstaunen, dass dieses „Pool-System" von Klinikleitern und Chefärzten im Gegensatz zum Departmentsystem selbst geschlossen abgelehnt wurde, wie Fritz Hartmann rückblickend mit großem Bedauern konstatierte.[69]

Je konkreter diese vor allem durch die Entwicklung in den Vereinigten Staaten inspirierten westdeutschen Akademieprojekte wurden, desto intensiver wurden diese Experimente wiederum auch in anderen Ländern wahrgenommen. Dies gilt insbesondere für den „Ulmer Plan". Die Förderung der klinischen Forschung und die Gründung einer dritten Fakultät für Naturwissenschaften und Mathematik wurden unisono als große Innovationen charakterisiert. Die Pressestelle der Ulmer Universität stellte mit einigem Stolz sogleich internationale Meldungen zur Neugründung zusammen. So habe der Hämatologe Eugene P. Cronkite vom Medical Department des Brookhaven National Laboratory festgestellt, dass der Plan nicht nur die Übernahme bewährter Eigenschaften ausländischer Hochschul- und Forschungseinrichtungen beinhalte, sondern auch neue Ideen und Konzeptionen bringe. Diese avantgardistischen Ideen könnten sehr gut ein Modell für die zukünftige Entwicklung neuer medizinischer Akademien auch außerhalb von Deutschland werden. Sollte dies der Fall sein, so stelle der vorgelegte Plan den wesentlichen Beitrag Deutschlands zur medizinischen Ausbildung und Forschungsentwicklung in dieser Phase des 20. Jahrhunderts dar. Cronkite sah sogar Ähnlichkeiten zum Einfluss der Humboldt-Tradition im 19. Jahrhundert.[70] Der Diabetologe Albert Ernst Renold, Direktor des Biochemischen Instituts der Universität Genf, konstatierte einen ganz wesentlichen Beitrag zur modernen und wirklich neuen Betrachtung der medizinischen und naturwissenschaftlichen Erziehung. Viele solcher Berichte zur Neugründung oder zur Neugestaltung medizinischer Hochschulen würden sich darauf beschränken, besonders dem amerikanischen Vorbild etwas näher zu kommen. Der vorliegende Bericht sehe bereits die nächste Entwicklungs-

---

67 „400000 Mark für Ulmer Full-time-System", in: *Süddeutsche Zeitung*, 1.12.1966 (BAK B 138, 6509).
68 Hentschel (1970: 56–57).
69 Siehe auch Raspe (2022: 207).
70 Manfred Dietrich (Pressestelle Universität Ulm), „Einige Urteile über den Plan und den Aufbau der Universität Ulm (Medizinisch-Naturwissenschaftliche Hochschule)", 18.9.1967 (BAK B 138, 6509).

stufe voraus. Das „Experiment Ulm" könnte zum Wendepunkt der zukünftigen Entwicklung der medizinischen Erziehung und Forschung in Deutschland und in Europa werden. Der renommierte Diabetologe Rachmiel Levine vom New York Medical College sah eine enorme Fülle von sorgfältiger Überlegung und Vorbereitung, die in das Dokument eingegangen sei. Die deutsche akademische Welt könne stolz sein auf seine Voraussicht und Klugheit. Er war besonders beeindruckt davon, dass das Beste aus allen Systemen einbezogen werden sollte. Wenn dies zustande gebracht werde, dann könne sich Ulm vor Besuchern aus aller Welt kaum retten, die alle lernen wollten, wie man eine solche Institution aufbaue. Levine verband dies mit einem flammenden Appell: „Geht aber um Gottes Willen nicht von den so klar umrissenen Vorstellungen ab. Laßt den großen Plan nicht verwässern".[71]

Auch George W. Thorn vom Department of Medicine der Harvard University, der in den 1950er Jahren die erste Nierentransplantation durchgeführt hatte, verkündete exakt, was in Ulm gerne gehört werden wollte: Westdeutschland habe mit der Ulmer Universität eine führende Rolle in der wissenschaftlichen Entwicklung in Europa übernommen: „Wenn sie diese Pläne in der hier niedergelegten Form tatsächlich verwirklichen, dann haben sie alle mir bekannten medizinischen Institute im britischen Empire und in den USA überholt ...". Auf diese Weise sollte Ulm sogar Harvard zum Vorbild dienen. Mario G. Baldini, Direktor des Memorial Hospital der Brown University, fand das Programm schlicht bestechend. Er erwarte, dass Ulm das neue Universitätsmodell für die Welt werde. Ernest Witebsky, der dem Department of Bacteriology and Immunology der State University of New York in Buffalo vorstand, war ebenso sicher, dass die Universität Ulm eine brillante Zukunft vor sich haben werde. Joseph Stookes III, Dekan der School of Medicine der University of California San Diego, sah eine Verwandtschaft zwischen den Ulmer Plänen und denen von Hans Popper, dem Vorsitzenden des Department of Pathology der Mount Sinai School of Medicine in New York, der tatsächlich im Oktober 1966 im weißen Saal des Stuttgarter Neuen Schlosses einen Vortrag über die strukturelle Neukonzeption in Mount Sinai gehalten hatte. Popper, der nach dem „Anschluss" 1938 Österreich hatte verlassen müssen, bestätigte auch gleich, dass die Ulmer Gedanken viele Ähnlichkeiten mit dem eigenen Programm hätten. Er sei besonders beeindruckt von der Organisation gewesen: „Tatsächlich sind sie viel weiter gegangen, als wir geplant hatten zu gehen".[72]

Norman B. Roberg vom Department of Medicine der University of Illinois pries die ideale Einheit von Forschung und Lehre durch das Zusammenbringen von Lehrenden und Studierenden verschiedener Disziplinen in den Laboratorien und Seminaren.

---

71 Manfred Dietrich, „Einige Urteile über den Plan und den Aufbau der Universität Ulm (Medizinisch-Naturwissenschaftliche Hochschule)", 18.9.1967 (BAK B 138, 6509).
72 Manfred Dietrich, „Einige Urteile über den Plan und den Aufbau der Universität Ulm (Medizinisch-Naturwissenschaftliche Hochschule)", 18.9.1967 (BAK B 138, 6509). „Erfahrungsaustausch Ulm – New York", in: *Stuttgarter Nachrichten*, 25.10.1966 (Staatsarchiv Stuttgart, EA 1/106, Bü 918).

Frank W. Tischendorf vom College of Physicians and Surgeons der Columbia University in New York schloss sinngemäß, dass Deutschland wieder ein Ziel für junge Wissenschaftler geworden sei.[73] Der renommierte Pharmakologe Max Tishler hatte schon im Februar 1966 an Heilmeyer geschrieben und die Bedeutung der Ulmer Planungen für die Wissenschaft in Deutschland insgesamt hervorgehoben: „The concept and plans are very imaginative and should add a great deal to the stature and leadership of German science."[74] Die Verbindung von klinischer Forschung und Grundlagenforschung lobte ausdrücklich der Nephrologe John P. Merrill. Der integrierte disziplinäre Ansatz korrespondiere dem Teamansatz moderner Medizin.[75] Dies ist nur eine kleine Auswahl der Lobreden, die just aus jenen Ländern kamen, die Vorbild und Konkurrenz zugleich waren. Mit dem „Ulmer Plan", dem Modellcharakter zugewiesen wurde, dies wurde allenthalben hervorgehoben, erhielt die Bundesrepublik den ihr gebührenden Platz in der weltweiten wissenschaftlichen Gemeinschaft.

Radio Bremen und der NDR organisierten am 30. Mai 1967 einen halbstündigen Bericht im dritten Fernsehprogramm über die Neuen Universitäten, in dem auch das Ulmer Vorhaben angemessen erwähnt wurde. Dem schloss sich eine dreiviertelstündige Diskussion an, zu der neben Gerhard Hess in seiner Funktion als Rektor der Universität Konstanz auch Heilmeyer, Hartmann und der Staatssekretär im nordrhein-westfälischen Kultusministerium, Hermann Lübbe, eingeladen waren. Der Radio Bremen-Redakteur und Wissenschaftsjournalist Eckart Heimendahl, der sich als ehemaliger Referent des Wissenschaftsrates vorstellte, schrieb im Vorgang an Bundeskanzler Kiesinger, um sich flammend für die neuen Universitäten einzusetzen. Der „Ulmer Plan" werde die große Probe dafür sein, ob die Bundesrepublik ernstlich gewillt sei, angesichts der internationalen Entwicklung nicht nur aufzuholen, sondern mit einem neuen Strukturmodell eine neue Hochschule zu begründen, die auch gegenüber Vorhaben im Ausland richtungsweisend sein könne. Die Stimmen ausländischer Fachleute seien voll des Lobes. Von der Verwirklichung dieses kühnen Projektes hänge außerordentlich viel für den künftigen Ruf der deutschen Wissenschaft ab. Dieses Modell habe ja nicht nur für die medizinische Wissenschaft größte Bedeutung, sondern sei – wie auch die Universität Konstanz – zugleich ein Entwurf, der auf alle Wissenschaftsgebiete ausstrahle „und die müde gewordenen Hoffnungen all derer neu belebt, die einen entscheidenden Durchbruch zu einem Hochschultyp erwarten, der den modernen Ausbildungserfordernissen entspricht". Auch Heimendahl griff mit gewissem Nationalstolz und deshalb auch nicht ganz korrekt auf, dass Professor Hans

---

73 Manfred Dietrich, „Einige Urteile über den Plan und den Aufbau der Universität Ulm (Medizinisch-Naturwissenschaftliche Hochschule)", 18.9.1967 (BAK B 138, 6509). Albert E. Renold, „Bemerkungen zum Bericht des Gründungsausschusses über eine Medizinisch-Naturwissenschaftliche Hochschule in Ulm", o. D. (B 136/5673).
74 Max Tishler an Ludwig Heilmeyer, 8.2.1966 (B 136/5673).
75 John P. Merrill an Ernst-Friedrich Pfeiffer, 18.1.1966 (B 136/5673).

Popper vom Mount Sinai Hospital in New York bekannt habe, dass die New Yorker Reformpläne für die zukünftige Hochschulentwicklung entscheidend von der Ulmer Konzeption inspiriert worden seien.[76]

Der „Ulmer Plan" schien mit einem Streich den Forschungsrückstand wettgemacht zu haben. Zumindest programmatisch übernahm Westdeutschland wieder die angestammte Rolle als führende Nation in Wissenschaft und Forschung. Anders ausgedrückt hatte sich der eifrige Schüler in einen Lehrmeister verwandelt. Für einen kurzen Moment schien es tatsächlich so, als habe die Bundesrepublik in ihrer Rolle als Alleinvertreterin Deutschland wieder an die triumphale Zeit des Kaiserreichs angeschlossen und an die Spitze der medizinisch-naturwissenschaftlichen Forschung und Lehre zurückgeführt. Die Akademien überwanden einen erstarrten „Humboldtismus" – jener Mythos, an dem sich alle Hochschulreformen messen mussten – und verwirklichten ihn so erst.[77] Allein – es waren eben doch nur Planungsideen, die so grandiose Erwartungen weckten.

Studienreform: Zur Bildung und Mitwirkung der Studierenden

Im November 1964 referierte die *Frankfurter Allgemeine Zeitung*, dass die neuen Studienorte zu „Stätten der Studienreform" werden sollten. Erwähnt wurden konkret die Medizinische Akademie Lübeck, das Klinikum Mannheim der Heidelberger Fakultät sowie die Nutzung der Landwirtschaftlichen Hochschule Stuttgart-Heidenheim für das Vorklinikum.[78] Aber dies sollte natürlich ebenso für die beiden anderen Akademieprojekte in Hannover und Ulm gelten. Damit war angesprochen, was um 1960 als zentrales Problem der Ausbildung von Studierenden der Medizin angesehen wurde: die routinisierten und theorielastigen Ausbildungsabläufe an den alten Fakultäten entsprachen nicht mehr dem aktuellen Wissensstand, den pädagogischen Standards und den zukünftigen Erfordernissen. Von zentraler Bedeutung war deshalb auch der Unterricht in Arbeitsgemeinschaften, in denen der Kontakt zwischen Studierenden und Dozierenden gefördert werden sollte. In diesem Rahmen sollten die Studierenden an das Krankenbett herangeführt werden.[79] In der *Frankfurter Allgemeinen Zeitung* wurde dazu der schleswig-holsteinische Kultusminister Claus Joachim von Heydebreck zitiert, der bei der Eröffnungsfeier in Lübeck bereits konkret hervorhob, dass die sehr kleine Zahl der Studierenden einen wesentlich besseren Unterricht zulasse. Dieser Unterricht solle mit Experimenten zur Reform der medizinischen Ausbildung

---

76 Eckart Heimendahl an Kurt Georg Kiesinger, 20.6.1967 (BAK B 138, 6509).
77 Zum Mythos „Humboldt" siehe die Beiträge in Ash (1999).
78 B. B., „Neue Medizin-Fakultäten", in: *Frankfurter Allgemeine Zeitung*, 10.11.1964; Anonym, „Medizinische Akademie Lübeck", in: *Frankfurter Allgemeine Zeitung*, 4.11.1964 (BAK, B/138, 24860).
79 Arbeitsausschuß Medizinische Akademie Lübeck (1968: 633–634).

verbunden werden. Ein vorlesungsfreier Tag pro Woche solle den Studierenden die Möglichkeit geben, an Arbeitsgruppen teilzunehmen. Regelmäßige Gastvorlesungen sollten verhindern, dass die Ausbildung zu einseitig werde.[80]

Auch der Reisegruppe des Gründungsausschusses der Medizinischen Akademie Hannover fiel in den USA besonders auf, dass dort die Zahl der Studierenden verhältnismäßig klein und die Zahl des Lehrpersonals groß sei. Der Lehrplan beruhe auf dem Unterricht in kleinen Gruppen und sehe eine bestimmte Zahl fester Arbeitsplätze vor.[81] Der Bevorzugung des Unterrichts in kleinen Gruppen korrespondierte die zunehmende Kritik an der großen Vorlesung, dem symbolträchtigen Akt, bei dem sich der große Arzt-Professor zeigt und vom Katheder her der Masse der Studierenden den großen Überblick über sein Fachgebiet und mitunter auch über das Leben im Allgemeinen liefert.[82] Die große Vorlesung verwies auf einen Mangel an Fachdidaktik, wenn die Koryphäe dozierte und es zu keinem kommunikativen Austausch kam. Im Lübecker Antrag aus dem November 1960 war hingegen die Rede von einem „ständige(n) Wechselgespräch zwischen Lehrer und Schüler".[83] Der Freiburger Chemiker Otto Westphal, durchaus ein weiterer Mann mit nationalsozialistischer Vergangenheit – er war Mitglied der SS gewesen –, machte sich 1961 explizit über die „große Vorlesung" lustig. Diese sei mit einem Übermaß an traditionellem, „um nicht zu sagen: antiquiertem" Wissen belastet. Stagnation zu überwinden sei eine der Hauptaufgaben jeder Hochschulreform. Er distanzierte sich damit auch von der Überzeugung, „daß Allgemeinbildung auch heute noch das anzustrebende Ziel sei".[84] Westphals radikaler Standpunkt wurde so nur von wenigen geteilt und die in der Studienreformdebatte erhobene Forderung nach der Abschaffung der großen Vorlesung wurde ebenso oft auch kritisiert. So wurden die Vertreter des Gründungsausschusses der Medizinischen Akademie Hannover etwa auch von deutschsprachigen Medizinern in Chicago darin bestärkt, eine möglichst ideale Synthese zwischen dem deutschen und amerikanischen Ausbildungsweg zu finden und deshalb den Unterricht in kleinen Gruppen

---

80 Anonym, „Medizinische Akademie Lübeck", in: *Frankfurter Allgemeine Zeitung*, 4.11.1964 (BAK, B/138, 24860).
81 „Protokoll der 11. Sitzung des Ausschusses ‚Medizinische Akademie' in Hamburg, Dammtorstraße 12, am 29. April 1963 (Archiv der MHH, GRÜA 10019 1). Dies war etwa in der Johns Hopkins Medical School in Baltimore schon in den 1890er Jahren, namentlich durch William Osler, als *clinical clerkship* eingeführt und zu Beginn des 20. Jahrhunderts, namentlich durch John Dewey, als *progressive education* dargestellt worden. Siehe Carroll (2022: 20–27, 35).
82 Ein filmisches Beispiel hierfür ist *Dr. med. Hiob Prätorius* aus dem Jahr 1965. Siehe dazu Schlegelmilch (2017).
83 Senat der Hansestadt Lübeck, „Antrag der Hansestadt Lübeck auf Errichtung einer Medizinischen Akademie in Lübeck", November 1960 (BAK, B/247, 16). Zusammenfassend von Kai-Uwe von Hassel an Hermann Höcherl, 15.3.1962 (BAK, B/138, 24860).
84 Otto Westphal, „Vorschlag zur Einführung einer ‚Biologischen Fakultät' an den Deutschen Universitäten", 1.5.1961 (BAK, B/247, 16). Zur Debatte über die „große Vorlesung" siehe auch Göbel (1981: 36–38). Zu Otto Westphal siehe vor allem Deichmann (2001: 325–326, 419, 443–445).

gerade nicht auf Kosten der großen Vorlesung einzuführen. Denn sonst erhalte man keine großen Lehrerpersönlichkeiten und „der Eindruck eines überragenden Lehrers" sei für die Studierenden immer von besonderem Wert.[85] Auch in Gießen war die große Vorlesung im Reformprogramm mittels Integration der Spezialfächer beibehalten worden.[86]

Der Göttinger Pharmakologe Lendle schloss hier an, wenn er synthetische Konferenzen, Seminararbeiten, Kurse und Übungen als Innovationen auflistete, die aus den Vereinigten Staaten übernommen werden sollten. Die große Vorlesung solle zwar nicht abgeschafft, aber eingegrenzt werden. Von entscheidender Bedeutung erschien ihm das Blocksystem, das den unverbindlichen Wechsel von nebeneinander laufenden Vorlesungen und Kursen in verschiedenen Fachgebieten durch eine systematische Anordnung von Studiengebieten ablösen sollte. Allerdings, so Lendle, werde das Blocksystem von den Fakultäten nicht angenommen, da es nur an kleinen Universitäten mit begrenzter Studierendenzahl durchführbar erschien.[87] Auch Schoen verwies 1959 auf den Vorbildcharakter der an den *Medical Schools* eingeführten Blockbildung um bestimmte Leitthemen, die von allen beteiligten Fächern, von der Anatomie bis zur Psychiatrie, gemeinsam behandelt würden.[88] Diese Idee schien ideal zu den Akademieprojekten zu passen und wurde dann auch in Hannover aufgegriffen, wo Hartmann für das Studium ein neues Unterrichtsprogramm ausarbeitete, das nicht mehr an der traditionellen Fachdisziplin, sondern ganz am jeweilig gelehrten Forschungsthema orientiert sein sollte.[89] In Gießen, wo eine Studienreformkommission unter der Leitung von Uexküll die neuen Unterrichtsmethoden und -abläufe begleitete, war der Blockunterricht allerdings rasch starker Kritik ausgesetzt. Dies lag aber wohl eher an den unzureichenden Bedingungen, die eine Überforderung aller Beteiligten hervorrief. Als im Sommersemester 1965 ein Bericht über eine neue Studienordnung entworfen wurde, der ansonsten bereits unter dem Einfluss des „Ulmer Modells" stand, wurde sogar die Aufgabe des als uneffektiv verstandenen Blocksystems beschlossen.[90]

Angesichts der ersten Vorbereitungen zu der Studienreise in die USA im November 1962 erinnerte Schoen daran, dass die aktuellen Planungen zu einem Poliklinikum von den amerikanischen Vorbildern beeinflusst seien. Dies zeige sich insbesondere bei dem starken Bemühen, die Studierenden an die Patienten heranzuführen. Eben dieser Weg, so Schoen, sei ja in Amerika bereits seit geraumer Zeit mit großem Erfolg

---

85 „Protokoll der 11. Sitzung des Ausschusses ‚Medizinische Akademie' in Hamburg, Dammtorstraße 12, am 29. April 1963" (Archiv der MHH, GRÜA 10019 1).
86 Pia (1969b: 17).
87 Lendle (1959: 305).
88 Schoen (1959: 731). Das *block system* wurde in den USA bereits im ersten Drittel des 20. Jahrhunderts diskutiert, praktiziert und durchaus auch kritisiert. Siehe etwa Clarke (1923: 1199).
89 „Auszug aus dem *Akademischen Dienst*, Nr. 21 vom 26. Mai 1967" (BAK, B/138/11529).
90 Pia (1969b: 19–20).

beschritten worden.[91] In den Empfehlungen der hannoverschen Studienkommission, die auf den Erfahrungen der Studienreise in die USA beruhten, wurde dann auch das vorklinische und klinische Studium nach bestimmten Gesichtspunkten vorgesehen: Die Studierenden sollten früh und praxisnah auf den ärztlichen Beruf vorbereitet werden. Die Lehre von den typischen Lebenserscheinungen sollte gegenüber einer reinen Systematik bevorzugt werden. Interdisziplinäre Seminare sollten wesentlicher Bestandteil der Lehrmethode sein. Eine zentrale Bedeutung sollte vorklinischen Praktika zukommen. Nach dem Physikum sollten die Studierenden sofort mit den Kranken in Berührung kommen. Sie sollten durch ein Propädeutikum in alle Hauptfächer systematisch eingeführt werden. Im Laufe des klinischen Studiums sollte die große Vorlesung stufenweise durch Praktika in kleinen Gruppen ersetzt werden.[92] Auch in Ulm kam der Heranführung der Studierenden ans Krankenbett und ins Laboratorium eine zentrale Bedeutung zu. Das Motto lautete „Learning by doing!" – eine pädagogische Forderung, die gerade auch in der US-amerikanischen Debatte zur Reform der Medizinausbildung um 1900 immer wieder aufgerufen worden war.[93] Der dann vom Ulmer Gründungsausschuss entworfene Studienplan wurde maßgeblich durch Thure von Uexküll ausformuliert.[94] Das vorklinische Studium würde die Fächer Physiologie, Biochemie, Allgemeine Biologie und Psychologie umfassen. Biologie und Humanbiologie sollten dabei Zoologie und Botanik ersetzen. Ergänzt werden sollten diese durch Biomathematik, Molekularbiologie und Humangenetik. Eine gemeinsame Vorlesung in pathologischer Physiologie sollte als Brücke zum klinischen Studium fungieren. Dort ging es wiederum um die enge Verflechtung von Grundlagenvermittlung und der Ausbildung am Krankenbett. Dies sollte ähnlich wie in Hannover durch ein Blocksystem erreicht werden, bei dem ein Sachverhalt von verschiedenen Fachgebieten aus betrachtet würde. Geplant war zudem, dass die Studierenden in einem Internatsjahr unterschiedliche Kliniken und Institute besuchten. Dadurch könnten sie zu ärztlicher Verantwortung und eigener Urteilsbildung erzogen werden, was es ihnen erleichtern würde, selbstständig Entscheidungen zu treffen. Letztlich, so wurde gehofft, würde dies sogar zu einer Verkürzung der Studienzeit führen.[95]

---

91 „Protokoll der 8. Sitzung des Ausschusses ‚Medizinische Akademie' in Hannover am 22. November 1962" (Archiv der MHH, GRÜA 10019 1).
92 „Empfehlung der Studienkommission aufgrund der Erfahrungen der Studienfahrt in die USA", o. D. (Archiv der MHH, Der Unterausschuss „Innere Struktur" des Gründungsausschusses der Medizinischen Hochschule Hannover, E 2.1., Nr. 7).
93 Zur Genese dieser pädagogischen Maxime siehe u. v. a. Knoll (2017). Zur US-amerikanischen Debatte siehe u. v. a. Pearce (1911).
94 Staatsministerium, „Pressemitteilung Nr. 38/67. Die ersten Professoren an der Medizinisch-Naturwissenschaftlichen Hochschule Ulm", 20.2.1967 (BAK B/136, 5673).
95 „Bericht des Gründungsausschusses über eine Medizinisch-Naturwissenschaftliche Hochschule in Ulm, Juli 1965", S. 15–16 (Hauptstaatsarchiv Stuttgart, EA 1/106, Bü 917). Gründungsausschuß der Universität Ulm (1968: 738–739).

Beeindruckt waren deutsche Mediziner in den 1960er Jahren gerade auch von der großen Bedeutung, die in den USA der Forschung für die Ausbildung der Medizinstudierenden zukam. In Ulm sollte deshalb explizit die Lehre aus der Forschung entwickelt werden. Während das System der Verbindung von Forschung und Lehre in den USA zu großer Vollkommenheit entwickelt worden sei, meldete das Staatsministerium Baden-Württemberg, sei in Deutschland, dem Ursprungsland dieser Idee, die rückläufige Entwicklung zu beobachten.[96] Die immer wieder formulierten Hauptforderungen lauteten, dass die Studierenden so schnell wie möglich an Krankenbett und Laboratorium herangezogen würden und dass Dozierende und Studierende eine enge Verbindung eingingen.[97] Diese Leitmotive waren im Grunde auch in Deutschland nicht neu und waren schon in der Debatte zur Erweiterung des praktischen Unterrichts zu Beginn des 20. Jahrhunderts thematisiert worden. Allein kam dem Verweis auf das als so erfolgreich wahrgenommene Ausbildungssystem in den USA größere Überzeugungskraft zu. Im Bundesgesundheitsministerium erschien die Humboldtsche Einheit von Forschung und Lehre ohnehin nicht mehr als zeitgemäß. Angesichts der Lübecker Planungen hieß es in einem Schreiben an das Bundesministerium für wissenschaftliche Forschung, dass der dortige Gründungsausschuss die Einheit von Lehr- und Forschungsbetrieb anstrebe, was angesichts der Tradition der deutschen Wissenschaft und der deutschen Hochschulen verständlich sei. Die Publikationen über Erfahrungen des Auslandes deuteten aber darauf hin, dass dieser Zustand auf die Dauer kaum beibehalten werden könne. Es sei den Fachdisziplinen einfach nicht mehr möglich, auf allen Forschungsgebieten des Fachgebietes tätig zu sein und dabei auch gleichzeitig der Lehre zu dienen.[98]

Anlässlich des dreijährigen Bestehens des Gründungsausschusses der Medizinischen Akademie Hannover fand am 19. Dezember 1964 eine Jubiläumssitzung statt, auf der Schoen die „Idee der Planung" noch einmal zusammenfasste. Der Wissenschaftsrat sei davon ausgegangen, dass die bisherige Ausbildung der Medizinstudierenden in Deutschland nicht mehr zeitgemäß und hinter dem Stand in anderen Ländern zurückgeblieben sei. Sie sei der explosiven Entwicklung der Medizin nicht gefolgt und bestehe in einem überwiegend theoretischen Unterricht in vielen großen Vorlesungen, ohne dass Studierende zu einer Arbeit, zum selbstständigen Nachdenken und Diskutieren genügend herangezogen würden. So würden die Ausbildung am Krankenbett und der lebendige Kontakt mit den gesunden und kranken Menschen fehlen. Die moderne Konzeption, die der Medizinischen Akademie zu Grunde liege, solle die

---

96 Staatsministerium Baden-Württemberg, „Pressemitteilung Nr. 42/67. Verflechtung von Naturwissenschaften und Medizin kennzeichnet die neue Medizinisch-Naturwissenschaftlichen Hochschule Ulm", 22.2.1967 (BAK B/136, 5673).
97 *Akademischer Dienst* 29, 1965, S. 344–347 (BAK B 138/6509).
98 I. A. Stralau (Bundesminister für Gesundheitswesen) an Hans Lenz (Bundesminister für wissenschaftliche Forschung), 14.10.1964 (BAK, B/138, 24860).

Vorlesung zugunsten der Arbeit in Laboratorien und am Krankenbett einschränken, den Lehrstoff integrieren und raffen und in andere Anordnung, also das Blocksystem, bringen. Es sollten kleine Gruppen bis zu sechzehn Teilnehmenden unterrichtet sowie durch Seminare und Diskussionen selbst beteiligt werden. Studierende sollten unter Anleitung, aber in eigener Verantwortung Kranke betreuen und so ein abgerundetes Bild der Diagnose und Therapie der von ihnen untersuchten Patienten erhalten. In einer Poliklinik könnten die Studierenden schließlich auch „simple Krankheitsfälle" kennenlernen.[99] Eine Bedingung dafür war vom Berliner Institut für Krankenhausbau gefordert und bereits in Gießen eingeführt worden: So sollten für die Studierenden nicht nur den Krankenstationen angegliederte Arbeitsräume, sondern ebenso auch Arbeitsplätze in den Untersuchungsabteilungen und Polikliniken errichtet werden.[100] In Ulm sollten die Studierenden sogar das erste praktische Jahr in der Klinik verbringen, dort auch wohnen und ärztliche Aufgaben übernehmen. Die Rede war von einem „Teaching Hospital".[101] Es war evident, dass zu dieser praxisnahen Ausbildung auch entsprechendes „Krankengut" benötigt wurde. Rudolf Schoen und Paul Martini hatten sich dazu schon Ende der 1950er Jahre Gedanken gemacht. Dabei hatte sich Schoen gesorgt, dass die Kliniken nur mit chronischen Kranken und „Raritäten" belegt würden. Und Martini hatte ergänzt, dass die zukünftigen Universitätskliniken durchaus Interesse an nicht mehr operablen Krebskranken hätten, um weiter zu chemischen Krebsbekämpfungsmitteln zu forschen. Dass durch Antibiotika und Seuchenbekämpfung Infektionskrankheiten immer weiter abnehmen würden, wie Martini konstatierte, konnte wiederum zur Folge haben, dass sie für den Unterricht ausfallen würden. Er votierte deshalb für die Einrichtung von größeren Infektionsabteilungen. Schoen griff diese Gedanken in einem eigenen Memorandum auf.[102] Viele Jahre später, im Dezember 1966, berichtete der Pädiater Gerhard Joppich von der Universität Göttingen, dass die Infektionsabteilung fast nur noch von Kindern belegt sei. Er schlug deshalb für die Medizinische Hochschule Hannover vor, dort die Infektionsabteilung mit der Kinderklinik zusammenzulegen.[103]

Der Unterausschuss „Studienordnung" hatte im Winter 1964/65 in Hannover bereits einen Stundenplan für das erste Semester festgelegt. Zeitgleich wurde aber im

---

99 „Niederschrift über die 25. Sitzung (Jubiläumssitzung) des Gründungsausschusses ‚Medizinische Akademie Hannover' am 19.12.1964 (Archiv der MHH, GRÜA 10020 2). Das Poliklinikum wurde vor allem in der siebten und achten Sitzung des Gründungsausschusses konzipiert.
100 „Protokoll der 7. Sitzung des Ausschusses ‚Medizinische Akademie' in Hannover am 28.9.1962 – von 8.30–18.15 Uhr –"; „Protokoll der 8. Sitzung des Ausschusses ‚Medizinische Akademie' in Hannover am 22. November 1962" (Archiv der MHH, GRÜA 10019 1).
101 „Revolution in der Universitätsmedizin", in: *General-Anzeiger*, 27.5.1966 (BAK B 138, 6509).
102 Rudolf Schoen, „Medizinische Universitätsklinik", 12.1.1959; Paul Martini an Rudolf Schoen, 5.1.1959 (BAK, B/247, 101).
103 „Protokoll der 37. Sitzung des Gründungsausschusses der Medizinischen Hochschule Hannover am 20. Dezember 1966", 10.2.1967 (BAK, B 138/11529).

Bundesgesundheitsministerium unter Elisabeth Schwarzhaupt über die Neufassung der Bestallungsordnung von 1953 diskutiert. Dabei wurde auch angeregt, für die neuen Akademien die Bestallungsordnung in einigen Punkten außer Kraft zu setzen. Die Erfahrungen und Ergebnisse aus diesen Experimenten sollten dann bei der endgültigen Fassung Berücksichtigung finden. Nur so war es auch möglich, an den Akademien neue Formen der Lehre auszuprobieren.[104] Der Aufbau des ersten Studienjahrgangs im Sommersemester 1965 hatte explizit „experimentellen Charakter" und sollte „unter ständiger Mitwirkung der Studentenschaft selbst" geschehen. Gemäß den Empfehlungen des Wissenschaftsrates wurde grundsätzlich zwischen einer didaktischen Lernphase und einer wissenschaftlichen Studierphase unterschieden. Lernphasen fänden danach im ersten bis zum dritten und im sechsten bis zum achten Semester statt, während im vierten und fünften Semester eine seminaristisch-wissenschaftliche Durcharbeitung des Stoffes möglich wäre. Ab dem neunten Semester würden Praktika am Krankenbett oder in den Polikliniken erfolgen. Im Anfangssemester würden in Tutorien allgemeine Probleme des ärztlichen Standes und des Hochschulstudiums sowie die Themen der Vorlesungen und der Übungen diskutiert.[105]

Bei der von Hartmann nach diesen Grundsätzen ausgearbeiteten und später weitgehend realisierten Studienordnung wurden in Hannover dabei durchaus auch Programmpunkte des „Ulmer Plans" vom Sommer 1965 aufgegriffen. Zusätzliche Vorlesungen sollten zur Medizinischen Strahlenkunde, zur Mikrobiologie als Naturwissenschaft und zur Pharmakologie als Grundlagenwissenschaft gehalten werden. Damit sollte vor allem auch die starre Grenze zwischen vorklinischem und klinischem Studium aufgebrochen werden. Das fünfte Semester sollte deshalb auch vorwiegend in Seminarform ablaufen. Das klinische Semester wurde im „Ulmer Plan" um ein Semester verlängert. Vorgesehen waren drei Semester für das Propädeutikum mit Staatsexamen in den theoretischen Fächern nach dem achten Semester und eine anschließende Aufteilung in ein theoretisches und klinisches Studium. Das klinische Studium sollte mit zwei Semestern klinischer Ausbildung einsetzen, die mit dem Staatsexamen II in Pädiatrie, Gynäkologie, Psychiatrie, Neurologie, Dermatologie, Hals-, Nasen- und Ohrenkunde, Augenheilkunde und Orthopädie abschließen. Darauf folgten zwei weitere Semester Internat und schließlich das Staatsexamen III in Innerer Medizin, Chirurgie und Pathologie.[106] Hartmann variierte diesen „Ulmer Plan" gemäß den Erkenntnissen, die auf den Studienreisen in den USA und Großbritannien gemacht worden waren. Ohne Verlängerung des Studiums sollten unter Einbeziehung der Medizinalassistenz-

---

104 „Protokoll der 26. Sitzung des Ausschusses ‚Medizinische Akademie Hannover' in Hannover, Finanzministerium, am 8. Februar 1965, 15–18.30 Uhr und am 9. Februar 1965, 8.30–13.00 Uhr" (Archiv der MHH, GRÜA 10020 2).
105 „Der Beitrag der Medizinischen Hochschule Hannover zur Reform des Medizinstudiums (zugleich Anregungen zur Neufassung der Bestallungsordnung)", o. D. (NLAH, Nds. 401, Acc. 2003/171, Nr. 22).
106 Gründungsausschuß der Universität Ulm (1968: 768–781).

zeit zwei Semester für die propädeutische Ausbildung verwendet werden. Das nachfolgende Examen regelte die Zulassung für das klinische Studium. Für Mikrobiologie und Pharmakologie wäre dies bereits das Abschlussexamen. Die Spaltung in klinisches und theoretisches Studium folgte dann nach dem Propädeutikum. Für die klinische Ausbildung war ein Jahr mit klinischen Internaten in der Inneren Medizin, Chirurgie, Gynäkologie, Kinderheilkunde und Psychiatrie ebenso vorgesehen wie ein poliklinisch-klinisches Jahr für die Unterrichtung in Röntgentherapie, Pharmakotherapie und physikalisch-diätetischer Therapie. Zudem sprach sich Hartmann für ein poliklinisches Praktikum in Form des Blockunterrichts aus. Zum Lehrprogramm gehören außerdem Zahnheilkunde, Impfkurse, Sozialmedizin, Gerichtliche Medizin, Arbeitsmedizin, Hygiene und eine gewisse Standeskunde. Das Staatsexamen sollte teils nach dem zehnten, teils nach dem elften Semester stattfinden. Da die Medizinalassistenzzeit dann bereits einbezogen wäre, könnte so auch schnell die Approbation erteilt werden.[107] Hartmann stellte diesen Vorschlag Mitte Oktober 1965 auf einer Sitzung der Wissenschaftsratskommission vor.[108]

Zugleich wurde darüber nachgedacht, den Wissenschaftsrat anlässlich eines Besuches einer Kommission an der neugegründeten hannoverschen Hochschule für die Einrichtung eines Schwerpunkts „Untersuchungen über die Ausbildung zum Arzt (Medical education)" an geeigneten, vor allem neuen Hochschulen zu interessieren.[109] Natürlich wurden damit die Akademieprojekte auch als Modelle einer Studienreform positioniert. Damit dieses innovative Ausbildungssystem, das ja auf einem engen Verhältnis von Lehrenden und Lernenden beruhte, funktioniert, mussten aber zunächst die Studierenden ausgewählt und in kleiner Zahl gehalten werden. Schließlich war schon vom Wissenschaftsrat vorformuliert worden, dass sich das Verhältnis von Lehrenden und Studierenden unbedingt verändern müsste. Dies konnte, aus Perspektive der Professorenschaft, umso besser gelingen, je passender auch die Studierenden selektiert wurden. Die damit verbundene Problematik – der frühe Ausschluss potentiell hervorragender Ärztinnen und Ärzte sowie das damit verbundene antidemokratische und elitistische Element – wurde durchaus angesprochen. Auch hierzu wollte sich die Delegation des hannoverschen Gründungsausschusses Anregungen in den USA holen, sah sich aber in diesem Fall vom Vorbild eher enttäuscht. Wie protokolliert wurde, werde die Auslese der Studierenden in den USA durch ein kompliziertes und perfektionistisches System erreicht. Auf diese Weise, so schätzte der Sekretär des Gründungsausschusses Wolfgang Frenzel das Verfahren ein, werde „nicht nur die Spitzengarnitur

---

107 „Protokoll der 30. Sitzung des Gründungsausschusses ‚Medizinische Hochschule Hannover' in Hannover, Finanzministerium, großer Sitzungssaal am Mittwoch, den 13. Oktober 1965 – 15–18.30 Uhr und am Donnerstag, dem 14. Oktober 1965 – 8.30–12.30 Uhr" (Archiv der MHH, GRÜA 10021 3).
108 „Protokoll der 31. Sitzung des Gründungsausschusses ‚Medizinische Hochschule Hannover' in Hannover, Finanzministerium, großer Sitzungssaal am Mittwoch, dem 24. November 1965, 14–18.30 Uhr", 22.12.1965 (Archiv der MHH, GRÜA, 10021 3).
109 Aktennotiz, 18.11.1965 (Archiv der MHH, B IV, 11.1., Bd. 0, Präsidialkeller).

der Studenten an einer kleinen Anzahl von Spitzenuniversitäten konzentriert", sondern auch ein großer Teil „an sich brauchbarer Studenten" überhaupt vom Medizinstudium ausgeschlossen. Etwa fünfzig Prozent der Interessenten würden nicht für ein Medizinstudium aufgenommen und in andere Fächer und Berufe abgedrängt. Auch amerikanischen Professoren würden „eine solche Nichtausnutzung von zum Teil noch vorhandenen Begabungen" kritisieren.[110]

An der Medizinischen Hochschule Hannover wurde im Herbst 1964 ein Ausschuss gegründet, der sich damit auseinandersetzte, „wie das ‚Bild' des zuzulassenden Studenten aussehen sollte". Geplant war die Immatrikulation von vierzig Studierenden für das Sommersemester. Das Ziel war es, dass einmal tausende Studierende in Hannover ihre Medizinausbildung erhielten. Bei der Auswahl sollte sich nicht allein auf das Abiturzeugnis verlassen werden. Stattdessen sollte aus den Bewerbungen die doppelte Anzahl der Zuzulassenden ausgewählt und nach Hannover zu einem Gespräch eingeladen werden, bei dem das Interesse an dem zukünftigen Beruf und die Allgemeinbildung abgefragt würden.[111] Der Zulassungsausschuss musste angesichts der zahlreichen Anfragen von Interessierten eilig an grundsätzlichen Richtlinien für die Immatrikulation an der Medizinischen Akademie Hannover arbeiten. An anderen Universitäten war in diesem Fall das Losverfahren üblich. In Hannover wurde hingegen ein Auswahlsystem vorgeschlagen, „das eine größtmögliche Eignung des Bewerbers für den Arztberuf sicherstellen soll". Neben überdurchschnittlichen Leistungen im Abitur zählten dazu Praktika im Sozial- oder Krankenhaushilfsdienst sowie soziale und andere als positiv verstandene Eigenschaften. Die nach einer „Grobauslese" übrig gebliebenen Bewerbenden sollten am 28. Dezember 1964 zwei klausurähnliche schriftliche Arbeiten zu einem ärztlich-naturwissenschaftlichen und einem allgemeinbildenden Thema verfassen. Die daraus hervorgehenden fünfzig bis achtzig Besten würden zu einem Interview eingeladen, das über die endgültige Zulassung der vierzig aufzunehmenden Studierenden entschied. Von diesem Auswahlsystem erhoffte sich der Gründungsausschuss „ein größeres Maß an Gerechtigkeit".[112]

Fünfzehn Bewerbende für das Erstsemester 1965 konnten dann schon bei den Klausuren so überzeugen, dass sie von den Interviews befreit wurden. Da sich auch dort mehr Studierende als geeignet zeigten, als aufgenommen werden konnten, wurde

---

110 „Protokoll der 11. Sitzung des Ausschusses ‚Medizinische Akademie' in Hamburg, Dammtorstraße 12, am 29. April 1963" (Archiv der MHH, GRÜA 10019 1).
111 „Auszug aus der Niederschrift über die 44. Sitzung des Kultusausschusses am 21. Oktober 1964" (NLAH, Nds. 401, Acc. 2003/171, Nr. 22).
112 „Protokoll der 22. Sitzung des Ausschusses ‚Medizinische Akademie Hannover' am 22. Oktober 1964"; „Protokoll der 24. Sitzung des Ausschusses ‚Medizinische Akademie Hannover' am 18. Dezember 1964, 15.00–18.30 Uhr (Archiv der MHH, GRÜA 10020 2). Reinhard Pabst (2020: 57), 1965 Erstsemester und späterer Rektor der Medizinischen Hochschule Hannover, erinnert sich, dass er im Audimax der Technischen Hochschule Hannover zum „schriftlichen Eignungstest" antreten musste: „Es gab zwei Blöcke von Themen, von denen man sich jeweils eines aussuchte und einen Aufsatz dazu schreiben musste".

noch einmal nach Abiturdurchschnitt, Klausurarbeit und mündlichem Gespräch ausgesiebt. Schließlich wurden von den rund 200 Bewerbungen 41 angenommen.[113] Dieses Verfahren, mit dem gesichert werden sollte, dass umfassend gebildete, aber auch sozial eingestellte Persönlichkeiten Medizin in Hannover studieren, blieb das Grundmodell der Auswahlverfahren. Als Ende der 1960er Jahre kurzfristig versucht wurde, diese bewährte Methode durch eine computerisierte Auswahl zu ersetzen, zeigte sich der Nuklearmediziner Heinz Hundeshagen, zu dieser Zeit Dekan für studentische Angelegenheiten, sehr enttäuscht: „Die ersten Semester wurden nach einem Interview und Diskussion für das Studium ausgesucht, die Auswahl des zweiten Semesters erfolgte durch einen Computer. Bislang kann nur gesagt werden, daß das ‚Computer-Semester' schlechter als das andere abgeschnitten hat."[114] Hundeshagen ging es sicherlich auch darum, Versuche abzuwehren, die Potentiale und Leistungen der Studierenden „objektiv" abzufragen, was immer auch auf Kosten der Einflussnahme der Professorenschaft geschehen musste. Diese Debatte sollte um 1970 in Bezug auf die Einführung des Multiplechoicesystems bei Prüfungen erneut auf die Tagesordnung kommen. Anzustreben sei grundsätzlich, dies war eine der Schlussfolgerungen der „Amerikafahrt", eine bessere Überprüfung der Leistungen und Fortschritte der einzelnen Studierenden nach pädagogischen Gesichtspunkten.[115]

Die Akademieneugründungen waren eben vor allem auch Versuche, der unaufhaltsamen Spezialisierung durch die Erziehung ärztlicher Persönlichkeiten zu begegnen. Der möglichst frühe Kontakt mit den Kranken erschien dann als entscheidende Probe, ob die Medizinstudierenden in der Lage seien, eine Beziehung zu den Patienten und Patientinnen einzugehen. Studierende gehörten deshalb ans Krankenbett, so verkündete dies 1965 der Vorsitzende der Deutschen Gesellschaft für Innere Medizin, der Wuppertaler Internist Alexander Sturm, damit sie früh erkennen könnten, ob sie zum Arztberuf fähig seien.[116] Schließlich oblag es den Lehrenden, durch ihren engen Kontakt zu den Lernenden deren Entwicklung auch genau zu verfolgen und wenn nötig, helfend und beratend einzugreifen. Nur so, das machten alle Diskussionsbeiträge der ersten Hälfte der 1960er Jahre deutlich, wäre es möglich, „Spezialisierung" und „Arztsein" miteinander zu verbinden. Dass die Spezialisierung in der Lehre als „Überspezialisierung" unerwünschte Effekte zeitigen könne, hatten Schoen und Schaefer ja schon Mitte der 1950er Jahre hervorgehoben. Heilmeyer sprach in Ulm davon, dass in

---

113 „Tagesordnung für die 27. Sitzung des Ausschusses ‚Medizinische Akademie Hannover' am 15./16. März 1965" (Archiv der MHH, GRÜA 10021 3).
114 „Protokoll der 46. Sitzung des Gründungsausschusses der Medizinischen Hochschule Hannover am 16. Mai 1969", o. D. (BAK, B 138/11529).
115 „Empfehlung der Studienkommission aufgrund der Erfahrungen der Studienfahrt in die USA", o. D. (Archiv der MHH, Der Unterausschuss „Innere Struktur" des Gründungsausschusses der Medizinischen Hochschule Hannover, E 2.1., Nr. 7).
116 „Studenten ans Krankenbett", in: *Frankfurter Allgemeine Zeitung*, 27.4.1965 (BAK B/138, 10426).

der Ausbildung vermieden werden solle, allzu spezialistische „Röhrenseher" heranzuzüchten.[117]

Von den auserwählten Studierenden – potenziell zukünftige Arztpersönlichkeiten – wurde wiederum auch Engagement an der Hochschule erwartet. Sie sollten schließlich das Gegenmodell zum „anonymen Massenstudium" personifizieren. Schoen und Schaefer hatten schon 1954 festgestellt, dass die Medizinstudierenden die „kritischen Fragestellungen" erst noch lernen müssten, denn noch verhielten sie sich „bedrückend rezeptiv". Gemeinsame und freimütige, scharfe, kritische Diskussionen zwischen den Lehrenden und Lernenden würden viel zur Erziehung „eines menschlich weitherzigen Dozentennachwuchses beitragen".[118] Im Oktober 1963 ergriff Schoen die Initiative und traf sich mit vier Göttinger Medizinstudierenden, um sie zu fragen, was an Studieneinrichtungen verbesserungswürdig sei. Die Studierenden hätten dann die Dinge bemängelt, so berichtete er dem Gründungsausschuss, die man in der Akademie bereits ändern wolle. Das umfasste die Förderung des Unterrichts in kleinen Gruppen, die Ersetzung der großen Vorlesung durch Kursunterricht, eine bessere Einführung in Lehre und Praxis der Medizin, besseren Kontakt zu den Lehrenden, bessere Ausbildung im Labor, Lehre im Blockunterricht, ein speziell auf die Medizin ausgerichteter Unterricht in Physik und Chemie sowie Prüfungen, die bessere Auslese gestatten.[119] Tatsächlich begannen die Studierenden in der ersten Hälfte der 1960er Jahre ohnehin, sich intensiver in die Hochschulreformdebatte einzubringen. Einen wichtigen Beleg stellt das Gutachten einer Kommission des Verbandes Deutscher Studentenschaften (VDS) zur Neugründung von Wissenschaftlichen Hochschulen aus dem Jahr 1962 dar.[120] Aber schon 1958 war eine Denkschrift der Fachgruppe Medizin im VDS erschienen, in der ebenso konkrete wie konstruktive Vorschläge zur „Neugestaltung des Medizinstudiums" unterbreitet worden waren. Verlangt wurde eine kritische Sichtung des Unterrichtsstoffes nach arbeitsökonomischen Prinzipien sowie die Einbeziehung neuer Unterrichtsfächer. Dazu sollte ein „Gesamt-Ausbildungsplan" entworfen werden. Die Studierenden sollten grundsätzlich als Mitglieder der Gemeinschaft der Fakultät und Universität an der Gestaltung des Studiums mitwirken. Die Hauptvor-

---

117 „Bericht des Gründungsausschusses über eine Medizinisch-Naturwissenschaftliche Hochschule in Ulm, Juli 1965", S. 12–14 (Hauptstaatsarchiv Stuttgart, EA 1/106, Bü 917). Gründungsausschuß der Universität Ulm (1968: 737–738). Staatsministerium Baden-Württemberg, „Pressemitteilung Nr. 42/67. Verflechtung von Naturwissenschaften und Medizin kennzeichnet die neue Medizinisch-Naturwissenschaftlichen Hochschule Ulm", 22.2.1967 (BAK B/136, 5673). Akademischer Dienst 29, 1965, S. 344–347 (BAK B 138/6509). Ludwig Heilmeyer, „Bedeutung der Neugründung der Universität Ulm. Referat, gehalten am 31.3.68, anlässlich des Besuches von Herrn Bundesminister Stoltenberg, Bundesministerium für Wissenschaftliche Forschung" (BAK B 138, 6509).
118 Schaefer/Schoen (1954b: 900, 901).
119 „Protokoll der 15. Sitzung des Ausschusses ‚Medizinische Akademie' in Hannover, Finanzministerium am 17.10.1963 von 17–20 Uhr und am 18.10.1963 von 8.30–14.00" (Archiv der MHH, GRÜA 10020 2).
120 Kommission des Verbandes Deutscher Studentenschaften (1962). Nitsch et al (1965). Siehe dazu Rudloff (2020a: 148).

lesung sollte erhalten bleiben, sich aber organisch in das neue System einfügen. Das Studiensemester sollte aus didaktischen Gründen in kleine Gruppen nach dem Tutorensystem aufgeteilt werden. Für den klinischen Unterricht hoffte die Fachgruppe Medizin auf die Einführung des Blocksystems.[121] Die Fachgruppe Medizin übte also keinesfalls eine Fundamentalkritik an der Medizinausbildung, wie dies dann zehn Jahre später aus den Reihen der Medizinstudierenden zu hören war, sondern schloss sich grundsätzlich den Positionen der reformorientierten Internisten an.

Ob der Umsetzung der Reformpläne zeigten sich allerdings die Studierenden in Schleswig-Holstein zunächst eher misstrauisch. „Skepsis ist angebracht", hieß es in der Zeitschrift der Universität Kiel angesichts der Lübecker Neugründung. Deshalb wurde eine Teilkörperschaft an der Universität eingefordert, die den Medizinstudierenden die volle Nutzung ihrer akademischen Freiheiten erlaube. Dies bedeutete aber auch das Mitspracherecht bei Einzelvorschlägen zu Studiengängen, konkreten Vorschlägen zum Ausbau und Neubau von Hochschulen, der detaillierten Ausgestaltung von Lehrveranstaltungen, der Organisation der Forschung, sämtlichen „Ausleseprüfungen" zum *Numerus clausus*, der sozialen Betreuung sowie allen hochschulreformerischen Neueinrichtungen. In der Lehre sollten zehn Studierende mit einer Lehrkraft eine Arbeitsgruppe bilden; mehr als zehn Studierende träfen sich zu einem Kolloquium. Eine von der Fachschaft gestellte studentische Vertretung sollte die Fakultätssitzungen besuchen und zu studentischen Fragen Rede- und Stimmrecht erhalten. Auch in den Immatrikulationsausschuss müsste ein studentisches Mitglied mit Stimmrecht berufen werden. Einige dieser Forderungen sahen sie in der Lübecker Programmatik erfüllt, viele aber noch nicht. Wenn die Studierenden in Lübeck nicht aktiv genug seien, diese Fragen anzugehen, benötigten sie die Unterstützung aus Kiel.[122] In Lübeck kam es allerdings erst 1973 zu einer Selbstverwaltung der inzwischen Universität genannten Institution, bei der auch die Studierenden Mitspracherechte erhielten. Dort wurde also die Erprobung von Mitbestimmung, wie sie Ulm und vor allem Hannover in der zweiten Hälfte der 1960er Jahre kennzeichnete, quasi übersprungen.[123] Für größere Proteste seitens der bundesdeutschen Medizinstudierenden, aber auch des Mittelbaus dauerte es ohnehin bis Ende der 1960er Jahre. Erst dann seien auch die „Jung-Mediziner" von der „Revolte der Studenten" ergriffen worden, meldete der *Spiegel*. So protestierten 1968 auch erstmals „Medizinalassistenten" gegen unzulängliche Ausbildungs- und schlechte Arbeitsbedingungen.[124] Insbesondere als Ende der 1960er Jahre über eine neue Approbationsordnung beraten wurde, machten sich die Medizin-

---

121 Fachgruppe Medizin im VDS (1958: 360–363). Diesen Hinweis verdanke ich Reinhard Pabst.
122 Ste- (1964).
123 Detmering (2004: 140–141).
124 Hentschel (1970: 43). Dazu auch Forsbach (2011: 108–110).

studierenden mit vielfältigen Protestformen vor allem gegen die geplanten Prüfungsformen öffentlich bemerkbar.[125]

Dass in enthierarchisierten Akademien auch die Studierenden mehr Mitbestimmung erhalten müssten, wurde vor allem in der zweiten Hälfte der 1960er Jahre zu einem wichtigen hochschulpolitischen Thema an den Reformhochschulen. In Ulm, so hieß es 1965, sollten die Studierenden enger an die Hochschule gebunden werden und eine „rechtsfähige Gliedkörperschaft" darstellen.[126] Zeitgleich wurde in der Öffentlichkeit genau wahrgenommen, dass die Hochschulselbstverwaltung an der Medizinischen Hochschule Hannover besonders innovativ gestaltet wurde. In Pressemeldungen hieß es, dass deren Studienordnung „von allen bisherigen deutschen Studienordnungen" abweiche: Dem Mittelbau sollte im auf Abteilungsleitern aufbauenden Departmentsystem eine eigenständige Position zukommen und die Studierenden erhielten im Senat Sitz und Stimme.[127] Der Gründungsausschuss in Hannover bezog Studierende tatsächlich früh mit in die Planung ein. Hartmann brachte im September 1963 während einer Sitzung des Gründungsausschusses zur Sprache, dass rechtzeitig überlegt werden sollte, in welcher Weise die Studierenden an der Hochschulverwaltung – etwa durch Wahl in den Senat – beteiligt werden könnten. Deshalb sollten diese auch zur Planung hinzugezogen werden. Das einzige Problem, das Hartmann sah, war die von ihm beobachtete eher passive Haltung der Medizinstudierenden selbst. Diese hätten grundsätzlich seit jeher wenig Wert auf die studentische Selbst- oder Mitverwaltung gelegt.[128] Schoen, der explizit Kontakt zu den Studierenden aufrechterhalten wollte, übernahm einen Monat später die Initiative und lud Göttinger Medizinstudierende zu einer Sitzung des Gründungsausschusses ein. Hartmann blieb bei seiner eher skeptischen Haltung und berichtete, dass die Studierenden zwar offiziell eine eigene Vertretung wünschten, man inoffiziell aber bisher den Eindruck habe, dass sie sich lieber durch einen „Studentendekan" fachlich vertreten lassen wollten.[129] Diese durchaus paternalistische Interpretation wurde dann auch bei der Gründung der Medizinischen Hochschule Hannover umgesetzt. Hartmann selbst übernahm diese Position eines auch im Senat vertretenen Dekans für studentische Angelegenheiten, die den engen Austausch zwischen Lehrenden und Studierenden garantieren sollte.

Im Juli 1964 ging Schoen allerdings einen Schritt weiter und schlug vor, einen „Studentenvertreter" in den Gründungsausschuss hinzuzuziehen. Für die 21. Sitzung des Gründungsausschusses sollte der Vorsitzende des VDS dem Ausschuss einen geeigne-

---

125 Siehe Wittmaack-Kay (1990) und Göbel (1981: 45–47).
126 *Akademischer Dienst* 29, 1965, S. 344–347 (BAK B 138/6509).
127 E. (1963). St. (1965).
128 „Protokoll der 14. Sitzung des Ausschusses ‚Medizinische Akademie' in Hannover, Finanzministerium (Großer Sitzungssaal) am 2.9.1963 von 17.00–20.00 Uhr und am 3.9.1963 von 8.30–13 Uhr (Archiv der MHH, GRÜA 10019 1, E 2.1, Nr. 1).
129 „Protokoll der 15. Sitzung des Ausschusses ‚Medizinische Akademie' in Hannover, Finanzministerium am 17.10.1963 von 17–20 Uhr und am 18.10.1963 von 8.30–14.00 Uhr" (Archiv der MHH, GRÜA 10020 2).

ten Studierenden zur Verfügung stellen. Ministerialdirigent Schneider fand das zwar prinzipiell richtig, wollte aber nicht den VDS selbst involvieren. Es bestünde dann zu sehr Gefahr, dass Verbandsinteressen vertreten würden. Sein Vorschlag, sich eher an den Fachschaftsvertreter der Medizin in Göttingen zu wenden, wurde dann auch angenommen.[130] Auf der Gründungsausschusssitzung am 22. Oktober 1964 erschienen vom Göttinger Studentenrat jeweils ein Vertreter des vorklinischen und klinischen Semesters.[131] Ab der 23. Sitzung vertrat der selbstbewusste Dedo Böttcher die zukünftigen Studierenden und regte schon gleich bei seinem ersten Auftreten an, bei der Wahl des Dekans für Studentenangelegenheiten ein Vorschlagsrecht der Studierenden vorzusehen. Dem stimmte der Gründungsauschuss zwar grundsätzlich zu, jedoch sollte die Wahl des Dekans durch das Konzil erfolgen, in dem die Studierenden nicht vertreten waren. Es stünde jedoch einer vorherigen Äußerung der Studentenschaft zu den Wahlvorschlägen nichts entgegen.[132] Nach der Gründung der Medizinischen Hochschule Hannover nahm dann im September 1965 mit dem Erstsemester Gerhard Sybrecht auch erstmals ein Studierendenvertreter der Medizinischen Hochschule Hannover selbst teil.[133]

Während bei all diesen Planungen die Ausbildung des guten Arztes und der guten Ärztin als zwar spezialisierte, aber dennoch umfangreich gebildete Persönlichkeit im Mittelpunkt stand, sollte mit den Akademien doch vor allem wieder Anschluss an die internationale Spitzenforschung gefunden werden. So sollte also eine hervorragende fachliche Ausbildung gerade auch in den theoretischen Fächern etabliert und dem sogenannten Nachwuchs die Chance zur Entwicklung von Forschungsprojekten gegeben werden. In Ulm wurden deshalb auch nicht nur „Mediziner", sondern auch „Physiker, Biologen, Chemiker und Lehramtskandidaten" ausgebildet.[134] Es sollten also Forschungslaufbahnen überhaupt erst ermöglicht werden, um dem Mangel an „Lebenszeitforschern in der klinischen Grundlagenforschung" zu begegnen, wie es in einem Papier zum geplanten Zentrum für klinische Forschung der Ulmer Universität hieß. Es fehle an Ausbildungsmöglichkeiten in der modernen biologisch-medizinischen, aber auch generell naturwissenschaftlichen Forschung, so wie sie in Großbri-

---

130 „Protokoll der 20. Sitzung des Ausschusses ‚Medizinische Akademie Hannover', Finanzministerium (Großer Sitzungssaal) am 3. Juli 1964. 8.30–17.00 Uhr (Archiv der MHH, GRÜA 10020 2).
131 „Protokoll der 22. Sitzung des Ausschusses ‚Medizinische Akademie Hannover' am 22. Oktober 1964" (Archiv der MHH, GRÜA 10020 2).
132 „Protokoll der 23. Sitzung des Ausschusses ‚Medizinische Akademie Hannover' am 12. Nov. 1964 – 15–18 Uhr im Kultusministerium, 13. Nov. – 8.30 Uhr im Finanzministerium" (Archiv der MHH, GRÜA 10020 2).
133 „Protokoll der 29. Sitzung des Gründungsausschusses ‚Medizinische Hochschule Hannover' am 7. September – 15–19.30 Uhr und am 8. September 1965 – 8.30–13.30 Uhr (Archiv der MHH, GRÜA 10021 3).
134 „Startschuß für Ulmer Hochschule", in: *Reutlinger Generalanzeiger*, 23.2.1967 (Hauptstaatsarchiv Stuttgart, EA 1/106, Bü 918). „Bericht des Gründungsausschusses über eine Medizinisch-Naturwissenschaftliche Hochschule in Ulm, Juli 1965", S. 15–16 (Hauptstaatsarchiv Stuttgart, EA 1/106, Bü 917). Gründungsausschuß der Universität Ulm (1968: 738–739).

tannien und den USA als „post-graduate training" existierten. In Deutschland gebe es hingegen nur die Facharztausbildung, aber keine Fachausbildung der wissenschaftlichen Forschung. In Ulm sollte deshalb eine Ausbildung für Humanbiologie ermöglicht und eine Ausbildungsstätte für medizinisch-naturwissenschaftliche Forschung errichtet werden. Langdauernde Projekte der klinischen Grundlagenforschung – in Ulm bezog sich das auf die Gebiete Endokrinologie und Stoffwechsel, Hämatologie, Psychosomatik und Strukturanalyse – erforderten erhebliche Kosten in Form von Personal- und Sachausgaben. In Großbritannien, den USA und Frankreich – es wurde nicht vergessen, darauf hinzuweisen – sei dies schon selbstverständlich. Dass damit ausdrücklich ein nationales und kein regionales Vorhaben und Ziel bezeichnet wurde, unterstrich, dass hier vor allem auch der Rückstand gegenüber den konkurrierenden westlichen Staaten aufgeholt werden sollte.[135]

Ende der 1960er gewann die Debatte über die Medizinausbildung, die 1967 durch einen publizierten Vortrag von Fritz Hartmann zur „Didaktik des Medizin-Studiums" mitinitiiert worden war, noch einmal an Fahrt, indem sie sich angesichts der politischen Polarisierungen noch enger mit der Frage nach der Mitbestimmung der Studierenden verband.[136] Als der *Spiegel* im Sommer 1969 ein desaströses Bild der medizinischen Fakultäten zeichnete, erschienen dabei Ulm und Hannover als leuchtende Ausnahmen. In Hannover sei sogar ein „Dekan für studentische Angelegenheiten" eingeführt worden, der für die Planung der Studienordnung allein verantwortlich zeichnete, so dass die einzelnen Dozierenden keinen Einfluss auf die Organisation des Lehrbetriebs nehmen könnten. Schon bei Studienbeginn würden in Hannover je vier Studierende einem Dozierenden in einer sogenannten Tutorengruppe zugeteilt, die während des Studiums intensiv zusammenarbeite. Auch bei Übungen und klinischen Visiten würden die Studierenden stets in Viergruppen eingeteilt und einem Dozierenden zugewiesen. Im Vorklinikum könnten „Hannoveraner Jung-Mediziner" bereits Vorlesungen über Pharmakologie, Biostatistik und Mikrobiologie hören, daneben Kollegs über geisteswissenschaftliche, soziologische und psychologische Themen. In den klinischen Semestern seien die isolierten Fachvorlesungen etwa zu Chirurgie und Gynäkologie weitgehend reduziert worden. Stattdessen würden Ringvorlesungen gehalten, die auf bestimmte Themen bezogen seien. Zu den einzelnen Kapiteln kämen jeweils alle zuständigen Fachwissenschaftler zu Wort.[137] Während erwartet wurde, dass all diese Neuerungen, namentlich eine stärkere Praxisorientierung, auch in die neue Approbationsordnung aufgenommen würden, zeigte sich jedoch, dass Ulm und Hannover Ausnahmen blieben, die im Laufe der 1970er Jahre selbst nur noch einzelne

---

135 Das Zentrum für klinische Forschung der Universität Ulm (Medizinisch-Naturwissenschaftliche Hochschule), „Aufgaben und Ziele einer klinisch-medizinischen Großforschungseinrichtung", oD (BAK B 138, 6509). National Institute of Health (1967).
136 Hartmann (1967). Siehe auch Rohdes Ausführungen in Uexküll (1968: 28–44).
137 Hentschel (1970: 56–58).

Aspekte der Studienreform beibehalten konnten. Gleiches gilt auch für die doch so ambitionierte Neugestaltung der inneren Struktur der Hochschulen, wie sie vor allem mit dem „Ulmer Plan" als modellhaft verstanden wurde.

Die innere Struktur: Vertikalisierung, Spezialisierung, Integration

Die beiden entscheidenden Grundsätze der Debatten in den Ausschüssen des Wissenschaftsrates, die sich aus der Auseinandersetzung vor allem mit dem US-amerikanischen Vorbild ergaben, waren die Umstrukturierung der Fakultäten in effiziente kleine Einheiten durch die Einführung eines Departmentsystems sowie die damit eng verbundene Ersetzung des hierarchischen Direktorialprinzips durch Teamarbeit und Kollegialstruktur. Wie Uexküll es 1962 programmatisch festhielt, brauchte es einen Neuanfang auf der Basis des Departmentsystems.[138] Da aber der Umwandlung der hierarchisch festgefügten Fakultäten in eher flexibel gestaltete kollegiale Abteilungen eine Tendenz zur strukturellen Auflösung innewohnte, musste auch der Zusammenhalt des Ganzen durch neue Ordnungsfaktoren gesichert werden. Als solche wirkten auf personeller Ebene die ja bereits in den Ausschüssen des Wissenschaftsrates ausführlich thematisierten „Abteilungsvorsteher", also der Mittelbau. Auf struktureller Ebene ermöglichten die Einrichtung von Forschungszentren und Zentrallaboratorien überhaupt erst ebenso innovative wie rationalisierte Funktionszusammenhänge. In Ulm sollten wiederum sogenannte Fachgruppen die einzelnen klinischen und theoretischen Fächer vertikal durchziehen. Schließlich benötigten neue Organisations- und Kommunikationsfunktionen aber auch neue Netzwerke, weshalb der elektronischen Datenverarbeitung eine zentrale Rolle für die Gestaltung der inneren Struktur der neuen Hochschulen zukam. Grundsätzlich wurde in den Gründungsausschüssen vor allem in Hannover und Ulm immer auch über jene Verbindungen diskutiert, denen in einem ebenso spezialisierten wie vertikalisierten System integrative Funktionen zukommen sollten. Das Problem der Spezialisierung sollte so gelöst werden, dass der hierarchische Komplex der Fakultäten in spezialisierte Einheiten aufgelöst wird, die auf allen Ebenen dynamisch und flexibel verbunden sind.

In den *Anregungen des Wissenschaftsrates zur Gestalt neuer Hochschulen* aus dem Frühjahr 1962, die den Diskussionsstand in den Ausschüssen des Wissenschaftsrates zusammenfassten, hieß es ausführlich, dass beim Übergang zu einem anderen Gliederungsprinzip auf Fakultäten verzichtet werde und die Gesamtuniversität sich stattdessen in eine wesentlich größere Zahl von Abteilungen gliedere. Dieses System habe Vorbilder in den Departments englischer und amerikanischer Universitäten, die sich durch eine größere Geschlossenheit der Abteilungen auszeichneten. In deren Ver-

---

138 Üexküll (1962: 22–24, 30).

waltungsarbeit könnten dann auch die Nichtordinarien einbezogen werden.[139] Den Nichtordinarien, namentlich den „Abteilungsvorstehern", wurden in den Planungen des Wissenschaftsrates eine zentrale Rolle bei der Gestaltung eines teamorientierten Forschungssystems zugewiesen. Bei einer Lektüre der Planungspapiere aus den Ausschüssen des Wissenschaftsrates, der Protokolle des Gründungsausschusses in Hannover sowie des „Ulmer Plans" lässt sich auch der Eindruck gewinnen, dass diese, im Unterschied zu den Ordinarien, recht eigentlich mit der Neugestaltung der Hochschulen beauftragt waren. Das Projekt der Medizinischen Akademien konnte nur durch einen starken Mittelbau realisiert werden. Unabdingbar für die Integration eines selbst integrierenden Mittelbaus waren dabei Festanstellungen. An der Medizinischen Akademie Hannover sollten vor allem auch Mittelbaustellen geschaffen werden, die mit weitgehender Selbstständigkeit – einem eigenen Etat und der Auswahl der Forschungsmöglichkeiten – verbunden sein sollten. Die „Bejahung des teamwork-Prinzips" erschien überhaupt erst als Grundlage bedeutender Forschung. Genau deshalb sollte dem „qualifizierten Hochschulnachwuchs", dies wird noch genauer ausgeführt werden, aber auch die verfassungsmäßige Gleichstellung zukommen.[140] Uexküll stellte dazu kategorisch fest, dass nur so überhaupt Kontinuität an den spezialisierten Universitätskliniken ermöglicht werden könne.[141] Die Umstrukturierung der Hochschule vom Fakultäts- zum Departmentsystem musste also zugleich Auswirkungen auf das personelle Gefüge haben, ja wurde durch dessen radikale Umgestaltung erst möglich. Das direktorale System von Kliniken und Instituten sollte, so wurde es in Hannover und Ulm unermüdlich erklärt, nicht nur durch ein Department-, sondern explizit auch durch ein Kollegialsystem ersetzt werden.[142]

Als in Hannover am 10. Mai 1968 das Institut für Epidemiologie und Sozialmedizin eingeweiht wurde, erklärte der Psychiater Wolf-Dieter Michaelis noch einmal das Revolutionäre der Strukturänderungen der Medizinischen Hochschule Hannover. Dort stellten die Institute die Grundeinheiten der Organisation von Forschung, Ausbildung, Lehre und Dienstleistung dar. Diese Aufgaben würden wiederum von „fachspezifischen Abteilungen" der Institute wahrgenommen. Dabei verfüge dann nicht mehr ein Ordinarius allein über die Freiheit zu forschen, „sondern die Freiheit der Forschung findet ihre Realisierung in der freien Themenwahl der Abteilung". Die Weisungsbefugnisse des bisherigen Lehrstuhlinhabers würden auf einen Institutsrat übertragen. Damit werde der Dualismus „Lehrstuhl/Institut" zugunsten des letzteren aufgegeben: „die Assistenten werden nicht mehr ‚Leibeigene' des Lehrstuhlinhabers sein". Eine solche Neubestimmung des Verhältnisses von Institut, Ordinarius und Assistent sei Voraussetzung für eine effektive Hochschulreform. Ihre Bedingung sei die

---

139 Wissenschaftsrat (1968a: 16).
140 „Medizinische Akademie Hannover", o. D. (BAK, B/138, 6511).
141 Uexküll (1962: 24).
142 *Akademischer Dienst* 29, 1965, S. 344–347 (BAK B 138/6509).

Einschränkung der Freiheit des Ordinarius zugunsten der Kollegialität der Institutsmitglieder.[143]

Die praktische Frage, die mit dem „Ulmer Plan" beantwortet werden sollte, lautete zunächst, wie die Fakultätsstruktur der Klinik umgestaltet werden könnte, ohne dass der Zusammenhalt der großen Fächer wie Innere Medizin und Chirurgie gefährdet würde. Als erste Lösungsmöglichkeit wurde natürlich „(d)as in Amerika entwickelte ‚Departmentsystem'" genannt. Das streng hierarchische Direktorialsystem werde damit durch ein Kollegialsystem abgelöst, in dem der Vorstand des Zentrums das Kollegium bloß anleite, also ein *primus inter pares* sei.[144] Ähnlich hatte ein Jahr zuvor Hartmann davon gesprochen, dass die Klinik durch ein Führungsgremium mehrerer gleichrangiger Ordinarien geleitet werden könne, von denen einer als *primus inter pares* für die Koordinierung sorge.[145] Und es sei daran erinnert, dass auch Max Schneider und Thure von Uexküll ähnliche Gedanken zum Ordinarius als *primus inter pares* formuliert hatten. Auch dieses demokratische Element wurde mit den US-amerikanischen Colleges und Universitäten assoziiert.[146]

Departments waren deshalb ein Lösungsangebot für das Problem der Spezialisierung, weil sie einen Mittelbau konstituierten, dem viel größere Gestaltungsmöglichkeiten und Mitspracherecht zukommen sollten. Die Diskussionen über die Rolle von relativ selbstständigen „Abteilungsvorstehern" in den geplanten Medizinischen Akademien, wie sie in den Ausschüssen des Wissenschaftsrates so ausgiebig geführt wurden, müssen in diesem Zusammenhang verstanden werden. Dass damit auch das bestehende Hochschulsystem in Frage gestellt wurde, lässt sich gut an den Auslegungen der Presse ablesen. So verstand die *Frankfurter Allgemeine Zeitung* im April 1965 das Projekt der Medizinischen Hochschule Hannover so, dass dem hierarchischen System in der Forschung mit der Stärkung des Mittelbaus begegnet werden solle.[147] Dass diesen Planungen etwas Revolutionäres zukam, wurde insbesondere in Ulm immer wieder hervorgehoben. Dort sollte „etwas völlig Neues, bisher nicht Vorhandenes" entstehen, unterstrich dies Heilmeyer. Auch im Bericht des Ulmer Gründungsausschusses wurde unermüdlich davon gesprochen, dass neue Wege bestritten werden sollen.[148]

---

143 Anonym (1968: 189–190).
144 Gründungsausschuß der Universität Ulm (1968: 736–737).
145 „Protokoll der 23. Sitzung des Ausschusses ‚Medizinische Akademie Hannover' am 12. Nov. 1964 – 15–18 Uhr im Kultusministerium, 13. Nov. – 8.30 Uhr im Finanzministerium" (Archiv der MHH, GRÜA 10020 2).
146 Baum (1954).
147 „Die Medizinische Hochschule Hannover eröffnet", in: *Frankfurter Allgemeine Zeitung*, 23.4.1965 (Hauptstaatsarchiv Stuttgart, EA 1/106, Bü 925).
148 „Bericht des Gründungsausschusses über eine Medizinisch-Naturwissenschaftliche Hochschule in Ulm, Juli 1965", S. 12–14 (Hauptstaatsarchiv Stuttgart, EA 1/106, Bü 917). Staatsministerium Baden-Württemberg, „Pressemitteilung Nr. 42/67. Verflechtung von Naturwissenschaften und Medizin kennzeichnet die neue Medizinisch-Naturwissenschaftlichen Hochschule Ulm", 22.2.1967 (BAK B/136, 5673). *Akademischer Dienst* 29, 1965, S. 344–347 (BAK B 138/6509).

Es ging bei der Einführung des Departmentsystems um die Beseitigung der als zu starr angesehenen Fakultäts- und Institutsgrenzen, deren Ersetzung durch eine Verflechtung aller wissenschaftlichen Disziplinen. Die naturwissenschaftlichen Fächer müssten in engsten Kontakt zur theoretischen und klinischen Medizin gebracht werden, wurde es in der Ulmer Denkschrift betont. Eine derartige Hochschule bestehe noch nicht und Ulm könne damit zu einem Modell für eine neue, zukunftsweisende Entwicklung werden.[149] Bisher, so wurde dann in einer Pressemeldung des Staatsministeriums von Baden-Württemberg dargelegt, hätten Naturwissenschaften und Medizin weitgehend isoliert gearbeitet. Die Erkenntnisse der Naturwissenschaften, insbesondere in den Bereichen Physik, Chemie, Biochemie, Genetik und Molekularbiologie, sollten in Ulm der Medizin nutzbar gemacht und die auseinanderstrebenden Tendenzen der Fakultäten durch die drei Einrichtungen der Fachgruppen, des Forschungsrats und des Klinischen Forschungszentrums beseitigt werden. Die Durchdringung der medizinisch-naturwissenschaftlichen Fächer und der klinischen Medizin durch die Naturwissenschaften, die Beeinflussung der Naturwissenschaften wiederum durch die Probleme der Humanbiologie und der klinischen Medizin sowie die Verwirklichung dieser Ideen in einem organisatorischen und baulichen Gebilde unter Niederlegung der Grenzen der konventionellen Institute und Fakultäten stellten das innovative Konzept des „Ulmer Modells" dar.[150]

Es war also das Fakultätsprinzip selbst, das gerade im Bereich der Medizin nicht in der Lage zu sein schien, die unvermeidliche Spezialisierung so zu regulieren, dass der Zusammenhang der Klinik gewahrt blieb. Spezialisierung erodierte die Fakultät und die auseinanderfallenden Fakultäten gefährdeten die Einheit der Hochschulen. Was diese ob der dynamischen Entwicklung in der naturwissenschaftlichen Forschung brauchten, war mehr Flexibilität, mehr Durchlässigkeit und Elastizität. Dass dies auch Auswirkungen auf Klinik und Lehre hatte, erklärte Ludwig Heilmeyer noch im März 1968 dem der CDU angehörigen Bundesminister für Wissenschaftliche Forschung Gerhard Stoltenberg, als er diesem die Reformhochschule in Ulm präsentierte und auf die „Wissenschaftsexplosion in der Medizin" verwies. Es gebe keinen Arzt, der diese Summe von Wissen noch beherrschen könne. Die großen Fächer der Medizin wie Chirurgie und Innere Medizin drohten dabei in zahlreiche Spezialdisziplinen zu zerfallen, was im ärztlichen Bereich zu neuen Schwierigkeiten in der Behandlung der einzelnen Kranken führe. Schließlich täten die Patienten den Ärzten nur selten den Gefallen, an einer einzigen Spezialkrankheit zu leiden. Kein Lehrstuhlinhaber sei mehr imstande, das Gesamtwissen seines Faches allein zu vermitteln, sondern sei auf das

---

149 „Bericht des Gründungsausschusses über eine Medizinisch-Naturwissenschaftliche Hochschule in Ulm, Juli 1965", S. 9–12 (Hauptstaatsarchiv Stuttgart, EA 1/106, Bü 917).
150 Staatsministerium Baden-Württemberg, „Pressemitteilung Nr. 42/67. Verflechtung von Naturwissenschaften und Medizin kennzeichnet die neue Medizinisch-Naturwissenschaftlichen Hochschule Ulm", 22.2.1967 (BAK B/136, 5673).

Mitwirken weiterer Gruppen der Universitätshierarchie angewiesen. Die alte Vorstellung, dass der Chef einer großen Klinik alles wisse und die Assistenten nur Lernende seien, sei längst durch die Tatsachen widerlegt. Selbst die einzelnen Mitglieder einer medizinischen Fakultät könnten sich nicht mehr gegenseitig verstehen. Genau deshalb, erklärte Heilmeyer dem Bundesminister, müssten die Universitäten auch eine neue Struktur erhalten.[151]

Das, was Heilmeyer stakkatoartig auseinandersetzte, war bereits in aller Ausführlichkeit im „Ulmer Plan" dargelegt worden und wurde zwischen 1965 und 1968 unermüdlich und fast wortgleich wiederholt: Die Notwendigkeit der Auflockerung des bisherigen Klinik- und Institutsbegriffes ergab sich danach aus der außerordentlichen Ausweitung des speziellen Wissens und dessen Verteilung auf eine große Zahl von Forschenden. Von dieser Veränderung sei ganz besonders die Struktur der großen Kliniken betroffen. Eine weitgehende Aufsplitterung in zahlreiche selbstständige Spezialfächer müsse vermieden werden. Stattdessen gehe es darum, die in der Forschung unbedingt notwendige Spezialisierung im Unterricht und in der Krankenversorgung durch Integration zu überwinden.[152] Damit war eine Handlungsanweisung formuliert, die zugleich auf einer besonderen Differenzierung fußte. Die Integration der Spezialfächer bezog sich vor allem auf Lehre und Klinik. Für die klinische Forschung mussten strukturelle Bedingungen geschaffen werden, damit die notwendige Spezialisierung durch eine Inter- und Transdisziplinierung sogar noch gefördert und optimiert werden konnte. Die Fachgruppen, in denen Medizin und Naturwissenschaften zur Lösung von Problemen kooperieren sollten, mussten zum Zentrum des eigentlichen wissenschaftlichen Lebens werden. Den Fakultäten hingegen blieben nur noch Verwaltungsaufgaben.[153] Der Internist Werner Creutzfeldt, der an der Universität Göttingen ein Department aufbaute, beschrieb das „Ulmer Modell" so, dass auf diese Weise jeder angehende Internist eine vollständige Ausbildung erhalte und ebenso jeder im Department arbeitende Spezialist mit allen Gebieten der Inneren Medizin verbunden bleibe. Die Spezialisierung, so Creutzfeldt, beziehe sich nämlich nur auf die diagnostisch aufwendigen und komplizierten Verfahren und die wissenschaftliche Forschung, nicht jedoch auf den Routinebetrieb.[154]

„Spezialisierung", „Integration", „Konzentration", „Verzahnung" und „Vertikalisierung" waren dann auch zentrale Systembegriffe, um die komplexe Aufgabe des „Ulmer Plans" darzustellen. Konkret sollten „größere Funktionsgemeinschaften" – die Fachgruppen und das Zentrum für Klinische Grundlagenforschung – die sich immer

---

151 Ludwig Heilmeyer, „Bedeutung der Neugründung der Universität Ulm. Referat, gehalten am 31.3.68, anlässlich des Besuches von Herrn Bundesminister Stoltenberg, Bundesministerium für Wissenschaftliche Forschung" (BAK B 138, 6509).
152 Gründungsausschuß der Universität Ulm (1968: 736).
153 „Revolution in der Universitätsmedizin", in: General-Anzeiger, 27.5.1966 (BAK B 138, 6509).
154 Creutzfeldt (1965). Auch Müller Osten (1970: 96).

mehr spezialisierenden wissenschaftlichen Disziplinen integrieren.[155] Die enorme Differenzierung der Forschung sprenge von innen heraus die Fakultätsgrenzen, erklärte Heilmeyer dies Stoltenberg, so hätten sich neue Prinzipien für die Hochschule ergeben, die in einer erhöhten Kooperation aller Mitglieder der Hochschule, der Integration bisher nebeneinander arbeitender Organisationseinheiten und der höchsten Konzentration des Universitätsbaus beständen. Zwar wurden in Ulm noch drei theoretisch-medizinische, klinisch-medizinische und naturwissenschaftliche Fakultäten erhalten, diese aber in ihrer Funktion verändert und durchlässig gestaltet. Gemäß der Ulmer Programmatik sollten die Fakultätsgrenzen durch Fachgruppen für Physik, Chemie, Biologie und Psychologie durchbrochen werden, in denen promoviert und habilitiert wird und wo die Berufungsvorschläge ausgearbeitet werden. Die Fachgruppen, welche die wissenschaftliche Arbeit koordinierten und organisierten, durchzogen in vertikaler Gliederung die jeweilige Fakultät: Die Fachgruppe Physik vereinige die Grundlagenphysiker mit der angewandten vorklinischen und klinischen Physik; die Fachgruppe Chemie verbinde die Grundlagenchemie und Biochemie mit der klinisch-chemischen Forschung; die Fachgruppe Biologie verknüpfe den morphologischen und physiologischen Zweig mit den entsprechenden Fächern der Medizin, wie etwa Physiologie, Anatomie, Histologie, Zellenlehre, Pharmakologie, Bakteriologie und Virologie; und die Fachgruppe Psychologie erweitere die allgemeine Psychologie und Verhaltensforschung im Tierreich mit den klinischen Gebieten der Psychosomatik, Psychotherapie und Psychopathologie. Diesem Strukturprinzip, das die Demarkationen der Fakultäten auflösen sollte, wurden schließlich noch zwei Fachgruppen für operative und nicht-operative klinische Medizin zugeordnet. Die Fachgruppen bildeten im Wesentlichen die Organisation für das gesamte wissenschaftliche Leben der Hochschule. Sie seien, so verkündete das Kultusministerium von Baden-Württemberg mit gewissem Stolz, ein hervorragend geeignetes Instrument für die engere Verbindung zwischen Naturwissenschaft und Medizin. Dies ließe sich auch so ausdrücken, dass die statischen Fakultäten durch die Fachgruppen dynamisiert werden sollten. Vom Strukturprinzip her waren die Fakultäten sogar in den Fachgruppen aufgehoben. Alle Forschungsvorhaben, die wiederum über die Grenzen dieser Fachgruppen hinausgingen, sollten durch den Forschungsrat, bestehend aus den Leitungen der Fachgruppen und einem gewählten Vorsitz, geplant und organisiert werden. Der Forschungsrat fungiere mithin, so Heilmeyer, als „treibende Kraft für die Weiterentwicklung der medizinischen Wissenschaft".[156]

Von entscheidender integrativer Bedeutung für die innere Struktur der Akademien waren im „Ulmer Plan" neben den Fachgruppen aber vor allem auch die Zentren. Mi-

---

[155] *Akademischer Dienst* 29, 1965, S. 344–347 (BAK B 138/6509).
[156] Ludwig Heilmeyer, „Bedeutung der Neugründung der Universität Ulm. Referat, gehalten am 31.3.68, anlässlich des Besuches von Herrn Bundesminister Stoltenberg, Bundesministerium für Wissenschaftliche Forschung" (BAK B 138, 6509).

nisterialdirigent Heinz Autenrieth erklärte vor dem kulturpolitischen Ausschuss des Stuttgarter Landtags noch einmal, dass das Departmentsystem in Ulm seine besondere Ausprägung dadurch erfahre, dass man Institute, Kliniken und Lehrstühle zu sogenannten Zentren zusammenfasse. Die Zentren seien gemäß des amerikanischen Vorbilds nach Departments organisiert.[157] Die Gründung von Zentren für Innere Medizin und Chirurgie sowie eines Nervenzentrums diente vor allem dem Zusammenhalt der großen Fächer, die so nicht in eine Unzahl von Spezialkliniken aufgelöst würden. Die innere Struktur der Zentren sah Bereiche für Klinik, Lehre und Forschung vor. Ein Vorstand, der mit zwei Drittel Mehrheit von der Fakultät auch wieder abberufen werden konnte, war für das Zentrum verantwortlich. Ihm zur Seite sollte allerdings ein weiterer von wissenschaftlich und ärztlich selbstständigen „Abteilungsleitern" gebildeter Vorstand stehen. Wesentliche Funktion des Zentrums war die kollegiale Koordinierung der Lehre und der ärztlichen Tätigkeit. Gleiches galt für die Institute, wo mehrere Lehrstühle verwandter Art untergebracht waren oder mehrere Institute zu einer größeren Einheit zusammengeschlossen wurden. Der kooperativ organisierten Forschung sollte große Bedeutung zukommen und die spezialisierte Forschung an innovativen Problematisierungen ausgerichtet sein. Institute, die ehedem nur für die Grundlagenforschung errichtet worden waren, sollten in Ulm auch der klinischen Forschung zur Verfügung stehen. Institute und Kliniken sollten so strukturiert sein, dass sich klinische und theoretische Medizin gegenseitig durchdringen.[158] Gerade solche Forschungsstätten, so hieß es 1964 ähnlich auf der Jubiläumssitzung des hannoverschen Gründungsausschusses, sollten durch den neuen, vollberechtigten akademischen Status der „Abteilungsvorsteher" für den wissenschaftlichen Nachwuchs attraktiv gemacht werden. Bereits auf organisatorischer Ebene sollte dabei die klinische Forschung in die Klinik integriert werden.[159]

Insbesondere dem Klinischen Forschungszentrum sollte an der Universität Ulm als ein „Umschlagplatz der Wissenschaft" zwischen naturwissenschaftlichen Grundlagen und ihren Anwendungen „im Rahmen der Heilkunde und Gesundheitspflege" zentrale Bedeutung zukommen. Die Wortwahl zeigt bereits, dass es hier auch um eine Verbindung der modernen Medizin mit dem ärztlichen Ideal ging.[160] Heilmeyer, der Bundeskanzler Kiesinger vorschlug, Ulm zu einer „Bundeshochschule für Medizin- und Naturwissenschaften" zu ernennen, wollte nach Kiesingers eher zurückhaltender

---

[157] Zitiert nach Paulus (2010: 405).
[158] „Bericht des Gründungsausschusses über eine Medizinisch-Naturwissenschaftliche Hochschule in Ulm, Juli 1965", S. 12–15 (Hauptstaatsarchiv Stuttgart, EA 1/106, Bü 917). *Akademischer Dienst* 29, 1965, S. 344–347 (BAK B 138/6509).
[159] „Niederschrift über die 25. Sitzung (Jubiläumssitzung) des Gründungsausschusses ‚Medizinische Akademie Hannover' am 19.12.1964" (Archiv der MHH, GRÜA 10020 2).
[160] Das Zentrum für klinische Forschung der Universität Ulm (Medizinisch-Naturwissenschaftliche Hochschule), „Aufgaben und Ziele einer klinisch-medizinischen Großforschungseinrichtung", oD (BAK B 138, 6509).

Antwort wenigstens erreichen, dass das Zentrum dazu diene, „in Deutschland die klinische Forschung zu stärken, die bisher – im Vergleich zu den U. S. A. – sehr schwach ausgebildet ist". Hier biete sich erstmalig der Ansatzpunkt, Projektforschung, er sprach auch von „big science", wieder in die Hochschule hineinzuziehen.[161] Die Pläne, ein Forschungszentrum für klinische Grundlagenforschung als „Kernstück der Universität" durch den Bund zu finanzieren oder als europäisches Forschungszentrum zu installieren, scheiterten jedoch.[162]

Die großen Einheiten würden also in „Zentren", „Abteilungen" und „Sektionen" aufgelöst, die wiederum eine neue flexiblere Gesamtheit ermöglichten. Das Zentrum wäre die räumliche und verwaltungstechnische Einheit für fachlich zusammengehörende Abteilungen. „Abteilungsleitern" käme dabei eine führende Rolle zu. Die vom Mittelbau vertretenen Sektionen bildeten als kleinste Glieder zugleich das „Methodenreservoir aus wissenschaftlichen Angestellten, Kustoden, akademischen Räten oder Extraordinarien". Sie sollten zudem für wissenschaftliche Dienstleistungen zur Verfügung stehen. Manche Sektionen könnten aber auch als Keimzellen noch nicht entwickelter Abteilungen fungieren. Insgesamt sollte so im wissenschaftlichen Bereich höchste Spezialisierung ermöglicht werden, in der Klinik aber einer zu engen Begrenzung des spezialisierten Wissens entgegengewirkt werden.[163]

Die als „Vertikalisierung" bezeichnete Verbindung der einzelnen Klinik- und Forschungsbereiche war ein Hauptmerkmal dieser Hochschulstrukturplanung. Zur vertikalisierten Gestaltung der Akademie war im Mai 1963 auch in Hannover ausdrücklich eine Kommission „Innere Struktur" gegründet worden. Die innere Struktur, so drückte es Schoen unmissverständlich aus, beruhe auf der Auflösung „der strengen klassischen hierarchischen Struktur". Eine zweckmäßige Integration des Mittelbaus sollte dabei eine entscheidende Rolle spielen. Diskutiert wurde über die Gliederung der Hochschule in drei bis vier Gruppen oder Abteilungen, etwa eine Aufteilung in Klinik, Theorie und Forschung. Als vierte Gruppe wurde dabei die integrierte naturwissenschaftliche Lehre verstanden.[164] Über ein Jahr später, im November 1964, legte

---

161 Ludwig Heilmeyer an Kurt Georg Kiesinger, 14.3.1967 (BAK B/138, 6509).
162 Max Motz, „Betr.: Medizinisch-naturwissenschaftliche Hochschule Ulm, hier: Besprechung am 9.5.1967", 16.5.1967 (BAK B 138, 6509).
163 „Bericht des Gründungsausschusses über eine Medizinisch-Naturwissenschaftliche Hochschule in Ulm, Juli 1965, S. 12–14 (Hauptstaatsarchiv Stuttgart, EA 1/106, Bü 917). Gründungsausschuß der Universität Ulm (1968: 741–746). Staatsministerium Baden-Württemberg, „Pressemitteilung Nr. 42/67. Verflechtung von Naturwissenschaften und Medizin kennzeichnet die neue Medizinisch-Naturwissenschaftlichen Hochschule Ulm", 22.2.1967 (BAK B/136, 5673). *Akademischer Dienst* 29, 1965, S. 344–347 (BAK B 138/6509). Ludwig Heilmeyer, „Bedeutung der Neugründung der Universität Ulm. Referat, gehalten am 31.3.68, anlässlich des Besuches von Herrn Bundesminister Stoltenberg, Bundesministerium für Wissenschaftliche Forschung" (BAK B 138, 6509).
164 „Protokoll der 14. Sitzung des „Ausschusses Medizinische Akademie" in Hannover, Finanzministerium (Großer Sitzungssaal) am 2.9.1963 von 17.00–20.00 Uhr und am 3.9.1963 von 8.30–13 Uhr (Archiv der MHH, GRÜA 10019 1, E 2.1, Nr. 1).

Hartmann dem hannoverschen Gründungsausschuss „Gedanken zur inneren Struktur von Kliniken" vor. Er fokussierte dabei, wie selbstverständlich, auf die Innere Medizin, der aber ohnehin eine gewisse beispielhafte und anregende Bedeutung für benachbarte Fächer zukomme. Es ging um „Formen der Koordination in Zukunft" und vor allem um einen Umgang mit den „Vorteilen der Spezialisierung" in Klinik und Forschung sowie den „Gefahren der Überspezialisierung" in der Lehre. Als eine mögliche Lösung erschien Hartmann die Stärkung der „Abteilungsvorsteher", die aktuell, so drückte er es sarkastisch aus, gegenüber den Lehrstuhlinhabern ein „stabiles Subordinationsverhältnis" hätten. Eine schematische Verselbstständigung, etwa durch die Einrichtung spezialisierter Lehrstühle für Kardiologie, Nephrologie, Gastroenterologie oder Endokrinologie, würde dabei ohne neue Formen der Koordination Krankenversorgung und akademische Lehre gefährden. Notwendig seien eine möglichst enge räumliche Zusammenführung möglichst vieler Fächer, gemeinsame diagnostische Einrichtungen, die Verflechtung der wissenschaftlichen Laboratorien mit den Routinelaboratorien, die Auflösung der Trennung zwischen Medizinischer Klinik und Poliklinik sowie die Schaffung kollegialer Führung durch die Bildung eines „Teams von Spezialisten", bestehend aus „Abteilungsvorstehern", unter einem „Klinikdirektor" und „Lehrstuhlinhaber". Den Beitrag schloss Hartmann mit Besetzungsvorschlägen, bei denen er, im Anschluss an den Wissenschaftsrat, ein Verhältnis von einem Ordinarius zu sechs bis zehn „Abteilungsvorstehern" favorisierte.[165]

In Lübeck wurden entsprechende Planungen zwar von Beginn an diskutiert, aber erst mit dem Strukturplan, der 1969 die Neubaumaßnahmen gestalten sollte, konkret. Schon 1964 hieß es jedoch in einem Artikel einer Kieler Universitätszeitschrift namens *Skizze*, dass das Klinikum um die Kranken herum gebaut werden müsse. Es solle dabei die Kooperation der Fachspezialisten an die Stelle der hierarchischen Organisation und autoritären Leitung treten. In den Kliniken müssten regelmäßige Konferenzen aller Mitarbeitenden stattfinden und sich dabei ein kooperierendes Neben- und Miteinander von Spezialisten und Gruppen entwickeln. Es sei zudem zweckmäßig, das Klinikum zusammenzufassen und auch die theoretischen Institute der Medizinforschung möglichst intensiv mit ihnen zu verbinden. In diesen räumlichen Verband seien dann auch Spezialkliniken, Polikliniken und Nachsorgekliniken miteinzubeziehen.[166] Allerdings konnten solche Ideen in den 1960er Jahren allein schon mangels Bautätigkeit nicht verwirklicht werden. Ende der 1960er Jahre wurde die Entwicklung in Lübeck seitens des Wissenschaftsrates zunehmend kritisch betrachtet. So bemängelte Hans Leussink in einem Brief an Claus Joachim von Heydebreck, Kultusminister des Landes Schleswig-Holstein, dass es für den Aufbau der Akademie keine entwickel-

---

165 „Protokoll der 23. Sitzung des Ausschusses ‚Medizinische Akademie Hannover' am 12. Nov. 1964 – 15–18 Uhr im Kultusministerium, 13. Nov. – 8.30 Uhr im Finanzministerium" (Archiv der MHH, GRÜA 10020 2).
166 ste– (1964).

te Gesamtplanung gebe.[167] Vorbildfunktion kam dann durchaus den Neugründungen in Hannover und Ulm zu. Im Januar 1969 unternahm der Verwaltungsrat der Medizinischen Akademie Lübeck eine Informationsreise zu diesen beiden Neugründungen, die Lübeck offensichtlich vor allem bei den Baumaßnahmen mehr als eine Nasenlänge voraus waren. Im Bericht des Verwaltungsrats hieß es, dass Hannover ein Beispiel dafür gebe, wie zügig eine Anlage geplant und durchgeführt werden könne. Ludwig Heilmeyer erklärte wiederum den Lübecker Gästen, dass diese zunächst einmal einen neuen Gründungsausschuss bräuchten. Es müsse in Lübeck ein modernes Strukturmodell in Anlehnung an dasjenige der Universität Ulm geschaffen werden.[168] Im tatsächlich verfassten Strukturplan von 1969, dem die Aufgabe zukam, dieses gravierende Manko zu beheben, sollte dann explizit das sogenannte Modell II der Empfehlungen des Wissenschaftsrates vom März 1968 übernommen werden. Dieses sah die Bildung von Allgemeinstationen vor, die nicht nach Organkrankheiten gegliedert wären. Die spezialisierte Tätigkeit in den Abteilungen beschränkte sich dann auf Forschung, Lehre und apparativ aufwendige Diagnostik. Die Funktion der „Spezialisten" am Krankenbett sollte nur konsiliarischen Charakter haben. Zur Vermeidung einer zu engen Spezialisierung sollten die „Abteilungsleiter" für gewisse Zeitperioden eine Aufsichtsfunktion auf den Allgemeinstationen ausüben. Sie würden also sowohl eine an ihr Spezialgebiet geknüpfte Dauertätigkeit als auch eine zeitlich begrenzte allgemeinärztliche Aufgabe übernehmen. Eine Person aus den Reihen dieser „Abteilungsleiter" übernähme schließlich die Rolle des „geschäftsführenden Direktors".[169]

Im Lübecker Strukturplan wurden in diesem Sinne gleichermaßen die Gleichberechtigung aller „Abteilungsleiter" und patientenorientierte Forschung im klinischen Forschungsbereich ausgeschrieben. In Polikliniken sollten gemeinsame Diagnostik- und Behandlungsbereiche entstehen. Die Struktur des klinisch-theoretischen Zentrums fügte Institute in Fachgruppen, die dann jeweils baulich und ökonomisch zugeordnet werden sollten. Zudem müssten Sektionen als „vertikale Untergliederung" fungieren und so etwa eine Sektion für Elektronenmikroskopie entstehen. Ebenso sollten gemeinsame Einrichtungen für praktische und theoretische Kliniken etabliert werden. Das übergeordnete Ziel war die Überwindung der Institutsgrenzen durch erhöhte räumliche Konzentration, verbesserte Kooperation und die Ökonomisierung des laufenden Betriebes. Zwar sei ein völliger Verzicht auf die große Vorlesung in den theoretischen Fächern in den meisten Fällen unmöglich, allerdings solle diese den Charakter einer Kollegialvorlesung erhalten, seminaristisch ablaufen und auch als Kolloquium gestalten werden. Schließlich wurde ausdrücklich und richtungsweisend für

---

167 Hans Leussink an Claus Joachim von Heydebreck (Kultusminister des Landes Schleswig-Holstein), 26.2.1969 (BAK B/138, 11558).
168 „Bericht über die Informationsreise des Verwaltungsrates der Med. Akademie Lübeck nach Hannover und Ulm am 21. und 22. 1.1969" (Archiv der Hansestadt Lübeck, 4.5–6, 112).
169 Wissenschaftsrat (1968c: 35–36).

die weitere Entwicklung der Akademie auch die Vorklinik als notwendige Bedingung für die Entwicklung zur gesamtmedizinischen und naturwissenschaftlich-technischen Hochschule hervorgehoben.[170] Mit dem Strukturplan von 1969 sollte also endlich das Lübecker Provisorium beendet und in eine moderne medizinisch-naturwissenschaftliche Universität umgewandelt werden, die sich an den Vorgaben des Wissenschaftsrates und am „Ulmer Modell" orientierte.

Das in der Strukturdebatte verwendete Konzept der „Vertikalisierung" verband bauliche, technische und Ende der 1960er Jahre auch ökonomische Prozesse mit der Reformprogrammatik, wie sie seit Beginn des 20. Jahrhunderts diskutiert wurde. Es verwies so auch besonders eindringlich darauf, dass in die Akademien Fachdisziplinen integriert werden müssten, die nicht nur dem Stand der Naturwissenschaften entsprachen, sondern auch der Ausbildung des „guten Arztes" als Persönlichkeit dienten. Das Besondere war, dass die neuen Fächer eben auch nach neuen enthierarchisierten Strukturen, dem Departmentsystem, funktionieren sollten. Es wurden also zwei Reformprojekte verfolgt, die zugleich als eine Antwort auf die „Krise der Medizin" verstanden werden konnten, auch wenn dies nicht explizit so ausformuliert wurde. Zunächst ging es darum, dass die Medizin ihre enge und untrennbare Verbindung zu den Naturwissenschaften anerkennt und sich dies auch im Studium widerspiegelt. Zum anderen sollte dies aber nicht in einer technisch-naturwissenschaftlichen Engführung münden. Deshalb wurde auch zunehmend die Bedeutung eines psychologischen und psychosomatischen Ansatzes, wie ihn namentlich Uexküll vertrat, betont. In einem Pressebericht, der auf einem Interview mit Heilmeyer beruhte, wurde mit dem Lob des Ulmer Reformprojektes zugleich das alte Direktorialprinzip verabschiedet. An dessen Stelle solle die Zusammenarbeit mehrerer „gleichberechtigter Professoren" aus verschiedenen Forschungszweigen treten. Ein „Team-Work' von Medizinern, Physikern, Chemikern, Biologen und Psychologen", in einer Fachgruppe vereint, werde versuchen, bestimmte medizinische Fragen gemeinsam zu lösen. Die Gründe für diese Strukturveränderung, so erklärte Heilmeyer geduldig den Medien, seien das Eindringen der Naturwissenschaften in die klassische Medizin und die Entdeckung des Unterbewussten für die Medizin. In der Praxis zeige sich, dass die Hälfte der Krankheitsfälle durch seelische Auseinandersetzungen des Patienten mit dem Leben, seiner Form und seiner Auswirkungen bedingt sei. Die Psychologie werde also zukünftig bei der Heilung eine noch wesentlichere Rolle spielen. Grundsätzlich müsse dem Lehrstuhlinhaber, der das gesamte Gebiet etwa der Inneren Medizin nicht mehr überblicken könne, ein „Stab von Spezialisten" zur Seite treten.[171]

---

170 Arnold Kleinschmidt, „Strukturprogramm als Grundlage des Generalbebauungsplanes für die Medizinische Akademie Lübeck", 21.4.1969 (LASH, Abt. 605, Nr. 3864 und Archiv der Hansestadt Lübeck, 4.5–6, 133).
171 „Revolution in der Universitätsmedizin", in: *General-Anzeiger*, 27.5.1966 (BAK B 138, 6509).

Der Vertikalisierung der inneren Struktur der Akademieprojekte kam schon deshalb eine so bedeutsame Funktion zu, weil die Neugründungen unter dem Verdacht standen, eben doch nicht den Ansprüchen an eine Universität genügen zu können. So käme es womöglich eben doch eher zur Einrichtung von Fachschulen, die keineswegs „umfangreich gebildete Persönlichkeiten" hervorbringen, sondern „einseitige Spezialisten". Da zumindest in Lübeck und Ulm die Gründung von Universitäten sowie in Hannover eine engere Verzahnung mit der Technischen und der Tierärztlichen Hochschule weiterhin nicht ausgeschlossen waren, musste dieser Verdacht unbedingt ausgeräumt werden. Dazu zählte aber auch die Integration jener Fächer, die dazu beitragen sollten, dass ein allzu einseitig naturwissenschaftlich-technisches Verständnis der Medizin vermieden wurde. Und dazu gehörte vor allem die Förderung sowohl einer psychologischen als auch einer sozial- und geisteswissenschaftlichen Sichtweise in der Medizin.

Keine Fachschulen: Sozialmedizin, Psychosomatik und Medizinanthropologie

Als die Gründung Medizinischer Akademien in Erwägung gezogen wurde, wurde gleichzeitig auch ein gewichtiger Einwand vorgebracht. Im Medizinerausschuss des Wissenschaftsrates wurde kritisch angemerkt, dass die Studierenden dort nur in ihrem Spezialfach unterrichtet würden und nicht auch Vorlesungen anderer Fakultäten hören könnten.[172] In den *Empfehlungen* wurde dies so umschrieben, dass die Gefahr bestehe, dass die Studierenden nicht, wie an einer Universität, die Möglichkeit hätten, „auch Vorlesungen ergänzenden und allgemeinbildenden Charakters zu hören". Entkräftet wurde diese Sorge zunächst dadurch, dass ja zu diesem Zeitpunkt noch davon ausgegangen wurde, dass die Studierenden ihre vorklinischen Semester an einer Universität verbringen würden, wo ihnen die Gelegenheit geboten werde, „sich für eine selbständigere geistige Weiterbildung vorzubereiten".[173] Diese beruhigende Einschränkung wurde rasch hinfällig, als die Akademieprojekte unverkennbar ein klinisches und vorklinisches Vollstudium anstrebten. Das Problem blieb also virulent. Konnten die geistigen Anregungen durch andere Institutionen an den Planungsorten gewährleistet oder mussten sie in die Akademien integriert werden? Würden also dann doch nur Spezialisten und Spezialistinnen ausgebildet, aber keine guten Ärzte und Ärztinnen?

---

172 „Bericht des Ausschusses für die Ausarbeitung von Vorschlägen über die optimale Größe und die Struktur von Universitätskliniken (,Mediziner-Ausschuß')", 6.1.1960 (Archiv der MHH, G Sammlung Schneider, Überlegungen des Wissenschaftsrates zur Medizin, 1958–1960. Band 1. Unveröffentlichtes Manuskript. Hannover, 1978). Auch „Bericht des Ausschusses für die Ausarbeitung von Vorschlägen über die optimale Größe und die Struktur von Universitätskliniken (,Mediziner-Ausschuß')", 2.12.1959 (BAK, B/247, 101).
173 Wissenschaftsrat (1960: 431).

Auf einer Sitzung der Wissenschaftlichen Kommission des Wissenschaftsrates charakterisierte der Kultusminister von Schleswig-Holstein Edo Osterloh schon am 9. Juni 1961 das Projekt einer Medizinischen Akademie als eine „Universität in nuce". Raiser wollte dies gerne noch schärfer ausdrücken, damit nicht der Gedanke aufkomme, dass es sich um eine Gründung „Medizinischer Fachschulen" handle. Jedenfalls sollten die Akademien so eingerichtet sein, dass sie sich später vielleicht einmal zu Universitäten entwickelten.[174] Einen Tag zuvor war bei einer Diskussion im Ausschuss zur Vorbereitung von Empfehlungen zur Gründung neuer Hochschulen die Frage aufgekommen, ob bei Einführung auch des vorklinischen Studiums an den medizinischen Akademien nicht die Gefahr bestehe, dass die dort ausgebildeten Studierenden außerhalb ihres Faches keine wissenschaftlichen Anregungen erhielten. Bargmann ließ in seiner Antwort bereits durchklingen, dass zwar noch de facto von der Gründung „Klinischer Akademien" ausgegangen werde, Institute für theoretische Fächer aber unentbehrlich seien. Dabei seien gewisse Bedenken, dass die eine oder andere neue Medizinische Akademie sich zu einer reinen Fachhochschule entwickeln könnte, nicht ganz von der Hand zu weisen, ergänzte er. Der Wissenschaftsrat sollte deshalb in der Empfehlung zum Ausdruck bringen, dass durch Verbindungen mit benachbarten Hochschulen oder durch Einrichtung einzelner Lehrstühle anderer Disziplinen den Studierenden die Möglichkeit gegeben werden müsse, über ihre Fachstudien hinaus Anregungen zu erhalten. Bargmann dachte vor allem an Verbindungen mit Technischen Hochschulen, was auch für die Forschungsarbeit auf verschiedenen Gebieten von großem Vorteil wäre. So klagten etwa die Hygieniker über mangelnden Kontakt mit den Ingenieurswissenschaften.[175] Wenn von ergänzenden und allgemeinbildenden Vorlesungen sowie geistigen und wissenschaftlichen Anregungen die Rede war, dann meinte dies also zunächst das für das Medizinstudium unerlässliche naturwissenschaftlich-technische Wissen. Zugleich wurden in den Reformplänen aber gerade auch die vertikale Einbeziehung sozial- und geisteswissenschaftlicher Themenbereiche hervorgehoben. Während dabei für manche Fächer wie die Medizingeschichte oder die Sozial- und Arbeitsmedizin an Abteilungen und Lehrstühle gedacht wurde, sollten medizinanthropologische und psychosomatische Ansätze die Fachgrenzen überschreiten. Insbesondere in Ulm wurde immer wieder hervorgehoben, dass das Studium ebenso naturwissenschaftlich wie psychologisch-soziologisch ausgerichtet sein sollte.[176]

Dass das Medizinstudium ein Hochschulstudium auf wissenschaftlicher Grundlage und kein Fachschulstudium mit handwerksmäßiger Ausbildung sein dürfe, war schon

---

174 „Protokoll über die 24. Sitzung der Wissenschaftlichen Kommission des Wissenschaftsrates am 9. Juni 1961 in Berlin" (LASH, Abt. 811, Nr.20923 I).
175 Geschäftsstelle des Wissenschaftsrates, „Protokoll über die 6. Sitzung des Ausschusses zur Vorbereitung von Empfehlungen zur Gründung neuer Hochschulen am 8. Juni 1961 in Berlin" (Archiv der MHH, G Sammlung Schneider, Überlegungen des Wissenschaftsrates zur Medizin, 1951–1963. Band 2. Unveröffentlichtes Manuskript. Hannover, 1987).
176 *Akademischer Dienst* 29, 1965, S. 344–347 (BAK B 138/6509).

in der Nachkriegszeit thematisiert worden. So hatte Siegmund beklagt, dass sich der medizinische Unterricht in Deutschland immer mehr dem einer reinen Fachschule anähnele, „in der ohne inneren Zusammenhang der Einzelfächer ein immer größer werdendes Wissen vermittelt wird". Der Zusammenhang mit den anderen Fakultäten sei fast ganz verlorengegangen.[177] Und auch Viktor von Weizsäcker hatte unterstrichen, dass die Universitäten nicht nur Fachschulen, sondern Forschungsstätten bleiben müssten, dass sie Berufstüchtigkeit ebenso wie Bildungswerte liefern sollten.[178] Genau deshalb wurde in den Debatten des Wissenschaftsrates und der Gründungsausschüsse immer wieder hervorgehoben, dass es bei den Akademiegründungen gerade nicht um die Installation medizinischer Fachschulen, sondern die Förderung der Interdisziplinarität gehe. Auch Schoen betonte, „daß man bei der Erwägung spezieller naturwissenschaftlicher Lehrstühle für die Mediziner darauf achten müsse, daß die Akademie keine Fachschule für Mediziner würde". Dies betraf die Forschung ebenso wie die Lehre. Das Innovative der Programmatik des Wissenschaftsrates war gerade ein Medizinstudium, das viel stärker natur- und technik-, aber auch sozial- und geisteswissenschaftliche Aspekte miteinbezog.[179] In diesem Fall konnten Anregungen aber in weitaus geringerem Maße aus den Vereinigten Staaten geholt werden. Die Fachgruppe Medizin im VDS lehnte im April 1958 die Einführung der *Medical School* in Westdeutschland gerade wegen der Gefahr der Einseitigkeit, der Isolierung und der Verschulung des Studiums ab. Die Neugestaltung des Medizinstudiums müsse sich trotz der notwendigen Straffung im übergeordneten Rahmen der *Universitas Litterarum*, also der Volluniversität, vollziehen.[180]

Auch der schleswig-holsteinische Ministerpräsident Kai-Uwe von Hassel betonte ausdrücklich, dass in Lübeck keine Fachschule für Mediziner, sondern vielmehr eine volle Medizinische Akademie geplant sei und stufenweise aufgebaut werde.[181] Ein entsprechender Vorwurf war bereits im Februar 1961 seitens der Kieler Medizinischen Fakultät fast schon verächtlich geäußert worden: Beim Projekt einer Medizinischen Akademie Lübeck gehe es um eine „medizinische Fachschule ohne geistiges Hinterland".[182] Die Sorge, dass es zur Entstehung von reinen Fachschulen käme, wurde auch weiterhin vom Fachverband Medizin des VDS seitens dessen ersten Vorsitzenden Holger Schmid geäußert. Dieser war einerseits hoch erfreut, dass mit der Reform des Medizinstudiums endlich ernst gemacht werde, sah es aber nicht als wünschenswert an, städtische Krankenanstalten in Medizinische Akademien umzuwandeln. Hervorgeho-

---

177 Siegmund (1948: 542).
178 Weizsäcker (1949: 354).
179 „Protokoll der 1. Sitzung des Ausschusses ‚Medizinische Akademie' in Hannover am 20. Dezember 1961" (Archiv der MHH, GRÜA 10019 1, E 2.1., Nr. 1).
180 Fachgruppe Medizin im VDS (1958: 360).
181 „Gutachten zur Gründung einer Medizinischen Akademie Lübeck", o. D. (BAK, B/138, 24860). Arbeitsausschuß Medizinische Akademie Lübeck (1968: 629).
182 Zitiert nach Detmering (2004: 138).

ben wurden die Gefahr einer „geistigen Isolation und die mögliche Entwicklung zu einer gehobenen reinen Fachschule". Diese sei der Ausbildung zum Arztberuf abträglich. Medizinstudierende bräuchten die Begegnung mit Studierenden anderer Fakultäten. Wenn schon, dann müssten medizinische Akademien dort entstehen, wo neben Geisteswissenschaften auch die Möglichkeit eines naturwissenschaftlichen vorklinischen Unterrichtes bestehe.[183] Dass es nicht zur Gründung einer reinen Fachschule kommen dürfe, wurde dann auch in Empfehlungen des hannoverschen Gründungsausschusses festgehalten, die auf die Erfahrungen der USA-Reise zurückgingen. Um dies zu verhindern, sei es notwendig, die üblichen Kategorien von „Hochschullehrern" durch die vom Wissenschaftsrat empfohlenen „Abteilungsleiter" zu ergänzen. Die Lehrstühle müssten zudem umfangreicher sein als bei einer in einer Universität eingebetteten Medizinischen Fakultät.[184] Dabei ging es nicht nur um die interdisziplinäre Optimierung des Spezialwissens durch die Verbindung von Medizin und Naturwissenschaften, sondern auch um die Lösung des Problems, wie aus spezialisierten Medizinern und Medizinerinnen gute Ärzte und Ärztinnen werden könnten. Der „gute Arzt", dies war Grundwissen des medizinanthropologischen Diskurses, benötigte geisteswissenschaftliche Impulse sowie pädagogische und kommunikative Fähigkeiten. So wurde ja auch in der Präambel der vorläufigen Verfassung der Medizinischen Hochschule Hannover explizit der „wissenschaftlich gebildete Arzt", der von diesem Wissen aber verantwortungsvollen Gebrauch mache, als Ideal genannt.[185]

In Lübeck und Ulm wurde von einer sukzessiven Integration sowohl technik- und natur- als auch geistes- und sozialwissenschaftlicher Fächer im Prozess der Universitätsgründung ausgegangen. In Hannover konnte die Akademiegründung hingegen von vornherein nur in Zusammenarbeit mit der Technischen und der Tierärztlichen Hochschule realisiert werden. Bargmann konstatierte wohlwollend, dass gerade dies der Medizinischen Akademie Hannover eine besondere Note gebe. Während er damit vor allem auf eine enge Verbindung von Medizin und Technik anspielte, betonte er aber zugleich, dass so die Möglichkeit für ein *Studium generale* erheblich verbessert werde.[186] Wie eng die organisatorische Verbindung der drei Hochschulen in Hannover geknüpft werden sollte, wurde in der ersten Hälfte der 1960er Jahre ausführlich diskutiert. Letztlich wurde aber mit der Gründung der Medizinischen Hochschule Hannover auch deren Autonomie und Autarkie festgeschrieben. Kooperationen bezogen sich allein auf die provisorische Nutzung von Räumen in der Tierärztlichen Hoch-

---

183 August Wilhelm Fehling an Edo Osterloh, 22.6.1961 (LASH, Abt. 811, Nr. 20936).
184 „Empfehlung der Studienkommission aufgrund der Erfahrungen der Studienfahrt in die USA", o. D. (Archiv der MHH, Der Unterausschuss „Innere Struktur" des Gründungsausschusses der Medizinischen Hochschule Hannover, E 2.1., Nr. 7).
185 Dazu auch Pabst (2020: 62).
186 „Protokoll der 1. Sitzung des Ausschusses ‚Medizinische Akademie' in Hannover am 20. Dezember 1961" (Archiv der MHH, GRÜA 10019 1, E 2.1., Nr. 1).

schule. Interdisziplinäres Format musste auch das Hochschulprojekt in Hannover aus sich selbst heraus gewinnen.

Bei den Akademieprojekten ging es zunächst unzweifelhaft darum, die Medizin an das allerneueste naturwissenschaftliche Wissen anzuschließen, um so innovative klinische Forschung und eine zeitgemäße Lehre zu ermöglichen. Bargmann hatte schon auf der ersten Sitzung des hannoverschen Gründungsausschusses angeregt, eine Aufstellung über die notwendigen und erwünschten Lehrstühle, Institute und Kliniken zu erstellen. Es sollte sich dabei an jene Liste gehalten werden, die vom Wissenschaftsrat für theoretische und klinische Fächer verfasst worden war.[187] In Hannover wurden als solche neuen Fächer vor allem Strahlenkunde und Mikrobiologie genannt. Ein Lehrstuhl für Humangenetik wurde dabei eher als ein Endziel avisiert, das aber in absehbarer Zeit nicht zu erreichen sei.[188] Auch einem Institut für medizinische Statistik und Dokumentation mit einer elektronischen Datenverarbeitungsanlage kam höchste Priorität zu.[189] Bei einem Besuch der Wissenschaftsratskommission an der Medizinischen Hochschule Hannover im November 1965 wurden vier dazu passende Schwerpunktprogramme präsentiert. Berthold Schneider stellte die biologisch-medizinische Datenverarbeitung vor, Rudolf Schoen die Therapie unter hyperbaren Bedingungen, Fritz Hartmann intrazelluläre Regulationen, die auch als Kybernetik firmierten, und Heinz Hundeshagen die Anwendung einer „Neutronenquelle" in der Medizin. Gedacht war bei letzterem an einen „Triga-Mark-I-Reaktor" für die Neutronenanwendung in den klinischen und theoretischen Institutionen der Medizinischen Hochschule.[190]

Deutlich offensiver wurde in Ulm die programmatische Ausrichtung an technisch-naturwissenschaftliche Innovationen gebunden, wie es dann ja auch im Namen der Hochschule festgehalten wurde. Von fundamentaler Bedeutung war es dabei, medizinische und naturwissenschaftliche Fächer in Forschung und Lehre einander zuzuordnen, sie miteinander in Reaktion zu bringen. Ausführlich thematisiert wurde dies

---

187 „Protokoll der 1. Sitzung des Ausschusses ‚Medizinische Akademie' in Hannover am 20. Dezember 1961" (Archiv der MHH, GRÜA 10019 1, E 2.1., Nr. 1).
188 „Protokoll über die 4. Sitzung des Ausschusses der Verwaltungskommission zur Beratung des Berichtes über die optimale Größe und die Struktur von Universitätskliniken am 14.7.1960" (Archiv der MHH, G Sammlung Schneider, Überlegungen des Wissenschaftsrates zur Medizin, 1958–1960. Band 1. Unveröffentlichtes Manuskript. Hannover, 1978). „Protokoll der 12. Sitzung des Ausschusses ‚Medizinische Akademie' am 27. Mai 1963, 9.00 Uhr, in Hannover, Finanzministerium" (Archiv der MHH, GRÜA 10019 1).
189 Max Motz, „Betr.: Medizinische Akademie Hannover (MAH). Hier: Sitzung des Gründungsausschusses am 8. bis 9. Februar 1965 in Hannover", 19.2.1965 (BAK, B/138, 6512).
190 Fritz Hartmann, „Exposition ‚Intrazelluläre Regulationen'", 8.11.1965; Heinz Hundeshagen, „Exposé zum Schwerpunktthema ‚Anwendung einer Neutronenquelle in der Medizin'", 29.10.1965; Anonym, „Über ein mögliches Schwerpunktprogramm ‚Medizinische Dokumentation'", 3.11.1965 (NLAH, Nds. 401, Acc. 2003/171, Nr. 22). „Protokoll der 31. Sitzung des Gründungsausschusses ‚Medizinische Hochschule Hannover' in Hannover, Finanzministerium, großer Sitzungssaal am Mittwoch, dem 24. November 1965, 14–18.30 Uhr", 22.12.1965 (Archiv der MHH, GRÜA, 10021 3). „Protokoll der 37. Sitzung des Gründungsausschusses der Medizinischen Hochschule Hannover am 20. Dezember 1966", 10.2.1967 (BAK, B 138/11529). Aktennotiz, 18.11.1965 (Archiv der MHH, B IV, 11.1., Bd. 0, Präsidialkeller).

in der Ulmer Denkschrift, in der anschaulich ausgesprochen wurde, dass die moderne Medizin nach neuen Wegen der Lehre und der Forschung verlange, wenn sie sowohl durch die experimentellen Naturwissenschaften als auch den „erkennend-psychologischen Bereich" durchdrungen werde.[191] Besonders hervorgehoben wurde dabei, dass die Förderung der modernsten Naturwissenschaften in Physik, Chemie, Biochemie, Genetik und Kybernetik auch mit Präventiv-, Arbeits- und Sozialmedizin verbunden werden müsste. Die Beschäftigung mit den spezifischen Problemen, welche die moderne Arbeitswelt, die Technik und die soziologische Entwicklung für die Medizin aufwerfen, wurde als ein Schwerpunkt des Ulmer Projektes benannt.[192] Dass Sozial- und Arbeitsmedizin bedeutsame Querschnittsfächer darstellen, war im März 1961 bereits für die geplante Medizinische Akademie in Essen angedacht worden. Für diese waren bestimmte Schwerpunkte „mit besonderer Betonung einer team-Arbeit" geplant. Dabei wurden neben Strahlenbiologie und Tumorforschung, Tuberkulose, Virologie und Mykologie explizit auch Industrie- und Zivilisationsschäden, „insbesondere Fragen, die sich aus der Zusammenballung von Menschen ergeben", sowie pathophysiologische Bedingungen des Industriegebietes aufgeführt. Bei letztgenannten sollten Soziologie und Verhaltensforschung ebenso miteinbezogen werden wie auch Suchtfragen, Berufsdermatosen, Kreislaufschäden, Hochdrucktherapie, Lärmschäden, Luftverunreinigungen und „gesundheitliche Fragen der berufstätigen Frau".[193] Auch in Hannover wurde die präventive Medizin, einschließlich der Arbeits- und Sozialmedizin, noch vor der Gründung der Hochschule als besondere Neuerung des Akademievorhabens hervorgehoben.[194] So wurde sehr konkret über die Einrichtung eines interdisziplinär konstituierten Lehrstuhls für Arbeitsmedizin diskutiert. Hartmann schlug vor, diesen dem Zweig der praktischen Medizin zuzuordnen. Die theoretische Seite sei bei der Sozialhygiene aufgehoben, die Arbeitsmedizin könnte hingegen an die Innere Medizin mit Schwerpunkt Gewerbekrankheiten angebunden werden. In so einem Institut müssten die Studierenden lernen, Gutachten zu schreiben, und es müsste ihnen die „Soziologie der modernen Industriegesellschaft" vermittelt werden. Ein Extraordinariat für Arbeitsmedizin wurde dann auch auf der dritten Sitzung des Gründungsausschusses am 15. Februar 1962 gebilligt.[195] Drei Jahre später berichte Max Motz, dass an

---

191 Georg Hartmut Altenmüller, „Äskulapstab und Atommodell", in: *Deutscher Forschungsdienst*, 3.3.1967 (BAK B 138, 6509).
192 Georg Hartmut Altenmüller, „Äskulapstab und Atommodell", in: *Deutscher Forschungsdienst*, 3.3.1967 (BAK B 138, 6509).
193 Der Ärztliche Direktor der Städtischen Krankenanstalten Essen, „Abschrift", 23.3.1961 (BAK, B/247, 16).
194 „Protokoll der 12. Sitzung des Ausschusses ‚Medizinische Akademie' am 27. Mai 1963, 9.00 Uhr, in Hannover, Finanzministerium" (Archiv der MHH, GRÜA 10019 1).
195 „Protokoll der 2. Sitzung des Ausschusses ‚Medizinische Akademie' in Hannover am 11. Januar 1962"; „Protokoll der 3. Sitzung des Ausschusses ‚Medizinische Akademie' in Hannover am 15. Februar 1962" (Archiv der MHH, GRÜA 10019 1).

der Medizinischen Akademie Hannover ein Institut, bestehend aus Mikrobiologie, sozialer Medizin, Arbeitshygiene, Sportmedizin und angewandter Ernährungswissenschaft, vorgesehen sei.[196]

Tatsächlich hatte der Unterausschuss „Präventivmedizin" des hannoverschen Gründungsausschusses am 13. Januar 1965 beschlossen, dass die Bezeichnung „Institut für öffentliche Gesundheitspflege" verwendet werden sollte. Die Ausarbeitung fand zusammen mit dem Sozialministerium und unter Fachberatung durch Siegfried Heyden vom Institut für Sozial- und Präventivmedizin der Universität Zürich statt. Vorgeschlagen waren zunächst Abteilungen für Allgemeine Hygiene, Angewandte Epidemiologie, Sozialmedizin, Arbeitsmedizin und Gewerbehygiene, Sportmedizin sowie Angewandte Ernährungswissenschaft. Sozialmedizin sollte vor allem auch unter dem Blickpunkt der sozialen Sicherung und Sicherheit betrachtet werden und die Probleme der Sozialversicherung und Sozialhilfe mitberücksichtigen. Zudem ging es um die Organisation des Gesundheitswesens und den Aufbau des öffentlichen Gesundheitsdienstes. Allerdings wurde diese Einteilung auf den nachfolgenden Sitzungen kontinuierlich diskutiert und relativiert. Der ebenfalls beratend hinzugezogene Marburger Physiologe Dietrich W. Lübbers, der später einen Ruf an die Medizinische Hochschule Hannover ablehnte, zeigte sich etwa skeptisch, ob das Physiologische Institut leistungsphysiologische Untersuchungen der Arbeits- und Sportmedizin vollständig übernehmen könnte. Ihm schien es deshalb unumgänglich, im Rahmen des Instituts für öffentliche Gesundheitspflege auch eine leistungsphysiologische Forschungsabteilung einzurichten.[197]

In den Publikationen der 1960er Jahre finden sich nur sehr selten Verweise auf jene Genealogie der Sozialmedizin, die dann in den 1990er Jahren wieder mit den Namen Salomon Neumann und Rudolf Virchow verbunden wurde, um an die sozialpolitische Ausrichtung von Public Health zu erinnern.[198] Jedoch wurde schon in den 1960er Jahren die Bedeutung und Notwendigkeit auch eines stärker sozialen Verständnisses der Medizin thematisiert, wie es 1970 für den zweiten Abschnitt der ärztlichen Prüfung in die Ärztliche Approbationsordnung aufgenommen wurde.[199] Das Konzept der Epi-

---

196 Max Motz, „Betr.: Medizinische Akademie Hannover (MAH). Hier: Sitzung des Gründungsausschusses am 8. bis 9. Februar 1965 in Hannover", 19.2.1965 (BAK, B/138, 6512).
197 „Protokoll der 26. Sitzung des Ausschusses ‚Medizinische Akademie Hannover' in Hannover, Finanzministerium, am 8. Februar 1965, 15–18.30 Uhr und am 9. Februar 1965, 8.30–13.00 Uhr" (Archiv der MHH, GRÜA 10020 2). „Tagesordnung für die 27. Sitzung des Ausschusses ‚Medizinische Akademie Hannover' am 15./16. März 1965"; „Protokoll der 28. Sitzung des Gründungsausschusses ‚Medizinische Akademie Hannover' in Hannover, Finanzministerium, am 18. Mai 1965, 8.30–17 Uhr „(Archiv der MHH, GRÜA 10021 3). Tatsächlich wurde eine Abteilung „Sport- und Arbeitsphysiologie" erst im Frühjahr 1975 und dann im Zentrum „Physiologie" der Medizinischen Hochschule Hannover eingerichtet. Dazu Böning (1985).
198 Jacob (1965). Zur Verbindung von Sozialmedizin, Sozialhygiene und Public Health, welche dann seit den 1990er Jahren ausgeschrieben wurde, siehe vor allem Schagen/Schleiermacher (2005).
199 „Approbationsordnung für Ärzte vom 28. Oktober 1970", in: Bundesgesetzblatt, Jahrgang 1970, Teil I, S. 1458–1480, hier S. 1475.

demiologie erhielt dabei in den 1970er Jahren eine neue Ausrichtung, entfernte sich von den „Ausbreitungsbedingungen der Infektionskrankheiten" hin zu den „sozialen Aspekte(n) und Bedingungen bei Morbidität und Mortalität in der Bevölkerung".[200] Während die Sozialmedizin in der DDR bereits Mitte der 1950er Jahre eine hervorgehobene Stellung erhielt, geschah dies in der Bundesrepublik erst in der konkreten Gründungsphase der Akademien etwa zehn Jahre später und dann im engeren Sinne auch nur an der Medizinischen Hochschule Hannover.[201] In den anderen Akademieprojekten wurde die Sozialmedizin nur dank der Initiative einzelner Ärzte berücksichtigt. So bemühte sich in Lübeck Ende der 1960er Jahre Friedhelm Oberheuser an der Frauenklinik um die Einbeziehung sozialmedizinischer Faktoren, während in Ulm Theodor M. Fliedner sich für eine sozialmedizinische Ausrichtung der Rehabilitationsmedizin stark machte.[202] Eine ebenso psychologische wie soziologische Medizin forderte in Ulm vor allem auch der Psychotherapeut Helmut Enke, der von Heilmeyer aus Freiburg nach Ulm geholt worden war und dort die Abteilung für Medizinsoziologie und Sozialpsychologie leitete. Die Verbindung von Psychologie, Soziologie und Rehabilitation wurde im September 1967 auf einer ersten Tagung an der neugegründeten Ulmer Universität hervorgehoben.[203]

In Hannover erhielt die Sozialmedizin hingegen bereits früh eine bedeutsame Funktion, wobei dem niedersächsischen Sozialministerium eine tragende Rolle zukam.[204] Am 2. Januar 1962 empfahl der neu berufene niedersächsische Sozialminister Kurt Partzsch von der SPD für die Neugründung einer Medizinischen Akademie auch die Einrichtung eines Lehrstuhls für Sozialmedizin. Partzsch erinnerte daran, dass fast zehn Jahre zuvor bereits innerhalb der Bundesärztekammer die Bedeutung der Arbeits- und Sozialmedizin diskutiert und, wenn auch nicht ganz eindeutig, in die revidierte Bestallungsordnung übernommen worden sei.[205] Im hannoverschen Gründungsausschuss wurde in der Folge immer wieder über die Einrichtung der Sozialmedizin an der Akademie diskutiert. Dabei variierten die Vorstellungen, was eine Sozialmedizin eigentlich ausmache, erheblich. Partzsch selbst verfasste im Februar 1963 einen Entwurf zur Einrichtung eines sozialhygienischen Lehrstuhls. In einem solchen Institut

---

200 Rohde,/Schwartz (1985: 206).
201 Braun (2020), Schagen (1997a, 1997b), Niemann/Wiezorek (1980).
202 Oberheuser/Griesser (1968). Zur Verbindung von Sozial- und Rehabilitationsmedizin sowie Fliedners Rolle dabei siehe die Beiträge in Schmitt (1979).
203 „Gute Zusammenarbeit gesichert", in: *Schwäbische Donauzeitung*, 29.9.1967; „Erforschung der klinischen Rehabilitation", 30.9.1967 (Hauptstaatsarchiv Stuttgart, EA 1/106, Bü 918). Enke/Pohlmeier/Ahlbrecht (1973).
204 Zitiert nach Rohde (1985a: 200).
205 Kurt Partzsch an Richard Voigt, 2.1.1962 (Archiv der MHH, P 6/2). Mit der Geschichte des Zentrums für Öffentliche Gesundheitspflege an der Medizinischen Hochschule Hannover setzt sich die ehemalige Lehrstuhlinhaberin des Instituts für Geschichte, Ethik und Philosophie der Medizin, Brigitte Lohff, auseinander. Von ihr wird dazu 2025 ein ausführlicher Beitrag erscheinen. Ich danke ihr für zahlreiche wertvolle Hinweise.

sollten, basierend auf Alfred Grotjahns Konzept der Sozialhygiene, Präventionsmaßnahmen zum Schutz der „Volksgesundheit" in der modernen Industriegesellschaft entwickelt werden. Dazu sollten Arbeits- und Sport- sowie Sozial- und Versicherungsmedizin in eigenständigen Abteilungen vertreten werden.[206] In diesen Debatten zeigte sich noch deutlich der Einfluss jener Diskurse zur vorbeugenden Stärkung der Volksgesundheit, die relativ unverändert seit den 1920er Jahren geführt worden waren. Eine neue Ausrichtung erhielt die Sozialmedizin zunächst auf Initiative Hans Schaefers, der 1961 in Heidelberg das erste westdeutsche Institut für Sozialmedizin leitete und zwei Jahre später die Deutsche Gesellschaft für Sozialmedizin gründete.[207] Im Herbst 1964 wurde jedenfalls in Hannover für das weitere Vorgehen der bereits erwähnte Unterausschuss „Präventivmedizin" eingerichtet. Dort wurde endlich der Begriff „Sozialhygiene", der ja immer auch auf eine staatliche Ordnungspolitik verwies, zugunsten der „Angewandten Epidemiologie" fallengelassen. Es war dann einmal mehr Rudolf Schoen, der den Namen „Institut für öffentliche Gesundheitspflege" prägte.[208] Die Begriffsunsicherheit verweist auch darauf, dass zu diesem Zeitpunkt zwar einerseits versucht wurde, an ältere gesundheitspolitische Debatten, wie sie ja vor allem auch innerhalb der SPD geführt worden waren, anzuschließen, andererseits die in der Nachkriegszeit übliche Kontinuität von Konzepten wie „Sozialhygiene" und „Volksgesundheit" zunehmend als problematisch angesehen wurde.

Im Februar 1967 nahm schließlich Manfred Pflanz von der Gießener Poliklinik, der sich bei Thure von Uexküll habilitiert hatte und also psychosomatisch geschult war, an der Medizinischen Hochschule Hannover den Ruf auf einen Lehrstuhl für Epidemiologie und Sozialmedizin an.[209] Pflanz stand für eine internationale Sozialmedizin, die nicht länger mit einer Sozialhygiene der 1920er Jahre assoziiert werden wollte. In den Berufungsverhandlungen hatte er ein interdisziplinäres und stellenmäßig umfangreich ausgestattetes Institut avisiert, das ebenso epidemiologisch orientiert wie auch in enger Verbindung zu den Gesundheitseinrichtungen von Stadt und Land tätig sein sollte.[210] Im Dezember 1967 stellte Pflanz beim Vorsitzenden der Sektion IV der Medizinischen Hochschule Hannover, dem Pharmakologen Erik Westermann, dann den Antrag auf Einrichtung einer Abteilung für öffentliches Gesundheitswesen und Präventivmedi-

---

206 Kurt Partzsch, „Aufbau eines sozialhygienischen Lehrstuhls bzw. Instituts an der Medizinischen Akademie Hannover", 26.2.1963 (Archiv der MHH, P6/Nr.2).
207 Siehe dazu Mittelstaedt/Gostomzyk (2022).
208 „Protokoll der 26. Sitzung des Ausschusses ‚Medizinische Akademie Hannover' in Hannover, Finanzministerium, am 8. Februar 1965, 15–18.30 Uhr und am 9. Februar 1965, 8.30–13.00 Uhr" (Archiv der MHH, GRÜA 10020 2).
209 „Protokoll der 38. Sitzung des Gründungsausschusses der Medizinischen Hochschule Hannover am 24. Februar 1967", 19.4.1967 (BAK, B 138/11529). Tönnesmann (1958). Zu Manfred Pflanz siehe auch die informative Dissertation von Anna Christina Delventhal (2022).
210 Manfred Pflanz, „Entwurf der Aufgaben und Organisation eines Instituts für Epidemiologie und Sozialmedizin", o. D. (Archiv der MHH, P6/2).

zin. Eine moderne Sozialmedizin müsse in den verschiedenen Bereichen des öffentlichen Gesundheitswesens fest verankert sein. Die Studierenden müssten über die Organisation des Gesundheitswesens unterrichtet werden. In den hochorganisierten Industriestaaten sei intensive Forschung auf diesem Gebiet vonnöten. Die moderne Präventivmedizin wiederum müsse intensiver auf Fragen der Vorsorgeuntersuchung, der Gesundheitserziehung und der „Ausschaltung schädlicher Momente" ausgerichtet sein.[211] Dies umfasste nicht nur die sozialwissenschaftlichen Forschungsthemen und Lehrinhalte, sondern auch die progressive Organisation des Instituts selbst. Den Muff von tausend Jahren habe Pflanz gar nicht erst in sein Institut für Epidemiologie und Sozialmedizin hereingelassen, berichtete der ansonsten allerdings deutlich skeptische Erziehungswissenschaftler Karl-Michael Kuntz im Deutschen Allgemeinen Sonntagsblatt anlässlich der offiziellen Institutseröffnung im Mai 1968. Pflanz hatte über vierzig auch internationale Gäste aus Medizin und Soziologie eingeladen, die teils auch ihre Forschungsarbeiten präsentierten. Kuntz staunte besonders über die „kühnen Pläne" für die Institutsverfassung. Danach setze ein Institutsrat, dem der Mittelbau angehöre, die Forschungsziele und entscheide über Neueinstellungen. Aber an der Medizinischen Hochschule Hannover, so hieß es weiter mit einem gewissen Unterton der ironischen Bewunderung, könnten solche Vorschläge kaum noch überraschen. Der Rektor Hartmann habe sich gleich handfesten nächsten Schritten zugewandt. Das Institut für Sozialmedizin sei nur die erste Stufe eines Departmentsystems für öffentliche Gesundheitspflege. Es sollten weitere Abteilungen für Leistungsphysiologie, Allgemeine Hygiene und Ernährungswissenschaft aufgebaut werden, um die vorbeugende Medizin in Forschung und Lehre zu fördern. Partzsch forderte sogar die Gründung einer Akademie für Sozialmedizin, um die Verflechtung von Gesundheit und Sozialpolitik zu untersuchen.[212] Im Niedersächsischen Ärzteblatt stand ähnlich launig, dass Pflanz die Gäste auf völlig unkonventionelle Art begrüßt habe. Die Begrüßungsworte verlas die Dokumentationsassistentin und auf die übliche „hierarchische Klassifikation" sei ganz verzichtet worden.[213] Diese starke sozialmedizinische Ausrichtung an der Medizinischen Hochschule Hannover wurde noch durch die Sozialpsychiatrie ergänzt, für die bereits 1966 mit Karl Peter Kisker eine markante Persönlichkeit berufen worden war.[214]

Jedoch wurden die umfangreichen Pläne für ein Zentrum „Öffentliche Gesundheitspflege" so nie verwirklicht und das Institut blieb bis weit in die 1970er Jahre hinein auf Epidemiologie und Sozialmedizin beschränkt. Die Abteilung für Präventivmedizin und Öffentliches Gesundheitswesen wurde nicht besetzt. Erst 1974 wurden für die Me-

---

211 Manfred Pflanz (Lehrstuhl für Epidemiologie und Sozialmedizin der MHH) an Erik Westermann (Vorsitzender der Sektion IV der MHH), 29.12.1967 (Archiv der MHH, SEN 3001 2/1).
212 Karl-Michael Kuntz, „Institutsrat setzt die Ziele", in: Deutsches Allgemeines Sonntagsblatt, 26.5.1968 (BAK, B 138/11529). Auch Manfred Pflanz an Erik Westermann, 29.12.1967 (Archiv der MHH, SEN 3001 2/1).
213 Anonym (1968: 189).
214 Siehe dazu Beyer (2014).

dizinische Soziologie und 1975 für die Medizinische Psychologie eigenständige Abteilungen gegründet. Das Zentrum bestand dann Mitte der 1980er Jahre, nachdem 1976 noch eine Abteilung für Allgemeinmedizin und 1985 eine für Geschichte, Theorie und Wertlehre der Medizin hinzukamen, aus fünf Abteilungen.[215] Gleichwohl verwies das Zentrum auf Möglichkeiten interdisziplinärer Ausrichtung der sozialmedizinischen Forschung. Im Band zum zwanzigjährigen Bestehen der Medizinischen Hochschule Hannover betonten Johann Jürgen Rohde und Friedrich Wilhelm Schwartz, der dem bereits 1980 verstorbenen Pflanz nach einer fünfjährigen Vakanzzeit nachfolgte, dass die Sozialmedizin kulturanthropologische, soziologische, ökologische und ökonomische Gesichtspunkte und Merkmale vereine, sich klinischer, toxikologischer und sozialwissenschaftlicher Konzepte und Theoreme bediene sowie in engem Austausch mit den klinischen Disziplinen, den naturwissenschaftlich-medizinischen Fachrichtungen sowie den medizinischen Versorgungsinstitutionen stehe.[216] Entsprechend hatten die Mitarbeitenden des Instituts nicht notwendigerweise eine medizinische, sondern teilweise ausschließlich eine sozialwissenschaftliche Ausbildung.[217]

Der Fokus auf Prävention, Epidemiologie und Sozialmedizin konnte in den 1960er Jahren bereits mit Erfahrungen aus Großbritannien und den USA begründet werden – erinnert sei nur an die *Framingham-Heart-Study*, deren erste Ergebnisse 1957 publiziert worden waren –, war aber kaum als Strukturelement der Klinik durchsetzbar.[218] Dies lag sicherlich auch daran, dass die Sozialmedizin rasch die Position einer kritischen Wissenschaft einnahm. So publizierten Pflanz und Rohde auch im *Jahrbuch für kritische Medizin* und wurden vor allem auch in einer linken Öffentlichkeit rezipiert. Schon Rohdes Antrittsrede am 10. Juli 1971, die unter dem Titel *Strukturelle Momente der Inhumanität einer humanen Institution* erschien und sich mit der Situation des kranken Menschen in der Klinik auseinandersetzte, konnte durchaus als „Nestbeschmutzung" verstanden werden.[219] Rohde und Schwartz unterstrichen Mitte der 1980er Jahre, dass einer auf Sozialepidemiologie gründenden Sozialmedizin stets auch ein kritisches Potential zukomme. Sie hinterfrage den populationsbezogenen Nutzen von diagnostischer und therapeutischer „Hochleistungsmedizin", aber auch von Früherkennungs- und Präventionsprogrammen. Sie machten die Qualität ärztlicher Leistungen ebenso zu ihrem Gegenstand wie die Frage der Verteilungsgerechtigkeit solcher Leistungen.[220] In Bezug auf die Medizinsoziologie spitzte Rohde sogar zu, dass sich die Abteilung nie gescheut habe, „heiße Eisen" anzufassen. Wenn er ergänzte, dass sie sich stets um Ko-

---

215 Rohde (1985a: 200–201).
216 Rohde/Schwartz (1985: 206–207).
217 Rohde/Schwartz (1985: 207).
218 Siehe Mahmood (2014). In diesem Sinne fand zwischen 1969 und 1974 am Institut dann auch eine Studie über den „Gesundheitszustand der 50jährigen Hannoveraner" statt. Dazu Rohde/Schwartz (1985: 207).
219 Rohde (1973).
220 Rohde/Schwartz (1985: 207).

operation mit allen Instanzen der Medizin und des Gesundheitswesens bemüht und versucht hätten, „schrittweise ohne Kränkungsabsicht und ohne eigene narzißtische Kränkungsphantasien, ihren Beitrag zum Aufschließen von Problemen in der Medizin und im Verhältnis von Medizin und Gesellschaft zu leisten", dann klingt durch, dass es in den Jahren zuvor zu zahlreichen Auseinandersetzungen gekommen sein muss.[221]

Hartmann erklärte auf der Gründungsfeier des Instituts im Mai 1968, dass die zukünftige Medizin mehr vom Gesundheitsgedanken als vom Krankheitsdenken bestimmt sein werde. Das Ziel der angewandten Epidemiologie sei es, „das Krankmachende zu erkennen und die Menschen davor zu schützen". Die Sozialmedizin wiederum untersuche die gesellschaftlichen Verhältnisse, die dazu führten, dass Menschen Menschen leiden machen.[222] Näher begründet wurde die Funktion der Sozialmedizin und der Medizinsoziologie an der Medizinischen Hochschule damit, dass den angehenden Ärzten und Ärztinnen sehr früh verdeutlicht werden müsse, dass der Mensch in Gesundheit und Krankheit nicht nur ein biologisches Lebewesen, sondern auch und entscheidend ein Sozialwesen sei. Rohde resümierte 1985, dass seit längerem Klagen bestanden hätten, dass Medizinstudierende im vorklinischen Stadium zwar viel über Morphologie, Physiologie und Chemie des menschlichen Körpers erführen, dass ihnen aber die anthropologische Konstitution des Menschen, die transbiologischen Aspekte des Verhaltens von Menschen sowie die sozialen und sozialpsychologischen Bedingungen ärztlicher Tätigkeit nicht nahegebracht würden.[223]

Während in der präventiv orientierten Sozialmedizin die Rolle der gesellschaftlichen Bedingungen als Krankheitsursache betont wurde und diese daher zunächst auch in Distanz zu den therapeutisch-klinischen Fachbereichen stand, ließ sich eine Psychosomatik, die ein einseitig somatisches Verständnis der Medizin zu überwinden versuchte und zudem das „Arzt-Patient-Verhältnis" noch deutlicher in den Mittelpunkt stellte, viel besser in die Akademieprojekte integrieren. Mit ihr konnte auch genauer jene anthropologische Frage beantwortet werden, auf die auch Rohde anspielte. Dabei sollte insbesondere in Ulm die Psychosomatik sogar als eine Säule der Reformhochschule fungieren, der im vorklinischen Lehrstoff eine eigenständige Rolle zukam.[224]

In Deutschland waren zu Beginn des 20. Jahrhunderts bereits durch Ernst Simmel in Berlin und Georg Groddeck in Baden-Baden Sanatorien psychosomatisch geprägt worden.[225] Insbesondere Gustav von Bergmann und Ludolf von Krehl verbreiteten

---

221 Rohde/Schwartz (1985: 211).
222 Zitiert nach Rohde (1985a: 200). Siehe aber auch den vollständigen Abdruck der Rede Hartmanns in Anonym (1968: 196–197).
223 Rohde (1985b: 209).
224 „Niederschrift über die 25. Sitzung (Jubiläumssitzung) des Gründungsausschusses ‚Medizinische Akademie Hannover' am 19.12.1964 (Archiv der MHH, GRÜA 10020 2). „Tagesordnung für die 27. Sitzung des Ausschusses ‚Medizinische Akademie Hannover' am 15./16. März 1965" (Archiv der MHH, Protokolle des Gründungsausschusses der Medizinischen Hochschule Hannover 1961–1973, s38. Sitzung, E 2.1. Nr.3).
225 Geisthövel/Hitzer (2019a: 35–37).

mit ihren zahlreichen Schülern innerhalb der Inneren Medizin einen funktionell-dynamischen psychosomatischen Denkstil. Dabei überschnitten sich eher philosophisch-medizinanthropologische und eher klinisch-psychosomatische Positionen. Und je nachdem, ob das Psychische oder das Somatische betont wurde, konnte die Psychosomatik dann als Fach auch der Psychiatrie oder der Inneren Medizin zugeordnet werden. Für die Nachkriegszeit lassen sich mit Ludwig Heilmeyer in Freiburg, Arthur Jores in Hamburg, Viktor von Weizsäcker, Paul Christian und Alexander Mitscherlich, der von 1950 bis 1967 die dortige Klinik für Psychosomatische Medizin leitete, an der Universität Heidelberg, Thure von Uexküll und Horst Eberhard Richter in Gießen sowie Dietrich Langen an der Universität Mainz mehrere lokale Zentren der Psychosomatik identifizieren. Deren Existenz und Ausrichtung, so der Psychosomatiker Gerhard H. Paar, war eng mit der Persönlichkeit des Leitenden Arztes verknüpft.[226] Als Metropole des psychosomatischen Ansatzes galt in den 1950er und 1960er Jahren vor allem die Reformuniversität Gießen. Richter installierte dort ein Psychoanalytisches Zentrum mit Psychosomatischer Klinik und Abteilungen für Medizinische Psychologie und Soziologie. Die Gießener Psychosomatik war dabei in ein psychiatrisch-neurologisches „Nervenzentrum" integriert und gehörte nicht zur Inneren Medizin, auch wenn dort just Uexküll bis 1966 die Poliklinik leitete.[227] Diese Protagonisten standen bei allen Unterschieden auch dafür, dass die Psychosomatik nicht als nur noch ein weiteres medizinisches Spezialgebiet angesehen wurde. Insbesondere Uexküll verstand die psychosomatische Medizin als „integrale(n) Bestandteil aller medizinischen Fächer".[228]

Dabei waren auch die Grenzen zwischen Psychosomatik und Sozialmedizin fließend. Weizsäcker sprach sich schon 1933 für eine Verbindung von Innenwelt und Umwelt, Psychotherapie und sozialer Therapie aus, da es sich doch um ein untrennbares Geschehen handle und danach gestrebt werden sollte, „wieder zu einer einheitlichen Medizin zu gelangen".[229] Manfred Pflanz personifizierte diese Einheit. Zusammen mit Uexküll publizierte er 1952 noch bei Gustav von Bergmann in München zu Belastungs-, aber ebenso auch Entlastungsstörungen. Beide schlossen dabei an Hans Selyes Stresskonzept an und exemplifizierten ihre Studie anhand von Interviews mit ehemaligen KZ-Insassen.[230] Pflanz hatte sich 1961 für Innere und Psychosomatische Medizin habilitiert, war aber in Gießen bereits seit 1955 im Bereich der medizinischen Soziologie und Epidemiologie tätig. Von 1963 bis 1967 war er in Gießen Leiter der Abteilung für Medizinische Statistik, Dokumentation und Epidemiologie. Als er 1966 von Rudolf Schoen dem niedersächsischen Kultusminister anempfohlen wurde, umschrieb dieser

---

226 Paar (1990: 81).
227 Siehe Geisthövel/Hitzer (2019b: 189).
228 Siehe Duckheim (2019: 238).
229 Weizsäcker (1933: 1168).
230 Pflanz/Uexküll (1952).

Pflanz' Tätigkeitsfeld neben der Sozialmedizin auch mit Psychotherapie und Pharmakopsychologie.[231] Sozialmedizin und Psychosomatik vereinten in den 1960er Jahren jenes nichtsomatische oder zumindest weniger somatisch argumentierende Korrektiv für die naturwissenschaftlich-technische Spezialisierung. Dabei kam aber der Psychosomatik eine zentrale Funktion zu, da sie ebenso als ein Fach wie auch als Prinzip zur Überwindung der „körperseelischen" Trennung fungierte, die einen Hauptkritikpunkt an der modernen Medizin ausmachte.

Eine besondere Rolle für die Geschichte der Psychosomatik kommt Thure von Uexküll zu. Dies nicht nur aufgrund seiner eigenen definitionsmächtigen Darstellungen, sondern vor allem wegen seiner unermüdlichen Bemühungen, die Psychosomatik als Bedingung auch der naturwissenschaftlich-technischen Medizin zu institutionalisieren. Uexküll hatte in den 1950er Jahren die Psychosomatik in die Debatte zur einheitlichen Gestaltung der Inneren Medizin eingeführt und dabei zunächst mit einer Medizinischen Soziologie verbunden.[232] Auch hierbei konnte er auf die USA verweisen, wo die Aufmerksamkeit auf die Bedeutung des „Arzt-Patient-Verhältnisses" gelenkt worden sei.[233] Anlässlich seiner Berufung auf den Lehrstuhl für Innere Medizin und Psychosomatik in Ulm wurde er im Februar 1967 der Öffentlichkeit bereits als einer der führenden Fachleute auf dem Gebiet der Psychosomatik in der Bundesrepublik vorgestellt.[234] Als 1970 die neue Approbationsordnung erlassen wurde, die dann 1972 vollständig in Kraft trat, ging dies sowohl auf die in Gießen etablierten Formen des Unterrichts als vor allem auch auf Uexkülls Einfluss in dessen Funktion als Vorsitzender der Arbeitsgruppe „Hochschuldidaktik" des Deutschen Hochschulverbands zurück. Dabei wurde festgelegt, dass Medizinische Psychologie und Soziologie in der Vorklinik sowie ein Praktikum für Psychosomatische Medizin und Psychotherapie im klinischen Teil des Medizinstudiums obligatorisch wurden. Sozial- und Arbeitsmedizin ebenso wie Geschichte der Medizin wurden zudem als Lehr- und Prüfungsfächer bundesweit in das medizinische Curriculum eingebunden. 1972 kam es dann in Ulm auch zur Gründung der „integrierten" psychosomatischen Modellstation. Psychosomatik sollte in alle medizinischen Bereiche eingegliedert werden, ja Lehre und Klinik neu ausrichten und zudem zugleich auch dem gefürchteten Entstehen von Fachschulen durch die Einbeziehung psychologischer und sozialer Aspekte vorbeugen.[235]

Im Januar 1967, kurz vor der offiziellen Gründung der Ulmer Universität, hatte Uexküll der *Schwäbischen Donauzeitung* seine Vorstellung von der Studienreform er-

---

231 Rudolf Schoen an Richard Langeheine (Niedersächsischer Kultusminister), 28.3.1966 (Archiv der MHH, B.III.17.1.1. Berufungen).
232 Uexküll (1958).
233 Uexküll (1954).
234 Staatsministerium, „Pressemitteilung Nr. 38/67. Die ersten Professoren an der Medizinisch-Naturwissenschaftlichen Hochschule Ulm", 20.2.1967 (BAK B/136, 5673).
235 Siehe Geisthövel/Hitzer (2019b: 189), Roelcke (2019: 290), Schagen (2002: 10–15), Otte (2001: 133–134).

läutert und dabei sowohl die Einbeziehung psychologischer Gesichtspunkte als auch die Teamarbeit in der Klinik hervorgehoben. Uexküll erklärte dazu, dass die Medizin immer komplizierter und die Kommunikation immer schwieriger werde. So ergebe sich für Diagnostik und Therapie eine rasch fortschreitende Spezialisierung. Krankheiten, die immer auch eine psychische Komponente hätten, hielten sich aber nicht an die Grenzen von Spezialfächern, brachte er eines der Hauptargumente für die Reform der Klinik ins Spiel. In Deutschland sei nicht viel geschehen, um dieses typische Gefälle zwischen dem neuesten Stand der Wissenschaft und der Praxis zu überwinden. In Ulm werde nun erwogen, dass sich die „Spezialisten" um den kranken Menschen herum gruppierten. Dies verlange andere Formen der Kliniken und neue Formen der Zusammenarbeit. Auch die ärztliche Ausbildung müsse in diesem Sinne erneuert werden. So müssten nicht nur die neuesten Informationen des Faches, sondern auch psychologische, soziologische und anthropologische Aspekte vermittelt werden. Die Bestallungsordnung verhindere jedoch eine Anpassung an die Veränderung. Es sei ein Fachegoismus entstanden, eine „Anarchie der Fächer".[236]

Für die Reformplanungen besonders wichtig war also jene psychosomatisch-medizinanthropologische Grundausrichtung, wie sie für die Akademieprojekte schon in den Ausschüssen des Wissenschaftsrates vorbereitet worden war. Die von Uexküll geprägte Ulmer Modellstation war im Kern des Klinikums angelegt und wurde gemeinsam von einem Internisten, Uexküll selbst, und einem Psychoanalytiker, Helmut Thomä, geleitet. Diese Organisationsstruktur, so interpretiert Volker Roelcke deren Einrichtung, „sollte dem Auseinanderdriften medizinischer Spezialdisziplinen und einer damit verbundenen Fragmentierung des ärztlichen Blicks auf den kranken Menschen entgegenwirken".[237] Gleichwohl bestand stets ein Spannungsverhältnis zwischen einer psychosomatisch-medizinanthropologischen Orientierung der Akademien und der Einrichtung dann doch spezialisierter Institute oder Abteilungen für Psychosomatik. In Lübeck vertrat der Internist Friedrich Curtius vom Städtischen Krankenhaus Ost bereits vor der Akademiegründung einen psychosomatischen Bereich. Im Gutachten des Lübecker Gründungsausschusses wurde neben der Gestaltung von sieben Spezialkliniken zwischen einer Medizinischen Klinik I mit Abteilungen für Psychosomatik und Infektionskrankheiten und einer Medizinischen Klinik II mit TBC-Abteilung und Poliklinik unterschieden.[238] 1974, also über zehn Jahre später, wurde eine selbstständige, aber an die Innere Medizin angebundene Klinik für Psychosomatik und Psychotherapie unter der Leitung von Hubert Feiereis gegründet, der seit 1970 als leitender Oberarzt an der Medizinischen Klinik der Medizinischen Akademie Lübeck

---

236 „Die Reform darf nicht verwässert werden", in: *Schwäbische Donauzeitung*, 16.1.1967 (Staatsarchiv Stuttgart, EA 1/106, Bü 918).
237 Roelcke (2019: 289).
238 „Gutachten zur Gründung einer Medizinischen Akademie Lübeck", o. D. (1963) (BAK, B/138, 24860). Arbeitsausschuß Medizinische Akademie Lübeck (1968: 634–636).

tätig war. An der Medizinischen Hochschule Lübeck gehörte die Klinik für Psychosomatik und Psychotherapie seit 1979 zum Zentrum für Innere Medizin.[239] In Hannover wurde weniger die Psychosomatik, denn der von Hartmann vertretene medizinanthropologische Ansatz prägend. Hartmann selbst publizierte neben seiner ärztlichen Tätigkeit am Department „Innere Medizin" ausdauernd Artikel, die sich mit der Medizinischen Anthropologie sowie dem „Arzt-Patient-Verhältnis" auseinandersetzten und die er als praxisorientierte „Ärztliche Anthropologie" umgesetzt sehen wollte.[240] Die Psychosomatik hingegen sollte als Fach der Klinik zugeordnet sein. Nachdem den Mitgliedern des Gründungsausschusses von der Nervenklinik Ilten eine Denkschrift zur Einrichtung eines Lehrstuhls für „Psycho-somatische Medizin" zugeschickt worden war, wies Schoen darauf hin, dass es notwendig sei, diesen Zweig der Medizin zu pflegen. Jedoch sei die Einordnung eines solchen Lehrstuhls nicht ganz einfach. In personeller Hinsicht müsse dies mit dem Inhaber des Lehrstuhls für Psychiatrie abgestimmt werden, um eine gute Zusammenarbeit zu gewährleisten. Die Mehrheit des Ausschusses vertrat jedoch die Meinung, dass die Psychosomatik unabhängig von der Psychiatrie, aber im engen Zusammenhang mit der Inneren Medizin, etwa in Verbindung mit der Poliklinik, angesiedelt werden sollte. Der Ausschuss beschloss dann ein „Extraordinariat für Psycho-somatische Medizin" bei der Inneren Medizin einzurichten.[241] Während dies bereits 1962 diskutiert wurde, kam es in Hannover erst 1975 zur Eröffnung eine Abteilung „Psychosomatik" im Zentrum Psychologische Medizin.[242] Letztlich sorgte die Gründung der an die Poliklinik angeschlossenen Abteilung dafür, dass psychosomatisches Denken in anderen Bereichen der Klinik doch wieder vernachlässigt werden konnte. Die Institution der Poliklinik erschien Ende der 1960er Jahre aber grundsätzlich als besonders Erfolg versprechendes Modell, insbesondere auch für die Ausbildung der Studierenden, die dort „näher an den Patienten herangeführt werden" können.[243]

Wenn in der Öffentlichkeit über die Akademieplanungen berichtet wurde, dann wurden in den frühen 1960er Jahren zumeist auch explizit die Leitmotive der „Krise der Medizin" angespielt und die psychosomatischen und medizinanthropologischen Aspekte besonders hervorgehoben. So pries im Februar 1962 in der *Hannoverschen Allgemeinen Zeitung* Ernst Günther Schenck, früherer Schüler Ludolf von Krehls und ehemaliger Ernährungsinspektor der SS, ausdrücklich die in Hannover geplante Verschmelzung von Medizin, Naturwissenschaft und Technik. Medizin sei „ein horizontal geordnetes System von Spezialfächern", jedoch müsse die mechanistische Medizin

---

239 Hansen (2018).
240 Hartmann (1974: 2; 1973).
241 „Protokoll der 2. Sitzung des Ausschusses ‚Medizinische Akademie' in Hannover am 11. Januar 1962"; „Protokoll der 3. Sitzung des Ausschusses ‚Medizinische Akademie' in Hannover am 15. Februar 1962" (Archiv der MHH, GRÜA 10019 1).
242 Freyberger (1985: 381).
243 Zöllner (1969: 1935).

durch eine ganzheitliche und interdisziplinäre „Vertikalisierung der Medizin" ergänzt werden.[244] Der Autor Bruno Lenz forderte im direkten Anschluss an Schenck, dass bei der Einrichtung der Medizinischen Akademie vor allem jene vertikalen Disziplinen gestärkt werden sollten, die bisher vernachlässigt worden seien: Sozialpsychologie, Medizinsoziologie, Biologie, Humangenetik, Arbeitsmedizin und Medizingeschichte.[245] Diese Liste vereinte geistes- und sozialwissenschaftliche mit biowissenschaftlichen Fächern. Es ging also um die Verbindung von Sozial- und Biomedizin, ohne deshalb aber den Weg einer gesellschaftskritischen Sozialmedizin zu gehen. Zugleich gab es durchaus auch Anstrengungen, auch naturheilkundliche Ansätze in den Reformprojekten zu installieren. Dies wurde aber eher von außen an die reformerischen Ärzte herangetragen. So war es in Hannover Ministerialdirigent Schneider selbst, der im Gründungsausschuss Naturheilkunde und Balneologie ins Spiel brachte. Er verwies dabei vage auf gewisse Wünsche Außenstehender. In Sachen Balneologie konnte dabei leicht auf die nahegelegenen Bäder in Nenndorf und Pyrmont verwiesen werden. Angedacht wurde aber die „Einrichtung eines Extra-Ordinariats für ‚Physikalische Medizin und Naturgemäße Heilweise'". Auf der dritten Sitzung des Gründungsausschusses wurde beschlossen, dass ein entsprechender außerordentlicher Lehrstuhl im Bereich der Bädertherapie angesiedelt werde, was allerdings nie in die Tat umgesetzt wurde.[246] In Ulm wiederum wurde ein „Interessenkreis unabhängiger Bürger zur Förderung eines Lehrstuhles für Homöopathie an der Medizinischen Akademie Ulm" aktiv. In der *Schwäbischen Donauzeitung* fand dazu ein Gespräch mit dem bekannten Homöopathen Paul Mössinger statt, dessen Schlussfazit lautete, dass ein Lehrstuhl für Homöopathie eine glückliche Lösung zur Überwindung der Kluft zwischen praktischer und wissenschaftlicher Medizin wäre, „ein solcher Schritt würde einer Reform-Hochschule wohl anstehen".[247] Auch dies wurde nicht realisiert. Die Akademieprojekte blieben zuallererst naturwissenschaftlich.

Vertikalisierung verwies bei den Akademieprojekten grundsätzlich auf ein Strukturprinzip, das der Verbindung spezialisierter klinischer und theoretischer Fachbereiche dienen sollte. Die Umgestaltung der inneren Struktur der neuen Medizinischen Hochschulen orientierte sich dabei am US-Amerikanischen Vorbild. Erwartet wurde mehr Effizienz, vor allem aber auch eine konkurrenzfähige „Modernisierung" auf der Grundlage einer naturwissenschaftlich-technischen Medizin. Zugleich verlangte das Problem der Ausbildung von ärztlichen Persönlichkeiten unter den Bedingungen

---

244 Schenck (1962). Zu Schenck siehe auch Elsner (2010) und Kopke (2004).
245 Lenz (1962).
246 „Protokoll der 2. Sitzung des Ausschusses ‚Medizinische Akademie' in Hannover am 11. Januar 1962"; „Protokoll der 3. Sitzung des Ausschusses ‚Medizinische Akademie' in Hannover am 15. Februar 1962" (Archiv der MHH, GRÜA 10019 1).
247 „Lehrstuhl für Homöopathie in Ulm?", *Schwäbische Donauzeitung*, 19.6.1965 (Hauptstaatsarchiv Stuttgart, EA 1/106, Bü 917). Ingeborg Fried-Ruthardt an Franz Gurk (Landtagspräsident Baden-Württemberg), 21.10.1965 (Hauptstaatsarchiv Stuttgart, LA 2/101, Bü 82).

der Spezialisierung nach Lösungen. Die Integration geistes- und sozialwissenschaftlicher Fächer sowie einer psychosomatischen Praxis schien dafür besonders geeignet. Die Akademieprojekte können in diesem Sinne auch als Versuche einer Versöhnung der naturwissenschaftlich-technischen mit der anthropologischen Medizin verstanden werden. So wurde auch der Bericht des Ulmer Gründungsausschusses durch ein Narrativ eingeleitet, das den Reformgedanken der Akademien noch einmal zuspitzte und an vertraute Diskurse anschloss. Naturwissenschaftlicher und anthropologischer Standpunkt, Spezialisierung und Ganzheitlichkeit sollten in der Ulmer Reformhochschule explizit in Übereinstimmung gebracht werden. Die Fragestellung des Krisendiskurses wurde einleitend deutlich formuliert: Mit der deskriptiven Organmedizin sei es zu einer problematischen Spezialisierung gekommen. Mit Sorge werde die zunehmende Isolierung der einzelnen Fachgebiete betrachtet. Der kranke Mensch widerspreche jedoch in seiner Ganzheit jeder Teilung in streng abgegrenzte Fachbereiche. Zudem habe aber auch eine unvergleichliche Entwicklung der Naturwissenschaften stattgefunden. Die ärztliche Kunst und Wissenschaft müsse ihr Lernen und Forschen auf den Boden dieser neu entwickelten Naturwissenschaften stellen. Sie müsse die Erkenntnisse der Physik, Chemie, Biochemie, Genetik und Molekularbiologie dem „Wissen und Wesen des gesunden und kranken Menschen zuordnen" sowie zum Wohle des kranken Menschen anwenden. Die rein somatische Betrachtungsweise der Jahrhundertwende sei durch die Vertiefung der psychologischen Grundlagen um ein neues großes Betrachtungsfeld erweitert worden. Die experimentellen Naturwissenschaften und die erkennend-psychologischen Bereiche verlangten gleichermaßen nach neuen Wegen für Lehre und Forschung.[248]

In der Lehre sollten in Ulm psychologisch-soziologische Erkenntnisbereiche viel stärker miteinbezogen werden. So war auch die Einrichtung von Lehrstühlen für Geisteswissenschaften vorgesehen.[249] In Hannover wurden dann in diesem Sinne vom ersten Semester an Vorlesungen in das Programm aufgenommen, „die den Menschen von seiner geistigen, sozialen und psychischen Seite her sehen". Die Studierenden sollten mit dem Wesen des Menschen „als einer nicht nur körperlich definierbaren Gestalt" vertraut gemacht werden. Dazu hielt Christian von Ferber einen Vortrag über die „Soziologie der Medizin". Es folgen Vorlesungen zur „Vergleichenden Verhaltenslehre" sowie über „Soziologische Probleme in der Medizin", „Sozialpsychologie" und „Medizinische Psychologie".[250] Die Etablierung psychosomatischer Praktiken, sozialmedizinischer Analysen und medizinanthropologischer Grundsätze war ebenso wie

---

248 „Bericht des Gründungsausschusses über eine Medizinisch-Naturwissenschaftliche Hochschule in Ulm", Juli 1965, S. 9–10 (Hauptstaatsarchiv Stuttgart, EA 1/106, Bü 917). Gründungsausschuß der Universität Ulm (1968: 730–732)
249 Akademischer Dienst 29, 1965, S. 344–347 (BAK B 138/6509).
250 „Der Beitrag der Medizinischen Hochschule Hannover zur Reform des Medizinstudiums (zugleich Anregungen zur Neufassung der Bestallungsordnung)", o. D. (NLAH, Nds. 401, Acc. 2003/171, Nr. 22).

das Programm der Vertikalisierung abhängig von einer Umgestaltung der Hochschulstruktur. Dies betraf vor allem Klinik und Lehre, während eine Restrukturierung in Bezug auf die Forschung die Bedingung der Reorganisation der Spezialisierung war. Im Bericht des Ulmer Gründungsausschusses hieß es entsprechend, dass die Forschung neue Formen der Zusammenarbeit erfordere. Die Spezialisierung sei nur vertretbar, wenn der Gefahr der Isolierung begegnet werde. Nur in der Gemeinschaft könne sich das Einzelwissen zu einer sinnvollen Einheit ergänzen. Der Ausdruck „Team" sei längt zum Ausgangspunkt neuen Fortschrittes geworden. Forschung, Lehre und qualifizierte Patientenbetreuung seien ohne Arbeit der Gruppe nicht mehr möglich, wobei die Gruppenarbeit von der Leistung des Einzelnen getragen werde. Eine neue zukunftsweisende Medizinische Hochschule könne sich nicht allein auf die Grundlagenforschung verlassen und müsse auch zu den aktuellen Problemen der Medizin Stellung nehmen. Dies betreffe den Strukturwandel des gesamten gesellschaftlichen und wirtschaftlichen Lebens, den die Technik des 20. Jahrhunderts hervorgerufen habe. Die somatischen und psychischen Probleme, die sich aus der Entwicklung der modernen Massengesellschaft ergäben, müssten erforscht werden, um auf diese Weise zu deren Verhütung beizutragen. Das umfasse nicht nur neue Institute für Arbeits-, Sozial- und Präventivmedizin, sondern gehe weit darüber hinaus. Es brauche eine groß angelegte „Gemeinschaftsforschung". Dazu gehörten auch die Rehabilitation, der in Ulm dann auch eine zentrale sozialmedizinische Rolle zukam, und die Behandlung des alternden Menschen.[251]

Der Grundgedanke war in der Tat die Aufhebung sowohl der Spezialisierung als auch der Schäden der Modernisierung in der im Departmentsystem organisierten Gemeinschaftsforschung. Um dies zu verwirklichen, brauchte es aber notwendigerweise Baumaßnahmen, die überhaupt erst Kommunikation, Verbindungen und Teamarbeit ermöglichten. Wenn dann in der zweiten Hälfte der 1960er Jahre öffentlich über die Struktur der neuen Hochschule berichtet wurde, fiel immer wieder der Begriff einer ebenso geistigen wie räumlichen „Konzentration der Kräfte". Im geplanten integrierten Ulmer Klinikum mit 1.200 Betten werde etwa der Kranke nicht mehr von einem „Spezialisten" zum anderen gebracht, sondern „der Spezialist kommt zum Kranken". Als räumliche Idealform erschien deshalb die „Hochschule unter einem Dach".[252]

---

[251] „Bericht des Gründungsausschusses über eine Medizinisch-Naturwissenschaftliche Hochschule in Ulm", Juli 1965, S. 9–10 (Hauptstaatsarchiv Stuttgart, EA 1/106, Bü 917). Gründungsausschuß der Universität Ulm (1968: 730–732).
[252] „Kampf gegen Macht und Mammon", in: Die Welt, 22.2.1967 (BAK B 138, 6509).

Keine Gesundheitsfabriken:
Zur Bauanordnung von Reformhochschulen

Als im November 1960 in den *Empfehlungen* des Wissenschaftsrates zum ersten Mal die Gründung Medizinischer Akademien in Erwägung gezogen wurde, hieß es ausdrücklich, dass der „besondere(n) Notlage im Bereich der ärztlichen Ausbildung" nicht durch den zeitaufwendigen und kostspieligen Bau neuer Kliniken allein abgeholfen werden könne. Die Gründung Medizinischer Akademien galt als „zusätzliche, rasch wirksame Maßnahme".[253] Damit war aber zugleich auch ausformuliert, dass eine schnelle Lösung für den Kapazitätsmangel gesucht und nicht unbedingt an die komplexe Errichtung einer Reformhochschule gedacht wurde. Just dies war aber das Ziel der zentralen Akteure der Ausschüsse des Wissenschaftsrates – Bargmann, Hartmann, Heilmeyer, Martini, Schoen und Uexküll –, welche die Konzepte für eine neue medizinische Ausbildung und Forschung immer stärker in den Mittelpunkt der Planungen rückten und dafür sorgten, dass seit der vierten Sitzung des Unterausschusses „Medizinische Akademien" am 29. Mai 1961 alle Beteiligten darin einig waren, dass nur in einem Neubau die diskutierten Reformideen realisiert werden könnten. Die Frage der Bauanordnung trat damit auch in den Mittelpunkt der Planungen.[254]

Das Kapazitätsproblem verlangte nach raschen Lösungen, die Reform der medizinischen Forschung und des Medizinstudiums jedoch nach wohldurchdachten und gut geplanten Strukturmaßnahmen gerade auch bei der Gestaltung komplex aufeinander abgestimmter Kliniken, Institute, Forschungseinrichtungen und Lehrgebäude. Dieses Spannungsverhältnis sollte die drei Akademieprojekte in Lübeck, Hannover und Ulm entscheidend prägen. Aus eilig in Betrieb genommenen Provisorien sollten sich modernste, ausbaufähige und der interdisziplinären und vertikalen Departmentstruktur angepasste Hochschulen mit Kliniken entwickeln. Im Sprachgebrauch der 1960er Jahre, der Kybernetik und Betriebsorganisation verband, ging es um „Verbindungen" und „Kommunikation".[255] Die nahezu fertiggestellte Zentralklinik in Hannover wurde so auch 1971 als ein zusammenhängender Baukomplex beschrieben, der sich in zehn nach Funktionen unterschiedene Bauwerk gliedere, „die durch Verbindungsbauwerke in günstige Kommunikationsbeziehungen gesetzt sind".[256]

---

253 Wissenschaftsrat (1960: 54).
254 Geschäftsstelle des Wissenschaftsrates, „Protokoll über die 4. Sitzung des Unterausschusses ‚Medizinische Akademien' am 29.5.1961 in Köln" (BAK, B/247, 16). Stefan Paulus (2010: 502–520) hat gezeigt, dass die vom Wissenschaftsrat geforderte Einheit von innerer Struktur und äußerer Gestalt auch für die Reformhochschulen in Bochum und Konstanz, weniger dezidiert auch in Regensburg, gelten sollte.
255 Siehe dazu etwa auch Junghänel (1961), der mit kritisch-marxistischer Perspektive Karl Jaspers Kommunikationsbegriff analysierte.
256 Medizinische Hochschule Hannover, „Kurzangaben zur baulichen Gesamtplanung und Planung der einzelnen Bauten", Juni 1971 (Archiv der MHH, WA 3, Nr. 6).

Über den Bau neuer Universitätskrankenhäuser wurde von den beteiligten Reformern bereits länger nachgedacht. Rudolf Schoen hatte 1954 auf der Tagung der Deutschen Gesellschaft für Innere Medizin eine ganz konkrete Lösungsmöglichkeit zur Diskussion gestellt, die sich auf die neue Krankenhausarchitektur bezog. Als beste Art des örtlichen Zusammenschlusses erschien ihm das Hochhaus, das die einzelnen Kliniken in vertikaler Anordnung und rascher und bequemer Verbindung umfasse.[257] Die Reformpläne ließen sich nur verwirklichen, führte er dann zehn Jahre später auf der 25. Sitzung des hannoverschen Gründungsausschusses aus, wenn bauliche Voraussetzungen für die Organisation von Lehre und Forschung geschaffen werden: „Dieses wird durch genügenden Raum für die Eingliederung der Studenten in das Klinikum und in die Poliklinik, durch die enge Verflechtung von klinischen und Forschungsabteilungen von den Spezialisten mit den Kliniken gewährleistet. Dabei wird gleichzeitig die denkbar beste Versorgung der Kranken in kleinen Einheiten angestrebt".[258] Ausreichende Raumkapazität und Verflechtung waren die Hauptanforderungen an die bauliche Gestaltung.

Eine strukturell reformierte Medizinische Akademie benötigte also auch einen reformierten Klinikbau, der allerdings nur in Hannover zügig verwirklicht wurde.[259] Ein großer Unterschied zwischen den drei Akademien bestand darin, dass in Lübeck die Medizinische Fakultät in die Räume der Städtischen Krankenhäuser Ost und Süd einzog und es zunächst nicht zu einem Neubau kam.[260] Ein Hauptkriterium der Erneuerung des Medizinstudiums und der medizinischen Versorgung, die Schaffung neuer baulicher Strukturen, war damit nicht erfüllt.[261] Wie Wolf-Dieter von Detmering es prägnant ausdrückte, standen am Anfang der Medizinische Akademie Lübeck keine modernen Großbauten, sondern Krankenhausbauten aus dem Jahr 1905 und Baracken. Dies sollte sich für lange Zeit nicht ändern.[262] In Hannover und Ulm hingegen war die Einrichtung von Lehr- und Forschungsmöglichkeiten in bestehenden Krankenhäusern und eilig errichteten Provisorien ausdrücklich eine kurzfristige Notlösung, um den Betrieb so schnell wie möglich aufzunehmen. Erst aber mit der Verwirklichung der Bauprojekte sollten die Medizinischen Hochschule Hannover und die Medizinisch-Naturwissenschaftliche Hochschule Ulm wirklich als Reformprojekte Gestalt annehmen. Der Neubau erschien als Bedingung der Realisierung der Reformvorhaben.[263]

---

257 Schoen (1954). Zur Krankenhausbaudebatte in den 1950er Jahren: Vogler/Hassenpflug (1962), Gollert (1960), Hassenpflug (1960), Ritter/Ritter (1954).
258 Niederschrift über die 25. Sitzung (Jubiläumssitzung) des Gründungsausschusses „Medizinische Akademie Hannover" am 19.12.1964 (Archiv der Medizinischen Hochschule Hannover, Protokolle des Gründungsausschusses der Medizinischen Hochschule Hannover 1961–1973, 15.–26. Sitzung, E 2.1. Nr.2).
259 Siehe Hepach (2007: 40–42).
260 Siehe Detmering (2004: 140).
261 Uexküll (1962: 24).
262 Detmering (2004: 139).
263 Lojewski (1963).

Wenn in den Ausschüssen des Wissenschaftsrates und der Akademieprojekte vor allem in Hannover und Ulm deutlich ausformuliert wurde, dass die Reform der Universitätsklinik auch eine neue architektonische Struktur benötigte, dann reagierte dies mit einer Fachdiskussion zum Krankenhausbau, die zu eben diesem Zeitpunkt intensiv geführt wurde. Gustav Hassenpflug, ehemaliger Bauhausstudent, Professor für Bauen und Entwerfen an der Technischen Hochschule München, rekapitulierte 1960, dass seit 1948 zwar eine Anzahl neuer Krankenhäuser entstanden seien, damit aber keineswegs die dringend notwendige Erneuerung der deutschen Krankenhausbauten erfolgt sei. Er bemängelte grundsätzlich, dass die Anzahl der Neubauten – etwa im Vergleich zu Wohnungs-, Schul- oder gar Verwaltungs- und Versicherungsbauten – noch relativ gering sei. Vor allem bewegten sich aber die bisherigen Krankenhausneubauten „teilweise in einem provinziellen Niveau in alten Bahnen". Nur bei einigen Neubauten spüre man wirklich neue Resultate oder Ansätze zu neuen Erkenntnissen. Kurz: Hassenpflug registrierte auch für den Krankenhausbau in Deutschland einen Niedergang, dem unbedingt durch Konzentration der Kräfte begegnet werden musste. Während er für die bestehenden Krankenhausanstalten trotz aller Modernisierungsversuche eine „veraltete Grundkonzeption" konstatierte, erhoffte er sich gerade vom Neubau von Universitätskliniken entscheidende Impulse.[264]

Mit der Gesamtplanung für den Bau der Medizinischen Akademie Hannover war ja bereits auf der ersten Sitzung des Gründungsausschusses der Hamburger Architekt Konstanty Gutschow betraut worden, ohne dass es zu einem Wettbewerb von Architekturbüros gekommen war. Dies lag zuallererst am engen Kontakt zwischen Stadtbaurat Rudolf Hillebrecht und Konstanty Gutschow, die sich spätestens seit 1937 kannten. Hillebrecht war im „Büro Gutschow", zu dessen Aufgaben die „Führerstadtplanungen" in Hamburg und seit November 1943 Planungsaufgaben in Albert Speers Arbeitsstab für den Wiederaufbau bombenzerstörter Städte gehörten, leitend tätig gewesen. Dieses im Mai 1945 nicht abgerissene Netzwerk führte Gutschow in der unmittelbaren Nachkriegszeit auch nach Hannover. Seit 1957 war er zudem in Düsseldorf mit Klinikbauten, u. a. auch der Generalplanung für die Medizinische Akademie, beauftragt worden. Zusammen mit Godber Nissen gestaltete Gutschow in den 1950er Jahren Krankenhäuser in Wuppertal und auf Helgoland sowie von 1956 bis 1961 die Medizinische Universitätsklinik in Tübingen.[265] Dass Planung und Bauleitung einem Privatarchitekten übertragen worden seien, so erinnerte sich über zwanzig Jahre später Jan Prendel, habe vor allem auch daran gelegen, dass die staatliche Hochbauverwaltung nicht genug Fachleute für den Krankenhausbau habe gewinnen können, um ein „Hochschulbauamt" zu gründen. Im Protokoll der ersten Sitzung des Gründungsausschusses wurde dabei fast beiläufig wiedergegeben, dass „sowohl das Anna-Stift für die

---

264 Hassenpflug (1960: 482).
265 Siehe Dorn (2017: 173–181) und Necker (2012: 328–330).

dortige Neubauplanung wie auch die Stadt für eine vorläufige Grundsatzplanung den Hamburger Architekten Gutschow herangezogen haben, der im Bau von Universitäts-Kliniken Erfahrung habe (u. a. Tübingen)".[266]

Gutschow publizierte 1959 einen Fachartikel zum Krankenhausbau und stellte dabei die Gegensatzpaare „Zentralisation" und „Dezentralisation", „rationeller Betrieb" und „wohltuende Atmosphäre" sowie „Apparatur" und „Mensch" in den Mittelpunkt seiner Überlegungen. Konzeptionell wollte er diese Kräfte „nebeneinander fruchtbar werden (…) lassen". So gebe es „Grenzschwellen der Zentralisation", „in denen sich die Vorzüge ins Negative verkehren, weil menschliche Maßstäbe mißachtet werden". Gutschow argumentierte deutlich gegen „bauliche Hypertrophien" und fragte rhetorisch, warum jeder einen Horror vor „Krankenhaus-Monstren" wie dem Södersjukhuset in Stockholm oder der Cité Hospitalière in Lille empfinde.[267] Die Hauptaufgabe der Architektur bestehe darin, erläuterte Gutschow, die einzelnen Bauteile in naher Verknüpfung oder aufgelockerter Gruppierung einander zuzuordnen. Die Herstellung mehrfach wechselweiser Beziehungen zwischen einer Vielzahl von Räumen führe zunehmend zum Bau von „mehrgeschossigen dreibündigen Tiefkörpern" ebenso wie zu „Flachkörpern".[268]

Hassenpflug kam ein Jahr später zu ähnlichen Ergebnissen. Während zur Jahrhundertwende noch der Bau von Pavillonanlagen vorgeherrscht habe, „die ohne Verbindung mit den anderen Raumgruppen und untereinander innerhalb eines Gartens lagen", sei gegenwärtig deutlich eine Neigung zur Großblockbauweise mit einem Grundriss in T- oder H-Form und eine Hinneigung zu Krankenhochhäusern spürbar. Teilweise ließe sich bei Anlagen bis zu 400 Betten die Tendenz zu einem Vielgeschossbau mit nur ein bis zwei Stationen in jeder Etage feststellen. Ursächlich dafür seien wirtschaftliche Erwägungen, die Konzentrierung der Raumgruppen und damit eine Verkürzung der Wege. Der Bauhausarchitekt Hassenpflug identifizierte darin „die Gefahr einer einseitigen Krankenhauslösung, die zwar ein technisch einwandfreies Funktionieren des Betriebes und der Heilung mit sich bringt, aber eine seelische Vernachlässigung des Patienten zur Folge haben kann". Dieser werde zu einer Nummer und das Krankenhaus zu einer „Gesundheitsfabrik" mit einer peinlich funktionierenden Hygiene, mit einer „Übertechnik". Kranke Menschen dürften aber nicht in eine Riesenanstalt ohne menschliche Atmosphäre und Maßstäbe hineingelegt werden, „mag der technische Apparat noch so raffiniert aufgebaut sein". Und so schloss Hassenpflug, dass das Hauptproblem des neuen Krankenhausbaues nicht ein Problem der Technik oder der Geschosszahl sei, sondern ein Problem der Einhaltung der Menschlichkeit: „Je umfangreicher der heute notwendige technische Apparat wird, umso mehr sollte

---

266 „Protokoll der 1. Sitzung des Ausschusses ‚Medizinische Akademie' in Hannover am 20. Dezember 1961" (Archiv der MHH, GRÜA 10019 1). Siehe auch Prendel (1985: 35).
267 Gutschow (1959: 5–6).
268 Gutschow (1959: 7–8).

das Menschliche verstärkt werden, damit das Gleichgewicht wieder hergestellt wird".[269] Als er bereits mit den Bauplanungen für die Medizinische Akademie Hannover beschäftigt war, erinnerte dann auch Gutschow wieder daran, dass es beim Krankenhausbau eben nicht nur um die funktionelle Seite und die Organisation des Krankenhausbetriebes gehe. Wenn nur diese Gesichtspunkte Berücksichtigung gefunden hätten, seien oft fabrikähnliche Gebäude entstanden. Ein Krankenhaus dürfe nicht nur ein Zweckbau sein.[270]

Im Jahr 1962 konnte Wolfram von Wolmar, Pressereferent der Deutschen Krankenhausgesellschaft, in einem Artikel mit dem Titel *Das Krankenhaus zwischen Humanität und Rationalität*, der zugleich die Beiträge des dritten Deutschen Krankenhaustages referierte, die Positionen von Gutschow und Hassenpflug bereits kanonisieren.[271] Das Kunststück, das für den Bau der Medizinischen Akademien erwartet wurde, war also zugleich rationale Organisation und eine Gestaltung im Sinne der kranken Menschen. Medizinanthropologische Ideen mussten sich im kybernetischen Bau verwirklichen. Zeitgleich existierten in der Öffentlichkeit gewisse Vorbehalte gegen die rationalen Groß- und Zweckbauten. Als in Hannover darüber diskutiert wurde, wie die Finanzierung des Bauvorhabens gesichert werden könne, sprachen sich Stadtkämmerer Siegfried Heinke und Oberstadtdirektor Karl Wiechert für die Beteiligung parlamentarischer Körperschaften aus. Wiechert wies darauf hin, dass er bald dem Rat Pläne vorlegen und dabei auch psychologisch vorgehen müsse. Es müsse klargemacht werden, dass die Patienten nicht zum Versuchsobjekt abgewertet würden und dass die Akademie nicht etwa eine Art „Gesundheitsfabrik" darstelle. Ministerialdirigent Rolf Schneider strich sich diese Stelle in seinen Unterlagen an.[272] Hillebrecht, der die hannoverschen Verhältnisse besonders gut kannte, fügte auf der nächsten Sitzung an, dass bei diesen Einführungsvorträgen die Vorzüge für die Kranken besonders hervorgehoben werden müssten, um die offenbar teilweise vorhanden Befürchtungen, es könne eine Art Gesundheitsfabrik entstehen, von Anfang an zu zerstreuen.[273] Zumindest die öffentliche Meinung konnte schnell vom Gegenteil überzeugt werden. Als schließlich im Juli 1971 das Bettenhaus der Medizinischen Hochschule Hannover eröffnet wurde, feierte die Lokalpresse, dass eine Hochschule geschaffen worden sei, die es den in ihr Tätigen leicht mache, sich wohlzufühlen. Trotz des gewaltigen Ausmaßes vor allem des Zentralklinikums besitze sie überall „Inseln der Ruhe, der Entspannung, der Er-

---

269 Hassenpflug (1960: 483).
270 „Protokoll der 13. Sitzung des Ausschusses ‚Medizinische Akademie' in Hannover, Finanzministerium, Großer Sitzungssaal, am 9. Juli 1963" (Archiv der MHH, GRÜA 10019 1).
271 Wolmar (1962).
272 „Protokoll der 7. Sitzung des Ausschusses ‚Medizinische Akademie' in Hannover am 28.9.1962 – von 8.30 – 18.15 –"; „Protokoll der 8. Sitzung des Ausschusses ‚Medizinische Akademie' in Hannover am 22. November 1962" (Archiv der MHH, GRÜA 10019 1).
273 „Protokoll der 8. Sitzung des Ausschusses ‚Medizinische Akademie' in Hannover am 22. November 1962" (Archiv der MHH, GRÜA 10019 1).

holung". Geschickt hätten die Architekten Gärten und Höfe verteilt. Kein Gang sei ein nur mauerbewehrter Schlauch, überall gebe es „Fluchtpunkte für die Augen, Abwechslung für den Blick und somit auch einmal Ablenkung von der Beschäftigung mit dem eigenen Leiden".[274] Die bauliche Umsetzung des Akademieprojektes schien also grundsätzlich den Forderungen nach einem „menschlichen Krankenhaus", wie sie seit den 1960er Jahren immer drängender vorgebracht wurden, zu entsprechen.[275]

Das Vorbild für die Klinikneubauten wurde jedoch auch in architektonischer Hinsicht zunächst in den USA gesucht. Obwohl sich dort – so etwa noch 1906 in der neu errichteten Harvard Medical School – zur Wende vom 19. zum 20. Jahrhundert am deutschen Institutssystem und disziplinärer Trennung orientiert wurde, etablierte sich Mitte der 1920er Jahre mit dem *medical school-hospital* ein viel integrativeres und einheitlicheres Modell, bei dem zudem der Engführung von Klinik, Forschung und Ausbildung ein hoher Stellenwert gegeben wurde. Maßgebend war schon in den 1890er Jahren der Bau der Johns Hopkins Medical School. Realisiert wurde der neue Hochschultyp aber vor allem an der Vanderbilt University in Nashville, Tennessee und im Columbia-Prebyterian Medical Center in New York.[276] Als im hannoverschen Gründungsausschuss im November 1962 über die Studienreise in die USA nachgedacht wurde, führte Gutschow aus, dass man bei der Verwirklichung einer wirklich modernen Hochschule, bei der Forschung, Lehre und Klinikbetrieb in idealer Weise verbunden werde, sich wesentlich an den in Amerika entwickelten Vorstellungen orientieren müsse. Gutschow hielt es deshalb für außerordentlich wichtig, dass eine Gruppe der mit der Planung betrauten Ärzte, Verwaltungsleute und Architekten von den dortigen Vorbildern entscheidende Anregungen empfange.[277] Jedoch waren keineswegs alle mit dem Vorbild USA einverstanden. Im Februar 1963, einen Monat vor der USA-Reise, konstatierte der Hygieniker Ludwig Grün von der Medizinischen Akademie Düsseldorf, der vom Gründungsausschuss in Hannover zu einer Stellungnahme eingeladen worden war, dass in Deutschland die Planung von Krankenhäusern unter dem Einfluss der amerikanischen Großbauten stehe. Aber deren Gestaltung liege auch schon mindestens zehn Jahre zurück und sei mittlerweile überholt. Zumindest müsse als fraglich angesehen werden, ob sich diese Bauten bewährt hätten. In seiner Funktion als Hygieniker wies er darauf hin, dass Großkliniken besonders anfällig für Hospitalinfektionen seien. Deshalb sprach er sich gegen eine Integration der psychiatrischen Klinik in ein Zentralklinikum aus, da „die besonderen Krankheitsmerkmale dieser Patienten sie daran hinderten, sich in genügendem Maße hygienisch zu verhalten". Unbedingt

---

274 Kallies (1971). Siehe auch Dönch (2014/15: 49–57).
275 Siehe dazu etwa Müller-Osten (1986: 83–86).
276 Siehe Carroll (2022: 33–35, 48–59, 101, 110).
277 „Protokoll der 8. Sitzung des Ausschusses ‚Medizinische Akademie' in Hannover am 22. November 1962" (Archiv der MHH, GRÜA 10019 1). Zu den Architekturplanungen und Bauten im Bereich der Universitäten in den transatlantischen Staaten insgesamt, siehe auch Muthesius (2001).

getrennt werden sollten die Innere und die Chirurgische Klinik sowie die Chirurgie und die Urologie. Grün rechtfertigte aus diesen Gründen und entgegen den architektonischen Gepflogenheiten der Zeit Krankenhäuser im Pavillonstil. Da dieses System bei der Planung in Hannover kaum noch zu verwirklichen sei, müsse sich zumindest um eine vernünftige Synthese und die Errichtung separater Eingänge und Aufzüge bemüht werden. Gutschow konstatierte nach dem Vortrag eine schwer zu überwindende Diskrepanz zwischen Theorie und Praxis. Der Ausschuss war im Grunde ratlos. Die hygienische Logik der Separierung widersprach jedenfalls dem reformerischen Ziel der Verbindungen und Vertikalisierungen. Schließlich sollte auch dies auf der USA-Reise genauer eruiert werden.[278]

Es war dann ausgerechnet Gutschow selbst, der auf der elften Sitzung des hannoverschen Gründungsausschusses, als die Ergebnisse der Studienfahrt in die USA zusammengefasst wurden, die Bedeutung der Architektur für das Reformvorhaben relativierte. Auf der Reise habe er gelernt, dass die besondere Stärke der wissenschaftlichen Arbeit in den USA auf dem guten Funktionieren des Teamworks beruhe. Da dieses von der Studienkommission aber auch dort vorgefunden worden sei, wo die baulichen Voraussetzungen keineswegs besonders gut gewesen seien, schloss er, dass es vor allem auf die Eignung der Menschen für Teamarbeit und auf gute hygienische Zustände ankomme und die bauliche Gestaltung nur sekundäre Bedeutung habe. Möglicherweise wollte Gutschow den Erwartungsdruck an die Architekten, die Reformideen bereits durch Raumgestaltung zu realisieren, ein wenig senken. Für die anderen Mitglieder des Gründungsausschusses war die Engführung von Architektur und Hochschulreform aber ein zentrales Narrativ. So konterten Heberer und Frenzel sofort Gutschows seltsame Intervention, indem sie betonten, dass in Deutschland mit allen Mitteln versucht werden müsse, den Teamwork-Gedanken zu fördern. Dazu gehöre aber eben vor allem auch eine „wohldurchdachte bauliche Anordnung, die den Wissenschaftlern durch den Zwang zu gemeinschaftlicher Arbeit und Nutzung stärker zum Teamwork heranführen könne".[279]

Im Oktober 1963 berichtete Oberbaurat Christian Voßberg über eine zweite Reise in die USA, an der neben ihm auch Fauvet, Oberamtmann Heyer sowie zwei Diplomingenieure teilnahmen und deren Schwerpunkt auf der Architektur lag. Als vorbildlich für die Planungen in Hannover sah Voßberg dabei vor allem das Michael Reese Hospital Medical Center in Chicago an, wo eine große angegliederte Forschungsabteilung, ein zwölfgeschossiges Laborgebäude, eine moderne Operationsabteilung, eine gute Küchenorganisation und eine Pflegeeinheit für Rekonvaleszenten überzeugten. Voßberg fand es besonders interessant, dass es in den Vereinigten Staaten an jeder Insti-

---

278 „Protokoll der 10. Sitzung des Ausschusses ‚Medizinische Akademie' in Hannover am 26.2.1963" (Archiv der MHH, GRÜA 10019 1).
279 „Protokoll der 11. Sitzung des Ausschusses ‚Medizinische Akademie' in Hamburg, Dammtorstraße 12, am 29. April 1963" (Archiv der MHH, GRÜA 10019 1).

tution Tierhaltung gebe, kein Hospitalismus existiere, weil die Betten jeden Tag frisch bezogen würden, und die Psychiatrische Klinik in das Gesamtklinikum integriert sei.[280] Die Unterbringung der Psychiatrie in einem Stockwerk der Zentralklinik war dann auch, trotz der von Grün vorgebrachten hygienischen Bedenken, eine bedeutsame Innovation bei der Errichtung der Medizinischen Hochschule Hannover, für die vor allem Hartmann votierte, der hervorhob, dass die Psychiatrie sich unbedingt in Nähe zu einem klinischen Nervenzentrum, der Inneren Medizin und der Psychosomatik befinden müsse. Fauvet ergänzte sogar, dass die Diskriminierung der psychiatrisch Kranken durch deren Einbeziehung in die Klinik fortfallen werde.[281] Den Studienfahrten in die USA schlossen sich weitere Reisen nach Kopenhagen und Zürich an, bei denen ebenfalls der Fokus auf den Krankenhausbau gerichtet wurde.[282] Noch Anfang 1965 fuhren Mitglieder des Gründungsausschusses, darunter auch Gutschow, Hartmann und Schoen, nach Nijmwegen und zeigten sich insbesondere von der Organisationsweise und baulichen Konzeption des Tierhauses, dem Photolabor sowie der zentralen Werkstatt für den Forschungsbereich sehr beeindruckt.[283]

In Hannover war die Bauplanung zu diesem Zeitpunkt also bereits weit fortgeschritten. Da Gutschow im Herbst 1961 im Auftrag Hillebrechts ein passendes Gelände am Roderbruch im Stadtteil Groß-Buchholz ausfindig gemacht hatte, konnte dies bei der ersten Sitzung des Gründungsausschusses am 20. Dezember 1961 von Frenzel als späteres Areal für die Akademie genannt werden. Auch Schoen hielt das Gelände aufgrund der Größe, aber auch der Nähe zu Anna-Stift und Oststadtkrankenhaus für ideal. Auf grundsätzliche Schwierigkeiten bei dem großen Gelände am Roderbruch, auf dem sich auch teilweise illegal bewohnte Schrebergärten befanden, verwies Wiechert. Denn die Enteignungen könnten recht lange dauern. Die Preise würden bereits jetzt in die Höhe getrieben. Es sei aber nur eine „Frage der Energie", wie schnell man diese Bewohner entfernen könne.[284] Auf der zweiten Sitzung wurde dann nach

---

280 „Protokoll der 15. Sitzung des Ausschusses ‚Medizinische Akademie' in Hannover, Finanzministerium am 17.101963 von 17–20 Uhr und am 18.10.1963 von 8.30–14.00 (Archiv der MHH, GRÜA 10020 2). Auch die Krankenschwester Christa von Carlowitz, die Hartmann aus Marburg kannte und allerdings vergeblich für die Akademie in Hannover gewinnen wollte, sollte eigentlich an dieser Studienfahrt teilnehmen. Siehe dazu „Protokoll der 10. Sitzung des Ausschusses ‚Medizinische Akademie' in Hannover am 26.2.1963"; „Protokoll der 13. Sitzung des Ausschusses ‚Medizinische Akademie' in Hannover, Finanzministerium, Großer Sitzungssaal, am 9. Juli 1963" (Archiv der MHH, GRÜA 10019 1).
281 „Protokoll der 8. Sitzung des Ausschusses ‚Medizinische Akademie' in Hannover am 22. November 1962"; „Protokoll der 14. Sitzung des Ausschusses ‚Medizinische Akademie' in Hannover, Finanzministerium (Großer Sitzungssaal) am 2.9.1963 von 17.00–20.00 Uhr und am 3.9.1963 von 8.30–13 Uhr" (Archiv der MHH, GRÜA 10019 1).
282 „Protokoll der 21. Sitzung des Ausschusses ‚Medizinische Akademie Hannover', Gobelinsaal, Neues Rathaus am 21. August 1964, 8.30–17.00 Uhr (Archiv der MHH, GRÜA 10020 2).
283 „Tagesordnung für die 27. Sitzung des Ausschusses ‚Medizinische Akademie Hannover' am 15./16. März 1965" (Archiv der MHH, GRÜA 10021 3).
284 „Protokoll der 1. Sitzung des Ausschusses ‚Medizinische Akademie' in Hannover am 20. Dezember 1961" (Archiv der MHH, GRÜA 10019 1). Prendel (1985: 35).

Voruntersuchungen durch den erstmals teilnehmenden Gutschow ebenfalls das Roderbruchgelände favorisiert, obwohl Probleme aufgrund des verhältnismäßig hohen Grundwasserspiegels vorhersehbar waren.[285] Stadtbaurat Hillebrecht und Staatssekretär Müller erklärten, dass zunächst eine Baukommission gegründet werden müsste, um ein abstraktes Bauprogramm aufzustellen.[286] Gutschow wurde sogleich von Ministerialdirigent Fritz Priesing, Leiter der Abteilung Hochbau im niedersächsischen Finanzministerium, beauftragt, einen Gesamtlageplan aufzustellen, der als Grundlage für baurechtliche Verfahren der Grundstücksbeschaffung dienen sollte. Mitte Februar 1962 hielt Gutschow auf einer Sitzung des „Ausschusses Medizinische Akademie" ein Referat über die städtebauliche Eignung des Roderbruchgeländes und machte einen skizzenhaften Vorschlag über die Gruppierung der Baumaßnahmen. Der Standort Roderbruch war damit endgültig für den Klinikbau festgelegt.[287] Prendel fasste rückblickend die Planungsgedanken Gutschows übersichtlich zusammen: Südlich einer Ostweststraße sollte die Zentralklinik entstehen, nördlich davon die theoretischen Institute, westlich des Klinikums Küche und Kasino, östlich die Personalwohnungen.[288]

Für die Bauplanung war es entscheidend, dass Raum für Veränderungen und Neuanpassungen gelassen wurde. Eberhard Freiherr von Medem hatte schon im November 1961 im Wissenschaftsrat darüber nachgedacht, wie sich eine elastische Handhabung baulich gestalten lassen könnte.[289] Und auch in Hannover wurde schon bei den ersten Überlegungen für den Bau einer Medizinischen Akademie festgehalten, dass dieser auch Erweiterungsmöglichkeiten haben müsse.[290] Dieses Leitmotiv der unerlässlichen Entwicklungsmöglichkeiten wurde in der Planungsphase unermüdlich wiederholt. Eine „Akademie-Klinik", so wurde ein Konsens des Gründungsausschusses formuliert, sei in keiner Weise mit einem normalen städtischen Krankenhaus vergleichbar und müsse erheblichen Spielraum für spätere Erweiterungen bieten. Wie Schoen es pointierte, sei es entscheidend für zukünftige Entwicklungen „elastisch" zu bleiben.[291] Auf der maßgeblichen fünften Sitzung des Gründungsausschusses im

---

285 „Protokoll der 2. Sitzung des Ausschusses ‚Medizinische Akademie' in Hannover am 11. Januar 1962" (Archiv der MHH, GRÜA 10019 1).
286 „Protokoll der 1. Sitzung des Ausschusses ‚Medizinische Akademie' in Hannover am 20. Dezember 1961" (Archiv der MHH, GRÜA 10019 1).
287 Fritz Priesing (Ministerialdirigent im Finanzministerium Niedersachsen, „Vermerk", 22.1.1962 (NLAH, V. V. P. 10, Nr. 96/2). Siehe auch Hillebrecht (1985: 24).
288 Prendel (1985: 36).
289 Geschäftsstelle des Wissenschaftsrates, „Protokoll der Sitzung des Ausschusses zur Beratung von Maßnahmen zur Verbesserung der klinischen Forschung vom 25.11.1961 in Köln", 8.12.1961 (Archiv der MHH, G Sammlung Schneider, Überlegungen des Wissenschaftsrates zur Medizin, 1951–1963. Band 2. Unveröffentlichtes Manuskript. Hannover, 1987).
290 „Protokoll der 1. Sitzung des Ausschusses ‚Medizinische Akademie' in Hannover am 20. Dezember 1961" (Archiv der MHH, GRÜA 10019 1).
291 „Protokoll der 7. Sitzung des Ausschusses ‚Medizinische Akademie' in Hannover am 28.9.1962 – von 8.30–18.15 Uhr –" (Archiv der MHH, GRÜA 10019 1).

April 1962, auf der die Bauplanung festgelegt wurde, betonte Gutschow noch einmal, wie wichtig es sei, in die Zukunft zu planen, damit die heutigen Vorstellungen bei der Inbetriebnahme sich nicht bereits als überholt herausstellten. Er sei nicht leicht, die Pläne in wenigen Wochen in ihrer endgültigen Form zu skizzieren. Es komme aber darauf an, durch frühzeitige Anordnung der Gebäude eine Übersicht und eine Kontrolle darüber zu gewinnen, wie viel Platz insgesamt und insbesondere im ersten Bauabschnitt in Anspruch genommen werde. Konkret stand auf lange Sicht am Roderbruch nahe des Stadtwaldes Eilenriede ein hinreichend großes Areal zur Verfügung, das genügend Reservefläche für zukünftige Erweiterungs- und Ausdehnungsforderungen enthielt. Die westlich der Akademieschwerpunkte gelegenen Kleingärten stellten noch für Jahre eine stille Reserve dar. Gutschow betonte nachdrücklich, wie das Protokoll vermerkte, dass auf jeden Fall genügend Gelände freigelassen werden müsste, um auch später noch frei disponieren zu können. Da die Medizinische Akademie nicht ein reines Krankenhaus darstelle, sondern eine Lehr- und Ausbildungsstätte für Mediziner werden solle, müsse dieser Leitgedanke in der baulichen Konzeption von Anfang an seinen Niederschlag finden.[292] Im Juli 1963 brachte Gutschow diese elastische Baukonzeption so auf den Punkt, dass das Zentralklinikum später einer Entwicklung angepasst werden könne, ohne Wesentliches an der Grundkonzeption ändern zu müssen.[293] Gleiches galt für die innere Gestaltung der Institutsgebäude. Der Forschungstrakt sollte so angelegt werden, dass er mit der Entwicklung der Wissenschaft Schritt halten könne.[294]

Das Hamburger Architektenbüro Gutschow war schließlich neben der Gesamtplanung auch mit der Gestaltung der Zentralklinik selbst befasst. In einem eigens für das hannoversche Projekt eingerichteten Büro arbeiteten dafür bis zu fünfzig Mitarbeitende. Eine zentrale Rolle kam Godber Nissen zu, der sich im Industriebau einen Namen gemacht und während des Nationalsozialismus für die Organisation Todt gearbeitet hatte. Dabei hatte er auch Gutschow kennengelernt, mit dem er in der Nachkriegszeit häufig zusammenarbeitete. 1995, zwei Jahre vor seinem Tod, wurde Nissen als ein „Meister der Nachkriegsmoderne" gewürdigt.[295] Seine Ideen prägten vor allem die innere Gestaltung des Klinikbaus. Als besonders verantwortliche Mitarbeiter standen ihm dabei die Diplomingenieure Rainer Schumacher und Knut Zerling zur Seite. Die Bauleitung übernahm das Architekturbüro Brandes.[296] Für das Zentralklinikum schlug

---

292 „Protokoll der 5. Sitzung des Ausschusses ‚Medizinische Akademie' in Hannover am 26. April 1962" (Archiv der MHH, GRÜA 10019 1).
293 „Protokoll der 13. Sitzung des Ausschusses ‚Medizinische Akademie' in Hannover, Finanzministerium, Großer Sitzungssaal, am 9. Juli 1963" (Archiv der MHH, GRÜA 10019 1).
294 „Protokoll der 13. Sitzung des Ausschusses ‚Medizinische Akademie' in Hannover, Finanzministerium, Großer Sitzungssaal, am 9. Juli 1963" (Archiv der MHH, GRÜA 10019 1).
295 Siehe dazu die Beiträge in Frank/Schwarz (1995). Außerdem auch Prendel (1985: 37).
296 Medizinische Hochschule Hannover, „Kurzangaben zur baulichen Gesamtplanung und Planung der einzelnen Bauten", Juni 1971 (Archiv der MHH, WA 3, Nr. 6).

Gutschow entweder Zweispänner oder einen Dreispänner vor, was im Gründungsausschuss zu einer intensiven Diskussion über die zweckmäßige Höhe des Klinikums führte. Schoen hatte sich ja bereits 1954 für Krankenhäuser im Hochhausstil ausgesprochen. Hartmann betonte in der Ausschusssitzung jedoch einleitend, dass man theoretisch vom Bungalowstil bis zum achtzehnstöckigen Hochhaus alle Möglichkeiten habe. Oberbaurat Voßberg favorisierte, zumindest für das Zentralklinikum, einen Hochhausbau, schränkte jedoch ein, dass es allerdings eine vernünftige bauliche Grenze gebe. Ein vollklimatisiertes achtzehnstöckiges Hochhaus verursache ja auch Mehrkosten. Prendel war es hingegen wichtiger, auch an die Nebeneinrichtungen zu denken. Grundsätzlich komme es vor allem auf die richtige Bemessung des Objektes an: „Es sollte so groß wie nötig und so klein wie möglich werden, da man weder die bauwirtschaftliche noch die finanzielle Kapazität überspannen dürfe".[297] Die Planungen, so erinnerte sich Prendel über zwanzig Jahre später, gingen rasch in Richtung eines achtgeschossigen Bettenbaus, zu dem sich parallel in zwei Trakten unterschiedlicher Höhe die Untersuchungs- und Behandlungsgruppen sowie die Polikliniken befinden sollten. Die Vorteile des hannoverschen Systems, so Prendel, hätten „in der besseren Einpassung der extrem unterschiedlichen Programmgruppen in dafür zugeschnittene Baukörper mit natürlicher Belichtung" gelegen.[298]

Im Januar 1962 sollte sich auf Vorschlag des hinzugezogenen Oberingenieurs Hermann-Wolf Meyer vom Institut für Krankenhausbau der Technischen Universität Berlin ein Unterausschuss treffen, der dem Vollausschuss Material für die Erstellung eines Raumprogrammes vorlegen sollte, in dem jeweils Größe und Funktion festgelegt würden.[299] Dafür musste zunächst geklärt werden, welche Bereiche in einem großen Klinikum zusammen mit den Zentraleinrichtungen untergebracht werden sollten und wie groß das Gebäude für die theoretischen Institute sein müsste. Die Institute sollten möglichst nebeneinander geordnet werden, jedoch von außen „als ein Komplex in Erscheinung treten". Die Vertreter der staatlichen und städtischen Bauverwaltungen wurden gebeten, „aufgrund des vorliegenden Programms erste Skizzen und Spielmodelle" vorzulegen.[300] Die Bauplanung fand auf Grundlage der Diskussionen der zweiten Sitzung des Gründungsausschusses statt, an der ja Gutschow erstmals teilgenommen hatte. Danach sollte das Hauptklinikum möglichst viele Kliniken in einem Zentralbau vereinen, um so auch die Transportwege zu verringern. Einbezogen werden sollten

---

297 „Protokoll der 5. Sitzung des Ausschusses ‚Medizinische Akademie' in Hannover am 26. April 1962" (Archiv der MHH, GRÜA 10019 1).
298 Prendel (1985: 36).
299 „Protokoll der 1. Sitzung des Ausschusses ‚Medizinische Akademie' in Hannover am 20. Dezember 1961" (Archiv der MHH, GRÜA 10019 1). Prendel (1985: 35). Meyer war in den 1960er Jahren ein häufig hinzugezogener Experte. So auch in Heidelberg und Groningen. Dazu Prendel (1985: 37). Zudem war er Autor einer Schrift zur Rationalisierung des Krankenhausbaues. Siehe Meyer (1960).
300 „Protokoll der 2. Sitzung des Ausschusses ‚Medizinische Akademie' in Hannover am 11. Januar 1962" (Archiv der MHH, GRÜA 10019 1).

Hals-Nasen-Ohren-Heilkunde, Augenklinik, Neurochirurgie und Zentralsterilisation. Bei den theoretischen Instituten sollte das Anatomische Institut zuerst und zeitgleich mit dem Klinikum errichtet werden. Auch die Pathologie sollte in engster Verbindung zum Klinikum entstehen. Nachgedacht wurde über Institute für Mikrobiologie, Serologie, Pharmakologie sowie Hygiene, einschließlich Humangenetik und Sozialmedizin. Angestrebt wurde zudem bei den einzelnen Kliniken Radiologen zu haben und eine eigene radiologische Klinik zurückzustellen. Meyer befand, dass das Raumprogramm in etwa einem dreiviertel Jahr endgültig verabschiedet werden könne, „falls nicht zu viele Sonderwünsche vorgetragen würden". Deshalb sollten die nicht im Ausschuss vertretenen klinischen und theoretischen Fächer zu den einzelnen Beratungen hinzugezogen werden.[301]

Gutschow benötigte jedoch unbedingt mehr Zahlen für die weitere Planung des Raumprogramms. Es bestand Übereinkunft, dass die einzelnen Raumprogrammkomplexe in Unterausschüssen in Form von Expertenteams eingehend vorbereitet werden müssten. Dies übernahmen Hartmann und Heberer. Gutschow bedankte sich dann auch ausdrücklich für denen Input, als er auf der achten Sitzung des Gründungsausschusses mit neuen Modellen, Skizzen und Diagrammen eine „Variante E" vorstellte. Hartmann erklärte, dass man für das Raumprogramm die übersichtliche Ordnung von erstens Bettenhaus, zweitens Poliklinik und drittens Forschungstrakt gefunden habe. So könnte auch besser erkannt werden, was Krankenhaus und was Einrichtungen für die Medizinische Akademie seien, dass die drei Arbeitsbereiche aber funktionell aufs engste zusammengehörten.[302] Um die Zuordnung der Institute untereinander und der Institute zum Klinikum zu entwickeln, brauchte es die Vorstellungen der Forschenden selbst, die beabsichtigten Schwerpunktbildungen, die besonders gewünschten Zusammenarbeitsmöglichkeiten. Gutschow sprach davon, dass es unbedingt erforderlich sei, alle zentralen Einrichtungen, wie etwa Wäscherei oder Energie- und Heizungsanlage, zu berücksichtigen und „vom Hausmeister bis zum Rektor" alle Angehörigen und Beschäftigten der späteren Hochschule einzuplanen.[303] Auch Nissens Ideen für das Zentralklinikum basierten ausdrücklich auf dem Prinzip, dass Gespräche zu daraus abgeleiteten Verbesserungen führen müssten.[304] Es sollte

---

301 „Protokoll der 3. Sitzung des Ausschusses ‚Medizinische Akademie' in Hannover am 15. Februar 1962"; „Protokoll der 14. Sitzung des Ausschusses ‚Medizinische Akademie' in Hannover, Finanzministerium (Großer Sitzungssaal) am 2.9.1963 von 17.00–20.00 Uhr und am 3.9.1963 von 8.30–13 Uhr" (Archiv der MHH, GRÜA 10019 1).
302 „Protokoll der 7. Sitzung des Ausschusses ‚Medizinische Akademie' in Hannover am 28.9.1962 – von 8.30–18.15 Uhr –"; „Protokoll der 8. Sitzung des Ausschusses ‚Medizinische Akademie' in Hannover am 22. November 1962" (Archiv der MHH, GRÜA 10019 1).
303 „Protokoll der 5. Sitzung des Ausschusses ‚Medizinische Akademie' in Hannover am 26. April 1962" (Archiv der MHH, GRÜA 10019 1).
304 „Protokoll der 16. Sitzung des Ausschusses ‚Medizinische Akademie' in Hannover, Finanzministerium am 2. Dezember 1963 von 17–20 Uhr und am 3. Dezember 1963 von 8.30–14.00 Uhr" (Archiv der MHH, GRÜA 10020 2).

ein besonders Merkmal des Gründungsausschusses und der Vorbereitungsarbeiten von Gutschow und Nissen sein, diejenigen mit in die Planung einzubeziehen, die in den fertiggestellten Räumen tätig sein würden. Gutschow legte viel Wert auf die fachliche Beratung und wünschte sich einen medizinischen „Fachmann" an seiner Seite, ebenso einen klinischen „Verwaltungsmann".[305] Als Gutschow diesen Wunsch nach medizinischer und behördlicher Expertise im Juli 1962 noch einmal wiederholt hatte, wurden vom Gründungsausschuss Hartmann und Fauvet mit dieser Aufgabe betraut. Oberamtmann Heyer, Leiter des Krankenhauswesens, fungierte als Kontaktmann für klinische Verwaltungsfragen.[306] Auch die „wesentliche Funktion" einer Oberschwester hob Gutschow hervor, weshalb dann auch seit Mitte Mai 1964 die leitende Schwester Rosemarie Kunkel an den Sitzungen des Gründungsausschusses teilnahm.[307] Bei der Anordnung des Pflegebereichs bezog sich Nissen vor allem auf seine Gespräche mit Schwestern und Oberschwestern. Danach sollte jede Pflegegruppe siebzehn Betten erhalten und zwei Pflegegruppen zu einer Einheit zusammengefasst werden. Nissen war aus pflegerischen Gründen strikt dagegen, dass drei bis vier Stationen zu einer Großstation zusammengefasst würden. Da aber zugleich auch über Schwesternmangel geklagt wurde, setzte sich Hartmann für Kleinststationen mit achtzehn Betten ein. Schwestern hätten zu wenig Aufstiegsmöglichkeiten, die Position der selbstständigen Stationsschwester wäre aber ein Anreiz, der helfen könne, alle Plätze zu besetzen. Allerdings lehnten Gutschow und Schoen Pläne zu Kleinststationen aus baulichen Gründen und praktischen Erwägungen ab.[308]

Im April 1962 einigte sich der Gründungsausschuss in Hannover endgültig darauf, das Anatomische Institut zeitgleich mit dem Zentralklinikum im ersten Bauabschnitt

---

305 „Protokoll der 6. Sitzung des Ausschusses ‚Medizinische Akademie' in Hannover am 5. Juni 1962" (Archiv der MHH, GRÜA 10019 1).
306 „Vermerk, Betr. Medizinische Akademie; hier: Verhältnis zwischen Stadt und Land", 13.7.1962 (NLAH, Nds. 401, Acc. 2003/171, Nr. 20). „Protokoll der 7. Sitzung des Ausschusses ‚Medizinische Akademie' in Hannover am 28.9.1962 – von 8.30–18.15 –" (Archiv der MHH, GRÜA 10019 1).
307 „Protokoll der 11. Sitzung des Ausschusses ‚Medizinische Akademie' in Hamburg, Dammtorstraße 12, am 29. April 1963" (Archiv der MHH, GRÜA 10019 1). „Protokoll der 19. Sitzung des Ausschusses ‚Medizinische Akademie' in Hannover, Finanzministerium (Großer Sitzungssaal) am 12. Mai 1964 von 10.30–18.30 Uhr und am 13. Mai 1964 von 8.30–13.20 Uhr" (Archiv der MHH, GRÜA 10020 2). Kunkel verließ die Medizinische Hochschule anderthalb Jahr später wieder. Ihre Nachfolgerin wurde Ruth Brinkmann. Dazu „Protokoll der 31. Sitzung des Gründungsausschusses ‚Medizinische Hochschule Hannover' in Hannover, Finanzministerium, großer Sitzungssaal am Mittwoch, dem 24. November 1965, 14–18.30 Uhr", 22.12.1965; „Protokoll der 28. Sitzung des Gründungsausschusses ‚Medizinische Akademie Hannover' in Hannover, Finanzministerium, am 18. Mai 1965, 8.30–17 Uhr"; „Protokoll der 30. Sitzung des Gründungsausschusses ‚Medizinische Hochschule Hannover' in Hannover, Finanzministerium, großer Sitzungssaal am Mittwoch, den 13. Oktober 1965 – 15–18.30 Uhr und am Donnerstag, dem 14. Oktober 1965 – 8.30–12.30 Uhr"; „Protokoll der 35. Sitzung des Gründungsausschusses ‚Medizinische Hochschule Hannover' in Hannover, Finanzministerium, großer Sitzungssaal am 28. Juni 1966, 14.30–18.30 Uhr" (Archiv der MHH, GRÜA, 10021 3). (Archiv der MHH, GRÜA 10021 3).
308 „Protokoll der 7. Sitzung des Ausschusses ‚Medizinische Akademie' in Hannover am 28.9.1962 – von 8.30–18.15 –" (Archiv der MHH, GRÜA 10019 1).

zu errichten. Entsprechend wurde auch mit der Besprechung dieses Raumprogramms begonnen, das auf Ausführungen des Instituts für Krankenhausbau beruhte. Der als Berater hinzugezogene Neuroanatom Paul Glees, Inhaber des Lehrstuhls für Physiologie an der Universität Göttingen und einer der wenigen aus dem Exil zurückgekehrten Mediziner, dachte in diesem Zusammenhang auch über die Schwerpunktverlagerung im Bereich der Anatomie und die Modernisierung der Lehrmethoden nach.[309] Der Fokus der Baumaßnahmen lag aber auf dem Zentralklinikum, von dem so schnell wie möglich zumindest der Rohbau realisiert sein sollte, während die Innenfertigstellung dann in Etappen geplant wurde. Jedoch stellte Gutschow schon am 5. Juni 1962 in einem Vortrag unter Verwendung von umfangreichem Karten- und Skizzenmaterial unmissverständlich fest, dass die Bauangelegenheit viel länger dauern würde als zunächst angenommen. Heberer ging davon aus, dass die Zentralklinik noch etwa drei Jahre Planungszeit und weitere vier bis fünf Jahre Bauzeit brauche. Dabei standen die Bauplanungen von Beginn an auch unter Zeitdruck. Die allerdings nie verwirklichte, aber zu Beginn der 1960er Jahre für notwendig erachtete Gesamträumung des Nordstadtkrankenhauses, für das die Akademie eine Art Ersatz darstellen sollte, machte es laut Stadtrat Gleibe notwendig, das Zentralklinikum en bloc zu planen und schnell zu bauen. Auch Schoen forderte die rasche Umsetzung dieses Großprojektes. Man habe so einen repräsentativen und eindrucksvollen Anfang, neben dem die später noch zu erstellenden Kliniken und Institute vergleichsweise klein erschienen und leichter realisiert werden könnten.[310]

Gutschow ging bei seinen Planungen im Juni 1962 von einer langgestreckten „Vier-Stationen-Klinik" aus. Prendel unterstützte diese Idee, da sie mehr Anknüpfungsmöglichkeiten zu den anderen, später zu errichtenden Kliniken ermöglichen würde.[311] Hartmann stellte dazu noch einmal kategorisch fest, dass bei den Baumaßnahmen immer von der Verbindung zwischen Kliniken und Polikliniken, zwischen Kliniken und Forschung sowie der Einbeziehung der Studierenden in den Klinikbetrieb ausgegangen werden müsse.[312] Gutschow betonte wiederum, dass der Reiz des Krankenhausbaus in der Ordnung der Gebäude zu einer kleinen, in sich geschlossenen Welt bestehe. Deshalb drängte sich ihm zwanglos der Vergleich zum Städtebau mit Verkehrswegen auf, „zur städtebaulichen Gliederung in Zellen mit Bereichen des Wohnens, des Arbei-

---

309 „Protokoll der 5. Sitzung des Ausschusses ‚Medizinische Akademie' in Hannover am 26. April 1962" (Archiv der MHH, GRÜA 10019 1). Zu Paul Glees siehe auch Forsbach (2006: 83–84).
310 „Protokoll der 6. Sitzung des Ausschusses ‚Medizinische Akademie' in Hannover am 5. Juni 1962" (Archiv der MHH, GRÜA 10019 1). Konstanty Gutschow/Godber Nissen/Richard Zorn, „Hannover, Medizinische Akademie an der Eilenriede. Planungsstand: Juni 1962" (NLAH, V. V. P. 10, Nr. 96/2).
311 „Protokoll der 6. Sitzung des Ausschusses ‚Medizinische Akademie' in Hannover am 5. Juni 1962" (Archiv der MHH, GRÜA 10019 1). Konstanty Gutschow/Godber Nissen/Richard Zorn, „Hannover, Medizinische Akademie an der Eilenriede. Planungsstand: Juni 1962" (NLAH, V. V. P. 10, Nr. 96/2).
312 „Protokoll der 7. Sitzung des Ausschusses ‚Medizinische Akademie' in Hannover am 28.9.1962 – von 8.30–18.15 –" (Archiv der MHH, GRÜA 10019 1).

tens, der Versorgung, des Erholens".³¹³ Die architektonische Sprache beschrieb den Klinikbau mit den Begriffen der parallelen Zonen, Querverbindungen, Anschlüsse und durchdachten Wegesystemen, welche die Zonen der Untersuchung und der Behandlung sowie der Forschung und der Klinik verbinden. Gutschow favorisierte dabei allerdings eine getrennte Wegeführung. Eine Idee, die aus dem gedanklichen Fundus der „organischen Stadtbaukunst" stammte, welche die Architekturtheorie in der Bundesrepublik bis weit in die 1960er Jahre dominierte. Hervorgegangen aus einer Kritik der „Vermassung" und Problematisierung der Massenbewegungen, ausgerichtet am Diskurs über „Entartung und Gesundung der Stadt" kam der Funktionstrennung in einer aufgelockerten, gegliederten, quasi-natürlichen Stadtlandschaft eine zentrale Bedeutung zu.³¹⁴ Als Gutschow 1964 durch die Technische Hochschule Hannover die Auszeichnung der Fritz-Schumacher-Stiftung verliehen wurde, verteidigte er die „organische Stadtbaukunst" noch einmal und richtete sich sowohl gegen utopische Vorstellungen von „Wegen in eine neue, geplante, künstliche Umwelt" als auch gegen eine neue Großstadtromantik, das Lob der Urbanität. Wer da – wie er selbst – Vorstellungen einer aufgelockerten, gegliederten Stadt vertrete, werde hingegen „Anti-Städter" gescholten.³¹⁵ Gutschow übertrug diese Ideen zur gegliederten Stadtplanung auf das Krankenhaus. Innerhalb des äußerlich sehr kompakt erscheinenden Gesamtkomplexes sollten sich die einzelnen Bereiche schließlich doch voneinander trennen und abgrenzen. Es handle sich um eine „senkrechte Kammlösung" mit getrennten Wegführungen. So unterschied er dann auch zwischen Versorgungs-, Fahrverkehrs- und Fußgängerebenen, die voneinander separiert werden sollten.³¹⁶ Ein zumindest im Gründungsausschuss nicht reflektierter Widerspruch bei den Bauplanungen bestand deshalb auch darin, wie das Gebot der Verbindung, das ja nicht nur der Rationalität des modernen Krankenhausbaus dienen, sondern auch die Kommunikation zwischen Klinik, Forschung und Lehre erleichtern sollte, mit dem Dogma der Wegetrennung in Einklang gebracht werden konnte.

Die Aufgabe des Gründungsausschusses bestand nun darin, so Gutschow, die „Ideen der Zentralklinik" herauszuarbeiten, so dass die Architekten diese in ein bauliches Gefüge umsetzen könnten. Anleitend war dabei eine durch Wandelbarkeit und Veränderlichkeit des ganzen Komplexes dynamisierte, besonders enge Konzen-

---

313 Gutschow (1959: 6–7).
314 Dazu beispielhaft Reichow (1948).
315 Konstanty Gutschow, „Zur städtebaulichen Diskussion. Rede anläßlich der Verleihung des Fritz-Schumacher Preises", Hannover 1964 (Archiv der MHH, WA 18).
316 „Protokoll der 10. Sitzung des Ausschusses ‚Medizinische Akademie' in Hannover am 26.2.1963" (Archiv der MHH, GRÜA 10019 1). „Protokoll der 32. Sitzung des Gründungsausschusses ‚Medizinische Hochschule Hannover' in Hannover, Finanzministerium, großer Sitzungssaal am Montag, dem 10. Januar 1966, 15–18.30 Uhr, und am Dienstag, dem 11. Januar 1966, 8.30–12.30 Uhr", 21.2.1966 (Archiv der MHH, GRÜA, 10021 3).

tration von Pflege, Forschung und Lehre.[317] Zu den Bauplanungen gab es allerdings in Deutschland überhaupt keine Vergleichsprojekte. Entsprechende Großbauten im Ausland – Gutschow nannte erneut die Cité Hospitalière in Lille oder das Södersjukhuset in Stockholm – erschienen ihm weder funktionsmäßig noch architektonisch befriedigend gelöst. Auf Basis der Vorentwurfsfassung wollte sich Gutschow bemühen, eine Reduzierung des Raumprogramms und des Volumens sowie eine architektonische Gestaltung, „die den Bau auf den Menschen kleiner wirken lasse", zu erreichen. Das Problem, dies wurde in der anschließenden Diskussion noch klarer, war eine mögliche Überdimensionierung. So entstanden zwischen April 1962 und dem Sommer 1963 schließlich über tausend Bauzeichnungen.[318] Im Juli 1963 stand ein endgültiges Raum- und Funktionsprogramm für die Zentralklinik – Gutschows Entwurf „F.7" und Meyers Raumprogramm –, womit dann auch die erste Entwicklungsphase für beendet erklärt wurde.[319] Gebaut wurde schließlich ein 250 Meter langes Bettenhaus mit acht Stockwerken. Parallel verlaufend wurde dazu ein siebzig Meter kürzerer Trakt mit jeweils vier Geschossen errichtet, der als Untersuchungs-, Behandlungs- und Forschungsbau, kurz „UBF-Bau", firmierte. Diesem Komplex aus mehreren Ebenen sollte bei der kurzen Verbindung zwischen Grundlagenforschung und Klinischer Forschung eine entscheidende Scharnierfunktion zukommen. Er umfasste vor allem die Operationsabteilung, das Klinische Forschungszentrum und die Zentrale Röntgendiagnose. Unmittelbar angeschlossen waren die Polikliniken und das Zentrallabor. Dem UBF-Bau zugeordnet war zudem das Lehrgebäude mit Bibliothek und Hörsaalbereich, das ja das „Herzstück" der Hochschule darstellte. Gutschow erläuterte dem Gründungsausschuss dazu unermüdlich die „funktionellen Zusammenhänge".[320] Auch der UBF-Bau basierte auf den Beobachtungen, welche die Reisegruppe des Gründungsausschusses in den USA gewonnen hatten. So sollte Diagnostik und Forschung möglichst

---

317 „Protokoll der 13. Sitzung des Ausschusses ‚Medizinische Akademie' in Hannover, Finanzministerium, Großer Sitzungssaal, am 9. Juli 1963" (Archiv der MHH, GRÜA 10019 1).
318 „Protokoll der 9. Sitzung des Ausschusses ‚Medizinische Akademie' in Hannover am 15.1.1963", „Protokoll der 13. Sitzung des Ausschusses ‚Medizinische Akademie' in Hannover, Finanzministerium, Großer Sitzungssaal, am 9. Juli 1963" (Archiv der MHH, GRÜA 10019 1).
319 „Protokoll der 13. Sitzung des Ausschusses ‚Medizinische Akademie' in Hannover, Finanzministerium, Großer Sitzungssaal, am 9. Juli 1963" (Archiv der MHH, GRÜA 10019 1). Prendel (1985: 37).
320 „Protokoll der 28. Sitzung des Gründungsausschusses ‚Medizinische Akademie Hannover' in Hannover, Finanzministerium, am 18. Mai 1965, 8.30–17 Uhr"; „Protokoll der 30. Sitzung des Gründungsausschusses ‚Medizinische Hochschule Hannover' in Hannover, Finanzministerium, großer Sitzungssaal am Mittwoch, den 13. Oktober 1965 – 15–18.30 Uhr und am Donnerstag, dem 14. Oktober 1965 – 8.30–12.30 Uhr"; „Protokoll der 31. Sitzung des Gründungsausschusses ‚Medizinische Hochschule Hannover' in Hannover, Finanzministerium, großer Sitzungssaal am Mittwoch, dem 24. November 1965, 14–18.30 Uhr", 22.12.1965 (Archiv der MHH, GRÜA, 10021 3). 42. Sitzung des Gründungsausschusses der Medizinischen Hochschule Hannover in Hannover, Neues Rathaus, Gobelinsaal am Donnerstag, dem 7. März 1968, 9–13.45 Uhr" (Archiv der MHH, GRÜA, 10022 4). Medizinische Hochschule Hannover, „Zentralklinik. Bauherr: Land Niedersachsen. Architekten: Konstanty Gutschow/Godber Nissen", o. D., ca. Januar 1966 (BAK, B/138, 6511).

kliniknah stattfinden, wobei klinische Forschung und Grundlagenforschung eng verbunden wurden. Aber ebenso wurden auch Behandlungsräume und Operationsabteilungen angeschlossen. Wie Hartmann es zusammenfasste, war die innere Struktur des UBF-Baus auf eine zugleich zweckmäßige und sparsame Integration gerichtet.[321] Die Reihenfolge beim Bau der Zentralklinik sah zunächst die Fertigstellung von Bettenbau und UBF-Bau, dann die Lehrgebäude, das Radiologische Institut und den Laborbau vor. In einem dritten Bauteil sollten die Polikliniken und die Physikalische Therapie entstehen.[322]

Am 17. Juni 1963 tagte der Unterausschuss „Medizinische Akademien" des Wissenschaftsrates. Betont wurde dort, so berichtete Erich Heinz dem Gründungsausschuss in Hannover, dass verhindert werden müsse, dass die Institute zu autarken Einrichtungen würden. Diese sollten nicht nur gut mit den Kliniken verbunden werden, sondern auch eine starke Verbindung untereinander eingehen. Die Verwirklichung der Teamworkidee war der Grundgedanke des Unterausschusses, so Frenzel. Deshalb sollten die einzelnen Institute auch nicht in sich abgeschlossen sein. Mehrere verschiedenartige Institute sollten in einem Gebäudekomplex auch baulich enge Beziehungen eingehen. In einer ersten Baustufe sollte ein Institutskomplex errichtet werden, der die drei Fächer Anatomie, Physiologie und Physiologische Chemie beherbergt. Ähnliches sollte für Pathologie, Mikrobiologie und Hygiene sowie Pharmakologie folgen. Im Gründungsausschuss wurde noch einmal ausdrücklich festgehalten, dass die Verzahnung verschiedener Institute anzustreben sei.[323] In Ulm, wo die Engführung von Reform und Architektur stets betont wurde, hieß es zwei Jahre später ähnlich, dass durch sachgemäße Anordnung der einzelnen Gebäudeteile die Voraussetzungen für die Zusammenarbeit der hierauf angewiesenen Abteilungen sichergestellt werden müssten: „Dabei wird besonders Wert darauf zu legen sein, daß die einzelnen baulichen Einheiten gegeneinander offengehalten werden und jeder Anschein einer isolierenden Trennung schon im Baulichen vermieden wird".[324]

Bei aller Bedeutung, die der Zentralklinik zukam, stellte der Bau und die Gestaltung der Bereiche für Lehre und Forschung eine besondere Herausforderung dar. Schließlich war in ihnen ja der „Schwerpunkt der Akademie" zu sehen. Im Sommer 1963 fand in Hannover die entscheidende Planungsphase statt und die Planungsentwürfe wurden feinjustiert und angepasst. Mit dem Bau der Theoretischen Institute I und II

---

321 Siehe dazu Raspe (2022: 203).
322 „Protokoll der 32. Sitzung des Gründungsausschusses ‚Medizinische Hochschule Hannover' in Hannover, Finanzministerium, großer Sitzungssaal am Montag, dem 10. Januar 1966, 15–18.30 Uhr, und am Dienstag, dem 11. Januar 1966, 8.30–12.30 Uhr", 21.2.1966 (Archiv der MHH, GRÜA, 10021 3).
323 „Protokoll der 13. Sitzung des Ausschusses ‚Medizinische Akademie' in Hannover, Finanzministerium, Großer Sitzungssaal, am 9. Juli 1963" (Archiv der MHH, GRÜA 10019 1).
324 „Bericht des Gründungsausschusses über eine Medizinisch-Naturwissenschaftliche Hochschule in Ulm, Juli 1965", S. 12 (Hauptstaatsarchiv Stuttgart, EA 1/106, Bü 917). Gründungsausschuß der Universität Ulm (1968: 734).

wurden dann die Architekten Ernst Otto Roßbach und Hans Hermann Priesemann sowie Walter und Sigrid Kleine beauftragt.[325] Für die Integration der theoretischen Institute in die Klinik war erneut eine Gesamtplanung notwendig. Fresen und Heinz legten dazu dem Gründungsausschuss im Mai 1963 eine Einteilung in Gruppen vor, denen die passenden Institute zugeordnet wurden. Anatomie und Pathologie sollten eng an das Zentralklinikum angebunden werden. Insbesondere dem Anatomischen Institut kam dabei zentrale Bedeutung für die Baukonzeption zu. Nach Gutschows Plan sollten die Institute wesentlich in einer „Kammform" angeordnet werden. Für jedes Institut war ein eigener quergestellter Hörsaal vorgesehen. Durch diese Anordnung würden die Wege zu den einzelnen Instituten in jedem Fall nicht mehr als fünfzig Meter betragen, „so daß man von zu weiten Wegen, die einer fruchtbaren Zusammenarbeit entgegenstünden, überhaupt nicht sprechen könne". Gestritten wurde weiter über die Geschosshöhe der Institutsbauten. Hartmann schlug den Bau eines Turms vor, in dem eine größere Anzahl von Instituten konzentriert werden sollte. Was, so wurde es im Protokoll des Gründungsausschusses vermerkt, von den Vertretern der theoretischen Fächer mit Zurückhaltung aufgenommen wurde. Zur Gesamtplanung der theoretischen Institute sowie deren Integration wurde schließlich eine Kommission, bestehend aus Heinz, Burkhardt, Glees, Hartmann und Fresen, gebildet. Für die Baumaßnahmen wurde aber bereits eine Dringlichkeitsliste entworfen, bei der das geplante Doppelinstitut für Anatomie, in dem zunächst auch die Physiologie untergebracht werden sollte, ganz oben stand.[326]

Während die Gesamt- und Raumplanung eilig voranschritt, galt es aber ebenso auch, die Neubauten in die bestehende Stadtstruktur zu integrieren. Im Juli 1962 wurde bei einer Besprechung im Ministerium, an der Staatssekretär Müller, Oberstadtdirektor Wiechert und Stadtbaurat Hillebrecht teilnahmen, noch einmal dezidiert über die unterschiedlichen Aspekte der Bauplanung diskutiert. Wiechert vertrat dabei ausdrücklich die Position der Stadt Hannover, nach der das Land als Bauträger für die gesamte Akademie einschließlich Klinikum auftreten solle. Dabei mussten, so systematisierte dies Hillebrecht, vier unterschiedlichen Planungsvorhaben organisiert werden: erstens die Stadtplanung, zweitens die Planung der Gesamtakademie, drittens die Pla-

---

325 „Protokoll der 13. Sitzung des Ausschusses ‚Medizinische Akademie' in Hannover, Finanzministerium, Großer Sitzungssaal, am 9. Juli 1963; „Protokoll der 14. Sitzung des Ausschusses ‚Medizinische Akademie' in Hannover, Finanzministerium (Großer Sitzungssaal) am 2.9.1963 von 17.00–20.00 Uhr und am 3.9.1963 von 8.30–13 Uhr" (Archiv der MHH, GRÜA 10019 1). Tatsächlich verwahrte sich Gutschow gegenüber einem Redakteur der *Hannoverschen Allgemeinen Zeitung* als „Architekt der Hochschule" bezeichnet zu werden und nannte neben Rossbach und Priesemann für die Institutsgruppe I und das Zentrale Tierlabor noch zahlreiche andere Architektengruppen, die für einzelne Bereiche, wie die Forschungswerkstätten, die Kinderklinik oder Wohnhausgruppen, zuständig waren. Konstanty Gutschow an Hans Kallies, 26.5.1971 (Archiv der MHH, WA 3, Nr. 6).
326 „Protokoll der 12. Sitzung des Ausschusses ‚Medizinische Akademie' am 27. Mai 1963, 9.00 Uhr, in Hannover, Finanzministerium" (Archiv der MHH, GRÜA 10019 1).

nung des Zentralklinikums und viertens die Planung der Institute. Während die Stadt für die Stadtplanung zuständig war, unterlagen alle anderen Vorhaben dem Land.[327] Gutschow fokussierte, etwas kompakter als dies Hillebrecht getan hatte, auf drei Planungsvorhaben und verwies dabei erstens auf die städtebauliche Gesamtplanung im Roderbruchgelände, zweitens die Gesamtplanung der Medizinischen Akademie und drittens die Planung des Zentralklinikums.[328] Für Hannover lässt sich feststellen, dass 1962 aus dem hochschulreformerischen ein architektonisches und schließlich ein städtebauliches Problem geworden war.[329] Die Landeshauptstadt stand dabei selbst für eine städtebauliche Modernisierung und war ja sogar vom *Spiegel* im Jahr 1959 ob des vom Stadtbaurat Rudolf Hillebrecht organisierten Neuaufbaus als „Stadt des Jahres 2000" ausgerufen worden.[330] Auch hier zeigte sich der Einfluss der „organischen Stadtbaukunst", der Hillebrecht konzeptuell folgte.[331] Es sei daran erinnert, dass das Organische im ersten Drittel des 20. Jahrhunderts gerade in der Medizin als Gegenmodell zur abwertend so bezeichneten mechanistisch-naturwissenschaftlichen Medizin konstruiert wurde, zudem architektonischen Visionen auch eine medizinische Metaphorik zukam. Hier kann sowohl für die Medizin als auch für die Architektur eine diskursive Kontinuität von den 1920ern bis in die 1960er Jahre festgestellt werden.[332] Die Kooperation von Hillebrecht und Gutschow garantierte in diesem Sinne eine harmonische und „organische" Gestaltung der Medizinischen Hochschule im Rahmen des fortgesetzten Wiederaufbaus der kriegszerstörten Stadt.

Einwände gegen den am Rande der Stadt gelegenen Standort Roderbruch wurden vom Gründungsausschuss schnell relativiert. Dieser sei schon aufgrund der grundsätzlich günstigen Verkehrsverhältnisse, der letztlich genügenden Stadtnähe, der verhältnismäßig geeigneten Bodenverhältnisse und des Vorhandenseins eines Reserveplatzes ideal. Im Februar 1962 fanden Gespräche mit der städtischen Verkehrsgesellschaft Üstra statt. Während diese für einen Busanschluss plädierte, setzte sich Gutschow erfolgreich für eine Stadtbahnlinie ein.[333] Es ging zunächst um die verkehrsmäßige Anbindung, die vor allem „autogerecht" auf Straßenplanung ausgerichtet war, der aber auch bereits „Elemente von morgen und übermorgen" zugrunde gelegt wurden. Dies meinte auch unterirdische „Hochleistungsstraßenbahnen" vom Stadtzentrum zur

---

327 „Vermerk, Betr. Medizinische Akademie; hier: Verhältnis zwischen Stadt und Land", 13.7.1962 (NLAH, Nds. 401, Acc. 2003/171, Nr. 20).
328 „Protokoll der 7. Sitzung des Ausschusses ‚Medizinische Akademie' in Hannover am 28.9.1962 – von 8.30–18.15 Uhr –"; „Protokoll der 8. Sitzung des Ausschusses ‚Medizinische Akademie' in Hannover am 22. November 1962" (Archiv der MHH, GRÜA 10019 1).
329 Schneider (1985: 18).
330 Anonym (1959).
331 Reichow (1948). Siehe auch Necker (2012).
332 Siehe etwa Meyer (1934). Vgl. dazu Kuchenbuch (2014), Krauskopf/Lippert/Zaschke (2009), Harrington (2002: 318–355).
333 „Protokoll der 3. Sitzung des Ausschusses ‚Medizinische Akademie' in Hannover am 15. Februar 1962" (Archiv der MHH, GRÜA 10019 1).

Akademie.[334] Anhand der Stadtplanung lässt sich noch einmal aufzeigen, wie grandios die Akademiepläne zu Beginn der 1960er Jahre konzipiert wurden. Gutschow sprach davon, dass in dem weiteren Akademiegelände 60.000 Einwohner angesiedelt werden könnten. Der Akademiebereich könne einen eigenen Stadtteil bilden, wenn die verkehrsmäßige Erschließung in der von ihm vorgestellten Form sichergestellt werden könne.[335] Im Sinne des „organischen Stadtbaus" musste an der neuen Peripherie notwendigerweise auch ein neues Zentrum entstehen. Im Laufe des Jahres 1964 wurden die Planungsideen zur Akademiestadt dann weiter konkretisiert. Es wurde an ein „gemischtes Siedlungsgebiet für Akademiebedienstete und andere Bewohner" gedacht. Zwei Drittel der Akademiestadt sollten von Angehörigen der Akademie bewohnt werden und ein Drittel von anderen Bevölkerungsschichten.[336] Auch diese Planungen sollten von Gutschow organisiert werden. Der „allgemeine Wohnungsbau", der neben der Idee einer „Akademiestadt" auch pragmatischere Lösungen in der näheren Umgebung des Baugeländes vorsah, war seit 1965 ein ständiges Thema auf den Sitzungen des Gründungsausschusses.[337]

Problematisch blieb allerdings die zeitgerechte und organisatorische Durchführung. Engpässe auf dem Baumarkt, die deshalb notwendige Erprobung neuer Baumethoden, die zu einer stärkeren Verwendung von Fertigelementen führte, wurden schon 1963 als Hemmnisse angesehen.[338] Im März 1965 wurde mit den Baumaßnahmen im Roderbruchgelände begonnen, die eigentliche Bauphase setzte im Herbst 1965 ein. Möglich war dies überhaupt nur, weil Gastarbeiter vor allem aus der Türkei und Jugoslawien für die Durchführung des Baues angeworben wurden. Prendel berichtete auf einer Sitzung des Gründungsausschusses Mitte Oktober stolz, dass in der kommenden Woche die ersten Betonklötze für das Bettenhaus gegossen würden.[339] Gutschow hatte im Oktober 1963 berichtet, dass sich in der Baukonstruktion der Trend zum Mischbau herausgebildet habe. So wurde dann auch zugleich mit den vorgesehenen Fertigtei-

---

334 „Protokoll der 19. Sitzung des Ausschusses ‚Medizinische Akademie' in Hannover, Finanzministerium (Großer Sitzungssaal) am 12. Mai 1964 von 10.30–18.30 Uhr und am 13. Mai 1964 von 8.30–13.20 Uhr" (Archiv der MHH, GRÜA 10020 2).
335 „Protokoll der 5. Sitzung des Ausschusses ‚Medizinische Akademie' in Hannover am 26. April 1962" (Archiv der MHH, GRÜA 10019 1).
336 „Protokoll der 21. Sitzung des Ausschusses ‚Medizinische Akademie Hannover', Gobelinsaal, Neues Rathaus am 21. August 1964, 8.30–17.00 Uhr"; „Protokoll der 22. Sitzung des Ausschusses ‚Medizinische Akademie Hannover' am 22. Oktober 1964" (Archiv der MHH, GRÜA 10020 2).
337 „Protokoll der 32. Sitzung des Gründungsausschusses ‚Medizinische Hochschule Hannover' in Hannover, Finanzministerium, großer Sitzungssaal am Montag, dem 10. Januar 1966, 15–18.30 Uhr, und am Dienstag, dem 11. Januar 1966, 8.30–2.30 Uhr", 21.2.1966 (Archiv der MHH, GRÜA, 10021 3).
338 „Protokoll der 13. Sitzung des Ausschusses ‚Medizinische Akademie' in Hannover, Finanzministerium, Großer Sitzungssaal, am 9. Juli 1963" (Archiv der MHH, GRÜA 10019 1).
339 „Protokoll der 30. Sitzung des Gründungsausschusses ‚Medizinische Hochschule Hannover' in Hannover, Finanzministerium, großer Sitzungssaal am Mittwoch, den 13. Oktober 1965 – 15–18.30 Uhr und am Donnerstag, dem 14. Oktober 1965 – 8.30–12.30 Uhr" (Archiv der MHH, GRÜA 10021 3). Auch Prendel (1985: 42).

len und der klassischen Bauweise gearbeitet.[340] Die Fertigstellung der Klinikgebäude vollzog sich schrittweise seit 1969, als der erste Institutsbau für den theoretisch-medizinischen Bereich, das Theoretische Institut I, teilweise in Betrieb genommen wurde, der vor allem die vorklinischen Institute für Anatomie, Physiologie und Biochemie umfasste. Die Wirtschaftsgebäude und technischen Zentralen folgten 1970; 1971 dann Wohngebäude, Wäscherei und Forschungswerkstätten. Die Zentralklinik wurde schließlich am 19. Juli 1971 eröffnet und die Kinderklinik im Januar 1972. Der Bau der Zahnklinik begann 1971, während der zweite Institutsbau für die klinisch-theoretische Medizin, das Theoretische Institut II, im Herbst 1977 fertiggestellt wurde.[341]

Anders als in Hannover, wo die Bauplanungen lange vor der Gründung der Hochschule begannen, wurde in Ulm erst im Gründungsjahr der Medizinisch-Naturwissenschaftlichen Hochschule intensiver über einen Neubau nachgedacht, der die Forschung auf ideale Weise mit Lehre und Krankenversorgung verbinden sollte. Baulich sollte dies durch das Prinzip des „alles unter einem Dach" umgesetzt werden.[342] Vorüberlegungen entwickelten im November 1966 Studierende des renommierten Architekten Horst Linde, der die Professur für Hochschulplanung und Entwerfen an der Technischen Hochschule Stuttgart innehatte, das Zentralarchiv für Hochschulbau leitete und sich dezidiert mit Konzepten einer Campusuniversität, die er als „Universitätsstadt" bezeichnete, auseinandersetzte. Linde hatte bereits für die Lübecker Akademie ein Gutachten zur baulichen Entwicklung vorgelegt und kann generell als der entscheidende Bauplaner für Hochschulneugründungen in Westdeutschland bezeichnet werden. Seit 1969 gab er ein mehrbändiges Standardwerk zum Hochschulneubau heraus.[343] Die von den Studierenden entworfenen Konzepte für den Bau einer Medizinisch-Naturwissenschaftlichen Hochschule sollten am Oberen Eselsberg, der schon im Juli 1966 als idealer Standort von der baden-württembergischen Landesregierung erworben worden war und 300 Hektar umfasste, verwirklicht werden. Das neue Hochschulgebiet war immerhin vier Kilometer vom Stadtkern entfernt, jedoch in unmittelbarer Nähe zum neuen Stadtteil Eselsberg. Als Hauptschwierigkeit wurde dabei identifiziert, die Hochschule vor einem „Ghettodasein" zu bewahren. Ein Problem, dem ja in Hannover mit der Gründung einer Akademiestadt begegnet werden sollte. Die Ulmer Bürger müssten auch in das Hochschulviertel einbezogen werden, hieß es

---

340 „Protokoll der 15. Sitzung des Ausschusses ‚Medizinische Akademie' in Hannover, Finanzministerium am 17.10.1963 von 17–20 Uhr und am 18.10.1963 von 8.30–14.00 Uhr" (Archiv der MHH, GRÜA 10020 2).
341 Medizinische Hochschule Hannover, „Kurzangaben zur baulichen Gesamtplanung und Planung der einzelnen Bauten", Juni 1971; Lothar Pollak, „Bau der theoretischen Institute II der Medizinischen Hochschule Hannover – MHH", o. D. (Archiv der MHH, WA 3, Nr. 6).
342 Staatsministerium Baden-Württemberg, „Pressemitteilung Nr. 42/67. Verflechtung von Naturwissenschaften und Medizin kennzeichnet die neue Medizinisch-Naturwissenschaftlichen Hochschule Ulm", 22.2.1967 (BAK B/136, 5673).
343 Arbeitsausschuß Medizinische Akademie Lübeck (1968: 633). Siehe auch Linde (1969) und Linde (1965). Dazu auch Paulus (2010: 501–502).

in den Planungen der Studierendengruppe, etwa durch ein neues Sportzentrum oder eine Ladenstraße mit Restaurants. Das künftige Hochschulviertel sollte deshalb auch von drei Seiten mit guten Verkehrsverbindungen erschlossen werden. Nachgedacht wurde über einen Bau mit Campus-Charakter und ohne Durchgangsverkehr, ebenso aber auch über die strikte Trennung von Verkehrs- und Fußgängerebene, wie es ja auch in Hannover die Planungen anleitete.[344]

Auch für den Ulmer Gründungsausschuss war es von zentraler Bedeutung, Lösungen zu finden, wie die Forschungsstätten und die Hörsaal- und Kliniktrakte miteinander verbunden werden könnten. Votiert wurde dabei für eine vertikale Anordnung der Institute in mehrgeschossigen Häusern, um so eine möglichst enge Zusammenarbeit der jeweiligen Professuren zu erleichtern. Die Architekturstudierenden hingegen bevorzugten eine Lösung durch die Zuordnung von horizontal geordneten Gebäuden, um so die Flexibilität zu erhöhen, damit auch spätere Neuorganisationen möglich würden. Es sei nun Aufgabe von Linde, der auch der staatlichen Hochbauabteilung vorstand, so hieß es in der Presse, unter Beachtung der finanziellen Möglichkeiten eine Synthese zwischen den Wünschen der auf Teamwork eingeschworenen Wissenschaftler und den von Soziologie und Stadtplanung gleichermaßen beeinflussten Erfahrungen der Architekten zu finden. Ein an der Technischen Hochschule Stuttgart entworfenes Modell aus Gips und Plastik zeige einen breit angelegten Komplex hoher und flacher Gebäude in Hangbebauung. Die Professoren wünschten aber kürzere Wege und eine mehr vertikale Anordnung des Klinikums. Dem standen ästhetische Bedenken gegen eine Skyline am Rande Ulms entgegen. Ohnehin war aber in einer Phase der wirtschaftlichen Rezession sparsames Bauen oberstes Gebot.[345] Konzeptualisiert wurde der Bau schließlich von Hans-Walter Henrich, dem zusammen mit Karl-Heinz Reisert und Ulrich Schweizer später dann auch der Hugo-Häring-Architekturpreis für die Gestaltung eines „flexiblen Systems" verliehen wurde, „das wesentlich zur unaufhaltsamen Reformbewegung" beigetragen habe.[346]

Es war insbesondere der Anatom Emil Tonutti, der sich zur Funktion der Architektur für das Reformvorhaben Gedanken machte.[347] Anlässlich des Besuches von Gerhard Stoltenberg in Ulm im März 1968 fasste er diese prägnant zusammen: Der Strukturplan der Universität Ulm, so Tonutti, weiche wesentlich von der Struktur bisheriger Universitäten ab und zwinge dazu, für die Bauplanung, insbesondere aufgrund der Verflechtung funktioneller Raumgruppen, neue Überlegungen anzustellen. So wür-

---

344 „Kein Ghetto für Ulmer Hochschule", in: *Stuttgarter Zeitung*, 30.11.1966 (BAK B 138, 6509). „Geländefrage gelöst. Uni kann gebaut werden", in: *Schwäbische Donau-Zeitung Ulm*, 29.7.1966; „300 Hektar für Ulmer Universitätsgelände", in: *Stuttgarter Nachrichten*, 29.7.1966 (Hauptstaatsarchiv Stuttgart, EA 1/106, Bü 918).
345 „Kein Ghetto für Ulmer Hochschule", in: *Stuttgarter Zeitung*, 30.11.1966 (BAK B 138, 6509). Am. (1969: 400).
346 Zitiert nach Hepach (2007: 40).
347 Emil Tonutti, „Zur Aufbauplanung der Universität Ulm", 31.3.1968 (BAK B 138, 6509). Dazu auch Paulus (2010: 498).

den in Ulm keine Institute und Kliniken herkömmlicher Art, etwa in Gestalt isolierter Baukörper mit weitgehend autarker Ausrichtung für Forschung und Lehre, errichtet. Diese seien unwirtschaftlich sowie für den Unterricht und die wissenschaftliche Zusammenarbeit hinderlich. Das strukturelle Grundelement der Universität Ulm bilde hingegen die Abteilung. Mehrere Abteilungen würden zu vier naturwissenschaftlich-theoretisch-medizinischen und drei klinischen Zentren zusammengefasst. Zwischen den drei Fakultäten, die durch die Zentren sozusagen flexibilisiert wurden, sollten keinerlei Grenzen bestehen. Ihnen lagen keine räumlichen Einheiten zugrunde. Jeder Abteilung stehe eine Anzahl an Räumen als Kernbereich zur Verfügung. Diese Raumgruppe sei verhältnismäßig klein, überschaubar und bewusst unvollständig gehalten, werde aber ergänzt durch Verfügungsräume für konkrete Forschungsvorhaben. Für die Lehre, für alle Hilfsdienste zur Forschung und für Spezialmethoden sollten zentrale Einrichtungen der Universität und der einzelnen Zentren bereitstehen. Sektionen sollten zusätzlich aufwendige oder schwierige Spezialmethoden pflegen."[348]

Die bauliche Verwirklichung sollte sich in fünf Stufen vollziehen. Schon in der ersten Stufe sollte das „Prinzip der Integration aller Lehr- und Forschungseinrichtungen" verwirklicht werden, erklärte Tonutti. Eine unerlässliche Voraussetzung dafür sei, dass die bauliche Gestalt der Universität alles unter einem Dach aufzunehmen vermöge: „Das Aufbauwachstum einer Universität mit völlig integrierter Struktur planvoll zu steuern, ist eine neuartige Aufgabe ohne Vorbild".[349] Die Baustufen basierten auf einer provisorischen Vorstufe. So wurden auch seit der Gründung vor allem die städtischen Kliniken, die grundsätzlich weiter in städtischer Hand blieben, auf dem Safranberg, dem Michelsberg und in Söflingen genutzt und erweitert. Die umgebaute ehemalige Privatklinik Johanneum diente dem Aufbau des Zentrums für Klinische Grundlagenforschung und die Universitätsbibliothek wurde im ehemaligen Kloster Wiblingen untergebracht. Einige Verwaltungsgebäude und zwei Laborgebäude mussten bei den bisher städtischen und dann universitären Kliniken errichtet werden. Die ersten Bauten am Oberen Eselsberg wurden schließlich seit Juli 1969 „in Schnellbauweise" zunächst in Form von Kurssälen für etwa tausend Studierende in den vorklinischen Fächern errichtet.[350]

Die Architekten gingen von einer Fachgliederung aus, bei der Fakultäten, Abteilungen, Zentren, Sektionen sowie Zentrale Einrichtungen in Beziehungen gesetzt sind. Dass sie dabei die Fakultäten weiterhin als Grundordnung, der alle anderen Einheiten untergeordnet sind, platzierten, zeigt, dass sie die Grundgedanken des „Ulmer Modells" doch nicht wirklich verstanden hatten. Als Kernzone des linearen Flächennutzungsplans fungierten die Einrichtungen des Gemeinbedarfs, zu denen vor allem

---

348 Emil Tonutti, „Zur Aufbauplanung der Universität Ulm", 31.3.1968 (BAK B 138, 6509).
349 Emil Tonutti, „Zur Aufbauplanung der Universität Ulm", 31.3.1968 (BAK B 138, 6509).
350 „Baden-Württemberg: Neue Universitäten werden billiger", in: *Akademischer Dienst*, 3.11.1967 (BAK B 138, 6509).

Bibliothek, Rechenanlage, Hörsäle und Mensa gezählt wurden. Diese wurden in einer inneren Hauptstraße gruppiert, die auf den Namen „Lernweg" getauft wurde. Dort schlossen einerseits die Zentren der Naturwissenschaft und der theoretischen Medizin sowie andererseits die Zentren der Klinik und der medizinischen Grundlagenforschung an. Mensa, Verwaltung, Läden und Dienstleistungen fungierten als Bindeglied zu den Schwesternhäusern und Studentenheimen. Die Universität sollte ausdrücklich auch durch ein verbindendes Wohnquartier an das Wohngebiet des Eselsberg angeschlossen werden. Da das Strukturziel der Universität auf Kooperation beruhte, sah der Baumassenplan eine netzartige Bebauung mit teilweiser Überbauung des Lernwegs vor. Als Fixpunkte der Bebauung sollten vertikale Versorgungselemente in den Kreuzpunkten dienen, bestehend aus Treppen, Aufzügen und Installationsschächten. Zwischen jedem zweiten Vertikalelement war eine Versorgungs- und Verkehrsstraße geplant, damit jeder Fixpunkt bedient werden konnte. Die Bauplanung folgte dabei grundsätzlich einer „Analyse der Tätigkeitsmerkmale der Hochschulnutzer". Diese Nutzungsarten wurden zu drei Gruppen zusammengefasst, denen Zonen bautechnischer Flächenarten entsprachen. So wurde für die theoretische Medizin und Mathematik eine büroartige Nutzung und für die Chemie und Physik eine laborartige Nutzung vorgesehen. Hinzu sollten die Bettenhäuser des Krankenhauses kommen. Der Bau sollte schon nach Fertigstellung der ersten Baustufe genutzt werden, weshalb die Architekten dem linearen Prinzip der Bauleitplanung folgten. So sollte schon die erste Baustufe in sich funktionsfähig sein und alle Einrichtungen enthalten, die für Lehre und Forschung notwendig waren. In den weiteren Baustufen ging es dann um die Forschungseinrichtungen mit Versuchsanlagen, Bibliothek und Rechenanlage, schließlich um ein Klinikum mit 1.200 Betten. Besonders hervorgehoben wurde dabei die nachträgliche „Mikroerweiterungsfähigkeit" bestehender Komplexe. Eine Umorientierung der Strukturziele könne zur Entwicklung weiterer in sich fertiger Teiluniversitäten ähnlicher Größe „in einem molekularen Prinzip" führen.[351] Gestaltet wurde also, wie es der Historiker Wolf-Dieter Hepach prägnant beschreibt, ein nach jeder Seite erweiterbares netzartiges System.[352] So wurde seit dem Sommer 1969 sukzessive ein Campus geschaffen, dessen Fertigstellung sich jedoch über einen sehr langen Zeitraum hinzog. Die sogenannte Baustufe A war 1973 abgeschlossen, die Baustufe B dann 1974. Aufgrund der schlechten Haushaltslage stagnierte in den nächsten Jahren der Weiterbau. Auf die Errichtung des Klinikums musste bis in die späten 1980er Jahre gewartet werden.[353]

Wenn die Umsetzung der Baumaßnahmen in Ulm auch der raschen Verwirklichung der Medizinischen Hochschule Hannover in großem Zeitabstand nachfolgte, gestaltete sich die Errichtung der Universität Ulm immer noch dynamischer als die der Medi-

---

351 Am. (1969).
352 Hepach (2007: 40).
353 Siehe Hepach (2007: 41).

zinischen Akademie Lübeck, die noch weitaus länger als ein Provisorium wahrgenommen wurde. Dabei hatte Senator Plust sich schon im Juli 1964 an die Bauverwaltung der Stadt Lübeck gewandt. Die Vorarbeiten der Medizinischen Akademie seien so weit gediehen, dass nun mit der Vorbereitung und Durchführung der nach Abschluss des Provisoriums notwendigen Bauten begonnen werden müsse. Allerdings tat sich in dieser Hinsicht in den nächsten Jahren zunächst wenig. Im Frühjahr 1966 wurde durch die Einrichtung eines Bauamtes „Medizinische Akademie" endlich auch über die architektonische Gestaltung eines Reformprogrammes nachgedacht.[354] Es sollte nicht nur ein großes leistungsfähiges Klinikum entstehen, sondern der Klinikkomplex auch in die Ausbildungs- und Forschungseinrichtungen integriert werden. Im Mai 1967 wurde ein „Großklinikum als Organismus" angedacht. Die Kooperation in Forschung und Lehre und allen Leistungsstellen sollte zu einem wirtschaftlich arbeitenden Betrieb führen – integriert in die übergeordneten Einrichtungen der Ausbildung, angepasst an das Ziel der Studienreform. Die Hochschule erschien dabei als Gesamtrahmen, in dem Medizin, Naturwissenschaft und Technik untereinander sinnvoll angesiedelt würden. Ein experimenteller Hochschultypus sollte gepflegt, die vielfältigen Bezüge eines solchen Komplexes innerhalb eines kommunalen Lebensraumes genutzt sowie Überschneidungs- und Kontaktflächen zwischen dem Hochschulbereich und den Wohn- und Geschäftsgebieten geschaffen werden. Diese Planungsideen überschritten bereits die Ausgangskonzeption einer Medizinischen Akademie.[355] Im Verwaltungsrat der Medizinischen Akademie Lübeck wurde im August 1968 eine städtebauliche Vision der Bauverwaltung der Hansestadt diskutiert, nach der am Standort des Krankenhauses Ost ein voll integrierter Forschungs-, Ausbildungs- und Krankenversorgungskomplex errichtet werden solle, der gar nicht als isolierter Campus anzusehen sei, sondern „aus einem städtischen Ortsteil herauswächst und mit diesem verbunden bleibt". Die Rede war von der Schaffung eines „Straßenmarktes" als Ort der Begegnung zwischen „profanen" Versorgungsbauten und „sakralen" akademischen Bauten. Der Flächenordnungsplan war dabei ausdrücklich flexibel gestaltet und sollte nicht dazu zwingen, „auf einmal verwirklicht zu werden". Eher vage sollten Verflechtungen und Bausysteme nacheinander, je nach Notwendigkeit und Finanzierungsmöglichkeiten, festgelegt werden. Teilkomplexe sollten errichtet werden, ohne jedoch die erforderlichen Integrationen aufzugeben. Letztlich sollte eben doch zu jedem Zeitpunkt „ein in sich geschlossenes, verständliches, funktionierendes Teilgebilde gewährleistet sein".[356] Beeinflusst sicherlich durch das „Ulmer Modell" sollte nunmehr auch in Lü-

---

354 Gesundheitsverwaltung an Bauverwaltung, 24.7.1964 (Archiv der Hansestadt Lübeck, 4.5–6, 111).
355 Senat der Hansestadt Lübeck, Bauverwaltung, „Bericht aus dem Bauamt Medizinische Akademie 3", o. D. (LASH, Abt. 510, Nr. 13389).
356 Verwaltungsrat der Medizinischen Akademie Lübeck, „Niederschrift Nr. 24 über die Sitzung des Verwaltungsrates der Medizinischen Akademie Lübeck am 14. August 1968" (Archiv der Hansestadt Lübeck, 4.05–6/92).

beck das Konzept einer „Medizinisch-Naturwissenschaftlich-Technischen Universität" umgesetzt werden. Dafür erschien die Krankenhausanlage Ost, weit südlich der Altstadt aber in gerade noch günstiger Entfernung, ideal.

Die Entwicklung in Lübeck hinkte dennoch der in Hannover und Ulm deutlich hinterher. So erschien es dem Dekan der Medizinischen Akademie Lübeck Arnold Kleinschmidt im April 1969 notwendig, ein neues Strukturprogramm aufzustellen, das als Voraussetzung für die zukünftige bauliche Entwicklung funktionieren sollte. Hauptziel war die Ordnung der Beziehungen zwischen Lehre, Forschung und Praxis nach fachstrukturellen und ökonomischen Gesichtspunkten. Es ging um ein höchst erreichbares Maß an Flexibilität auf allen Ebenen. Die bestehenden Probleme, auf die von den Studierenden selbst, aber auch von den organisierten Angestellten hingewiesen wurde, verlangten nach einer allerdings kaum realisierbaren hochschulpolitischen und fachstrukturellen Differenzierung. Als Ziel wurde nunmehr die Entwicklung von einer gesamtmedizinischen Hochschule zu einer medizinisch-naturwissenschaftlichen Universität ausgewiesen. Dies sollte durch die Hinzunahme weiterer naturwissenschaftlicher Fächer und schließlich den Zusammenschluss mit den benachbarten Fachhochschulen sowie der Ingenieursschule Lübeck zu einer medizinisch-naturwissenschaftlich-technischen Universität führen. Bauliches Ziel war die Schaffung eines Klinikkomplexes, der eine optimale Kooperation aller Fachbereiche in Krankenversorgung sowie in Lehre und Forschung ermögliche. Der Bau sollte dann in ein medizinisches, operatives und pädiatrisches Zentrum gegliedert werden. Diese Anordnung müsste wiederum dem Fortschritt der Medizin laufend angepasst werden. Die Struktur der Fachrichtungen sollte sich nach Spezialgebieten innerhalb der Hauptfächer richten.[357] Mit dem Generalbebauungsplan war zugleich auch eine Neuausrichtung verbunden. Im Strukturplan wurde noch einmal die wesentliche Bedeutung vertikaler Gliederung und räumlicher Konzentration hervorgehoben. Die Strukturidee des klinisch-theoretischen Zentrums, bei der Institute in Fachgruppen eingefügt würden, die jeweils baulich und ökonomisch zugeordnet wären, folgte grundsätzlich den integrierten Reform- und Bauideen, wie sie auch in Hannover und Ulm vertreten worden waren.[358] An der Entwicklung in Lübeck war allerdings im Februar 1969 seitens des Wissenschaftsrates bemängelt worden, dass der geplante Neubau eines Institutsblocks für Hygiene, Pathologie und Pharmakologie nicht auf einen für den Aufbau der Akademie entwickelten Gesamtplan zurückgehe. Leussink schlug deshalb konkret vor, den Neubau eher als „Verfügungsgebäude" zu planen. Ministerialrat Willy-Andreas Ziegenbein vom schleswig-holsteinischen Kultusministerium, Vorsitzender des Verwaltungsrats

---

357 Arnold Kleinschmidt, „Strukturprogramm als Grundlage des Generalbebauungsplanes für die Medizinische Akademie Lübeck", 21.4.1969 (LASH, Abt. 605, Nr. 3864).
358 Arnold Kleinschmidt, „Strukturprogramm als Grundlage des Generalbebauungsplanes für die Medizinische Akademie Lübeck", 21.4.1969 (LASH, Abt. 605, Nr. 3864). Universität zu Lübeck/Borck/Braun (2014: 20).

der Medizinischen Akademie Lübeck, betonte wohl auch deshalb im Mai desselben Jahres, dass das Gründungsgutachten dem Strukturprogramm mit dem Klinikbau zugrunde liege.[359]

Im Januar 1970 meldeten die *Lübecker Nachrichten* dann bereits, dass noch im selben Jahr an der Ratzeburger Allee im Krankenhaus Ost mit dem Bau eines Gebäudes begonnen werden solle, das sinnigerweise auf den Namen „Transitorium" getauft wurde. Es ging also erneut nicht um die Errichtung eines Gesamtkomplexes, eines „Definitivums", sondern um eine relativ kostengünstige Zwischenlösung, um endlich die Konsolidierungsphase abzuschließen. Der langgezogene Bau sollte, viergeschossig gebaut und flexibel verwendbar, innerhalb von drei Jahren fertiggestellt sein und 20 Millionen DM kosten. So verkündeten dies jedenfalls der Lübecker Bausenator Werner Kresse und Oberbaurat Schaefer, Leiter des Bauamtes „Medizinische Akademie". Untergebracht werden sollten im Transitorium nebst einzelnen Abteilungen, gemeinsamen Einrichtungen und der Kleintierhaltung vor allem Institute für Pathologie, Pharmakologie, Hygiene und Medizinische Mikrobiologie.[360] Mit dem Bau des Komplexes wurde tatsächlich im Oktober 1970 begonnen, der angeschlossene Hörsaal stand pünktlich zur Feier des zehnjährigen Bestehens des nunmehr Hochschule genannten Lübecker Projektes im November 1974 zur Verfügung. Die Fertigstellung und der Einzug der Institute erfolgten dann in den nächsten zwei Jahren. Das Krankenhaus Süd wurde zeitgleich wieder in städtische Hand zurückgegeben.[361] Weitere Bauten wie etwa die Bibliothek, die 1977 eröffnet wurde, und drei Blöcke für die Vorklinik, die im Herbst 1983 eingeweiht wurden, entstanden erst im Laufe der folgenden zehn Jahre. Das erste Bettenhaus folgte 1985 und das Zentralklinikum sogar erst in einzelnen Bauschritten bis 1999. Baulich unterschied es sich mit den zwei bis drei Stockwerken, angepasst an den Pavillonbaustil, nunmehr deutlich von den Hochschulen in Ulm und Hannover.[362]

Es ließe sich hier auch von unterschiedlichen Zeitmaßen sprechen. Die bauliche Realisierung, die von so vielen Variablen abhängig war, verlief viel träger als die Planungen in den Ausschüssen. Wenn man so will, begannen die Baumaßnahmen sich von den Reformideen sukzessive zu entfernen. Es wird im abschließenden Kapitel gezeigt werden, dass in diesem Missverhältnis auch die Erodierung der Hochschulreform im Bereich der Medizin mitbegründet liegt. Aufgrund der Finanzierungsprobleme wurde die versprochene Einheit von Hochschulbau und Reformideen immer

---

359 Hans Leussink an das Kultusministerium des Landes Schleswig-Holstein, 21.2.1969 (BAK, B/138, 11558). Verwaltungsrat der Medizinischen Akademie Lübeck, „Niederschrift Nr. 29 über die Sitzung des Verwaltungsrates der Medizinischen Akademie Lübeck am 25.5.1969" (Archiv der Hansestadt Lübeck, 4.05–6/92).
360 „Noch in diesem Jahr: Baubeginn eines Transitoriums für 20 Mill. Mark", Lübecker Nachrichten, 21.1.1970 (Universität zu Lübeck, Historie, https://www.uni-luebeck.de/aktuelles/nachricht/artikel/baubeginn-fuer-das-transitorium.html, 1.11.2023).
361 Universität zu Lübeck/Borck/Braun (2014: 24).
362 Universität zu Lübeck/Borck/Braun (2014: 26, 28, 30).

weniger zum anleitenden Prinzip. Aber bei den Neubauten ging es ohnehin nicht nur um die Realisierung hochschulreformerischer Ziele, sondern um eine Modernisierung und Automatisierung des Gefüges von Klinik, Forschungsinstituten und Lehreinrichtungen. Diese Art der kybernetisch verstandenen Rationalisierung und letztlich auch Ökonomisierung stand seit Mitte der 1960er Jahre immer mehr im Mittelpunkt der Bauplanungen.

Rationalisierung: Die Organisationsform des Krankenhaus-, Forschungs- und Lehrbetriebs

Dass es beim Bau von Universitätskrankenhäusern in der Tat nicht nur um die Umsetzung von Reformideen gehen konnte, fasste Gutschow im Februar 1963 im Gründungsausschuss der Medizinischen Akademie Hannover pointiert zusammen: „Die Architekten ständen vor der Aufgabe, Forderungen der Rationalisierung, zur Personalersparnis, der Zusammenarbeit der medizinischen Disziplinen, die zur baulichen Zentralisation und Konzentration drängen, mit denen der Hygiene, der Abwehr des Hospitalismus, in Übereinstimmung zu bringen".[363] Gerade der Dissens zwischen architektonischer Gestaltung und hygienischen Maßgaben wurde Mitte des 20. Jahrhunderts anhand von Fachgutachten ausgetragen. Die Rationalisierung des Krankenhausbetriebes durch entsprechende Baumaßnahmen war wiederum auch im arbeitsphysiologischen Sinne von zentraler Bedeutung im Krankenhausbau. Spätestens mit der 1966 einsetzenden Wirtschaftskrise wurde aber auch die sparsame Bauweise immer wichtiger. Insbesondere in Ulm wurde versucht, mit Fertigbauteilen schnell und vor allem günstig zu bauen.[364]

Schon bei den Modellen, die im Wissenschaftsrat für die Struktur zukünftiger Medizinischer Kliniken diskutiert wurden, kam der Rationalisierung der Betriebsabläufe entscheidende Bedeutung zu. Dies umfasste die Anzahl der Betten, die Zuordnung der Abteilungen zur Klinik und die Gliederung des ärztlichen, wissenschaftlichen, pflegerischen sowie medizinisch-technischen Personals.[365] Dies lässt sich *en passant* aus den Selbstdarstellungen in Hannover, Lübeck und Ulm herauslesen. Auf der ersten Sitzung

---

363 „Protokoll der 10. Sitzung des Ausschusses ‚Medizinische Akademie' in Hannover am 26.2.1963" (Archiv der MHH, GRÜA 10019 1).
364 Siehe Hepach (2007: 40). Auch die Verwendung von vorgefertigten Teilen für den Universitätsbau war aus den USA übernommen worden. Dazu Paulus (2010: 499–500).
365 „Modell für die Struktur der Medizinischen Klinik (Anlage 1 zum Bericht des Ausschusses für die Ausarbeitung von Vorschlägen über die optimale Grösse u. Struktur von Universitätskliniken)", 15.1.1960 (Archiv der MHH, G Sammlung Schneider, Überlegungen des Wissenschaftsrates zur Medizin, 1958–1960. Band 1. Unveröffentlichtes Manuskript. Hannover, 1978). Hinzu kämen sonstiger Labordienst und Handwerker, Pflegepersonal, Büro- und Schreibkräfte, Bademeister sowie – die ausdrücklich weiblich markierten – Bibliothekarinnen, Archivarinnen, Krankengymnastinnen und Sozialfürsorgerinnen.

des Gründungsausschusses in Hannover wurde darüber nachgedacht, dass die einzelnen Abteilungen in den Kliniken nicht zu weit voneinander entfernt sein dürften, „da man die Kranken nicht über Treppen und lange Gänge von einer Untersuchung zur nächsten schicken könne".[366] Es ging schlicht darum, die „optimal günstigsten Verbindungsmöglichkeiten" zu entwickeln.[367] In einer eigens errichteten „Musterstation" wurde dazu erprobt, unter welchen architektonischen Voraussetzungen und in welcher personellen Struktur „Ärzte", „Schwestern", „Pfleger" und „technisch-wirtschaftliche Mitarbeiter" „optimal funktionieren".[368] Wie sehr dies auch ins Detail gehen konnte, zeigt sich anschaulich anhand einer kurzen Diskussion über die Anordnung der Chefarztzimmer, die im hannoverschen Gründungsausschuss stattfand. Hartmann hielt es für sinnvoll, „die Chefärzte dorthin zu setzen, wo der Schwerpunkt ihrer Tätigkeit liege". Der mit dem Innenausbau befasste Godber Nissen stellte dazu klar, dass ja nicht alles auf einer Ebene angeordnet werden könne: „Das reibungslose Funktionieren des Krankenhausbetriebes hänge daher mit der Leistungsfähigkeit der Fahrstühle zusammen".[369] Es ging, wie es später auch im Lübecker Strukturplan vermerkt wurde, um „ökonomische Zuordnung".[370]

Tayloristische Arbeitsorganisation leitete also mit gewisser Selbstverständlichkeit die Baumaßnahmen an. Wenn Institutsgrenzen aufgehoben wurden, dann mussten auch neue funktionsfähige und vor allem auch zeitsparende Verbindungen geschaffen werden. Es mussten beim Krankenhaus nicht nur das Verpflegungssystem, zentrale Versorgungsdienste und Transportwesen integriert, Rohrpostsysteme und EDV-Anlagen konstruiert oder Be- und Entlüftungen reguliert werden, sondern Verbindungswege geschaffen werden, die etwa die Zentralklinik mit den theoretischen Instituten durch ein Tunnelsystem verbinden sollten.[371] Klinische Hilfsinstitute sollten nicht im Klinikgebäude selbst untergebracht sein, sondern in eigenen Gebäuden, die in unmittelbarer Nähe zur Klinik liegen „und von ihnen trockenen Fußes auf unterirdischen oder oberirdischen Gängen erreicht werden können".[372] Als das Institut für Kranken-

---

366 „Protokoll der 1. Sitzung des Ausschusses ‚Medizinische Akademie' in Hannover am 20. Dezember 1961" (Archiv der MHH, GRÜA 10019 1).
367 „Protokoll der 8. Sitzung des Ausschusses ‚Medizinische Akademie' in Hannover am 22. November 1962" (Archiv der MHH, GRÜA 10019 1).
368 Anonym (1964).
369 „Protokoll der 8. Sitzung des Ausschusses ‚Medizinische Akademie' in Hannover am 22. November 1962" (Archiv der MHH, GRÜA 10019 1).
370 Arnold Kleinschmidt, „Strukturprogramm als Grundlage des Generalbebauungsplanes für die Medizinische Akademie Lübeck", 21.4.1969 (LASH, Abt. 605, Nr. 3864).
371 „Protokoll der 10. Sitzung des Ausschusses ‚Medizinische Akademie' in Hannover am 26.2.1963 (Archiv der MHH, GRÜA 10019 1). „Protokoll der 19. Sitzung des Ausschusses ‚Medizinische Akademie' in Hannover, Finanzministerium (Großer Sitzungssaal) am 12. Mai 1964 von 10.30–18.30 Uhr und am 13. Mai 1964 von 8.30–13.20 Uhr" (Archiv der MHH, GRÜA 10020 2).
372 Rudolf Zenker, „Vorschläge zur Gliederung einer Chirurgischen Universitäts-Klinik im Hinblick auf die optimale Gestaltung der Behandlung der Kranken, der Ausbildung der Assistenten, der Forschung und der Lehre", 9.8.1961 (BAK, B/247, 16).

hausbau der Technischen Universität Berlin der Medizinischen Akademie Lübeck Planungsvorschläge für ein Klinisches Forschungszentrum machte, wurde diese Funktionslogik noch einmal deutlich ausgeschrieben: Das Klinische Forschungszentrum solle in sinnvoller Lage zu den Klinik- und Institutsbereichen sowie den Gemeinsamen Zentralen Einrichtungen errichtet werden. Es müsse in erster Linie ein enger funktioneller Zusammenhang sowohl zum Verbindungsweg – Brücke oder Tunnel – zwischen Altbereich und Neukliniken und den Gemeinsamen Zentralen Einrichtungen – Tierlabor, Großgeräteabteilung, Illustrationsabteilung – als auch dem später zu errichtenden Strahlenzentrum geschaffen werden.[373]

Das ideale Ziel der Akademieprojekte war, wie es Heilmeyer auf der dritten Sitzung des Unterausschusses „Medizinische Akademien" des Wissenschaftsrates im Mai 1961 kategorisch ausdrückte, die Schaffung einer Organisationsform, in der Integration und Spezialisierung auf eine rationale Weise verbunden sei.[374] Die integrative Flexibilisierung war also nur schwer von Rationalisierungsmaßnahmen zu unterscheiden. Beides wurde als Modernisierung verstanden und war an Formen technischer Entwicklung gebunden. Dies betraf insbesondere die Einrichtung von Forschungszentren und Zentrallaboratorien. Als entscheidendes Bindeglied für das Gelingen des „Ulmer Plans" wurde das bereits im Wissenschaftsrat angedachte Zentrum für Klinische Grundlagenforschung mit Laboratorien konzipiert, dem eine Scharnierfunktion zwischen Klinik und Forschung zukommen sollte. Im Klinischen Forschungszentrum, erklärte Heilmeyer, sollten Klinik und Naturwissenschaft mit dem Ziel ergiebigerer wissenschaftlicher Arbeit, aber auch zur rationelleren Nutzung von kostspieligen Apparaten und hochspezialisiertem Personal gemeinsam zusammenarbeiten.[375] Im Bericht des Ulmer Gründungsausschusses wurde sich dazu im Sommer 1965 auf George W. Thorn vom Department of Medicine der Harvard University berufen, der die Einrichtung eines Klinischen Forschungszentrums zum Nonplusultra aller zukünftigen medizinischen Forschungs- und Lehreinrichtungen erklärt hatte. Alle Grundlagenfächer wie Physik, Chemie, Biologie, aber auch Psychologie müssten in die klinische Forschung einbezogen werden.[376]

---

373 Technische Universität Berlin (Institut für Krankenhausbau), „Medizinische Akademie Lübeck. 7. Bericht: Klinisches Forschungszentrum, Programmvorschlag", 26.1.1966 (Archiv der Hansestadt Lübeck, 4.05–6, 156).
374 Geschäftsstelle des Wissenschaftsrates, „Protokoll über die 3. Sitzung des Unterausschusses ‚Medizinische Akademien' am 1.5.1961 in Köln" (BAK, B/247, 16).
375 *Akademischer Dienst* 29, 1965, S. 344–347 (BAK B 138/6509). Geschäftsstelle des Wissenschaftsrates, „Protokoll der Sitzung des Ausschusses zur Beratung von Maßnahmen zur Verbesserung der klinischen Forschung vom 25.11.1961 in Köln", 8.12.1961 (Archiv der MHH, G Sammlung Schneider, Überlegungen des Wissenschaftsrates zur Medizin, 1951–1963. Band 2. Unveröffentlichtes Manuskript. Hannover, 1987).
376 „Bericht des Gründungsausschusses über eine Medizinisch-Naturwissenschaftliche Hochschule in Ulm, Juli 1965", S. 9–12 (Hauptstaatsarchiv Stuttgart, EA 1/106, Bü 917). Gründungsausschuß der Universität Ulm (1968: 733–734).

In Hannover wurde bereits 1960 durch das Schweizer Unternehmen Hospitalplan AG über die notwendige Errichtung eines Zentrallaboratoriums nachgedacht. Im November 1965 leitete die Firma das Resümee ihrer Auftragsarbeit mit der grundsätzlichen Aussage ein, dass mit dem Ansteigen der Anzahl der Laboranalysen je Behandlungsfall in der Laboranalysentechnik eine weitgehende Mechanisierung Platz gegriffen habe. Dadurch komme es zu einem gesteigerten Datenanfall in einem gedrängten Zeitraum, der zum Einsatz von Datenverarbeitungseinrichtungen zwinge.[377] Das Zentrallabor wurde dann zunächst im Rahmen der Klinischen Chemie am Oststadtkrankenhaus und nach Fertigstellung im Zentralklinikum eingerichtet. Der Lehrstuhlinhaber Johannes Büttner erinnerte sich rückblickend an die zwei entscheidenden technischen Entwicklungen dieser Zeit. Dies meinte zum einen die Einführung des Autoanalyzer als erstes vollmechanisches Analysegerät und zum anderen die elektronische Datenverarbeitung. In Zusammenarbeit mit Rainer Schumacher von der Architektengemeinschaft Gutschow-Nissen sei es ihm gelungen, diese rasante technische Revolution im klinisch-chemischen Laboratorium auch in den Neubau zu integrieren.[378] Gutschow selbst definierte im Oktober 1965 sehr genau die Bedeutung der Konzentration der klinisch-chemischen Diagnostik in einem Zentralklinikum. Diese sei aus Gründen der Forschung, der Spezialisierung dieses Fachgebietes und der optimalen Rationalisierung der Arbeitsabläufe unerlässlich. So ergebe sich eine funktionale Beziehung zu allen klinischen Abteilungen des gesamten Zentralklinikums.[379] Büttner war erst 1969 an die Medizinische Hochschule Hannover gekommen, während Axel Delbrück dort schon seit 1965 das Zentrallaboratorium am Oststadtkrankenhaus aufbaute. Delbrück diskutierte deshalb bereits seit längerer Zeit mit der Architektengemeinschaft über ideale Transport- und Verkehrswege im und ins Zentrallabor. Gutschow übersandte Delbrück etwa im November 1965 eine schematische Darstellung der drei Grundrissebenen des Laborbaues mit Personal-, Patienten- und Probenwegen.[380] Der Versand von Proben mit dem Rohrpostsystem wurde in den folgenden Jahren immer wieder diskutiert und etwa auch im Testlabor der Standard Elektrik Lorenz in Westberlin experimentell durchgeführt.[381] Das Rohrpostsystem, so stellte Baudirektor Karl Dieck-

---

377 hospital-plan, „Medizinische Akademie Hannover. Elektronische Datenverarbeitungsgrundsätze", November 1965 (Archiv der MHH, Nachlass Büttner, Schriftwechsel Roderbruch I).
378 Büttner (1985: 190). Siehe dazu auch den Schriftwechsel in „Roderbruch I" (Archiv der MHH, Nachlass Büttner). Zum Zentrallabor an der Medizinischen Hochschule Hannover wird Bernd Gausemeier 2025 einen ausführlichen Artikel veröffentlichen. Gausemeier weist dabei auch auf die großen Probleme bei der Umsetzung der Rationalisierungsmaßnahmen hin, die vor allem auf unzureichenden Lüftungssystemen, der störanfälligen Rohrpostanlage sowie den rasch überalterten Analysegeräten beruhte.
379 Konstanty Gutschow an Rainer Schumacher, 1.10.1965 (Archiv der MHH, Nachlass Büttner, Schriftwechsel Roderbruch I).
380 Konstanty Gutschow an Axel Delbrück, 28.12.1965 (Archiv der MHH, Nachlass Büttner, Schriftwechsel Roderbruch I).
381 „Arbeitsplan zur Prüfung eines Rohrpostsystems zum Transport von Laborgut", o. D. (Archiv der MHH, Nachlass Büttner, Schriftwechsel Roderbruch I).

mann fest, der das „Baudezernat der MHH" des Regierungspräsidenten leitete, sei überhaupt die Bedingung des Informationssystems.[382]

Im Oststadtkrankenhaus war 1968 mit Mitteln der Volkswagenstiftung ein Automatisierungsvorhaben im Zentrallaboratorium eingerichtet worden. Die Arbeitsprozesse wurden zudem zunehmend computerisiert.[383] Um 1970 war die Verbindung des Zentrallabors mit Datenverarbeitung und Informationsübertragung eine hoch bedeutsame Innovation. An der Medizinischen Hochschule Hannover wurde 1970 dazu eine Arbeitsgruppe „Labordatenverarbeitung" gegründet. Diese sollte das Institut für klinische Chemie und das Department Innere Medizin mit dem Institut für Biometrie und Dokumentation verbinden.[384] Eine höhere Effizienz bei der Verarbeitung der Labordaten war dabei ebenso wichtig wie die Entwicklung langfristig kostensparender Verfahren.[385] Im Januar 1971 zog das Zentrallaboratorium in das Zentralklinikum ein und nahm im Juli diesen Jahres den Betrieb auf. Grundsätzlich, so Büttner, ging es um die „schnelle und exakte Durchführung einer großen Zahl von Analysen aus verschiedenen Körpermaterialien der Patienten". Zu deren raschen Transport wurde eine spezielle Laborprobenrohrpostanlage eingerichtet. Um die große Anzahl der täglich auszuführenden Analysen zu bewältigen, wurden die Analysegeräte „on-line" an ein Computersystem angeschlossen.[386]

Das Institut für Biometrie und Dokumentation war an der Medizinischen Hochschule Hannover als zentrale Einrichtung für alle Bereiche der Datenerfassung und Datenverarbeitung etabliert worden. Die dazugehörige Professur erhielt Berthold Schneider, der zuvor an der Landwirtschaftlichen Fakultät der Universität Gießen die Abteilung für Biometrie geleitet hatte. Seine Antrittsvorlesung in Hannover hielt Schneider zur „medizinischen Kybernetik", deren Aufgabe es sei, „den Arzt bei der ‚Informationsverarbeitung' zu unterstützen". Nachdem Schneider noch einmal die biokybernetischen Vorstellungen zum Regelkreislauf des Organismus rekapituliert hatte, verwies er abschließend auch darauf, wie die „medizinische Kybernetik" in der Klinik realisiert werden könne. Die Klinik, so erläuterte er, müsse selbst als ein kybernetisches System angesehen werden, in dem ein ständiger Informationsfluss stattfinde. Der Patient sei dabei sozusagen der Input des Systems. Der Arzt müsse diese diagnostisch ermittelten Informationen verarbeiten und als Ergebnis Steuerbefehle, also Therapieanweisungen, ausgeben, die dann wieder am Patienten zur Anwendung kämen. Die Reaktion des Patienten werde daraufhin wieder dem Arzt mitgeteilt – es entstehe ein Rückkoppelungssystem. Dabei müssten Mathematik und formale Kybernetik, also

---

382 „Protokoll der 44. Sitzung des Gründungsausschusses der Medizinischen Hochschule Hannover in Hannover, Neues Rathaus, Gobelinsaal am Dienstag, dem 16. Juli 1968 – 9 Uhr" (Archiv der MHH, GRÜA, 10022 4).
383 Delbrück (1970) und Delbrück (1985: 194).
384 Porth (1975).
385 Reichertz et al. (1976).
386 Büttner (1985: 190–191).

die Datenverarbeitung durch Computersysteme, zur Anwendung kommen.[387] Axel Delbrück erklärte 1970 anhand eines Diagramms auf ähnliche Weise den „Funktionskreis Arzt, Patient, Laboratorium, Schwestern, Arzt" im Rahmen der Laboratoriumsdiagnostik. Der elektronischen Datenverarbeitung sollte dabei eine quasi katalytische Funktion zukommen.[388] Dass der Computer zu einem „Werkzeug" der Medizin werden müsse, wurde seit Mitte der 1960er Jahre in der Bundesrepublik intensiv diskutiert. So ungeregelt und pionierhaft die Anfänge der elektronischen Datenverarbeitung in der Medizin sich auch gestalteten, wurde nicht zu Unrecht angenommen, dass sie die Medizin selbst revolutionieren würde.[389]

Schneider überzeugte den hannoverschen Gründungsausschuss, dass eine leistungsstarke elektronische Datenverarbeitungsanlage auf der Basis von Magnetbändern, Magnetplatten oder Magnettrommeln als Datenträgern benötigt werde. Speicher, Such- und Rechnungsoperationen würden automatisch durch Programme gesteuert und durchgeführt. Eine solche elektronische Rechenanlage böte dabei nicht nur eine brauchbare Lösung des Dokumentationsproblems, sondern könne auch bei zahlreichen weiteren Aufgaben – etwa Bibliotheks- und Literaturwesen, Verwaltung, wissenschaftliche Auswertung, medizinische Untersuchungen – eingesetzt werden. So käme es zu wesentlichen Verbesserungen des klinischen Behandlungs- und Forschungsbetriebs. Zur Einrichtung einer elektronischen Datenverarbeitungsanlage gehörte zunächst aber eine grundlegende Dokumentation der Patientendaten, eine „integrale Dokumentation". Dies geschehe personalsparend, da die Maschine alle administrativen und wissenschaftlichen Rechenoperationen durchführen würde. Der Verwaltungsbetrieb könnte erheblich erleichtert werden. Was es also brauche, sei eine hinreichend große Datenverarbeitungsanlage und das Eingeben der Daten in die Maschine am Entstehungsort. Zu ersterem seien Großrechner der dritten Generation in der Lage. Die Maschine würde auch Kontrollfunktionen über die Vollständigkeit der Daten, aber auch beim Arzneimittelgebrauch oder der Röntgendosierung übernehmen. Schneider avisierte auch neue Möglichkeiten im Bereich der automatischen Diagnostik und Systemdiagnostik. Im Ganzen gesehen biete die moderne Technik der großen elektronischen Datenverarbeitungsanlage „faszinierende Möglichkeiten für die klinische und allgemeine medizinische Forschung und Entwicklung, die gerade in Hannover weitgehend genutzt werden sollten."[390] Um überhaupt die ersten anlaufenden Dokumentationsarbeiten leisten zu können, wurde im Oststadtkrankenhaus eine kleine Anlage stationiert, die klinische Dokumentation, Datenverarbeitung für Labor

---

387 Schneider (1966).
388 Delbrück (1970: 62).
389 Sie etwa die Beiträge in Ehlers/Hollberg/Proppe (1970) und Lange/Michaelis/Überla (1978).
390 „Protokoll der 30. Sitzung des Gründungsausschusses ‚Medizinische Hochschule Hannover' in Hannover, Finanzministerium, großer Sitzungssaal am Mittwoch, den 13. Oktober 1965 – 15–18.30 Uhr und am Donnerstag, dem 14. Oktober 1965 – 8.30–12.30 Uhr" (Archiv der MHH, GRÜA 10021 3).

und die Abteilung Nuklearmedizin sowie Datenverarbeitung im Rahmen der Verwaltung und des Abrechnungswesens leisten sollte.[391]

Im Mai 1968 erarbeitete Berthold Schneider dann einen Plan für ein umfassendes Informationssystem. Danach sollten alle medizinischen Informationen von einem Computersystem erfasst, aufgearbeitet und zur Verfügung gestellt werden. Die Registrierung sollte durch Direkteingabe über Fernschreiber, maschinenlesbare Markierungsbelege, ein elektronisches Textverarbeitungssystem und die „on-line"-Erfassung der Messgeräte erfolgen. Die Ausgabe wiederum sollte sich durch Schnelldrucker und Rohrpostversand, Fernschreiber und ein Fernsehdisplay vollziehen. Das Zentrum dieses Informationssystems stellte ein großer Computer mit hinreichend großen Peripherspeichern dar. Letztlich sollte das System zugleich dokumentieren, suchen, überwachen und organisieren.[392] Mit dem Aufbau eines Systems zur medizinischen Basisdokumentation wurde 1969 allerdings nicht Schneider, sondern Peter Leo Reichertz betraut, der eine physikalische, mathematische und medizinische Ausbildung erhalten hatte und in Texas und Missouri damit befasst gewesen war, Computeranwendungen für die Radiologie zu etablieren. Reichertz entwickelte federführend das Medizinische System Hannover (MSH) und gründete 1974 an der Medizinischen Hochschule das Institut für Medizinische Informatik.[393] Mit großem Selbstbewusstsein ausgestattet, war er davon überzeugt, dass die elektronische Datenverarbeitung auch die Struktur der Medizin selbst verändern werde.[394] Die Medizinische Informatik, so Reichertz, befasse sich grundsätzlich mit der Dokumentation, Analyse, Speicherung, Verwaltung, Steuerung, Regelung und Synthese von Informationsprozessen in der Medizin. In der Einheit der „Information" fänden Verwaltung und Klinik zusammen. Zugleich fügte sich dieses System aber auch in die Planungsideen einer Departmentstruktur. Reichertz beschrieb sein Krankenhausinformationssystem so, dass über die Aufnahmeverfahren Daten in die Zentrale Datenbank gelangten und über das Kommunikationssystem den unterschiedlichen Nutzern zugeführt würden. Unterschieden werde dabei zwischen horizontalen Servicesystemen und vertikalen departmentellen Systemen. Dabei glich die schematische Darstellung dieses Informationssystems auf frappieren-

---

391 Dazu wurde das Gerät „CD 3100" der Firma Control Dater gemietet. „Protokoll der 31. Sitzung des Gründungsausschusses ‚Medizinische Hochschule Hannover' in Hannover, Finanzministerium, großer Sitzungssaal am Mittwoch, dem 24. November 1965, 14–18.30 Uhr", 22.12.1965; „Protokoll der 33. Sitzung des Gründungsausschusses ‚Medizinische Hochschule Hannover' in Hannover, Finanzministerium, großer Sitzungssaal am Dienstag, dem 1. März 1966, 9–13.30 Uhr", 21.2.1966; 35. Sitzung des Gründungsausschusses ‚Medizinische Hochschule Hannover' in Hannover, Finanzministerium, großer Sitzungssaal am 28. Juni 1966, 14.30–18.30 Uhr" (Archiv der MHH, GRÜA, 10021 3).
392 „Protokoll der 43. Sitzung des Gründungsausschusses der Medizinischen Hochschule Hannover in Hannover, Neues Rathaus, Gobelinsaal am Freitag, dem 17. Mai 1968 – 9–13 Uhr"; „Protokoll der 44. Sitzung des Gründungsausschusses der Medizinischen Hochschule Hannover in Hannover, Neues Rathaus, Gobelinsaal am Dienstag, dem 16. Juli 1968 – 9 Uhr" (Archiv der MHH, GRÜA, 10022 4).
393 Reichertz (1975; 1979), Köhler (2003: 28).
394 Reichertz (1971).

de Weise den architektonischen Bauskizzen Gutschows.[395] Das Moment der Rationalisierung von Betriebs- und Behandlungsabläufen, gleichermaßen reduziert auf Daten, optimierte und objektivierte die Medizin zugleich. Um 1970 befand sich die Medizinische Hochschule Hannover zwischen den Polen einer ärztlichen Anthropologie, wie sie Hartmann vertrat, und der elektronischen Verarbeitung von Analysedaten, wie sie Reichertz mit seinem System perfektionierte. Klinik und Verwaltung sollten sich in der Folge mit struktureller Notwendigkeit immer mehr an Reichertz Informationssystem denn an Hartmanns Ethik orientieren.

Auch an der Ulmer Universität existierte eine Abteilung für Medizinische Statistik, Dokumentation und Datenverarbeitung, die unter der Leitung von Karl Überla stand. Im Oktober 1968 wurde ein Rechenzentrum eingerichtet, für das der Mathematiker Theodor Hansen verantwortlich war und das im April 1971 eine Rechenanlage erhielt. Allerdings war in Ulm die Realisierung eines klinischen Datenverarbeitungssystems schon deshalb problematisch, da ja ein Klinikneubau erst für Mitte der 1970er Jahre geplant war. So schlugen Hansen und Überla zunächst auch die Einrichtung von weitgehend unabhängigen Teilsystemen, sogenannten Modulen, vor, die sich aber zu einem funktionsfähigen Gesamtsystem zusammenfügen sollten. Als erstes Modul wurde mit der Patientenaufnahme und dem Archiv für die Krankengeschichte begonnen.[396] Dass die elektronische Datenverarbeitung auf ganz besondere Weise für die Modernität der Akademieprojekte stand, lässt sich für die Ulmer Universität auch ganz besonders gut zeigen. Dort titelte die Lokalpresse schon 1966, dass zukünftig Computer die Wissenschaftler „füttern" sollten. Die Ulmer Universitätsbibliothek werde mit einem „Elektronengehirn" ausgestattet, das die Fachliteratur lückenlos speichere, aber auch wichtige klinische Überwachungsfunktionen ausübe.[397] Tatsächlich war in Ulm bereits Ende 1964 geplant worden, die Monografienkatalogisierung mit Hilfe der elektronischen Datenverarbeitung zu mechanisieren und die Kataloge in Bandform auszudrucken. Mangels Datenverarbeitungsanlage wurde zunächst ein Datenerfassungsformular entwickelt, um Kataloginformationen „in eine für ihre elektronische Verarbeitung erforderliche strukturierte Abfolge bringen zu können". Konkret wurde im Juli 1967 auf einer speziellen Schreibmaschine die Titelaufnahme auf einen Lochstreifen übertragen. Dieses Verfahren wurde dann 1974 durch eine Rechenanlage von Telefunken, einen Klarschriftleser, eine Kugelkopfschreibmaschine von IBM und einen „Data Printer" ersetzt.[398]

---

395 Reichertz (1985: 231–232).
396 Hansen/Überla (1970: 98).
397 „Computer soll Wissenschaftler ‚füttern'", in: *Schwäbische Donau-Zeitung Ulm*, 8.9.1966; „Teamgeist prägt die Ulmer Uni", in: *Schwäbische Donau-Zeitung*, 21.9.1966 (Hauptstaatsarchiv Stuttgart, EA 1/106, Bü 918). Zur elektronischen Aufnahme und Archivorganisation in Ulm siehe auch Hansen/Überla (1970) und Wolf (1970).
398 Maneval/Majer (1976: 237–238).

Reichertz und Überla reflektierten in zahlreichen Beiträgen die Entwicklung der Medizinischen Informatik. Wie bei jeder neuen Disziplin überwog der Optimismus. Zugleich erahnte Überla, der Ulm 1974 wieder verließ und den Lehrstuhl für Medizinische Informationsverarbeitung, Biometrie und Epidemiologie der Ludwigs-Maximilian-Universität München übernahm, dass das Verhältnis Medizin und Informatik nicht widerspruchsfrei ist. Die Medizin sei in ihren diagnostischen und therapeutischen Strategien nicht standardisiert und praktisch nicht normiert. Die Vorgehensregeln ließen sich nicht über einen längeren Zeitraum festlegen.[399] Damit aber war ausgesprochen, dass es für Diagnostik und Therapie entweder Grenzen der Computerisierung gibt oder diese eben doch standardisiert und normiert werden müssten. In Hannover war mit letzterer Aufgabe zu Beginn der 1970er Jahre eine „Krankenblattkommission" betraut.[400]

Die Normierung von Diagnostik und Therapie war spätestens seit den 1990er Jahre eine der zentralen Aufgaben bei der Anpassung der medizinischen Praxis sowohl an die Evidenzbasierung und Priorisierung als auch die Ökonomisierung und Digitalisierung im Krankenhaus. Dass den Neugründungen eine besondere Rolle bei der Etablierung der Elektronischen Datenverarbeitung zukommen sollte, lässt sich auch am Beispiel der Medizinischen Akademie Lübeck zeigen, die seit 1965, zusammen mit den Stadtwerken und im Auftrag des Organisationsamtes, an der Einrichtung einer Zentralen Datenverarbeitung beteiligt war.[401] Eine Besetzung des Lehrstuhls für Medizinische Information und Dokumentation wurde im dortigen Verwaltungsausschuss aber erst im Frühjahr 1970 diskutiert. Und noch viel später, am 1. September 1972, wurde Horst Fassl auf den Lehrstuhl für Medizinische Statistik und Informationsverarbeitung berufen. Damit war dann auch endlich an der Medizinischen Akademie Lübeck ein entsprechendes Institut eingerichtet.[402]

Die Projekte Medizinischer Akademien sollten also auf vielfache Weise die Modernisierung der als veraltet identifizierten Medizinischen Fakultäten durchsetzen. Dies betraf die Inhalte, die personelle Organisationsstruktur und die innere Struktur der Universitätskrankenhäuser. Die Stärkung natur- und sozialwissenschaftliche Fächer, die Neuorganisation von Forschung und Lehre auf der Basis eines selbstständigen Mittelbaus, die Förderung studentischer Verantwortung und Mitbestimmung, der damit einhergehende Abbau von Hierarchien sowie schließlich die rationalisierte Ver-

---

399 Überla (1979: 9).
400 Siehe dazu die Korrespondenz in „Krankenblatt-Kommission. Formulare" (Archiv der MHH, Nachlass Büttner).
401 Siehe dazu die Bestände zum Lübecker Organisationsamt (Stadtarchiv Lübeck, 04.01–5).
402 Verwaltungsrat der Medizinischen Akademie Lübeck, „Niederschrift Nr. 34 über die Sitzung des Verwaltungsrates der Medizinischen Akademie Lübeck am 12. März 1970" (Archiv der Hansestadt Lübeck, 4.05–6, 92); Ulrich Ritter (Dekan der Medizinischen Akademie Lübeck) an Senator Wilhelm Steinbrecher, 3.11.1970 und Willy-Andreas Ziegenbein (Kultusministerium des Landes Schleswig-Holstein) an die Verwaltung der Medizinischen Akademie Lübeck, 4.10.1972 (Archiv der Hansestadt Lübeck, 4.05–6, 53).

netzung und Optimierung der Arbeitsabläufe in der Klinik sollten zusammenwirkend eine „neue Medizin" ermöglichen. Doch schon um 1970 zeigte sich, dass gerade die zentralen Aspekte der koordinierten Medizin- und Hochschulreform nicht zur Entwicklung gebracht wurden. Was blieb also vom Reformoptimismus?

VI. Stagnation, Regression und Restauration, 1968–1976

Die Empfehlungen des Wissenschaftsrates versprachen in der ersten Hälfte der 1960er Jahre nicht nur eine Reform des Medizinstudiums, sondern die Versöhnung der naturwissenschaftlich-technischen Medizin mit der anthropologischen Kritik. Als dann die drei Akademieprojekte in der zweiten Hälfte der 1960er Jahre in die Gründungsphase übergingen, reihten sie sich in die Liste hochschulreformerischer Vorhaben ein, die als Modernisierung eines verkrusteten und hierarchischen Systems verstanden wurden. Ihnen kam dabei durchaus eine avantgardistische Funktion zu, wie sie als Versprechen einer teamorientierten, interdisziplinären und produktiven Verbindung von Lehre, Forschung und Klinik vor allem im „Ulmer Plan" der Öffentlichkeit präsentiert wurde. Mit der Approbationsordnung von 1970 schienen sich einige Reformideen in die Tat umsetzen zu lassen. Jedoch bedeutete dies zugleich auch die Abwicklung jeglicher Versuche der Enthierarchisierung, der Integration des Mittelbaus sowie der Vertikalisierung der medizinischen Ausbildung, Forschung und Klinik. Krisenhaft waren die Entwicklungen aller drei Akademieprojekte durch die von Beginn an schwierige Finanzierung, die Widerstände der Ordinarien und Fakultäten, das Beharrungsvermögen der klinischen Netzwerke, den vor allem in Lübeck und Ulm verzögerten Baumaßnahmen sowie dem letztlich elitistischen Konzept der Akademieplanungen, das mit der wachsenden Anzahl der Medizinstudierenden im Widerspruch stand. Es erwies sich als gravierendes Problem, dass statt der vom Wissenschaftsrat avisierten sieben, nur drei Medizinische Akademien gegründet wurden. Das für Politik und Verwaltung so bedeutsame Problem des gestiegenen Bedarfs an Ausbildungsplätzen konnte so nicht gelöst werden. Dies aber hatte – spätestens mit der „Kapazitätsverordnung" von 1972 – auch Auswirkungen auf den reformerischen Spielraum der Neugründungen.

So müssen ausgerechnet die späten 1960er Jahre für den Bereich der Medizin als Phase der Stagnation bezeichnet werden. Der Internist Gotthard Schettler, Direktor der Universitätsklinik in Heidelberg und seit Anfang 1968 Präsident des Westdeutschen Medizinischen Fakultätentages, erinnerte 1969 im *Spiegel* daran, dass drei „ehrwürdige Alt-Ordinarien" – er meinte Martini, Reinwein und Schoen – schon 1958 bestimmte Dinge als unabdingbare Forderung hingestellt hätten. Davon sei aber nur wenig verwirklicht worden. Wenn Schettler dann weiter schimpfte, dass man es habe „laufen lassen, schlampen lassen", vergaß er zu erwähnen, dass auch der Medizinische Fakultätentag die Reformideen kaum unterstützt, in Auseinandersetzung mit dem Wissenschaftsrat sogar behindert hatte.[1] Eine von Wolfgang Bruns und Fritz Walter Fischer im Auftrag der Deutschen Forschungsgemeinschaft verfasste Denkschrift zur Lage der Medizinischen Forschung verband auch noch im Jahr 1968 das Lob des Departmentsystems mit der dringlichen Aufforderung, dass eine Abteilungsstruktur endlich auch in den Medizinischen Fakultäten eingeführt werden müsse.[2] Im Mai 1968 bekannte sogar Fritz Hartmann Schwierigkeiten beim Aufbau des Departmentsystems an der Medizinischen Hochschule Hannover.[3] Ebenso wurde kurz zuvor in den im März 1968 publizierten *Empfehlungen zur Struktur und zum Ausbau der medizinischen Forschungs- und Ausbildungsstätten* des Wissenschaftsrates, die so wichtig für die Strukturplanung in Lübeck waren, erneut jene Ideen rekapituliert, die in dessen Ausschüssen bereits zehn Jahre zuvor ausgearbeitet worden waren. Danach sollten vor allem Struktur und Größe der Institute und der Kliniken überprüft und Voraussetzungen für die erfolgreiche Entwicklung von Spezialgebieten geschaffen werden. Das Studium sollte nach dem Blocksystem organisiert und die Lehrveranstaltungen in kleinen Gruppen sowie am Krankenbett durchgeführt werden. Die Kooperation zwischen den vorklinischen, den naturwissenschaftlichen und den klinischen Instituten sollte durch bauliche und organisatorische Maßnahmen gefördert werden. In Instituten und Kliniken sollten den Spezialgebieten voll ausreichende Arbeitsmöglichkeiten insbesondere für die Forschung eröffnet werden. Die Leitungspositionen in selbstständigen Abteilungen sollten mit gleichen Rechten ausgestattet werden. Zugleich sollten den Gefahren der „Überspezialisierung" ebenso begegnet werden, wie auch für die „Spezialisten" besondere Stellen eingerichtet werden müssten. So sollten auch Zentren für die klinische Grundlagenforschung etabliert werden. Die vorgeschlagenen Maßnahmen sollten in einem Stufenplan verwirklicht und in einer Bestallungsordnung neuverfasst werden. Gegenüber den *Empfehlungen* von 1960 mussten eigentlich nur die Bettenzahlen neu berechnet werden.[4] Die über dreihundert Seiten starke Ausdifferenzierung der *Empfehlungen* im Jahr 1968 offenbarte vor allem, dass von den alten *Empfehlungen* von 1960 noch kaum etwas umgesetzt worden war.

Wie Moritz Mälzer in seiner Monografie zur Geschichte der Entstehung der Reformuniversitäten ergänzt, verabschiedeten sich ein Jahr später mit Rolf Dahrendorf und Helmut Schelsky auch die „Gründerväter" der Neugründungen in Konstanz und

---

1 Hentschel (1970: 65).
2 Bruns/Fischer (1968).
3 „Protokoll der 43. Sitzung des Gründungsausschusses der Medizinischen Hochschule Hannover in Hannover, Neues Rathaus, Gobelinsaal am Freitag, dem 17. Mai 1968 – 9–13 Uhr" (Archiv der MHH, GRÜA, 10022 4).
4 Wissenschaftsrat (1968c: 3–7).

Bielefeld „mit einem Paukenschlag" aus der Hochschulpolitik. Die Reformideen wurden für gescheitert erklärt.⁵ Im selben Jahr 1969 zeichnete dann der *Spiegel* in einer mehrteiligen Serie ein desaströses Bild der Universitäten im Allgemeinen und der Medizinischen Fakultäten im Besonderen. Dabei erschienen gleichermaßen „die Professoren", „die sich hinter verschlossenen Türen um ihre althergebrachten Privilegien sorgen", und „studentische Ultras", „die in der kaum verständlichen Kunstsprache der Revolution stundenlang über den Kontakt zur Arbeiterschaft palavern", als Gegner von Hochschulreformen. Für die Krise an den Universitäten wurde aber auch weiterhin der Forschungsrückstand im Wettbewerb mit anderen westlichen Staaten herbeizitiert. Dabei blieben die daraus abgeleiteten Grundforderungen erstaunlich konstant. Auch im Jahr 1969 ging es um die notwenige Abschaffung der starren Strukturen des hierarchischen Systems der Ordinarienuniversität und die Einführung von „Team-Arbeit", eine praxisnahe Ausbildung am Krankenbett und die Berücksichtigung sozialer Faktoren. Eine deutlich ausgesprochene Hauptforderung des Beitrags lautete, dass „die ganze Ordinarien-Universität mit ihren Petrefakten" aufgegeben werden müsse. Stattdessen müsse der akademische Mittelbau aus uralten Abhängigkeiten gelöst und ihm mehr Möglichkeiten für selbstständige wissenschaftliche Arbeit gegeben werden. Das große Vorbild waren immer noch die Vereinigten Staaten.⁶

Der dritte und der vierte Teil dieser fortgesetzten Niedergangsgeschichte der bundesdeutschen Wissenschaft aus dem Juli 1969 widmeten sich exemplarisch dem Zustand der deutschen Medizin. Der *Spiegel* selbst hatte schon 1962 getitelt, dass Deutschlands Medizin krank sei. Daran schien sich nichts geändert zu haben, ja die desaströse Situation hatte sich eher noch zugespitzt. Der Grundtenor beider Artikel lautete, dass sich in den gesamten 1960er Jahren eigentlich nichts verändert hatte. Dies liege vor allem an den Ordinarien an den Medizinischen Fakultäten und den „Großmeister(n) des ärztlichen Establishments", die sich auf den Deutschen Ärztetagen versammelten und sich jeglicher Veränderung verweigerten. Alle Versuche, die Medizinausbildung zu verbessern, seien gescheitert. Das Zulassungsverfahren sei ungerecht, im Vorklinikum würden die Studierenden mit Wissensstoff überhäuft, es existierten zu viele theoretische Unterrichtsfächer und die praktische Ausbildung komme zu kurz. Schließlich ende das Studium mit einem „Marathon-Staatsexamen". Vor allem aber „gebieten schier allmächtige Ordinarien, Institutsleiter und Klinikdirektoren, über Studenten, Doktoranden, Assistenten und sogar Oberärzte".⁷ Der *Spiegel* identifizierte jedoch 1969 mit den „progressiven Hochschulen" Hannover und Ulm zwei Ausnahmen, „an

---

5 Mälzer (2016: 405, 403–414). Dazu aber auch Lübbe (1997: 366–376).
6 Hentschel (1970: 14–15, 21). Die Beiträge erschienen im Sommer 1969 unter dem Titel *Mit dem Latein am Ende* als Serie im *Spiegel* und wurden ein Jahr später, herausgegeben von Manfred W. Hentschel (1970), als Sonderdruck gesammelt im Heftformat publiziert. Zitiert wird nach dieser nur geringfügig überarbeiteten Ausgabe. Zur Kritik der Ordinarienuniversität in den 1960er Jahren auch Rohstock (2010: 62–72).
7 Hentschel (1970: 43–44) und Anonym (1962).

denen fortschrittliche Organisationsformen und Unterrichtsmethoden erprobt werden".[8] Lübeck tauchte hier nicht auf, da es in den 1960er Jahren die hohen Erwartungen kaum erfüllte. Insbesondere auch die Stärkung des Mittelbaus, die doch zentral für den Erfolg der Projekte sein sollte, wurde in Lübeck kaum durchgesetzt. Ohnehin verlor die Medizinische Akademie Lübeck durch die Unsicherheit in der Finanzierungsfrage und den Status als zweite Fakultät rasch an Strahlkraft.

Aber auch für die Medizinische Hochschule Hannover muss konstatiert werden, dass die Reformziele bei der Konzentration auf Baumaßnahmen und Stellenbesetzungen in den Hintergrund gerieten. Rudolf Schoen resümierte im Dezember 1972, dass die grundlegenden Strukturfragen der Gründungsjahre durch Aufgaben auf dem funktionellen und baulichen Sektor abgelöst worden seien.[9] Vor allem die Bedeutung der vertikalisierenden Fächer wurde schon zu Beginn der 1970er von Seiten der Verwaltung eher gering geschätzt. Auf der letzten Sitzung des Gründungsausschusses im Dezember 1973 erwähnte Kurator Frenzel keineswegs Sozialmedizin oder Sozialpsychiatrie als große Errungenschaften der Medizinischen Hochschule Hannover, sondern den Reaktor der Nuklearmedizin und die Datenverarbeitung. Es war an Fritz Hartmann, daran zu erinnern, dass es die Idee der Medizinischen Hochschule sei, „die Hochschule zu einem Zentrum eines gesundheitsdienstlichen Kontinuums von der epidemiologischen Forschung bis zum klinischen Spezialfall zu machen". An dieser Stelle verwies er dann auch ausdrücklich auf Sozialmedizin, Medizinsoziologie und medizinische Psychologie.[10]

Und auch in Ulm hatte Thure von Uexküll bereits vor der Gründung der Medizinisch-Naturwissenschaftlichen Hochschule gewarnt, dass der Dirigismus der Staatsbehörden abgewehrt werden müsse und die Neugründung sich nicht wegen Geldknappheit hinziehen dürfe.[11] Gerade an der Verwirklichung des „Ulmer Plans" musste sich ja modellhaft erweisen, wie ernst es der Politik mit der Schaffung neuer Ausbildungs- und Forschungsstrukturen als Bedingung guter und als konkurrenzfähig verstandener Wissenschaft eigentlich war. Jedoch stellte die Finanzierung der Akademieprojekte einen fundamentalen Streitpunkt dar, der weniger parteipolitisch begründet war, sondern bei dem die unterschiedlichen Ministerien der Länder und des Bundes, je nachdem, ob sie für Finanzen oder Wissenschaft zuständig waren, kaum zu einer konzertierten Aktion bereit waren. Für Ulm sollte sich dann zusätzlich die Wirtschaftskrise der Jahre 1966 und 1967 als Bremse erweisen. Hepach fasst dieses Ende des

---

8 Hentschel (1970: 56). Siehe auch Besel (1987).
9 „Protokoll der 51. Sitzung des Gründungsausschusses der Medizinischen Hochschule Hannover im Senatssitzungssaal der Medizinischen Hochschule Hannover am 20. Dezember 1972" (Archiv der MHH, GRÜA, 10022 4).
10 „Protokoll der 52. Sitzung des Gründungsausschusses der Medizinischen Hochschule Hannover am 20. Dezember 1973, Senatssitzungssaal MHH" (Archiv der MHH, GRÜA, 10022 4).
11 „Die Reform darf nicht verwässert werden", in: *Schwäbische Donauzeitung*, 16.1.1967 (Staatsarchiv Stuttgart, EA 1/106, Bü 918).

„Ulmer Modells" prägnant zusammen: Die Konfrontation mit der Realität habe sich in steigenden Studierendenzahlen bei gleichzeitig sinkenden Finanzmitteln gezeigt, „in der Zurückdrängung der Forschung gegenüber der Lehre und in den eigentlich zu erwartenden universitätsinternen Grundsatzdiskussionen und Fächeregoismen".[12]

Die Radikalisierung der Auseinandersetzung über die gesellschaftliche Funktion der Hochschulen, wie sie um 1970 kulminierte und exemplarisch anhand der Frage der paritätischen Mitbestimmung durchgeführt wurde, erlaubte es jenen, die sowohl die Schaffung von Departmentsystemen als auch die Stärkung des Mittelbaus ablehnten und für die Beibehaltung der alten Fakultätsstrukturen eintraten, im Namen der Freiheit von Forschung und Lehre aufzutreten. In Hannover, Lübeck und Ulm gerieten wiederum diejenigen in die Defensive, die weiterhin für die Reformideen von 1960 eintraten. Entweder waren sie nicht radikal genug, wenn sie sich doch gegen drittelparitätische Entscheidungen bei Besetzungsfragen stellten, oder schon viel zu radikal, wenn sie sich für flache Hierarchien stark machten. Im Rahmen der Finanzreform erweiterte zwar der Bund durch Grundgesetzänderungen in den Jahren 1969 und 1970 seinen Spielraum, doch in die Hochschulplanungen einzugreifen, Rahmenvorschriften über die allgemeinen Grundsätze des Hochschulwesens zu erlassen und beim Aus- oder Neubau von Hochschulen mitzuwirken. Jedoch war angesichts der 1966 einsetzenden Wirtschaftskrise die Finanzierung der Hochschulprojekte selbst höchst problematisch geworden. Einsparmaßnahmen hatten nicht nur eine gravierende Einschränkung der Ausbildungskapazitäten zur Folge, sondern betrafen gerade auch jene Bereiche, die, wie etwa das Zentrum für Klinische Grundlagenforschung an der Universität Ulm, von besonderer und eigentlich sogar unerlässlicher Bedeutung für die Verwirklichung der Reformideen waren.

Das föderale Finanzierungsproblem

Als der Wissenschaftsrat die Einrichtung Medizinischer Akademien in Aussicht stellte, war von der Finanzierung keine Rede. Die Institution „Wissenschaftsrat" legte es jedoch nahe, dass dies der Bund zumindest anteilig mitübernehmen würde. Allerdings war Hochschulpolitik und mithin auch deren Finanzierung grundsätzlich Ländersache. Damit war eine Bundesbeteiligung, die über fünfzig Prozent hinausging, grundgesetzlich ausgeschlossen.[13] Es bestand also über die Finanzierung der Akademien während der frühen Planungsphase keine Klarheit. Im Rahmen der Verwaltungskommission des Wissenschaftsrates wurde im März 1960 erstmals ansatzweise darüber diskutiert, wer die Trägerschaft Medizinischer Akademien übernehmen sollte. Dabei wurde auch

---

12 Hepach (2007: 50).
13 Kisker (1971).

über die Möglichkeit einer reinen Landeseinrichtung oder sogar einer städtischen Einrichtung mit Landeszuschuss nachgedacht. Dies entsprach aber keineswegs den Erwartungen, die geschürt worden waren.[14] Eine städtische Einrichtung hätte kaum zugleich als eine anspruchsvolle medizinische Ausbildungsstätte, Forschungseinrichtung und Klinik fungieren können. Gleichwohl war ein Zweck der Planungen durchaus auch die regionale Krankenversorgung. Für die Stadt Hannover erschien etwa die Gründung einer Medizinischen Akademie auch deshalb als notwendig, weil ein Ersatz für das Nordstadtkrankenhaus gesucht wurde. Es bestand im hannoverschen Gründungsausschuss jedenfalls Einigkeit darüber, dass das Zentralklinikum die ursprünglich für den städtischen Krankenhausneubau vorgesehenen Kliniken enthalten solle.[15] In Lübeck sollte aus den Krankenhäusern Ost und Süd ohnehin eine neue und moderne städtische Klinik entstehen. Gedacht war dabei zunächst an ein zwanzigstöckiges Zentralkrankenhaus. So wurde auch gegenüber dem Wissenschaftsrat kein Hehl daraus gemacht, die bereits bestehenden Lübecker Krankenanstalten unter finanzieller Beteiligung des Bundes in eine Stätte für das klinische Studium umzuwandeln. Genau deshalb kam dort auch früh eine kommunale Mitfinanzierung in die Diskussion.[16] In Essen war die Modernisierung der Städtischen Krankenanstalten ein zentrales Motiv für die Bewerbung beim Wissenschaftsrat und auch bei den Planungen in Stuttgart ging es ja um den ohnehin geplanten Klinikneubau auf dem Frauenkopf.[17] In Aachen kam die Idee, die Städtischen Krankenanstalten in eine Medizinische Akademie zu verwandeln, vor allem deshalb auf, weil die Stadt die Finanzierung der Erneuerung der Kliniken nicht mehr gewährleisten konnte. So aber erschien es möglich, dies mit Landes- oder gar Bundesmitteln durchzuführen.[18] Aber auch die meisten Bundesländer sahen sich um 1960 kaum in der Lage, die Finanzierung des Baues und der Einrichtung von Akademien oder Hochschulen selbstständig zu leisten. Je konkreter die Planungen wurden, desto dringender wurde es deshalb auch, die Bundesbeteiligungen bei der Einrichtung Medizinischer Akademien zu klären. Dass sich die Finanzierung der Wissenschaft selbst für den Bund schwierig gestalte, wurde ebenso im Wissenschafts-

---

14 „Protokoll über die erste Sitzung des Ausschusses der Verwaltungskommission zur Beratung des Berichtes über die optimale Größe und die Struktur von Universitätskliniken am 18. März 1960 in Köln" (Archiv der MHH, G Sammlung Schneider, Überlegungen des Wissenschaftsrates zur Medizin, 1958–1960. Band 1. Unveröffentlichtes Manuskript. Hannover, 1978).
15 „Protokoll der 5. Sitzung des Ausschusses ‚Medizinische Akademie' in Hannover am 26. April 1962" (Archiv der MHH, GRÜA 10019 1).
16 Edo Osterloh an Ludwig Raiser, 25.1.1961; Geschäftsstelle des Wissenschaftsrates, „Protokoll über die 2. Sitzung des Unterausschusses ‚Medizinische Akademien' am 16.2.1961 in Köln" (BAK, B/247, 16). Siehe auch Preuner/Preuner von Prittwitz (1989: 8–10).
17 Geschäftsstelle des Wissenschaftsrates, „Protokoll über die 2. Sitzung des Unterausschusses ‚Medizinische Akademien' am 16.2.1961 in Köln" (BAK, B/247, 16).
18 Siehe Groß/Kleinmanns/Schwanke (2016: 34–35).

rat diskutiert und im Juli 1963 mit der stagnierenden Progression der Steuereinnahmen erklärt.[19]

Im hannoverschen Gründungsausschuss wurde bereits im Juni 1962 konstatiert, dass es für die Realisierung der anspruchsvollen Pläne nur ein kurzes Zeitfenster geben würde. Die Finanzlage des Landes wurde – wie immer – als angespannt angesehen. Allerdings sei noch der Wille vorhanden, „die im Interesse der Wissenschaft, insbesondere nach den Empfehlungen des Wissenschaftsrates, notwendigen Ausgaben aufzubringen". Es musste jedoch den zu erwartenden Baumaßnahmen der Universität Göttingen zuvorgekommen werden. Die Medizinische Akademie in Hannover könne dann mit besonderer Förderung rechnen, solange sie, „der derzeitigen Planungssituation entsprechend, auch mit der Verwirklichung realer Bauabsichten an der Spitze aller Neugründungen bleibe".[20] Es war zwar schwierig, überhaupt einen Planungsstab für das Großprojekt zusammenzubekommen, wie Hillebrecht, Müller, Wiechert und Frenzel einen Monat später auf einem gemeinsamen Treffen erfahren mussten, grundsätzlich waren sich aber alle Besprechungsteilnehmer darüber einig, dass die Durchführung des Projektes mit allen Mitteln beschleunigt werden musste.[21]

Angesichts der konkreten Planungen wurde dann auch in Hannover über die Kostenfrage diskutiert. Ob man sich das alles so leisten könne, fragte sogar Jan Prendel, der ansonsten als eine treibende Kraft beim Bau der Medizinischen Hochschule Hannover angesehen werden kann. Gutschow konstatierte dazu leicht sarkastisch, dass die moderne Hochschule wohl gut und billig sein müsse. Und wie Frenzel eher rhetorisch zu bedenken gab, ging es von vornherein um die zentrale Frage, ob ein reines Krankenhaus, ein Krankenhaus mit einigermaßen ausreichenden Ausbildungsmöglichkeiten oder eine modernsten Erkenntnissen entsprechende Hochschule neuen Stils geschaffen werden solle. Schoen stellte ein für alle Male fest, dass man die einmalige Gelegenheit, eine derartige neue Musterausbildungsstätte in Hannover zu schaffen, nicht aufgeben dürfe.[22] In Hannover waren die Verbindungen zwischen Gründungsausschuss, Stadt und Land exzeptionell eng. Geplant war anfänglich, wie Oberstadtdirektor Wiechert erklärte, die Finanzierung des Krankenhauses durch die Stadt sowie von Forschung und Lehre durch das Land. Die Rolle des Bundes war unklar, über eine etwaige Finanzierungshilfe durch die Volkswagen-Stiftung wurde nachgedacht. Dazu sollten sich im August Kultus- und Finanzminister des Landes Niedersachsen

---

19 „Protokoll der 17. Vollversammlung des Wissenschaftsrates am 6. Juli 1963 in Berlin" (LASH, Abt. 811, Nr. 20919 II).
20 „Protokoll der 6. Sitzung des Ausschusses ‚Medizinische Akademie' in Hannover am 5. Juni 1962" (Archiv der MHH, GRÜA 10019 1).
21 „Vermerk, Betr. Medizinische Akademie; hier: Verhältnis zwischen Stadt und Land", 13.7.1962 (NLAH, Nds. 401, Acc. 2003/171, Nr. 20).
22 „Protokoll der 7. Sitzung des Ausschusses ‚Medizinische Akademie' in Hannover am 28.9.1962 – von 8.30–18.15 –"; „Protokoll der 8. Sitzung des Ausschusses ‚Medizinische Akademie' in Hannover am 22. November 1962" (Archiv der MHH, GRÜA 10019 1).

mit der Stadt Hannover treffen.²³ Aber auch in der Stadt gab es durchaus Spannungen. Wiechert machte im April 1962 Druck, weil der Rat der Stadt unruhig geworden sei, da andere Erweiterungs- und Umbaupläne für die städtischen Krankenhäuser zurückgestellt seien. Er hoffe, die Stadt springe nicht ab, warnte Wiechert den Gründungsausschuss. Eine Beteiligung des Bundes würde sicherlich zu weiteren Verzögerungen führen. Der Bau des Hauptklinikums müsse rasch beginnen. Rolf Schneider konnte sich über diese Aussage nur wundern: Die Stadt habe das Projekt ja haben wollen, warum solle die Stadt sich jetzt zurückziehen? In den Planungen liege der Gründungsauschuss Hannover weit vor allen anderen Projekten an der Spitze.²⁴

Dass die Finanzierung von Akademie- und Hochschulneugründungen zwischen Bund und Land geklärt werden müsse, war jedenfalls zu diesem Zeitpunkt evident. Raiser brachte dazu im April 1963 im Wissenschaftsrat einen Entwurf in die Diskussion, dessen Grundgedanken auf eine Anregung des Juristen und CDU-Politikers Paul Mikat zurückgingen, der von 1962 bis 1966 als Kultusminister des Landes Nordrhein-Westfalen amtierte und Mitglied der Gründungsausschüsse der juristischen Fakultät der Universität Düsseldorf sowie der Universität Bielefeld war. Gemäß des bald so genannten „Mikat-Plans" sollten Neugründungen aus einem Sondervermögen finanziert werden, zu dem Bund und Länder gemeinsam beizutragen hätten. Die Länderhoheit für Neugründungen sollte nicht angetastet und die Länder gleichmäßig behandelt werden. Eventuelle verfassungsrechtliche Bedenken gegen die Ländergemeinschaft als solche sollten ausgeräumt werden. Der Plan sollte der Kultusministerkonferenz und dem Plenum des Wissenschaftsrates vorgelegt werden. In derselben Sitzung des Wissenschaftsrates wurde auch über die Bundesbeteiligung an Klinikneubauten diskutiert. Raiser teilte mit, dass der „Klinikausschuß" des Wissenschaftsrates die Frage prüfe, ob es gerechtfertigt und zweckmäßig sei, dass der Bund sich an den Kosten für Klinikneubauten ebenso mit fünfzig Prozent beteilige. Denn Kliniken dienten nicht nur der Wissenschaft, sondern auch der Krankenversorgung. Ein Lösungsvorschlag lautete, dass das jeweils betroffene Bundesland ein Drittel der Kosten einer Klinik als Aufwand für die Krankenversorgung tragen solle, während die restlichen zwei Drittel geteilt würden. Ministerialrat Dietrich Ranft, Abteilungsleiter im schleswig-holsteinischen Kultusministerium und Kurator der Universität Kiel, stellte fest, dass ein Land wie Schleswig-Holstein dies nicht gewährleisten könne und auf dieser Basis Bauprogramme für die Universitätskliniken erheblich einschränken müsste.²⁵

---

23 „Protokoll der 13. Sitzung des Ausschusses ‚Medizinische Akademie' in Hannover, Finanzministerium, Großer Sitzungssaal, am 9. Juli 1963" (Archiv der MHH, GRÜA 10019 1).
24 „Protokoll der 5. Sitzung des Ausschusses ‚Medizinische Akademie' in Hannover am 26. April 1962" (Archiv der MHH, GRÜA 10019 1).
25 „Protokoll über die 3. Sitzung des Ausschusses für die Beratung von Maßnahmen zur Durchführung der Vorschläge des Wissenschaftsrates (Verbindungsausschuß) am 6. April 1963 (9.00–13.00 Uhr) in Hamburg", 24.4.1963 (Archiv der MHH, G Sammlung Schneider, Überlegungen des Wissenschaftsrates zur Medizin, 1951–1963. Band 2. Unveröffentlichtes Manuskript. Hannover, 1987).

Grundsätzlich war damit aber bereits ein Sonderstatus der Medizinischen Akademien, die zugleich wissenschaftliche Neugründungen und Klinikneubauten waren, festgestellt. Die Akademieplanungen waren von einer dauerhaften Debatte über die Kostenbeteiligung des Bundes begleitet. Der Streit zwischen Bund und Ländern beeinträchtigte dabei insbesondere die Gründung der Medizinischen Akademie Lübeck.[26] Ranfts Chef, Kultusminister Edo Osterloh, hatte nichts dagegen, wenn der Bund sich mit fünfzig Prozent beteilige, solange dies nicht den Fünf-Jahres-Plan für die Kieler Institute tangiere. Problematisch war aber in Bezug auf Lübeck, dass die Akademie als Zweite Medizinische Fakultät der Universität Kiel firmierte und deshalb der Status der Neugründung eigens deutlich gemacht werden musste.[27] Schließlich verstanden selbst Beamte des schleswig-holsteinischen Kultusministeriums wie Ministerialdirektor Franz Kock die Medizinische Akademie gerade nicht als Neugründung, sondern als Ausbau der Kieler Universität. Eben deshalb sei ja auch seitens der Bundesministerien die grundsätzliche Bereitwilligkeit erklärt worden, das Projekt Lübeck in die Gesamtplanung „Ausbau der wissenschaftlichen Hochschulen" miteinzubeziehen und zu finanzieren.[28]

Das niedersächsische Kultusministerium hatte am 18. Januar 1963 dem Bundesinnenministerium eine Baustudie übersandt und zugleich um eine Erklärung gebeten, dass sich der Bund an den Kosten zur Errichtung der Akademie beteiligen werde. Diese war aber von der Einigung zwischen Bund und Ländern über etwaige Bundesbeteiligungen abhängig. Das Bundesinnenministerium ging davon aus, dass sich zuerst die Länder schlüssig werden müssten, wie sie sich die Finanzierung von Hochschulen und die Beteiligung des Bundes vorstellten. Erst dann, so teilte Bundesinnenminister Hermann Höcherl von der CSU dem niedersächsischen Kultusminister Richard Voigt von der SPD mit, könne eine Entscheidung über die Beteiligung des Bundes getroffen werden. Im Oktober 1963 übersandte dann das niedersächsische Kultusministerium einen von der Architektengemeinschaft Brandes aus Hannover verfassten Kosten- und Zeitplan sowie einen von Gutschow ausgearbeiteten Ausbauplan für die Zentralklinik. Dabei äußerte Niedersachsen noch einmal den Wunsch nach Klärung einer angemessenen Bundesbeteiligung. Dazu brauchte es aber erst einmal, so erklärten die Bundesministerien des Inneren und für wissenschaftliche Forschung im Dezember 1963 unisono, Ergebnisse der Verhandlungen im Wissenschaftsrat über den „Mikat-Plan" und den Saarbrücker Beschluss der Ministerpräsidenten zur Finanzierung neuer Hochschulen vom 12. Juni 1963. Laut diesem war die Finanzierung neuer Hochschulen grundsätzlich Ländersache. Mögliche Ausnahmen von diesem Grundsatz mussten

---

26 Siehe zu Lübeck die Archivalien in BAK, B/138, 24860.
27 Dietrich Ranft, „Vermerk", 31.8.1962 (LASH, Abt. 811, Nr. 19984).
28 Franz Kock (Ministerialdirektor des Kultusministeriums Schleswig-Holstein), „Betrifft Medizinische Akademie Lübeck", 17.3.1964 (LASH, Abt. 811, Nr. 19984).

durch ein Abkommen geregelt werden, das ein Jahr später, am 4. Juni 1964, auf allerdings für die Akademieprojekte höchst problematische Weise zustande kam.[29]

Am 6. März 1964 hatte der Haushaltsausschuss des Bundestages die Bereitstellung von Bundesmitteln für die Beteiligung des Bundes an der Errichtung neuer wissenschaftlicher Hochschulen beschlossen. Dies sollte aber zunächst nur für die geplanten Universitäten in Bremen und Regensburg gelten. In Hannover kam große Unruhe auf. Ministerialrat Erich Kreter vom Ministerium für wissenschaftliche Forschung beruhigte Frenzel und Laue und teilte ihnen mit, dass die Bindungsermächtigung für Baumaßnahmen im Rahmen der zusätzlichen Förderung „dringender Bedürfnisse der Wissenschaft" – genannt „Kapitel 31 02 Titel 600" – sicherlich auch für die Medizinischen Akademien gelten werde. Es sei nur zunächst darauf angekommen, überhaupt erst einmal einen konkreten Ansatz für die Beteiligung des Bundes an neuen wissenschaftlichen Hochschulen im Bundeshaushalt zu finden. Selbst in dem Falle, dass in dem Haushaltsgesetz tatsächlich nur die Finanzierung von Bremen und Regensburg vorgesehen sei, müsse eben gemeinsam mit Niedersachsen überlegt werden, wie die Einbeziehung von Hannover in die Förderung mit Bundesmitteln erreicht werden könne. Die entscheidende Auseinandersetzung fand ohnehin auf der Ministerpräsidentenkonferenz statt, wo sich Nordrhein-Westfalen gegen eine Mitfinanzierung der neuen Hochschulen durch den Bund positionierte.[30] Nur zwei Monate später, im Mai 1964, zeigte sich dann deutlich, was das Problem war. So sickerte durch, dass die Bundesländer, die eine gemeinsame Finanzierung von Hochschulneugründungen avisierten, nur fünf wissenschaftliche Hochschulen gemeinsam fördern wollten. Dies waren neben Bremen und Regensburg die Universitäten in Bochum und Konstanz sowie die Technische Hochschule Dortmund. Die Medizinischen Akademien würden nicht berücksichtigt. Die Argumentation lautete, dass es sich bei diesen, nicht wie geplant, um wirkliche Neugründungen handle, sondern um Ausbau- und Erweiterungsmaßnahmen bestehender Hochschulen, die vom Bund ohnehin gefördert werden könnten. Dies galt für Lübeck, Essen und Mannheim. Die vorgesehene Einbeziehung einer Medizinischen Fakultät in die Technische Hochschule Aachen passte in dieses Schema. Hannover erschien als Sonderfall, da die Medizinische Akademie baulich und organisatorisch als selbstständige neue Hochschule errichtet werden sollte.[31]

Das Finanzierungsabkommen, das die Länder am 4. Juni 1964 im Verwaltungsabkommen zur Förderung von Wissenschaft und Forschung zwischen Bund und Ländern vereinbarten, sollte offiziell die Empfehlungen des Wissenschaftsrates umsetzen.

---

29 Max Motz, „Vermerk: Betr.: Errichtung einer Medizinischen Akademie in Hannover", 1. Dezember 1963 (BAK, B/138, 6511).
30 Erich Kreter, „Vermerk: Betr.: Medizinische Akademie Hannover; hier: Beteiligung des Bundes an der Finanzierung", 10.3.1964 (BAK B/138, 6511). Kreter war während des Nationalsozialismus als Polizeiinspektor tätig gewesen und Mitglied der SS. Siehe dazu Bösch/Wirsching (2015: 89–90).
31 Hans Mühlenfeld an Hans Lenz, 15.5.1964 (BAK, B/138, 6511).

Grundsätzlich hatten Bund und Länder sich darauf geeinigt, in den Jahren 1964 bis 1966 jährlich je 250 Millionen DM für den Ausbau der Hochschulen bereitzustellen.[32] In einem separaten Treffen hatten jedoch die Landeschefs zugleich ein Finanzierungsabkommen zur Aufbringung der Kosten der Neugründungen wissenschaftlicher Hochschulen festgelegt, das sich tatsächlich ausdrücklich nur auf die bereits vorab gerüchteweise genannten Hochschulen bezog. Darin kamen Ausbau- und Erweiterungsmaßnahmen, die etwa Lübeck betrafen, ebenso wenig vor wie die geplanten Neugründungen Medizinischer Akademien in Augsburg, Hannover und Ulm. Nach Artikel 3 konnte der Bund diesem Abkommen beitreten und sich finanziell beteiligen. Motz vermutete, dass mit dieser kleinen Liste auch das Fördervolumen klein gehalten werden sollte, denn die Länder, die nur einen Zuschuss leisteten und keine eigenen Hochschulen zu erwarten hatten, hätten sonst das Abkommen nicht unterzeichnet. Als treibende Kraft erschien ihm das Bundesland Bremen. Ja der hauptsächliche Grund für den Abschluss des Länderabkommens am 4. Juni 1964 war überhaupt nur die Finanzierung der Universität Bremen. Denn Bremen hatte 1962 bereits einen Bundeszuschuss in Höhe von 75 Prozent beantragt. Nach Kabinettsbeschluss vom 15. November 1962 war Bremen mitgeteilt worden, dass sich der Bund nur zur Hälfte beteiligen könne. Dies bedeutete aber, dass sich Bremen, das nur ein Viertel der Investitionskosten aufzubringen in der Lage war, nach anderen Finanzträgern umsehen musste. Bremen wandte sich deshalb an die Ministerpräsidentenkonferenz. Diese beschloss am 12. Juni 1963 in Saarbrücken, die Finanzierung der neuen Universitäten durch ein Abkommen zu sichern. Dieses Abkommen kam dann eben am 4. Juni 1964 zustande. Motz hielt die vorgesehene Finanzierung aber nicht für ausreichend. So würden nur fünf Objekte erfasst, zu denen die Medizinischen Akademien nicht gehörten, und außerdem könne mit den Mitteln des Investitionsfonds der Kostenaufwand nicht gedeckt werden. Das Abkommen leide aber insbesondere daran, dass eine Beteiligung des Wissenschaftsrates nicht vorgesehen sei.[33]

Ministerialdirigent Karl-Friedrich Scheidemann vom Bundesministerium für wissenschaftliche Forschung rekapitulierte im November 1964 für seinen Chef Hans Lenz von der FDP den unübersichtlichen Sachstand zur Vorbereitung auf ein Gespräch mit Bundesfinanzminister Rolf Dahlgrün. Danach habe der Saarländische Ministerpräsident Franz-Josef Röder von der CDU am 14. Juli 1964 dem Bundeskanzler den Text des

---

32 „Protokoll der 20. Vollversammlung des Wissenschaftsrates vom 9. Juli 1964 in Berlin" (LASH, Abt. 811, Nr. 20919 II). Bundesminister für wissenschaftliche Forschung (18.1.1965: 35). Zum Verwaltungsabkommen zwischen Bund und Ländern zur Förderung von Wissenschaft und Forschung vom 4. Juni siehe auch Staff (1971: 62–83).

33 Max Motz, „Vermerk: Betr.: Errichtung einer Medizinischen Akademie in Hannover", 23.6.1964; Schünemann, „Vermerk: Betr.: Medizinische Akademie Hannover", 17.7.1964 (BAK B/138, 6511). Max Motz, „Sprechzettel für die Sitzung der Verwaltungskommission des Wissenschaftsrates am 20. und 21. November 1964", 13.11.1964 (BAK B/138, 10462). Max Motz, „Sprechzettel für die Unterredung des Herrn Ministers mit dem Herrn Bundespräsidenten am 20. November 1964", 19.11.1964 (BAK B/138, 10462).

Länderabkommens übermittelt und auf die Beitrittsmöglichkeit des Bundes hingewiesen. Nach der Darstellung von Motz habe das Bundesministerium für wissenschaftliche Forschung im Einvernehmen mit den anderen Ressorts dem Bundeskanzleramt den Entwurf eines Antwortschreibens übersandt. Darin sei zum Ausdruck gebracht worden, dass es die Bundesregierung nicht für sachdienlich halte, dem Abkommen in der jetzigen Fassung beizutreten. Neben verfassungsrechtlichen Bedenken wurde bemängelt, dass in dem Abkommen die Beteiligung des Wissenschaftsrates nicht vorgesehen sei, die Investitionskosten zu niedrig angesetzt seien, der Bund keinen Sitz im Verwaltungsrat habe und die Finanzierung der Medizinischen Akademien in das Abkommen nicht aufgenommen worden sei. Auch das Bundesinnenministerium hatte das Abkommen geprüft und für nicht verfassungskonform erklärt. Dies könne aber, so Scheidemann, nachträglich durch den Beitritt des Bundes „geheilt" werden.[34] Einen Monat später verteidigte der Hamburger Finanzsenator Herbert Weichmann im Wissenschaftsrat das Vorgehen. Eine Beteiligung zusätzlicher Stellen hätte das Finanzierungsabkommen vor neue Schwierigkeiten geführt. Unter den gegebenen politischen Umständen stelle das Finanzierungsabkommen die denkbar beste Lösung dar. Der Bremer Bürgermeister Willy Dehnkamp von der SPD, der Erfahrung in der Bildungs- und Hochschulpolitik hatte, verwies darauf, dass es sich bei dem Abkommen um eine politische Angelegenheit gehandelt habe. Wenn die Medizinischen Akademien nicht einbezogen worden seien, so liege dies einfach an dem Mangel an weiter verfügbaren Mitteln.[35]

Es ist sicherlich bemerkenswert, wie sehr sich die Beamten der Bundesministerien für die Medizinischen Akademien starkmachten. Damit aber rückte auch notwendigerweise der Bund als entscheidender Geldgeber für die ausgeschlossenen Medizinischen Akademien in den Fokus. Wenn das Finanzierungsabkommen für neue Hochschulen die Medizinischen Akademien nicht berücksichtigt, so schloss Scheidemann, dann könnten die Länder über etwaige Bundeszuschüsse für Medizinische Akade-

---

34 Karl-Friedrich Scheidemann, „Betr. Bundeszuschüsse für medizinische Akademien", 6.11.1964 (BAK B/138, 10426). Max Motz, „Sprechzettel für die Unterredung des Herrn Ministers mit dem Herrn Bundespräsidenten am 20. November 1964", 19.11.1964 (BAK B/138, 10462). Der 1912 geborene Scheidemann arbeitete von 1938 bis 1945 im Reichswirtschaftsministerium, war dort seit 1940 in Kriegsdienst. In der Nachkriegszeit war er für die amerikanische Militärregierung und die Stadt Marburg tätig. 1952 wechselte er ins Bundesinnenministerium, wo er von 1957 bis 1963 in der Abteilung III für Kulturelle Angelegenheiten des Bundes tätig war und als persönlicher Referent bei Staatssekretär Karl Theodor Bleek fungierte. Danach leitete er im Bundesministerium für wissenschaftliche Forschung bis 1969 die Abteilung II für Allgemeine Wissenschaftsförderung und das Referat II 1 für Grundsatzfragen der Förderung der wissenschaftlichen Forschung. 1968 übernahm er die Unterabteilung II B für Forschungsförderung. Siehe dazu und zu seiner gesamten Beamtenlaufbahn die Darstellung des Bundesarchivs (https://www.bundesarchiv.de/cocoon/barch/0010/z/z1961z/kap1_7/para2_46.html, 24.2.2024). Scheidemann war NSDAP- und SA-Mitglied gewesen. Im Reichswirtschaftsministerium hatte er als Regierungsrat im „Judenreferat" gearbeitet. Dazu Bösch/Wirsching (2015: 89).
35 „Protokoll der 20. Vollversammlung des Wissenschaftsrates vom 9. Juli 1964 in Berlin" (LASH, Abt. 811, Nr. 20919 II).

mien mit dem Bund frei verhandeln. So sollte gleich versucht werden, mit Niedersachsen auf der Basis der Stellungnahme des Wissenschaftsrates die Bedingungen eines Bundeszuschusses zu klären. Dann, so sah dies auch Motz, solle versucht werden, den Leertitel zur „Förderung von Hochschulneugründungen" mit einem Hinweis „… und medizinische Akademien" zu versehen. Scheidemann fasste zusammen, dass die Bundesregierung demonstrieren solle, dass sie im Einzelfall bereit und in der Lage sei, neue wissenschaftliche Hochschulen zu vernünftigen Bedingungen mitzufinanzieren: „Sollte das Beispiel Hannover gelingen, dürfte es auch für andere kleine finanzschwache Länder attraktiv sein."[36]

Grundsätzlich war die Nichtberücksichtigung der Medizinischen Akademien durch den Länderbeschluss jedoch ein schwerer Schlag für die Planungen zum Neubau von Medizinischen Reformhochschulen. Im Wissenschaftsrat wurde im Juli 1964 darauf hingewiesen, dass die geplanten Neugründungen in Lübeck und Hannover mit dem beschlossenen Finanzierungsabkommen der Länder, ohne Hinzuziehung des Bundes sowie des Wissenschaftsrates, in große Schwierigkeiten gerieten.[37] Der hannoversche Gründungsausschuss hatte dazu schon Mitte Mai 1964 festgestellt, dass man erreichen müsse, dass die Medizinische Akademie mit den bestehenden Hochschulen gleichbehandelt werde. Um den Boden dafür vorzubereiten, sei es zweckmäßig, das Bundesforschungsministerium für die Medizinische Akademie Hannover zu interessieren.[38] Dies gelang so gut, dass das Bundesministerium die politische Option in Anschlag brachte, den von den Ländern erhofften Beitritt des Bundes zum Länderabkommen von der Einbeziehung der Medizinischen Akademien abhängig zu machen. Der seit Oktober 1963 amtierende Bundeskanzler Ludwig Erhard von der CDU, entsprechend gut instruiert, äußerte in einem Schreiben vom 17. November 1964 an den saarländischen Ministerpräsidenten Franz-Josef Röder von der CDU trotz grundsätzlicher Bereitschaft jene Bedenken, die bereits Scheidemann aufgelistet hatte: Die Beteiligung des Wissenschaftsrates sei nicht vorgesehen, die Investitionskosten seien zu niedrig geschätzt und der Bund sei nicht im Verwaltungsrat vertreten. Schon deshalb könne der Bund dem Abkommen in der vorgelegten Fassung nicht beitreten. Insbesondere aber müsse die Finanzierung der Medizinischen Akademien geregelt und diese in das

---

36 Franz-Josef Röder (Ministerpräsident Saarland) an Ludwig Erhard (Bundeskanzler), 14.7.1964 (BAK, B/138, 10462). Schünemann, „Vermerk: Betr.: Medizinische Akademie Hannover", 17.7.1964 (BAK B/138, 6511). Richard Langeheine an Karl-Friedrich Scheidemann, 25.1.1966 (BAK, B/138, 6511). Bundesminister für wissenschaftliche Forschung (18.1.1965: 35). Auch „Protokoll der 20. Sitzung des Ausschusses Medizinische Akademie Hannover, Finanzministerium (Großer Sitzungssaal) am 3. Juli 1964. 8.30–17.00 Uhr" (Archiv der MHH, GRÜA 10020 2).
37 „Protokoll der 20. Vollversammlung des Wissenschaftsrates vom 9. Juli 1964 in Berlin" (LASH, Abt. 811, Nr. 20919 II).
38 „Protokoll der 19. Sitzung des Ausschusses ‚Medizinische Akademie' in Hannover, Finanzministerium (Großer Sitzungssaal) am 12. Mai 1964 von 10.30–18.30 Uhr und am 13. Mai 1964 von 8.30–13.20 Uhr" (Archiv der MHH, GRÜA 10020 2).

Abkommen mitaufgenommen werden. Die Bundesregierung sei jedoch gerne bereit, mit den Ländern über eine Hilfe des Bundes zu verhandeln, die es den Sitzländern, deren finanzielle Mittel hierzu nicht ausreichten, ermögliche, die Neugründungsprojekte zu verwirklichen. Es erging zudem die Bitte an die „Ständige Kommission", die durch das Verwaltungsabkommen vom 4. Juni 1964 geschaffen worden war, sich mit dieser Frage zu befassen.[39] Es sollte jedoch in den folgenden Jahren keine Lösung für den Konflikt zwischen den Ländern und dem Bund geben. Noch im Mai 1967 musste Regierungsdirektor Motz die verwickelte Situation transparent darstellen: Die Länder hatten das Abkommen über die Finanzierung der neuen Universitäten am 4. Juni 1964 abgeschlossen ohne die neuen Medizinischen Hochschulen einzubeziehen. Die Sicherung der Finanzierung von Medizinischen Hochschulen sei bereits in dem Schreiben von Bundeskanzler Ludwig Erhard vom 17. November 1964 als Voraussetzung für eine Beteiligung des Bundes an den neuen Hochschulen genannt worden. Die Länder hätten zu diesem Vorschlag nie Stellung genommen. Die Finanzierung der Medizinischen Hochschulen könne nur in einem Bund-Länder-Abkommen ausreichend gesichert werden. Hierzu sei die Antwort der Länder auf die Vorschläge Erhards vom 17. November 1964 abzuwarten.[40] Erst am 8. Februar 1968 wurde das Abkommen vom 4. Juni 1964 neu verfasst, wobei vor allem die tragende Rolle des Wissenschaftsrates festgeschrieben wurde.[41]

In Hannover war der Ärger groß. Welche Konsequenzen würden sich für die Medizinische Akademie daraus ergeben, dass Niedersachsen offenbar für keines seiner Unternehmungen beteiligt sei?[42] Schoen erklärte dann auch auf einem Treffen der Vorsitzenden der Gründungsausschüsse beim Wissenschaftsrat, dass nur in Hannover eine Neugründung einer Medizinischen Akademie in dem vom Wissenschaftsrat empfohlenen Sinne vorliege. Die anderen geplanten medizinischen Ausbildungsstätten – dies schloss natürlich Lübeck ein – würden als Fakultäten an bestehende Hochschulen angeschlossen. Niedersachsen sei somit als einziges Land den Empfehlungen des Wissenschaftsrates in vollem Umfange gefolgt, so dass eigentlich eine moralische Pflicht des Wissenschaftsrates bestehe, der Akademie Hannover auch bei der finanziellen Durchführung zu helfen. Raiser, so berichtete Schoen dem hannoverschen Gründungsausschuss, habe darauf erwidert, dass der Wissenschaftsrat bei dem Zustandekommen des Länderabkommens in keiner Weise beteiligt gewesen sei. Er habe sich deshalb persönlich desavouiert gefühlt und sogar seinen Rücktritt erwogen. Der

---

39 „Entwurf eines Antwortschreibens des Herrn Bundeskanzlers an den Herrn Ministerpräsident des Saarlandes", o. D. (BAK, B/138, 10462).
40 Max Motz, „Vermerk, Errichtung der Medizinisch-Naturwissenschaftlichen Hochschule Ulm", 8.5.1967 (BAK B/138, 6509).
41 Siehe dazu Staff (1971: 84–123).
42 Fritz Hartmann an Wolfgang Frenzel, 8.6.1964 (Archiv der MHH, Der Unterausschuss „Innere Struktur" des Gründungsausschusses der Medizinischen Hochschule Hannover, E 2.1., Nr. 7).

Wissenschaftsrat würde sich aber bezüglich der Förderungswürdigkeit für die Medizinische Akademie Hannover einsetzen.[43]

Stand der Dinge konnten im Sommer 1964 weder Lübeck noch Hannover sicher mit einer finanziellen Unterstützung des Bundes rechnen. Damit aber war das ganze Vorhaben des Wissenschaftsrates in Gefahr.[44] Da in Sachen Länderkommen kaum mit einer baldigen Entscheidung zu rechnen war, wurde das niedersächsische Kultusministerium selbst initiativ und stellte am 22. September 1964 einen Antrag an den Wissenschaftsrat, die Finanzierung des Akademievorhabens zur Hälfte durch den Bund zu gewährleisten. Dem Bundesministerium für wissenschaftliche Forschung wurden Anträge auf Bundeszuschüsse für Lübeck und Hannover vorgelegt. Das Bundesministerium für wissenschaftliche Forschung forderte die beiden betroffenen Länder dann dazu auf, zunächst eine Stellungnahme des Wissenschaftsrates zu den Punkten Gesamtplanung, Höhe der Investitionskosten und Höhe eines etwaigen Bundeszuschusses einzuholen.[45] Die Gesamtinvestitionskosten sollten sich in Hannover auf 665 Millionen DM belaufen. Im Antrag an den Wissenschaftsrat wurden die Gesamtkosten für Bauvorhaben und Ersteinrichtung dabei auf 570,4 Millionen DM bemessen. Davon sollte der Bund die Hälfte übernehmen. Die Baukosten verteilen sich auf vier Großprojekte: Das Zentralklinikum mit Forschungstrakt, den Neubau der theoretischen Institute, den Neubau des Forschungstraktes im Oststadtkrankenhaus und den Ausbau des Anna-Stiftes für die Orthopädische Klinik. Das Bundesministerium für wissenschaftliche Forschung bemängelte, dass die finanzielle Beteiligung der Stadt Hannover, abgesehen von den Grundstückskosten und einem Zuschuss in Höhe von 56,5 Millionen DM für das Zentralklinikum, aus dem Antrag an den Wissenschaftsrat nicht klar ersichtlich sei.[46]

Damit ging es in die nächste Runde, die im Ausschuss für Finanzierungsfragen des Wissenschaftsrates, dem „Ausschuß 1965", ausgetragen wurde. Teilnehmer waren neben dem Vorsitzenden Raiser und Generalsekretär Friedrich Schneider vor allem Ministerialrat Klaus Aretin Eggert vom Bundesfinanzministerium, Ministerialdirigent Karl-Friedrich Scheidemann vom Bundesministerium für wissenschaftliche Forschung sowie die Regierungsdirektoren Max Motz und Erich Kreter. Scheidemann führte aus,

---

43 „Protokoll der 20. Sitzung des Ausschusses Medizinische Akademie Hannover, Finanzministerium (Großer Sitzungssaal) am 3. Juli 1964. 8.30–17.00 Uhr (Archiv der MHH, GRÜA 10020 2).
44 Siegfried Heinke (Staatssekretär im Niedersächsischen Finanzministerium) an Friedrich Schneider, 13.8.1964 (BAK, B/138, 6511).
45 Max Motz, „Sitzung des Wissenschaftsrats-Ausschuss 1965 am 29. Oktober 1964", 26.10.1964 (BAK B/138, 10462). Karl-Friedrich Scheidemann, „Betr. Bundeszuschüsse für medizinische Akademien", 6.11.1964 (BAK B/138, 10426). Max Motz, „Sprechzettel für die Unterredung des Herrn Ministers mit dem Herrn Bundespräsidenten am 20. November 1964", 19.11.1964 (BAK B/138, 10462).
46 Max Motz, „Sitzung des Wissenschaftsrats-Ausschuss 1965 am 29. Oktober 1964", 26.10.1964 (BAK B/138, 10462). „Protokoll der 11. Sitzung des Senats der Medizinischen Hochschule Hannover am 14. Juni 1967 im Rektorat" (Archiv der MHH, SEN 3001 2).

dass die Länder Niedersachsen und Schleswig-Holstein beim Bundesministerium für wissenschaftliche Forschung eine Bundeshilfe in Höhe von fünfzig Prozent der Investitionskosten gestellt hätten, da die Medizinischen Akademien ja nicht im Abkommen über die Finanzierung neuer wissenschaftlicher Hochschulen aufgenommen worden seien. Das Bundesministerium habe den Kultusministern mitgeteilt, zunächst eine Stellungnahme des Wissenschaftsrates einzuholen. Niedersachsen habe auch einen Antrag beim Wissenschaftsrat eingereicht, die Planungen für Schleswig-Holstein seien hingegen weitgehend provisorisch. Es bestehe für Lübeck die Befürchtung, dass der Bundeszuschuss nur dafür verwendet werden solle, die städtischen Krankenhäuser zu modernisieren. Raiser und Schneider erklärten gemeinsam, dass die Gesamtplanung für die beiden Projekte bereits besprochen worden seien und den modernen Erfordernissen zu entsprechen schienen. Ohne eine Bundesbeteiligung von fünfzig Prozent, so Schneider, könnten die Projekte nicht verwirklicht werden. Ministerialrat Eggert vom Bundesfinanzministerium stellte sich jedoch quer. Im Haushalt ständen 1965 keine Mittel für die Medizinischen Akademien zur Verfügung. Der Wissenschaftsrat solle nur eine allgemeine Empfehlung über die beiden Projekte abgeben. Über eventuelle Bundeszuschüsse solle in der Ständigen Kommission von Bund und Ländern verhandelt werden. So kam bei dieser Sitzung ein Beschluss nicht zustande, gleichwohl bestand Einigkeit darüber, dass der Wissenschaftsrat grundsätzlich eine Beteiligung des Bundes an den Kosten für den Aufbau der beiden Medizinischen Akademien empfehlen wolle.[47]

Scheidemann musste also den abwehrenden Finanzbeamten Eggert bearbeiten. Er tat dies, indem er ihn erstmal daran erinnerte, dass die Bundesregierung bereits mehrfach erklärt habe, sich an der Neugründung von wissenschaftlichen Hochschulen zu beteiligen. Beweiskräftig verwies Scheidemann auf die Regierungserklärung vom 29. November 1961, die Beantwortung einer großen Anfrage der SPD am 13. Februar 1963, die Erklärung von Bundesminister Hans Lenz bei der Beratung des SPD-Antrages zum Forschungsförderungsgesetz am 14. November 1963, die Beantwortung einer großen Anfrage der SPD am 4. März 1964 sowie schließlich, dies war seine Trumpfkarte, die Haushaltsrede des Herrn Bundesminister der Finanzen vom 13. Oktober 1964. Bei der Entscheidung über die Neugründungsprojekte sollte sich die Bundesregierung dabei auf den Wissenschaftsrat stützen. Nur wenn dieser eine positive Empfehlung über Gesamtplanung und die Höhe des beantragten Bundeszuschusses gebe, sollte sich die Bundesregierung mit dem Antrag befassen. Auch wenn die Letztentschei-

---

[47] „Protokoll der 1. Sitzung des Ausschusses für Finanzierungsfragen des Wissenschaftsrates (Ausschuß 1965) vom 29. Oktober 1964 (15 bis 20 Uhr) in Köln", o. D.; Max Motz, „Betr. Errichtung von Medizinischen Akademien in Hannover und Lübeck; hier: Sitzung des Wissenschaftsrat-Ausschusses 1965 am 29. Oktober 1964", 31.10.1964 (BAK B/138, 10462). Die 33 1/3-Regel blieb verbindlich. Siehe dazu Karl-Friedrich Scheidemann, „Betr.: Förderung von Hochschulneugründungen (Medizinische Akademien)", 5.3.1966 (BAK B/138, 11558).

dung natürlich bei der Bundesregierung liegen müsse, könne sich diese kaum einer Empfehlung des Wissenschaftsrates entziehen.[48] Nachdem der „Kliniker-Ausschuss" des Wissenschaftsrates dann die Gesamtplanung und den Investitionsbedarf der beiden Akademieprojekte in Lübeck und Hannover gebilligt hatte, mussten noch die Kommissionen und das Plenum des Wissenschaftsrates über die Empfehlung für die beiden Medizinischen Akademien beraten. Motz, der sich ebenso entschlossen wie Scheidemann für die Akademieprojekte einsetzte, erklärte dazu, dass die Planungsphase abgeschlossen sei, die Medizinischen Akademien aber nur verwirklicht werden könnten, wenn sich der Bund auch zu fünfzig Prozent beteiligte. Als Eggert darauf beharrte, dass das Finanzministerium sich einem Bundeszuschuss von fünfzig Prozent verweigern würde, weil dafür keine Mittel vorhanden seien, erinnerte Scheidemann ihn noch einmal an die grundsätzliche Bereiterklärung der Bundesregierung. Zudem dürfe die Empfehlung des Wissenschaftsrates nicht blockiert werden. Die Macht des Ministerialrats Eggert zeigt sich schon darin, dass Scheidemann darüber nachdachte, dass Bundesfinanzminister Rolf Dahlgrün von der FDP dazu gebracht werden müsse, dafür zu sorgen, dass sein Vertreter an einer positiven Empfehlung des Wissenschaftsrates mitwirke: „Andernfalls wären alle Bereitschaftserklärungen der Bundesregierung illusorisch".[49]

Motz instruierte seinen Chef Hans Lenz mit einem Sprechzettel für die Vollversammlung des Wissenschaftsrates im November 1964. Die Bundesregierung habe sich durch wiederholte Erklärungen, sich an der Neugründung wissenschaftlicher Hochschulen zu beteiligen, festgelegt. Es gehe nur noch darum zu bestimmen, zu welchen Projekten, zu welchem Zeitpunkt und in welcher Höhe dies geschehe. Die Planungen in Hannover und Lübeck schienen im Unterschied etwa zu Bremen und Regensburg abgeschlossen. Lübeck habe bereits mit einem provisorischen Studienbetrieb begonnen. In Vertrauen auf die allgemeine Zusage der Bundesregierung hätten die Länder Zuschüsse für das Jahr 1965 beantragt. Das Forschungsministerium habe die Länder gebeten, die Anträge über den Wissenschaftsrat zu leiten. Es sei ein Schönheitsfehler, dass sich die beiden Länder an dem Investitionsfonds für neue Universitäten, der zu einem großen Teil der Universität Bremen zugutekomme, beteiligten, aber gleichzeitig Bundeszuschüsse für die Akademien beantragen müssten. Hamburg, Niedersachsen und Schleswig-Holstein zahlten jährlich 27 Millionen DM an den Fonds. Bremen erhalte jährlich den gleichen Beitrag für seine Universität. So stellten die Beiträge an den Investitionsfonds im Grunde nichts anderes als eine Hilfe der norddeutschen Länder

---

48 Karl-Friedrich Scheidemann an Klaus Aretin Eggert, 31.10.1964 (BAK B/138, 10462). Klaus Aretin Eggert leitete im Bundesfinanzministerium von 1963 bis 1968 das Referats II A 6 für den Bundeshaushalt und die wissenschaftliche Forschung. Zu seiner Behördenlaufbahn siehe die Darstellung des Bundesarchivs (https://www.bundesarchiv.de/cocoon/barch/0010/z/z1960a/kap1_5/para2_13.html, 12.8.2022).
49 Karl-Friedrich Scheidemann, „Betr. Bundeszuschüsse für medizinische Akademien", 6.11.1964 (BAK B/138, 10426). Max Motz, „Sprechzettel für die Unterredung des Herrn Ministers mit dem Herrn Bundespräsidenten am 20. November 1964", 19.11.1964 (BAK B/138, 10462).

für die im norddeutschen Raum zu schaffende Universität dar. Falls der Bund dem Abkommen beitrete, könne ja ein Ausgleich getroffen werden, in dem der Bund einen Teil der Finanzierung der Bremer Universität übernehme.[50]

Wenn es auch so schien, dass es nunmehr nur darum ging, das Bundesfinanzministerium endlich zum Einlenken zu bewegen, erwies sich doch auch weiterhin die Frage des Länderabkommens als Hindernis. Im Interministeriellen Ausschuss für Wissenschaft und Forschung erklärten jedenfalls Vertreter der anderen Ressorts, dass der Bundeszuschuss für die beiden Akademien nur im Rahmen einer allgemeinen Regelung über die Beteiligung des Bundes an den Hochschulneugründungen gewährt werden dürfe. Hierüber solle in der ersten Sitzung der Ständigen Kommission verhandelt werden. Es wurde aber ebenso protokolliert, dass der Interministerielle Ausschuss beschlossen habe, dass die Bundesvertreter im Wissenschaftsrat einer Empfehlung des Wissenschaftsrates zur Gesamtplanung und zur Höhe der Investitionskosten der Akademieprojekte zustimmen sollten. Zur Frage eines Bundeszuschusses für 1965 sollte zudem erklärt werden, dass die Bundesregierung bereit sei, sich an den Investitionskosten bis zu fünfzig Prozent zu beteiligen. Dies geschehe aber unter dem Vorbehalt, dass der Gesamtkomplex „Beteiligung des Bundes an den neuen wissenschaftlichen Hochschulen" zwischen Bund und Ländern geregelt werde.[51] Das Finanzministerium schloss sich dieser Position dann grundsätzlich an. Gegen eine nicht nur an den Bund, sondern auch die Länder gerichteten Empfehlung des Wissenschaftsrates, die Finanzierung der beiden Medizinischen Akademien in die Wege zu leiten, könne von Seiten des Finanzministeriums keine Bedenken erhoben werden.[52] Eine gleichlautende Entschließung des Wissenschaftsrates wurde auf der Vollversammlung am 21. November 1964 einstimmig verabschiedet. Danach erkannte der Wissenschaftsrat im Rahmen seines Beschlusses vom 10. Juni 1961 die Neugründung Medizinischer Akademien als förderungswürdig an. Die Unterlagen für die Einrichtung Medizinischer Akademien in Lübeck und Hannover ließen den Schluss zu, „daß die Planungen einem dringenden wissenschaftlichen Bedürfnis entsprechen und daß ihre Verwirklichung im Zusammenhang mit den sonstigen Empfehlungen des Wissenschaftsrates berücksichtigt werden soll". Eine angemessene Beteiligung des Bundes hielt der Wissenschaftsrat für notwendig.[53]

Acht Tage später bestätigten die Ländervertreter eine bereits am 2. November von Alfons Goppel brieflich gemachte Willensbekundung, nach der die Länder es be-

---

50 Max Motz, „Sprechzettel für die Sitzung der Verwaltungskommission des Wissenschaftsrates am 20. und 21. November 1964", 13.11.1964 (BAK B/138, 10462).
51 Max Motz, „Sprechzettel für die Unterredung des Herrn Ministers mit dem Herrn Bundespräsidenten am 20. November 1964", 19.11.1964 (BAK B/138, 10462).
52 Klaus Aretin Eggert an Karl-Friedrich Scheidemann, 16.11.1964 (BAK B/138, 10462).
53 „Protokoll der 21. Vollversammlung des Wissenschaftsrates am 21. November 1964 in Düsseldorf (9.00 bis 13.00 Uhr)", o. D.; Wissenschaftsrat, „Entschließung über die Finanzierung Medizinischer Akademien", 21.11.1964 (BAK B/138, 10462; auch LASH, Abt. 811, Nr. 20919 II).

grüßten, wenn sich der Bund zunächst an der Finanzierung der Medizinischen Akademien in Lübeck und Hannover beteilige und nach Vorliegen des Gutachtens des Wissenschaftsrates mit den Ländern über die Finanzierung Medizinischer Akademien verhandle.⁵⁴ Kurz vor Weihnachten 1964 konnte Hans Lenz dann Ludwig Raiser bestätigen, dass für die Mitfinanzierung der Medizinischen Akademien in Lübeck und Hannover vom Haushaltsausschuss des Deutschen Bundestages die Aufnahme einer Bindungsermächtigung in Höhe von 50 Millionen DM in den zunächst als Leertitel vorgesehenen Haushaltsansatz beschlossen worden sei.⁵⁵ Die Presse meldete, dass der Haushaltsausschuss die langwierigen Beratungen der Ständigen Kommission nicht abwarten wolle und bereits eine Verbesserung der von der Bundesregierung veranschlagten Haushaltsmittel, insbesondere für die Hochschulen, beschlossen habe. Der Haushaltsausschuss habe eine vorfristige Verpflichtung des Bundes durch Erhöhung der sogenannten Bindungsermächtigungen von 200 auf 305 Millionen DM in die Wege geleitet, die neben dem Ausbau der bestehenden Hochschulen sowie der Atom- und Weltraumforschung nun auch den geplanten Medizinischen Akademien zugutekommen solle.⁵⁶ Noch anlässlich der feierlichen Eröffnung der Medizinischen Hochschule Hannover am 17. Mai 1965 erklärte Bundesminister Hans Lenz in seiner Festrede launig, dass Bindungsermächtigungen im Haushaltsjahr 1965 bereits zur Verfügung stünden: „Die Frage nach der Rolle des Bundes an der medizinischen Akademie Hannover darf ich also mit der ‚eines wohlwollenden Pflegevaters' umreißen, der sich um das Gedeihen des Kindes kümmern und sich seiner finanziellen Pflichten nicht entziehen wird."⁵⁷ Die Rede wurde publik gemacht und vor allem auch an die Ständige Konferenz der Kultusminister der Länder geschickt.⁵⁸

Schleswig-Holstein hatte trotz der Unsicherheiten bereits am 11. Juni 1964 mit der Hansestadt Lübeck einen Vertrag zur Errichtung der Medizinischen Akademie geschlossen. Sie tat dies, ohne den Bund miteinzubeziehen, da weiterhin und selbstverständlich davon ausgegangen wurde, dass dieser ohnehin die Hälfte der Gesamtkosten tragen werde. Das schwebende Verfahren, das sich vor allem durch die Haltung des

---

54 Max Motz an das Bundesministerium der Finanzen, 10.12.1965 (BAK B/138, 11558) und Max Motz, „Sprechzettel für Herrn Minister. Betr.: Medizinische Hochschule Hannover; hier: Besprechung mit Herrn Kultusminister Langeheine", 25.1.1966 (BAK, B/138, 6512). Erich Kreter, „Vermerk", 17.12.1964 (BAK B/138, 10426).
55 Hans Lenz an Ludwig Raiser, 22.12.1964 (BAK B/138, 10426).
56 „Bund zahlt für Medizinische Akademien", in: *Wiesbadener Kurier*, 19.12.1964 (BAK B/138, 10462).
57 Max Motz, „Vermerk: Betr.: Medizinische Akademie Hannover; hier: Feierliche Eröffnung am 14. Mai 1965", 24.3.1965; „Ansprache des Herrn Ministers zur feierlichen Eröffnung der Medizinischen Akademie Hannover", o. D.; „Ansprache von Herrn Bundesminister Lenz bei der Einweihung der Medizinischen Hochschule Hannover am 17. Mai 1965", o. D. (BAK, B/138, 6511). Dazu auch die Darstellung Schoens: „Protokoll der 49. Festsitzung aus Anlaß des 10jährigen Bestehens – und der 50. – Arbeitssitzung – des Gründungsausschusses der Medizinischen Hochschule Hannover im Senatssitzungssaal der Medizinischen Hochschule Hannover am 21. Dezember 1971" (Archiv der MHH, GRÜA, 10022 4).
58 Karl-Friedrich Scheidemann, „Vermerk", 26.5.1965 (BAK, B/138, 6511).

Bundesfinanzministeriums ergab, drohte jedoch die Finanzierung der Lübecker Akademie kurzfristig zu gefährden. Dies endete keineswegs mit der Finanzierungsbewilligung im Dezember 1964. Angesichts weiter drohender Blockaden durch das Bundesfinanzministerium diktierte Motz seinem Chef erneut, dass die Anträge der beiden Länder befürwortet werden sollten. Es könne auf eine Reaktion der Länder bezüglich des Schreibens des Bundeskanzlers nicht mehr gewartet werden. Der bereits laufende Studienbetrieb drohte wieder eingestellt werden zu müssen. Für 1966 beantragte Niedersachsen für die Medizinische Hochschule Hannover an die 80 Millionen DM, Schleswig-Holstein für die Medizinische Akademie Lübeck 10 Millionen DM. Ein Beschluss war aber auch Ende November 1965 noch nicht gefasst worden, da das Bundesfinanzministerium die beantragte Bewilligung von Bindungsermächtigungen zunächst abgelehnt hatte. Das Bundesministerium für wissenschaftliche Forschung teilte jedoch mit, dass nunmehr damit gerechnet werden könne, dass das Bundesfinanzministerium der Erteilung von Bindungsermächtigungen zustimmen werde und das im Jahr 1966 Bundesmittel für die Bezuschussung des Neubaus Medizinischer Akademien verfügbar sein würden. Während der Wissenschaftsrat Empfehlungen über weitere medizinische Akademien abgeben sollte, stand nach der Ministerpräsidentenkonferenz fest, dass die Medizinischen Akademien in Hannover und Lübeck auf jeden Fall gefördert werden sollten. Die Gewährung der Bundeszuschüsse für das Jahr 1966 wurde dann auch, ohne dass die Streitfrage zwischen Ländern und Bund geklärt worden war, vor allem durch die Intervention von CDU-Politiker Gerhard Stoltenberg, seit Ende Oktober 1965 Nachfolger von Lenz als Bundesminister für wissenschaftliche Forschung, erreicht. Dieser bewilligte am 17. Dezember 1965 die erste Rate eines Bundeszuschusses für die Medizinischen Akademien in Hannover und Lübeck. Mit diesen Finanzhilfen, so hieß es, greife der Bund dem von den Ländern vorgeschlagenen Abkommen über die Finanzierung der neuen Universitäten und der neuen Medizinischen Akademien vor. Für letztgenannte bestehe dringender Bedarf und sie seien ja auch vom Wissenschaftsrat dringlich empfohlen worden. Im Gegenzug sollte sich Schleswig-Holstein aber auch, so wurde unmissverständlich gewarnt, dazu verpflichten, sich für den baldigen Abschluss eines Bund-Länder-Abkommens einzusetzen. Gleiches galt für Niedersachsen.[59] Stoltenberg machte jedenfalls mit der Meldung, dass Bonn für

---

59 Wissenschaftsrat, „Entwurf einer Empfehlung", 29.11.1965; Wissenschaftsrat, „Empfehlung", 4.12.1965 (BAK B/138, 10426). Auch Wissenschaftsrat, „Entwurf einer Empfehlung des Wissenschaftsrates an die Bundesregierung zur Bereitstellung von Bundesmitteln für neue wissenschaftliche Hochschulen im Jahr 1966", 12.11.1965 (BAK B/138, 11558). „Vertrag über die Errichtung der Medizinischen Akademie Lübeck", o. D. (BAK, B 138/24861). Max Motz, „Vermerk", 3.7.1965; Max Motz, „Vermerk", 8.7.1965; Max Motz, „Vermerk", 3.8.1965; Max Motz, „Vermerk", 23.11.1965; Gerhard Stoltenberg (Bundesminister der wissenschaftlichen Forschung) an Rolf Dahlgrün (Bundesfinanzminister), „Betr. Gewährung von Bundeszuwendungen für die Medizinischen Akademien Hannover und Lübeck aus Kapitel 3102 Titel 601", 10.12.1965; Max Motz, „Sprechzettel betr. Medizinische Akademie Lübeck", 24.5.1966 (BAK, B 138/24860). Auch: Max Motz, „Sprechzettel für die Sitzung des Wissenschaftsrates – Ausschuß für Finanzierungsfragen – am 1. Oktober

Hannover und Lübeck zahle, gleich gute Schlagzeilen.[60] Auch der Bundeszuschuss von über 30 Millionen DM für das Jahr 1967 wurde seitens Stoltenberg anlässlich des Besuches des Baugeländes am Roderbruch und nach einem Gespräch mit Kurator Frenzel im November 1966 zugesagt.[61] Jedoch wurden auch in den folgen Jahren nur Jahresempfehlungen zur Finanzierung abgegeben, da das Bundesfinanzministerium natürlich Bindungsermächtigungen, die für mehre Jahre gelten sollten, ablehnte.[62] Wie Leussink im Februar 1967 an den Regierenden Bürgermeister von Berlin und Vorsitzenden der Ministerpräsidentenkonferenz Heinrich Albertz schrieb, sollten zukünftig jährlich Empfehlungen verfasst werden.[63] Einen ernsthaften Lösungsversuch gab es dann erst wieder 1969, als der Aus- und Neubau von wissenschaftlichen Hochschulen als künftige Gemeinschaftsaufgabe des Bundes und der Länder ausgeschrieben wurde. Stoltenberg bemerkte dazu noch einmal, dass der Erfolg einer Hochschulreform in hohem Maße davon abhänge, dass auf dem Gebiet des Hochschulbaus geeignete Voraussetzungen geschaffen würden.[64]

Da trotz der Übernahme der Hälfte der Kosten des Lübecker Projektes durch den Bund die andere Hälfte zwischen Land und Stadt geteilt wurde, blieb dort die Situation prekär. Das finanzschwache Schleswig-Holstein erklärte schon 1966, nicht in der Lage zu sein, in den nächsten Jahren diesen Anteil tragen zu können. Referent Motz bestätigte, dass das Land finanziell vollauf mit dem Ausbau der Universität Kiel ausgelastet sei. Auch der Zuschuss der Stadt Lübeck sei begrenzt, da die Akademie hohe laufende Kosten erfordere.[65] Dies ließ große Investitionen kaum denkbar erscheinen. Auch beim Ulmer Projekt konnte an diese Erfahrungen, die Hannover und Lübeck machen mussten, gleich angeschlossen werden. Der baden-württembergische Finanzminister Hermann Müller von der FDP ging 1963 bei der Medizinischen Akademie Ulm von einmaligen Kosten von 605 Millionen DM und bei den fortdauernden Aus-

---

1965", 28.9.1965; Max Motz, „Sitzung des Wissenschaftsrates – Ausschuß für Finanzierungsfragen – am 1. Oktober 1965", 30.9.1965; „Erste Finanzhilfe des Bundes für neue Hochschulen", o. D. (BAK B/138, 10426).
60 „Bonn zahlt für die medizinischen Akademien Hannover und Lübeck", in: *Frankfurter Allgemeine Zeitung*, 17.12.1965 (Hauptstaatsarchiv Stuttgart, EA 1/106, Bü 925).
61 „Betr.: Reise des Herrn Minister nach Hannover vom 14.–15.11.66", 9.11.1966; Max Motz, „Vermerk. Betr.: Medizinische Hochschule Hannover", 17.11.1966 (BAK, B/138, 6511).
62 Max Motz, „Sprechzettel betreffend die Medizinische Akademie Lübeck", 7.12.1966 (BAK B/138, 10426).
63 Hans Leussink an Heinrich Albertz (Vorsitzender der Ministerpräsidentenkonferenz), 3.2.1967 (BAK B/138, 10426). Max Motz, „Sprechzettel für die Sitzung des Finanzausschusses des Wissenschaftsrates am 10. November 1966", 8.11.1966 (BAK B/138, 10426).
64 Stoltenberg (1969: 185).
65 Geschäftsstelle des Wissenschaftsrates, „Entwurf einer Entschließung über die Finanzierung medizinischer Akademien", 21.11.1964; Max Motz, „Sprechzettel für die Besprechung mit Herrn Dr. Stoltenberg, MdB am 22. Juli 1965"; Max Motz, „Betr. Besuch des Herrn Ministers bei der Medizinischen Akademie Lübeck am 4. März 1966", 2.3.1966; Max Motz, „Vermerk: Betr. Medizinische Akademie Lübeck", 6.6.1966 (BAK, B 138/24860). „Protokoll der 25. Sitzung der Verwaltungskommission des Wissenschaftsrates vom 20. November 1964 in Düsseldorf" (LASH, Abt. 811, Nr. 20916 II).

gaben im Endzustand von knapp über 50 Millionen DM aus.[66] Die Denkschrift des Gründungsausschusses diente dann im August 1965 als eine Art Beglaubigungsschreiben. Auch für das Land Baden-Württemberg wurde für die Neugründung eine Bundeshilfe in Form von Bindungsermächtigungen für das Jahr 1966 zugesagt.[67] So erklärte Stoltenberg dem Kultusminister des Landes Baden-Württemberg Wilhelm Hahn, dass, nachdem bereits Bundesmittel für Hannover und Lübeck bewilligt worden seien, eine Förderung von Ulm im Vorgriff auf ein späteres Abkommen ebenfalls möglich erscheine.[68] Die grundsätzliche Problematik wurde jedoch erheblich durch die Wirtschaftskrise verstärkt, die seit dem Herbst 1966 die Bundesrepublik lähmte und von der vor allem die Hochschulplanung in Ulm betroffen war.[69] Die Rezession führte sogar zu einem allgemeinen Baustopp, der bei der Medizinischen Hochschule Hannover nur durch die Intervention des niedersächsischen Finanzministers und späteren Ministerpräsidenten Alfred Kubel verhindert wurde.[70]

Während die unsichere Finanzierung der Akademieprojekte, bei der die Planungen zum Spielball zwischen Bund und Ländern wurden, um 1965 zwar für Verunsicherungen in Lübeck und Hannover sorgten, aber letztlich pragmatisch lösbar waren, sorgte die Wirtschaftskrise 1967 doch für einen erheblichen Dämpfer für das grandiose Ulmer Vorhaben. In Lübeck blieb wiederum die Beteiligung der Stadt an der Finanzierung der Akademie, festgelegt im Stadt-Land-Vertrag, ein weiteres Hindernis, das dafür sorgte, aus dem Reformprojekt ein dauerhaftes Provisorium zu machen. Zur selbstständigen Medizinischen Hochschule und gleichzeitigen Keimzelle der Universität Lübeck entwickelte sich die Akademie auch auf Druck des Wissenschaftsrates erst mit dem Schleswig-Holsteinischen Hochschulgesetz vom 2. Mai 1973, nachdem bereits am 1. Januar desselben Jahres die Trägerschaft von der Stadt zum Land gewechselt war. Dabei wurde auch die Krankenversorgung für die Hansestadt in einem neuen Stadt-Land-Vertrag geregelt. Wie Detmering es 2004 treffend zusammenfasste, sei zwar die Vision von Bürgermeister Max Wartemann und Senator Alfred Plust in Erfüllung gegangen, dass in der Hansestadt Lübeck der größte Anteil der Krankenversorgung durch Land und Bund finanziert werde. Dies habe aber weniger für die Vorstellungen des Wissenschaftsrates zur „Gesamthochschule medizinisch-naturwissenschaftlicher-

---

66 „Auszug der Debatte über die ‚Denkschrift der Regierung über die Errichtung von wissenschaftlichen Hochschulen in Baden-Württemberg' in der Sitzung des Landtags von Baden-Württemberg in Stuttgart am 30.5.1963" (NLAH, Nds. 401, Acc. 2003/171, Nr. 20).
67 Max Motz, „Sprechzettel für die Chefbesprechung", 31.8.1965 (BAK B/138, 11558).
68 Gerhard Stoltenberg an Wilhelm Hahn (Kultusminister des Landes Baden-Württemberg), 4.3.1966 (BAK, B/138, 6509).
69 „Baden-Württemberg: Hochschulbauten rigoros gekürzt", in: *Akademischer Dienst* 2, 23.9.1966 (BAK B/138, 6509). Siehe Plumpe (2012: 92–100).
70 So erinnert sich Frenzel: „Protokoll der 49. Festsitzung aus Anlaß des 10jährigen Bestehens – und der 50. – Arbeitssitzung – des Gründungsausschusses der Medizinischen Hochschule Hannover im Senatssitzungssaal der Medizinischen Hochschule Hannover am 21. Dezember 1971" (Archiv der MHH, GRÜA, 10022 4).

technischer Prägung" in Lübeck gegolten. Gleichwohl blieben diese grundsätzlich die Zielrichtung aller weiteren Lübecker Planungen.[71]

In Hannover hingegen erschien zwar der Bau des Hochschulkomplexes als erfolgreich, in den 1970er und 80er Jahren zeigte sich aber eben doch, dass die nun eingeforderten Einsparmaßnahmen – Mitte der 1970er Jahre wurde sogar über eine notwendige „Sparoffensive" diskutiert – exakt die vertikalen Fächer betrafen. 1985 konstatierte Johann Jürgen Rohde rückblickend im Band zum zwanzigjährigen Jubiläum der Medizinischen Hochschule Hannover, dass bei der Einrichtung des Zentrums Öffentliche Gesundheitspflege die geplanten Bereiche Arbeitsmedizin, Umwelthygiene, Allgemeine Ernährungslehre und Sportmedizin einfach unter den Tisch gefallen seien. Angesichts der sich abzeichnenden Rezession seien die ursprünglichen Intentionen der Hochschulgründer und auch die in der Approbationsordnung eigentlich gemeinten Reformgedanken verwässert worden. Die Streichung von Planstellen hätten das „kleinste Zentrum" der Medizinischen Hochschule besonders empfindlich getroffen.[72]

Permanente Provisorien

Es war der frühe Baubeginn, der Hannover vor jenen Sparmaßnahmen bewahrte, die dann die Neubauten in Ulm und Lübeck so sehr hemmten. In Hannover, wo der Gesamtkomplex schließlich termingerecht und ohne Mehrkosten fertiggestellt und in der Folge nur noch ergänzt wurde, war das Hauptproblem eher die mangelnde Integration in die Stadtlandschaft. Im Mai 1968 war im Gründungsausschuss erstmals von Schwierigkeiten bei der Planung einer „Hochschulstadt" berichtet worden.[73] Auch bei der Anbindung an den öffentlichen Personennahverkehr zeigte sich die Stadt in Person von Baurat Hanns Adrian noch im Dezember 1968 sehr zurückhaltend, so dass Kurator Frenzel im Gründungsausschuss „mit Nachdruck" darauf hinweisen musste, dass schon ab Herbst 1969 dringender Bedarf bestehe.[74] Die geplante „Akademikerstadt" wurde, auch wenn durchaus ein Stadtteil „Roderbruch" im Stil einer Trabantenstadt entstand, nie verwirklicht. Auch die Pläne für ein „Akademisches Zentrum" als Herzstück einer Campushochschule, über die im Sommer 1968 noch sehr konkret nachgedacht wurde, wurden zu Beginn der 1970er Jahre eher stillschweigend fallen gelassen.[75] Ein solches

---

71 Detmering (2004: 140); Universität zu Lübeck/Borck/Braun (2014: 24, 34–35).
72 Rohde (1985: 201).
73 „Protokoll der 43. Sitzung des Gründungsausschusses der Medizinischen Hochschule Hannover am 17. Mai 1968" ((Archiv der MHH, GRÜA, 10022 4).
74 „Protokoll der 45. Sitzung des Gründungsausschusses der Medizinischen Hochschule Hannover am Donnerstag, dem 5. Dezember 1968 – 9 Uhr, in Hannover, Neues Rathaus, Gobelinsaal" (Archiv der MHH, GRÜA, 10022 4).
75 „Protokoll der 45. Sitzung des Gründungsausschusses der Medizinischen Hochschule Hannover am Donnerstag, dem 5. Dezember 1968 – 9 Uhr, in Hannover, Neues Rathaus, Gobelinsaal" (Archiv der MHH,

"Akademische Zentrum" sollte eigentlich auf Fußgängerebene mit dem "Zentrum Roderbruch", der angedachten "Akademikerstadt", verbunden sein. Dort sollten auch die Hochschulverwaltung angesiedelt werden und ein Gästehaus der Ärztekammer, ein großes Studentenwohnheim, Personalwohnungen, eine Kindertagesstätte, Restaurants sowie "Räume der Begegnung und Geselligkeit" entstehen.[76] Rückblickend wurde gerade auch für Hannover die fehlende "Einbettung" in die Stadt scharf kritisiert. Die Stadtrandlage, so bemängelte dies 1985 Robert Wischer, zu dieser Zeit Direktor des Instituts für Krankenhausbau, mache ein Großkrankenhaus wie die Medizinische Hochschule Hannover zu einem "Krankenhaus von vorgestern". Schließlich sei das Krankenhaus für eine Stadt so wichtig wie das Rathaus, der Bahnhof, die Oper oder das Einkaufszentrum. Es seien Spätfolgen der Kriegszerstörung, wenn Stadt- und Krankenhausplaner Vorschläge für die Aussiedlung von Großstadtkrankenhäusern machten.[77]

Der Zustand des Provisoriums, der die drei Akademievorhaben in der Gründungszeit einte, wurde in Ulm und insbesondere in Lübeck hingegen für sehr lange Zeit zum Normalzustand. Noch Mitte der 1980er Jahre konnte Wischer auflisten, dass mit Berlin-Steglitz, Hamburg-Othmarschen, Göppingen, Großhadern und Hannover nur fünf wirklich fertige Großkrankenhäuser existierten. Die große Masse der in den 1960er und 70er Jahren geplanten Krankenhauskomplexe sei noch im Bau. Ein wenig polemisch fügte er an, dass so also das Großkrankenhaus von gestern heute entstehe. Auch für Ulm konstatierte der streitbare Architekt eher ein Konglomerat von vorgestern, "zum Teil bestückt mit Neubauten gleicher Tradition". Lübeck kam in seiner thesenhaften Zusammenstellung mangels konkreter Umsetzungen nicht einmal vor.[78] Dort hatte sich tatsächlich schnell gezeigt, dass die optimistische stufenweise Planung aus finanziellen und organisatorischen Gründen nicht umgesetzt werden konnte. 1971 war evident, dass wegen der geringen finanziellen Möglichkeiten der Stadt Lübeck der Ausbau der Akademie nicht über die erste Ausbaustufe – das Provisorium – hinausgekommen war.[79] Als besonders hemmend erwies sich der Stadt-Land-Vertrag, der die Hansestadt Lübeck zur Eigentümerin der Akademie auf dem Gelände der Krankenhäuser Ost und Süd sowie zur Trägerin der Hochschule machte. Die Finanzierung der notwendigen Bauvorhaben zum Ausbau und zur Erhaltung der Grundsubstanz wurde zwischen Stadt und Land nach Abzug des Bundeszuschusses geteilt.[80] Der Begriff "Provisorium" war in der Tat eigentlich nur für die erste von zunächst drei, schließlich

---

GRÜA, 10022 4). Siehe dazu auch die Unterlagen im Stadtarchiv Hannover (1.NR.0.05, Nr. 294). Dazu auch Pabst (2020: 170).
76 Medizinische Hochschule Hannover, "Kurzangaben zur baulichen Gesamtplanung und Planung der einzelnen Bauten", Juni 1971 (Archiv der MHH, WA 3, Nr. 6).
77 Wischer (1985: 15–16).
78 Wischer (1985: 11). Zur interessanten Geschichte des Klinikums Steglitz siehe Jüttemann (2021; 2019).
79 "Sprechzettel für den Besuch des Herrn Ministers bei der Medizinischen Akademie in Lübeck (MAL) am 19.3.1971", 17.3.1971 (BAK, B 138/24861).
80 Detmering (2004: 140).

sogar sechs geplanten Ausbaustufen vorgesehen. Es sollte sich zeigen, dass dieser provisorische Zustand aber viel länger, ja bis weit in die 1970er Jahre erhalten blieb. Deshalb war die Akademie in der öffentlichen Berichterstattung in diesem Zeitraum mit dem Beiwort „Provisorium" eng verknüpft.

Der Lübecker Senator Plust hatte bereits im Februar 1961 mit Ministerialrat Friedrich Schneider und dem Beigeordneten Rüdiger Robert Beer vom Wissenschaftsrat besprochen, dass es grundsätzlich um die Umwandlung von Schwerpunktkrankenhäusern in Akademien gehe.[81] Damit wurde natürlich das genuine Interesse der Hansestadt Lübeck ausformuliert, die Errichtung eines zentralen städtischen Krankenhauses mit der Ausbildung von Medizinstudierenden zu verbinden. Dietrich Ranft vom schleswig-holsteinischen Kultusministerium erklärte fast fünf Jahre später im Dezember 1965 dann sehr konkret, dass versucht werde, mit sparsamsten Mitteln unter Verwendung der gesamten Altbausubstanz einschließlich der Baracken aus der Kriegszeit den Raum zu schaffen, der für die Abwicklung eines qualifizierten Unterrichts unbedingt notwendig sei. Zu diesem Zeitpunkt studierten 175 Studierende vom ersten bis zum vierten klinischen Semester. Im Sommer 1966 sollten sich das fünfte und sechste Semester anschließen.[82] Die Lübecker Akademie führte im Wintersemester 1966/67 erstmals einen Lehrplan für alle klinischen Semester mit rund fünfhundert Studierenden durch. Der Ausbau befand sich aber zu diesem Zeitpunkt weiterhin in der ersten, also der provisorischen Phase ohne Neubauten, deren Finanzierung immer noch nicht geklärt war. Der Pragmatismus, überhaupt Lehre und Forschung zu ermöglich, stand in einem prekären Verhältnis zu den weiterhin gepflegten Reformideen. So wurde für Lübeck anlässlich des fünfzigsten Jahrestages der Gründung auch konstatiert, dass es lange Zeit am großen Wurf, einem Gesamtplan für die Entwicklung des Standortes, gefehlt habe.[83] Nach einem Lokaltermin im Februar 1969 drängte der Wissenschaftsrat die Stadt Lübeck und das Land Schleswig-Holstein dazu, endlich weiterführende Baumaßnahmen einzuleiten.[84] Nachdem 1973 die Medizinische Akademie in die alleinige Trägerschaft des Landes Schleswig-Holstein übergegangen war, fungierte als deren Sitz nur noch das Krankenhaus Ost, wenn auch einzelne Einrichtungen zunächst im Städtischen Krankenhaus Süd verblieben. Dies musste durch einen Rahmenvertrag geregelt werden, der 1985 durch einen Vertrag über die Zusammenarbeit auf dem Gebiet des Krankenhauswesens aktualisiert wurde.[85] Die eigentliche Entwicklung einer Campus-Universität am Krankenhaus Ost setzte also erst sukzessive seit Mitte der 1970er Jahren ein. Die Dringlichkeit der Baumaßnahmen zeigte sich dabei in einem Brief der

---

81 Alfred Plust, „Vermerk", 10.1.1961 (Archiv der Hansestadt Lübeck, 4.05–06, 1).
82 Dietrich Ranft an Karl-Friedrich Scheidemann, 6.12.1965 (BAK B/138, 11558).
83 Universität zu Lübeck/Borck/Braun (2014: 20).
84 Universität zu Lübeck/Borck/Braun (2014: 20).
85 Hansestadt Lübeck, „Lübecker Krankenhauswesen auf neuen Füßen", 14.7.1999 (https://www.luebeck.de/de/presse/pressemeldungen/view/118114, 13.5.2023).

Schulverwaltung an den schleswig-holsteinischen Innenminister im Jahr 1970: „Seit nunmehr fast 5 Jahren wird das Fach ‚Orthopädie' in Lübeck gelehrt, indem ein Oberarzt der Orthopädischen Klinik der Universität Kiel mit den Patienten zu Demonstrationszwecken in einem Taxi nach Lübeck fährt oder die Studenten zu Vorlesungen an der Universität Kiel teilnehmen müssen".[86] Wie Detmering es ausdrückte, blieb für in Lübeck immatrikulierte Studierende für etwa zwanzig Jahre nur das Studium der klinischen Semester in einer Rumpffakultät.[87]

Dieser provisorische Grundzustand hatte erhebliche Auswirkungen auf die Entwicklung der Akademie selbst. Die Initiative des Dekans der Medizinischen Akademie Rudolf Preuner, einen „Entwicklungsausschuß" einzurichten, um die Probleme zu bewältigen, wurde im Sommer 1966 seitens des Stadtpräsidenten Werner Kock abgelehnt.[88] Im Dezember desselben Jahres protestierten Lübecker Studierende erstmals angesichts der Probleme bei der notwendigen personellen Umstrukturierung sowie der Stellenbesetzung.[89] Knappe zwei Jahre später äußerte auch die Vertretung der „wissenschaftlichen Assistenten" an der Medizinischen Akademie Lübeck lautstark ihr Missfallen: Die überwiegende Zahl der „Assistenten", die seit der Gründung der Akademie nach Lübeck gekommen sei, hätte vorher an anerkannten wissenschaftlichen Instituten und Kliniken die Voraussetzung zu eigener wissenschaftlicher Arbeit erworben. Leider seien in den vier Jahren des Bestehens des „Provisoriums MAL" die Voraussetzungen für die Lehr- und Forschungstätigkeit sehr unzureichend geblieben. Die Mehrzahl der „wissenschaftlichen Assistenten" sei aufgrund der schlechten Bedingungen nicht in der Lage, die ihnen im Dienstvertrag gegebenen Aufgaben zu erfüllen. Die von der „Assistentenversammlung" beauftragten Ärzte listeten dem amtierenden Ministerpräsidenten Helmut Lemke von der CDU eine Vielzahl gravierender Missstände auf. Dazu gehörten das Missverhältnis zwischen der Anzahl der vorhandenen „Assistenten" und der zu versorgenden Kranken, die ungünstigen Arbeitsbedingungen, die räumliche Trennung sowie die mangelnde Verwirklichung langfristig geplanter Vorhaben. Sechs Tage später kam es dann zu einem Treffen einer dreizehnköpfigen assistenzärztlichen Vertretung mit dem Ministerpräsidenten. Als Ergebnis wurde festgehalten, dass die Universitätskliniken dringend einer Neugliederung in Fachbereiche und Fachabteilungen bedürften. Die Schaffung zahlreicher Lebensstellungen mit Beförderungsmöglichkeiten sei notwendig und die Struktur des Mittelbaues müsse nachhaltig verbessert werden. Bei der Medizinischen Akademie Lübeck bestehe die Gefahr, dass diese zweit- bis drittklassig werde. Deshalb dürfe das schleswig-holstei-

---

86 Wilhelm Steinbrecher (Schulverwaltung, Senat der Hansestadt Lübeck) an Hartwig Schlegelberger (Innenminister Schleswig-Holstein), 18.6.1970 (LASH, Abt. 761, Nr. 10268).
87 Detmering (2004: 139).
88 Rudolf Preuner an Alfred Plust, 21.6.1966 (Archiv der Hansestadt Lübeck, 4.5.-6, 113).
89 „Medizinstudenten protestierten. Fortbestand der Akademie Lübeck bedroht – Zwei Lehrstühle unbesetzt", in: *Kieler Nachrichten*, 20.12.1966 (LASH, Abt. 47, Nr. 4527).

nische Finanzministerium die Erfüllung der finanziellen Verpflichtungen des Landes nicht länger hemmen.[90] Kurz: Jene Reformziele, die gerade auch die Verbesserung der Stellung des Mittelbaues betrafen, waren in Lübeck keineswegs umgesetzt worden. Im Gegenteil schien sich die Lage der Assistenten und Assistentinnen eher verschlechtert zu haben.[91] Wie es im Sommer 1969 in der im Spiegel publizierten Serie über *Krise und Zukunft der deutschen Hochschulen* deutlich ausgedrückt wurde, leisteten die „Wissenschaftler ohne Professoren-Rang (...)Professorenarbeit ohne Professoren-Titel und Professoren-Salär".[92]

Als der Ministerpräsident daraufhin das Finanzministerium anschrieb, erhielt er eine erstaunlich geharnischte Antwort. Die Kritik sei „unsachlich aber auch unsubstantiviert". Das volle klinische Studium sei eigentlich erst für die Jahre 1972 bis 1974 geplant gewesen und sogar viel eher verwirklicht worden. Dies habe erhebliche Baumaßnahmen erfordert, da der Zustand der in die Akademie eingebrachten städtischen Krankenhäuser und Institute unbefriedigend gewesen sei. Die erste Phase mit einem Finanzvolumen von rund zwölf Millionen DM werde 1969 zum Abschluss kommen. Der zweite Abschnitt, einschließlich des Neubaus eines Institutskomplexes für medizinisch-theoretische Fächer, solle zwanzig Millionen DM betragen. Auf diese rasche Verwirklichung der Umbaupläne aber, so verteidigte sich der Finanzminister Hans-Hellmuth Qualen von der FDP, sei das Land nicht vorbereitet gewesen und dennoch seinen finanziellen Verpflichtungen nachgekommen. Für die Baumaßnahmen an der Akademie beständen vier Millionen Haushaltsreste aus dem zwölf Millionen-Programm. Schließlich echauffierte sich Qualen, dass es eine in Lübeck von den Vertretern des Senats und der Fakultät bevorzugte Taktik zu werden scheine, diese Tatsachen zu verschweigen und dafür dem Land und dem Finanzminister „Obstruktionen anzulasten".[93] Ähnlich abwehrend äußerte sich auch das Kultusministerium, das zum einen auf die künftige Hochschulgesetzgebung verwies, zum anderen gegen die Forderung nach Lebensstellungen ein bald häufig zu hörendes Argument ins Feld führte: Damit werde die Ausbildungsfunktion des wissenschaftlichen Nachwuchses blockiert. Das Ziel für die Fertigstellung der Akademie bleibe der Aufbau eines Vorklinikums, dessen Finanzierung aber unsicher sei. Weiterhin gehe es vorrangig darum, das Provisorium funktionsfähig zu machen.[94] Gerhard Gaul, CDU-Politiker und Minister für

---

90 Vertretung der wissenschaftlichen Assistenten der MAL an Hrlmut Lemke (Ministerpräsident Schleswig-Holstein), 3.1.1969; „Ergebnisprotokoll einer Besprechung des Herrn Ministerpräsidenten mit 13 Assistenzärzten der Universitätskliniken am 9.1.1969 in Gegenwart des Kultusministers", 13.1.1969 (LASH, Abt. 605, Nr. 3864).
91 Ob „Assistenten" überhaupt zum Mittelbau zu zählen seien, war umstritten. Der Hamburger Wirtschaftswissenschaftler Heinz-Dietrich Ortlieb (1969) lehnte diese Zuordnung strikt ab.
92 Hentschel (1970: 21).
93 Hans-Hellmuth Qualen (Finanzminister Schleswig-Holstein) an Helmut Lemke, 26.2.1969 (LASH, Abt. 605, Nr. 3864).
94 Claus-Joachim von Heydebreck an Helmut Lemke, 28.3.1969 (LASH, Abt. 605, Nr. 3864).

Wirtschaft und Verkehr des Landes Schleswig-Holstein, schloss sich dieser Erklärung inhaltlich an, ergänzte aber, dass sich die Verhältnisse ohnehin verändert hätten. Die Verhandlungsergebnisse von 1963 seien durch die Praxis wohl überholt worden.[95] Über die Krise des „Sorgenkindes Medizinische Akademie Lübeck" wurde in der Lokalpresse ausführlich berichtet.[96]

Lemke, der sich selbst zum „geistigen Vater der Akademie" erhob, machte angesichts der wenig kooperativen Haltung der Landesministerien das Thema „Medizinische Akademie" zur Chefsache, wofür ihm sowohl der Hygieniker Rudolf Preuner von der Medizinischen Akademie als auch Bürgermeister Max Wartemann ausdrücklich dankten.[97] In der Folge kam es zu weiteren Gesprächen des Ministerpräsidenten mit den mit einem Bummelstreik drohenden Assistenzärzten und -ärztinnen. Thematisiert wurden vor allem die Beseitigung hierarchischer Strukturen, Lehrzulagen für Lehrveranstaltungen, Überstundenvergütungen, mehr Ordinariate für Habilitierte sowie das Problem der geringen Aufstiegschancen für Nicht-Habilitierte. Dazu unterhielt sich der Moderator Rainer Wulff in einer Sendereihe des NDR namens *Umschau am Abend* mit dem Assistenten Klaus Gersonde, später Gründungsdirektor des Fraunhofer-Instituts für Biomedizinische Technik, und Wolfgang Weimar vom Kultusministerium.[98] Tatsächlich wurde noch am selben Tag per Kabinettsbeschluss bestätigt, dass die „wissenschaftlichen Assistenten" die allerdings befristete Möglichkeit erhielten, in das Angestelltenverhältnis übernommen zu werden, was vorher nicht der Fall gewesen war.[99]

Damit war die strukturelle Krise in Lübeck aber noch keineswegs behoben. Studierende, Assistenten und Assistentinnen sowie Nichtordinarien wandten sich am 21. April 1970 an den parteilosen Bundesminister für Wissenschaft und Bildung Hans Leussink, ehemaliger Vorsitzender des Wissenschaftsrates, um sich über den Zustand des „Provisoriums" der Medizinischen Akademie Lübeck zu beklagen. Sie zeigten sich bitterlich enttäuscht über die „in fast jeder Hinsicht unzureichende bisherige Entwicklung der Akademie". Obwohl das Land Schleswig-Holstein die Absicht erkennen lasse, den Ausbau zu aktivieren und von der Notwendigkeit einer zweiten universitären Einrichtung in Schleswig-Holstein spreche, seien überzeugende Maßnahmen zum zügigen Ausbau der Akademie nicht erkennbar. So solle auch die Planung für den Aufbau

---

95 Gerhard Gaul (Minister für Wirtschaft und Verkehr Schleswig-Holstein) an Helmut Lemke, 19.5.1969 (LASH, Abt. 605, Nr. 3864).
96 Walter Hallerbach, „Medizinische Akademie Lübeck. Wunschkind! Sorgenkind! Stiefkind? Die Unruhe unter Professoren, Ärzten, Patienten und Studenten und ihre Hintergründe", in: *Lübecker Nachrichten*, 25.5.1969 (LASH, Abt. 605, Nr. 3864).
97 „Betr. Besuch des Herrn Ministerpräsidenten in der Medizinischen Akademie Lübeck", 30.5.1969; „Informationsbesuch des Ministerpräsidenten. Dr. Lemke wünscht systematischen Ausbau der Medizinischen Akademie", in *Lübecker Nachrichten*, 29.5.1969; Max Wartemann (Bürgermeister Hansestadt Lübeck) an Helmut Lemke, 4.6.1969 (LASH, Abt. 605, Nr. 3864).
98 „Betr. Akademischer Mittelbau, hier: Assistenten", 9.10.1969 (LASH, Abt. 605, Nr. 3864).
99 Walter Braun (Kultusminister Schleswig-Holstein), „Vermerk", 19.2.1970 (LASH, Abt. 605, Nr. 3864).

eines vorklinischen Studiums erst 1973 beginnen. Da es offensichtlich Schwierigkeiten und Kompetenzstreitigkeiten auf Landesebene gebe, sei die Initiative des Bundes erforderlich, auch um den Ausbau Lübecks zu einer medizinisch-naturwissenschaftlich-technischen Universität zu gewährleisten. Es wurde dabei auch geschickt auf einen früheren Vorschlag hingewiesen, in der „Zonengrenzstadt" eine Bundesakademie zu planen. Leussink ließ sich mit der Antwort Zeit und schrieb erst am 22. Juni 1970, dass nunmehr das Ausbauvolumen gegenüber den Vorjahren erhöht und mit dem Bau des großen Institutsblocks und des Schwesternwohnheims begonnen werden könne. Auch das Land Schleswig-Holstein dränge mit Nachdruck auf den Ausbau der Medizinischen Akademie in Richtung auf eine medizinisch-naturwissenschaftliche Gesamthochschule. Um dies flexibel gestalten zu können, solle die Akademie in Landesbesitz überführt werden.[100] Ende des Jahres 1970 wurde seitens des Verwaltungsrates ein Arbeitsstab „MAL-Vertrag" einberufen. Dort wurde noch einmal konstatiert, dass es gerade die Inhalte der *Empfehlungen* des Wissenschaftsrates von 1968 seien, die eine Änderung des Vertrags über die Errichtung der Medizinischen Akademie Lübeck vom 11. Juni 1964 nahelegten. Die Hansestadt könne bei den wachsenden Anforderungen im Bereich der Medizinausbildung die finanziellen Verpflichtungen nicht mehr erfüllen. Die Medizinische Akademie Lübeck müsse in die alleinige Trägerschaft des Landes überführt werden. So wurde es dann schließlich auch am 1. Januar 1973 in die Tat umgesetzt.[101] Der Verweis auf die *Empfehlungen* des Jahres 1968 offenbart dabei allerdings, dass in Lübeck die *Empfehlungen* von 1960, die sich von denen des Jahres 1968 kaum unterschieden, während der Gründungsphase wohl doch nicht so ganz ernst genommen worden sind. Zuvor hatte sich Bürgermeister Werner Kock sogar an Bundeskanzler Willy Brandt gewandt, der ja ein Sohn der Hansestadt war, damit dieser sich für eine Vertragsrevision zwischen Stadt und Land einsetze.[102] Allerdings legte sich Brandt für die Lübecker Neugründung keineswegs so ins Zeug, wie es der lokalpatriotische Kiesinger in Ulm getan hatte.

Aber auch an der Medizinisch-Naturwissenschaftlichen Hochschule in Ulm, die doch das Vorbild für die Lübecker Pläne darstellte, sah die Situation kaum besser aus. Die *Schwäbische Donau-Zeitung* hatte in Ulm schon 1966 nichts Spektakuläres entdecken können. Sogar die repräsentative Universitätsverwaltung sei provisorisch in der

---

100 Studenten, Assistenten und Nichtordinarien der Medizinischen Akademie Lübeck an Hans Leussink (Bundesminister für Wissenschaft und Bildung), 21.4.1970; Hans Leussink an die Studenten, Assistenten und Nichtordinarien der Medizinischen Akademie Lübeck, 22.6.1970 (BAK, B/138, 24860).
101 Wilhelm Steinbrecher, „Bericht der Geschäftsführung des Verwaltungsrates der Medizinischen Akademie Lübeck an den Senat", 30.8.1971 (Archiv der Hansestadt Lübeck, 4.5–6, 133).
102 Senat der Hansestadt Lübeck an Willy Brandt (Bundeskanzler), 8.6.1970 (BAK, B/138, 24860). Werner Kock (Bürgermeister Hansestadt Lübeck) an Willy Brandt, 8.6.1970; Willy Brandt an Werner Kock, 7.7.1970 (BAK B/136, 5675).

Bahnhofsstraße untergebracht worden.[103] Der Zoologe Detlef Bückmann, der von 1979 bis 1983 Rektor der Ulmer Universität war, erinnerte sich später äußerst kritisch an die Gründungszeit. Der Universitätsbetrieb sei ein glatter Hohn auf den Grundsatz „alles unter einem Dach" gewesen. Seine schillernde Darstellung ist es wert, ausführlich zitiert zu werden:

> Der Bau auf dem Eselsberg ist noch eine klaffende Baugrube. So sieht er aus bei einer Teilgrundsteinlegung. Das provisorische Rektorat ist in dem ehemaligen Versicherungsgebäude Nr. 10 in der Parkstraße. Vorklinische Mediziner arbeiten schräg gegenüber in der alten urologischen Klinik, dem ‚Johanneum', die Biologen in einer Etagenwohnung in der Olgastraße, wo wir Ärger bekommen wegen unserer Tiere – und Erfahrungen mit dem Prinzip der Kehrwoche –, die Physiologen ähnlich in einer Parallelstraße. Die Physiker arbeiten in einem Industriegebäude namens Laumayer, mit Vorlesungen und Übungen in der Fachhochschule während deren vorlesungsfreier Zeit. Die Universitätsverwaltung zieht aus ihrer Baracke in der Bahnhofstraße in den denkmalgeschützten mittelalterlichen ‚Ochsenhäuser Hof' mit einem stimmungsvollen Saal mit Holzsäulen und Deckenbalken, aber Sitzungsräumen unter dem Dach mit unerträglicher Sommerhitze. Die Psychosomatik ist oben auf dem Kuhberg in dem denkmalgeschützten Gebäude der ehemaligen Hochschule für Gestaltung.[104]

Der Euphorie über die Ulmer Denkschrift folgten also bald Sorgen, dass diese, wie es einige Fachleute ja schon früh geunkt hatten, nur im kleinen Maßstab umgesetzt würde. Im Winter 1965/66 machten Finanznöte in Baden-Württemberg Schlagzeilen. Es wurde gemunkelt, dass das Ulmer Projekt gleich wieder fallen gelassen werde und Heilmeyer musste sich öffentlich für einen schnellen Beginn in einem Provisorium stark machen.[105] Der Bund der Steuerzahler warnte im März 1966, dass die Gründung zweier Universitäten in Baden-Württemberg zum finanziellen Kollaps führen könne.[106] Zwei Monate später hieß es dann in einem Zeitungsartikel, dass sich die Reformer – oder doch gar Revolutionäre, wie es der Titel des Beitrags andeutete – viel vorgenommen hätten. Ob sie dies auch erreichten, hinge von der Förderung ihrer Pläne durch die Kultusministerien und das Gesundheitsministerium ab.[107] Zwischen Traum und Wirklichkeit klaffte angesichts der leeren Staatskasse eine große Lücke. Während Kiesinger im Juli 1966 noch kernig erklärt hatte, dass zur Verwirklichung der Bildungs-

---

103 „Uni Ulm: Zunächst nichts Spektakuläres", in: *Schwäbische Donau-Zeitung Ulm*, 13.9.1966 (Hauptstaatsarchiv Stuttgart, EA 1/106, Bü 918).
104 Bückmann (2017).
105 „Den Geist nicht auf Eis legen", in *Schwäbische Donauzeitung*, 19.12.1965; „‚Akademische Krankenhäuser' Vorläufrer der Hochschule", in: *Schwäbische Donauzeitung*, 25.1.1966 (Hauptstaatsarchiv Stuttgart, EA 1/106, Bü 917).
106 „Nicht zwei neue Hochschulen gleichzeitig", in: *NWZ Göppingen*, 3.3.1966 (Hauptstaatsarchiv Stuttgart EA 1/106, Bü 880).
107 „Revolution in der Universitätsmedizin", in: *General-Anzeiger*, 27.5.1966 (BAK B 138, 6509).

reform auch Opfer gebracht werden müssten, war es die Aufgabe seines Nachfolgers Hans Filbinger, so meldete die Lokalpresse, „die weitschauenden Initiativen seines Vorgängers mit den Realitäten des Haushalts in Einklang zu bringen."[108] Bis zur Errichtung des Komplexes, dies stand jedenfalls fest, werde man sich auf lange Zeit mit einer „Hochschule in der Zerstreuung" begnügen müssen.[109]

Die Medizinisch-Naturwissenschaftliche Hochschule in Ulm wurde schon bei ihrer Gründung als ein „Projekt aus der Zeit stürmischen Wirtschaftswachstum" eingeordnet. Während die baden-württembergische Landesregierung immer wieder die Unterstützung des Vorhabens bestätigte, wurde aus Reihen der bestehenden Universitäten des Landes Kritik laut. Wie es in der Lokalpresse kolportiert wurde, hörten diese die „preisenden Reden für das Ulmer Experiment offensichtlich reserviert und mit gemischten Gefühlen" an. Die Hauptsorge lautete, dass die etablierten Hochschulen auf Kosten der spektakulären Neugründungen vernachlässigt würden. Tatsächlich fand drei Tage vor der Ulmer Gründungsfeier eine Demonstration von 2000 Studierenden der Universität Heidelberg statt. Das Motto lautete: „Die Universität ist pleite". Die finanziellen Einschränkungen hätten in den meisten Fächern schon zur Einführung des *Numerus clausus* geführt. An den alten Universitäten würden die Dinge schleifen gelassen, während die Landesregierung zu immer neuen Universitätsgründungen aufgerufen habe.[110] Gegenüber der Presse erklärte Filbinger, dass das Ulmer Projekt das Land vor eine schwierige finanzielle Aufgabe stelle. Landesregierung und Landtag hätten sich aber entschieden, diese Hochschule trotz der großen Opfer, die ein solches Vorhaben verlange, zu bauen. Der angemessene Ausbau der neuen Hochschule müsse sich aber selbstverständlich im Rahmen der mittelfristigen Finanzplanung halten. Damit werde Ulm aber nicht „auf Sparflamme" gestellt, sondern in realistischer Weise in den Rahmen der Gesamtverpflichtungen des Landes einbezogen. Mit allzu großzügigen Versprechungen sei niemand gedient und es können auch nicht erwartet werden, dass die Landesregierung „ungedeckte Schecks" ausstelle und damit ungerechtfertigte Hoffnungen erwecke.[111] Auch in seiner Eröffnungsrede unterstrich Filbinger noch einmal, dass die Finanzierung der Ulmer Hochschule alle vor eine schwierige Aufgabe stelle. Der Lohn sei aber eine Studienreform.[112]

Im Januar 1967 verkündeten Filbinger und Finanzminister Kurt Angstmann von der SPD dann bereits „schmerzliche Kürzungen". Der Haushalt des Kultusministeriums

---

108 „Auch Ulm wird Universitätsstadt", in: *Stuttgarter Zeitung*, 19.7.1966; „‚Kampf gegen Macht und Mammon'", in: *Die Welt*, 22.2.1967 (BAK B 138, 6509).
109 „‚Kampf gegen Macht und Mammon'", in: *Die Welt*, 22.2.1967 (BAK B 138, 6509).
110 „‚Wir bauen die Hochschule trotz großer Opfer'", in: *Die Welt*, 27.2.1967 (BAK B 138, 6509).
111 Staatsministerium Baden-Württemberg, „Pressemitteilung Nr. 41/67. Medizinisch-Naturwissenschaftlichen Hochschule neuer Art in Ulm", 21.2.1967 (BAK B/136, 5673). „Universität Ulm kommt nicht auf die ‚Sparflamme'", in: *Stuttgarter Nachrichten*, 23.2.1967 (Staatsarchiv Stuttgart, EA 1/106, Bü 918).
112 Hans Filbinger, „Rede anlässlich der Gründungsfeier für die Medizinisch-Naturwissenschaftliche Hochschule Ulm am 25. Februar 1967" (BAK B 136, 5673).

wurde um rund 40 Millionen DM reduziert, davon entfielen 9,6 Millionen DM auf die Wissenschaftlichen Hochschulen.[113] Als Filbinger am 2. Februar 1967 vom „Großgünstigen Narrengericht in Stockach" zum Stockacher Laufnarren ernannt wurde, bedankte er sich mit einigen Versen sehr deutschen Humors, bei denen die Finanznot des Landes ausgiebig gewürdigt wurde:

> Und somit sind wir schon beim ‚Kies' –
> Mit dem steht es ja etwas mies!
> Drum sucht man jemand, der was bringt
> Und nicht bloß mit dem Rotstift winkt!
> Drum hiess die Losung: ‚Kies muss her!'
> Und sei's vom Laufnarr Kiesinger!
> Doch auch dem Kanzler fehlt's am Zaster,
> Bald merkt's der ärgste Kritikaster:
> Nichts nützen kann uns das Geschrei,
> Nur Sparsamkeit macht wieder frei![114]

In der Pressemitteilung, die anlässlich der Gründung der Ulmer Universität vom Staatsministerium Baden-Württemberg verbreitet wurde und welche die Schritte zur Gründung akribisch aufführte, stand dann auch explizit, dass die zeitliche Verwirklichung des Gründungsprogramms der Universitäten in Konstanz und Ulm von der jeweiligen Haushaltslage abhänge. Für die Aufbringung der erforderlichen Mittel müssten Einsparungen auf anderen Sachgebieten vorgenommen werden.[115] Angstmann intervenierte kurz darauf beim Bundesforschungsministerium, um dafür zu sorgen, dass der Bund eine größere Finanzierungslast tragen würde als das Land. Er wollte dabei durchaus das Forschungsministerium gegen das Finanzministerium in Stellung bringen.[116] Bei einem Treffen mit Regierungsdirektor Max Motz musste dieser Angstmann erst einmal darüber aufklären, dass der Bund schlicht nicht mehr als fünfzig Prozent der Kosten tragen könne, da eine höhere Beteiligung an einer Landeseinrichtung verfassungsrechtlich bedenklich wäre.[117] Bei dem für Ulm vorgesehen fünfstufigen Bauplan sollten unter dem Eindruck der Finanznot die Kosten in allen Bereichen einschneidend reduziert werden. Auch die SPD wollte diese Finanzierungsplanung

---

113 „Haushaltsausgleich durch schmerzliche Kürzungen", Pressemitteilung Nr. 23/67, 23.1.1967 (Hauptstaatsarchiv Stuttgart, EA 1/106, Bü 285).
114 Pressemitteilung, Fernschreiben an *Schwäbische Zeitung*, Redaktion Stuttgart, 3.2.1967 (Hauptstaatsarchiv Stuttgart, EA 1/106, Bü 285).
115 Staatsministerium Baden-Württemberg, „Pressemitteilung Nr. 39/67: ‚Wie kam es zur Medizinisch-Naturwissenschaftlichen Hochschule in Ulm?'", 20.2.1967 (BAK B 136, 5673).
116 „Vermerk, Betr. Telefongespräch mit Herrn Angstmann, Finanzminister des Landes Baden-Württemberg, am 7. April 1967" (BAK B/138, 6509).
117 Max Motz, „Vermerk, Bundeszuschuß an das Land Baden-Württemberg für die Errichtung der Medizinisch-Naturwissenschaftlichen Hochschule Ulm", 5.5.1967 (BAK B 138, 6509).

unterstützen, denn Provisorien wären am Ende noch teurer und die Welt warte auf die Verwirklichung des bahnbrechenden „Ulmer Modells"![118]

In der Sendung, die auf Radio Bremen zu den Neuen Universitäten im Sommer 1967 ausgestrahlt wurde, äußerte der Journalist Eckart Heimendahl seine Sorge über die großen finanziellen Schwierigkeiten des Ulmer Vorhabens. Dem Projekt müsse Priorität zukommen und es müssten Bundesinvestitionen helfen, „will man sich nicht die Blöße geben, daß man sich mit Hilferufen an amerikanische Stiftungen wenden müßte". Heimendahl schrieb direkt an Bundeskanzler Kiesinger, sich des Ulmer Projektes mit allen noch zu nutzenden Möglichkeiten anzunehmen. Es gehe nicht um die Förderung irgendeiner Hochschule, sondern um eine „grundsätzliche Reformaufgabe", „die merkwürdigerweise im Ausland besser verstanden und begriffen worden zu sein scheint als von den zuständigen Stellen unseres Staates". Es sei zudem zu fragen, ob nicht im Vergleich zu den großen Staatsausgaben, wie dem Ausbau der Bundesbahn oder der Bundespost, der Investitionshaushalt auch in weitaus größerem Umfang Mittel für Hochschulneugründungen bereitstellen müsste.[119] Das Bundeskanzleramt dankte für die ausgedrückten Sorgen bezüglich der Medizinisch-Naturwissenschaftlichen Hochschule Ulm und ließ ausrichten, dass Heimendahl gewiss sein könne, dass auch der Bundeskanzler an einem guten Start der neuen Hochschule interessiert sei. Die Probleme seien eben dadurch entstanden, dass es nicht gelungen sei, die Medizinischen Akademien in das Abkommen über die Finanzierung der neuen Hochschulen miteinzubeziehen.[120]

Im Herbst 1967 wurden dann erstmals konkret erhebliche Einsparungen für Ulm genannt. Heilmeyer selbst sprach davon, dass die Baukosten von ursprünglich geplanten 700 Millionen DM auf 400 Millionen DM gekürzt werden müssten.[121] Damit einher ging eine drastische Reduzierung der Raumprogramme. Finanzminister Angstmann fügte dazu aber an, dass die Konzeption des Gründungsausschusses und die Qualität beider Universitäten vom reduzierten Raumprogramm nicht berührt würden.[122] Auch Tonutti erklärte, dass die Einsparungen bei den Baukosten die Struktur der Universität nicht gefährden würden. Die Reformstruktur, konsequent in Architektur umgesetzt, würde ja geradezu zu Einsparungen zwingen. Die enge Verflechtung der einzelnen Bereiche, die strukturelles Grundelement der Universität Ulm sei, erfordere eine dichte

---

118 „Neue Pläne geben neue Impulse", in: *Schwäbische Donauzeitung*, 3.6.1967 (Hauptstaatsarchiv Stuttgart, EA 1/106, Bü 918).
119 Eckart Heimendahl an Kurt Georg Kiesinger, 20.6.1967 (BAK B 138, 6509).
120 I. A. Wolfgang Ordolff (Bundeskanzleramt) an Eckart Heimendahl, 25.7.1967 (BAK B 138, 6509).
121 „Provisorien wären widersinnig", in: *Schwäbische Donauzeitung*, 7.6.1967; „Bonn macht für Ulm Millionen locker", in: *Schwäbische Donauzeitung*, 12.6.1967 „Heilmeyer: Zügiger Aufbau bringt Einsparung", in: *Schwäbische Zeitung Leutkirch*, 26.10.1967; „Ulmer Sparsamkeits-Wunder", in: *Rheinischer Merkur*, 23.12.1967 (Hauptstaatsarchiv Stuttgart, EA 1/106, Bü 918).
122 „Weniger Raum für Universitätsneubauten", in: *Frankfurter Allgemeine Zeitung*, 16.9.1967; „Angstmann hat Mut zum Milliarden-Kredit", in: *Die Welt*, 15.9.1967 (BAK B 138, 6509).

Bebauung. Es solle eben alles möglichst „unter einem Dach" errichtet werden.[123] In einem Beitrag in der *Frankfurter Allgemeinen Zeitung* wurde die Finanzkrise des Jahres 1967 hingegen eher als eine Art heilsamer Schock dargestellt, der den utopischen Planungsideen endlich ein Ende bereitet. Die Konjunktur- und Kassenflaute habe die Regierung zur Besinnung gezwungen. Parlamentarier aller Parteien dächten mit Schauer zurück, wie in der Hochkonjunktur geplant und gewirtschaftet worden sei. „Der Bürger" müsse zurecht den Eindruck haben, dass man der Fantasie bei der Planung einer „Idealuniversität" unverantwortlich die Zügel habe schießen lassen. Nur die Konjunkturschwäche habe die Maßlosigkeit gebremst.[124] In den 1970er Jahren wurde deshalb, anstatt das Entstehen einer weltweit vorbildlichen medizinisch-naturwissenschaftlichen Ausbildungs- und Forschungsstätte feiern zu können, wie es ja noch 1965 erwartet worden war, viel häufiger von einer Krise in Ulm gesprochen.[125] Im Grunde waren aber um 1970 alle Hochschulneugründungen von einer öffentlichen Kritik betroffen. Im Oktober 1969 erschien in der Tageszeitung *Welt* ein besonders negativer Artikel des Journalisten Wilhelm F. Maschner, der die Entwicklung der neuen Hochschulen grundsätzlich in Frage stellte. Maschner hatte sich dabei unbemerkt in eine interne Diskussion anlässlich der Neugründungskonferenz an der Universität Regensburg geschlichen und lieferte der Öffentlichkeit ein desaströses Bild.[126]

Deshalb ging es eigentlich schon seit 1967 darum, wenigstens die Kernprojekte der Reformvorhaben zu retten. Versuche, den Bau des so eminent bedeutsamen und zunächst im Johanneum untergebrachten Zentrums für Klinische Forschung in Ulm auf europäischer Ebene zu realisieren, wie sie vor allem Heilmeyer andachte, erschienen nicht realisierbar. Für eine stabile Finanzierung, mit der auch die Reformpläne verwirklicht werden könnten, blieb dann eigentlich nur die Ausgliederung des Forschungszentrums als Bundeseinrichtung. Motz konstatierte dazu zunächst, dass auch andere Universitäten ähnliche Erwägungen anstellten. So werde im Bundesministerium für die Universität Bremen geprüft, ob die schon früher erörterte Idee einer Stiftung, die vom Bund, Bremen und den übrigen Ländern finanziert werde, verwirklicht werden könnte. Der niedersächsische Kultusminister Langeheine habe einen ähnlichen Vorschlag in der Presse zur Erörterung gebracht. Bürgermeister a. D. Franz Amrehn habe im Bundeskanzleramt zudem die Errichtung einer dritten Universität in Berlin als reine Bundesuniversität angeregt. Die Errichtung von Bundesuniversitäten

---

123 „Baden-Württemberg: Neue Universitäten werden billiger", in: *Akademischer Dienst*, 3.11.1967 (BAK B 138, 6509).
124 Ohne Titel, in: *Frankfurter Allgemeine Zeitung*, 4.10.1967 (BAK B 138, 6509). Tatsächlich mehr als gefährdet war die in Ulm bereits existierende und dann 1968 geschlossene Hochschule für Gestaltung. Dazu auch: „Gefährdetes Ulmer Experiment", in: *Die Weltwoche*, 26.1.1968 (BAK B 138, 6509); „Ulm ohne Geld", in: *Christ und Welt*, 21.4.1968 (Hauptstaatsarchiv Stuttgart, EA 1/106, Bü 918).
125 Universität Ulm (1975, 1977).
126 Karl-Heinz Pollok (Rektor Universität Regensburg) an Wolfgang Frenzel (Kurator der MHH), 16.10.1969 (BAK, B 138/11529).

sei aber wegen der Kulturhoheit der Länder nach geltendem Verfassungsrecht nicht möglich. Daraufhin diktierte Motz dem Bundeskanzleramt ein Schreiben an Heilmeyer. Eine weitergehende Unterstützung des Ulmer Projektes sei schon deshalb nicht möglich, weil auch die beiden finanzschwachen Länder Niedersachsen und Schleswig-Holstein ein Recht auf gleiche Unterstützung verlangen könnten. Grundsätzlich komme die Errichtung der Medizinisch-Naturwissenschaftlichen Hochschule Ulm als Bundeshochschule nicht in Betracht, da dem Bund die Kompetenz zur Gründung wissenschaftlicher Hochschulen fehle. Zudem sei die Ulmer Hochschule ja vom Landtag als Landeshochschule beschlossen worden. Der Bund sei nur befugt, wissenschaftliche Forschung zu fördern, nicht aber Einrichtungen der Lehre zu errichten oder zu unterhalten. Das Zentrum für Klinische Grundlagenforschung sei ein wesentlicher Bestandteil der Ulmer Hochschule und werde entsprechend den Empfehlungen des Wissenschaftsrates gefördert. Eine etwaige Sonderregelung käme nur in Betracht, wenn das Zentrum als Einrichtung außerhalb der Hochschule geplant worden wäre. Auch der von Heilmeyer vorgebrachte Vorschlag einer Vorfinanzierung der Gesamtkosten durch den Bund erschien Motz als wenig gangbar, da auch die anderen Länder gleich Forderungen erheben würden.[127]

Zwischen dem fulminanten Bericht im Sommer 1965 und der Eröffnung der ersten neugebauten Institute im Jahr 1971 lagen sechs Jahre. Die schlechte Finanzierungslage sowie weitere Pläne zum Ausbau der städtischen Krankenhäuser sorgten dafür, dass auch der Bau eines Universitätsklinikums erst einmal gestoppt wurde.[128] So wurde auch in Ulm zunächst ein Provisorium stabilisiert. Dass damit aber keineswegs die großen Pläne, die mit dem Akademieprojekt in Ulm verbunden gewesen waren, verwirklicht werden könnten, war spätestens Mitte der 1970er Jahre evident. Es war dann in der Tat ausgerechnet das Zentrum für Klinische Grundlagenforschung, also das Herzstück des „Ulmer Modells", das nicht baulich verwirklicht wurde. Dies markierte einen erheblichen Rückschritt für das Ulmer Reformprojekt. Der Hämatologe Theodor M. Fliedner, von 1984 bis 1992 Rektor der Ulmer Universität, lobte Ende der 1990er Jahre die Gesamtentwicklung der Universität Ulm natürlich sehr, erwähnte dennoch Fehlschläge und Enttäuschungen. So sei das Zentrum für Klinische Grundlagenforschung, um dessentwillen er den Ruf nach Ulm angenommen habe, nicht gegründet worden. Dies habe auch für die *Postgraduate Medical School* gegolten, die mit dem Zentrum verknüpft werden sollte.[129] Wolf-Dieter Hepach nennt dies in seiner Geschichte der Universität Ulm einen Paradigmenwechsel. Der Bau des Zentrums war eigentlich für die Betriebsstufe C ausgeschrieben worden, die Landesregierung unter Filbinger beschloss allerdings im Februar 1974 die Studierendenzahlen zu erhöhen und den Bau-

---

127 Max Motz, „Sprechzettel für Herrn Abteilungsleiter II", 8.5.1967; Max Motz, „Vermerk, Errichtung der Medizinisch-Naturwissenschaftlichen Hochschule Ulm", 8.5.1967 (BAK B/138, 6509).
128 Siehe Hepach (2007: 33).
129 Fliedner (1997).

beginn in reduzierter Form, also ohne Zentrum, zu beginnen. Der Humangenetiker Helmut Baitsch, Nachfolger des im September 1969 verstorbenen Heilmeyer als Rektor der Universität Ulm, reichte aus diesem Grund am 5. Dezember 1974 bei Ministerpräsident Filbinger seinen Rücktritt ein. Die Prorektoren folgten ihm. In einem Brief an Filbinger listete Baitsch die Gründe für seinen Schritt ausführlich auf: Dazu gehörten der auf Jahre hinausgeschobene Baubeginn der Betriebsstufen C und D; die weitere Verzögerung des Klinikbaus; die Blockierung praktisch aller Vorschläge der Universität zur Einrichtung neuer Studiengänge durch die drastische Reduzierung der Personalstellen; die Stagnation bei bereits vorhandenen Studiengängen; der geringe Spielraum für die Forschung durch die starke Kürzung der Investitionsmittel; „das Ersticken praktisch aller Reformansätze in der rigorosen Mangelsituation"; die wissenschaftsfremde Entwicklungssteuerung der Universität allein über die Lehrkapazität großer Fächer. Die durch den Haushaltsentwurf des Landesparlaments festgeschriebene Stagnation führe dazu, dass sich der „Aufbaustopp" mit dem „sprunghaft ansteigenden Zustrom junger Menschen auf die Universitäten" verbinde. So war aber eine Entwicklung gemäß den Zielen des Ulmer Gründungsausschusses nicht mehr möglich. Baitsch sah keinen Ausweg mehr aus dieser „bedrängten Lage". Die Aufgabe der „buchhalterischen Verwaltung des Mangels" wollte er nicht übernehmen. Gegenüber Filbinger schloss er seine Ausführungen mit den Worten, dass die lähmenden und enttäuschenden Eindrücke solchen Geschehens zu ertragen wären, „wenn begründete Hoffnung bestünde, dies seien vorübergehende Zeichen einer Krise, die am Beginn einer Gesundung stünde." Er habe diese Hoffnung jedoch nicht.[130] Kurz: Für Helmut Baitsch stand im Dezember 1974 fest, dass es sich beim grandiosen und modellhaften Reformvorhaben der Universität Ulm bereits wieder um ein abgeschlossenes Kapitel handelte.

Baitsch war 1968 Mitinitiator der gegen die Drittelparität gerichteten „Godesberger Erklärung" der Westdeutschen Rektorenkonferenz gewesen. Gleichwohl setzte er sich 1970 auch für die Neuordnung des Lehrkörpers ein, bei der „Professoren wie Nicht-Professoren das gleiche Recht auf Freiheit in Forschung und Lehre" erhielten. Ausdrücklich lobte er den Entwurf der Bundesassistentenkonferenz, bei der eine stärkere Unabhängigkeit der „Assistenten" von den „Professoren" als Ziel ausgeschrieben war.[131] So verstand er das „Ulmer Modell" aber auch als einen dringend notwendigen Innovationsschritt für eine interdisziplinär ausgerichtete medizinische und naturwissenschaftliche Forschung. Von 1968 bis 1970 war Baitsch für die Deutsche Forschungsgemeinschaft an der Etablierung der Sonderforschungsbereiche beteiligt. Bei seinen eigenen Planungsideen ging er von „Expansion, Differenzierung, Konzentration" aus.

---

130 Helmut Baitsch an Hans Filbinger, 5.12.1974 (Archiv der MHH, Dep. 1, acc.2011/Nr. 10).
131 vN, „Für gleiche Freiheit in Forschung und Lehre", in: *Südwestpresse*, 4.4.1970 und „Universitäts-Mehrheit für Rektor-Kandidat Baitsch", in: *Ulm und Neu-Ulm*, 10.2.1970 (Archiv der MHH, Dep. 1, acc.2011/Nr. 10).

Das Ziel musste letztlich sogar ein explizit internationales Forschungszentrum sein.[132] Damit personifizierte er die Ambivalenz der Akademieprojekte, die ja einerseits mit dem Departmentsystem auch eine Demokratisierung der Hochschulen versprachen, andererseits vor allem auch eine wettbewerbsfähige Wissenschaft überhaupt erst ermöglichen sollten. Diese Ziele schienen, davon waren gerade die etwas älteren Professoren überzeugt, nicht miteinander vereinbar.[133] Sein Amt als Rektor hatte Baitsch mit dem Anspruch angetreten, dass die Reformuniversität Ulm Schrittmacherdienste bei der „Reform der Kooperation an der Universität" übernehmen müsse, also nicht erst auf Gesetze warten solle. Dafür müssten aber manche Privilegien und Traditionen aufgegeben werden.[134] Hepach vermerkt, dass Baitsch nach Hess, der aus ähnlichen Gründen zwei Jahre zuvor als Gründungsrektor der Universität Konstanz zurückgetreten war, bereits der zweite war, der diesen Schritt aus Protest gegen die Landesregierung gewählt hatte.[135] Das Gründungsmanifest des Reformprojekts der Universität Ulm, wie es 1965 entworfen worden war, war damit offensichtlich nicht mehr verbindlich für die weitere hochschulpolitische Gestaltung.[136] In dem Rechenschaftsbericht, den Baitsch nach seinem Rücktritt verfasste, summierte er, dass spätestens Mitte des Jahres 1974 erkennbar geworden sei, dass mit einem zügigen Weiterbau der Universität nicht mehr gerechnet werden könne. Fast gleichzeitig habe die Universität erfahren, dass die Haushaltsanforderungen für die Jahre 1975 und 1976 drastisch verkürzt werden würden. So konnte der für die weitere Entwicklung der Universität Ulm „lebensnotwendige" Bau der Betriebsstufen C und D nicht durchgeführt werden. In der Öffentlichkeit war die Universität Ulm in die Kritik geraten, weil es dort, gemessen an der Zahl der Studierenden, angeblich zu viel Personal gab. Baitsch wies dazu darauf hin, dass gerade der naturwissenschaftliche Bereich im Unterschied zum medizinischen in seiner quantitativen Entwicklung stark zurückgeblieben sei und auch nicht ausreichen werde, den erwarteten Bedarf angesichts der bereits beschlossenen Ausweitung der Studienplatzkapazität abzudecken. Baitsch größte Sorge galt dabei jedoch der Forschung selbst. Die Kapazitätserhöhung ging wesentlich auf Kosten der „räum-

---

132 H. Baitsch, „Können wir die Zukunft der Universität planen? Überlegungen zu den Kriterien einer Planung", Manuskript, o. D. [1968] (Archiv der MHH, Dep. 1, acc.2011/Nr. 9).
133 Helmut Baitsch personifizierte im Bereich der Medizin und Lebenswissenschaften bedeutsame Transformationen. So stand er für den Übergang von der Erblehre zur Humangenetik und machte sich – als noch ein weiteres „Ulmer Modell" – für eine diskursorientierte und praxisnahe Medizinethik stark. Dazu auch Kessler (2003). Nicht von ungefähr erhielt er im Jahr 2000 die Ehrendoktorwürde der Medizinischen Hochschule Hannover.
134 „Kein ‚Zuckerschlecken' für Rektor Baitsch", in: *Stuttgarter Zeitung*, 11.2.1970 (Archiv der MHH, Dep. 1, acc.2011/Nr. 10).
135 Siehe Hepach (2007: 50).
136 Rolf Johannsen, „Ein Wettlauf um die Uni Ulm", in: *Neu-Ulmer Zeitung*, 26.6.1987 (Archiv der MHH, Dep. 1, acc.2011/Nr. 10).

lichen Forschungsareale".¹³⁷ Der Nachfolger von Baitsch als Rektor der Ulmer Universität, Ernst-Friedrich Pfeiffer, musste 1975 sogar eine Denkschrift verfassen, die den Bau eines Klinikums auf dem Oberen Eselsberg einforderte. Umgesetzt wurde aber auch diese Planungsidee nicht.¹³⁸ Das „Ulmer Modell" blieb bis Juni 1988 ohne Klinik am Standort. Die Reformideen waren zu diesem Zeitpunkt kaum noch gegenwärtig.

Im Frühjahr 1969 hatten Vertreter des Wissenschaftsrates die neuen medizinischen Forschungs- und Ausbildungsstätten in Hannover, Lübeck, München, Regensburg, Mannheim, Hohenheim, Ulm, Aachen sowie Bochum und Essen bereist und waren dabei keineswegs zu zufriedenstellenden Ergebnissen gekommen. Deren Ausbau liege mit wenigen Ausnahmen hinter den Empfehlungen des Wissenschaftsrates teilweise sogar erheblich zurück. Besondere Schwierigkeiten gebe es bei der Finanzierung. An die Stelle der Planungen des Wissenschaftsrates seien regionale Überlegungen getreten, die den Gesamtplan einer für die Bundesrepublik insgesamt ausgearbeiteten Konzeption nicht berücksichtigten. Es sei zu befürchten, dass weder die durch den Stufenplan gesteckten Ziele noch die zur Verbesserung vorgeschlagenen Maßnahmen verwirklicht werden könnten. Die Umwandlung von Anstalten zur Versorgung von Kranken in Einrichtungen für Forschung und Lehre im Bereich der Medizin bereite offensichtlich erhebliche Schwierigkeiten. Die beengten Räumlichkeiten böten wenig Platz für das zusätzlich erforderliche Personal. Es wäre deshalb für die Zukunft nicht zu empfehlen, auf bereits vorhandene städtische Krankenanstalten zurückzugreifen, auch nicht als Übergangslösung. Der rasche Bau neuer Kliniken und Institute werde grundsätzlich vorzuziehen sein. Es fehle auch an konkreten Auf- und Ausbauprogrammen, die zudem bürokratisch behindert würden. Die Empfehlungen des Wissenschaftsrates seien einzelnen Fakultäten, Kliniken und Verwaltungen gar nicht bekannt oder würden falsch verstanden. Die Medizinische Hochschule Hannover war eine der wenigen neuen Einrichtungen, die relativ gut bewertet wurden. Deren Entwicklung sei auch in baulicher Hinsicht weit fortgeschritten. Der Ausbildungsgang sei sorgfältig geplant. Nur der Aufbau des zahnmedizinischen Studiums bleibe hinter dem Stufenplan zurück. Das Fazit lautete, dass die Reformbestrebungen der Medizinischen Hochschule Hannover weiterhin nachhaltige Unterstützung finden sollten.¹³⁹

Während also Lübeck und Ulm bis in die 1980er Jahre brauchten, um den Status des Provisoriums abzulegen, schien in Hannover alles auf dem besten Wege zu sein. Auf der feierlichen Sitzung des Gründungsausschusses in Hannover anlässlich dessen zehnjährigen Bestehens im Dezember 1971 machte sich dann auch Kurator Fren-

---

137 H. Baitsch, „Rechenschaftsbericht für die Zeit vom 1.1.1974–31.3.1975" (Archiv der MHH, Dep. 1, acc.2011/Nr. 10).
138 Universität Ulm (1975).
139 Geschäftsstelle des Wissenschaftsrates, „Ergebnisse der Bereisung der neuen medizinischen Forschungs- und Ausbildungsstätten durch den Ausschuß Medizin in der Zeit vom 13. Februar bis 1. März 1969", 14.4.1969 (BAK, B 138/11529).

zel Gedanken darüber, warum die Medizinische Hochschule Hannover den anderen Reformprojekten voraus war: Das Projekt Hannover sei ja ebenso unter dem Gesichtspunkt eingeleitet worden, vorhandene Krankenhäuser durch Anbauten von Forschungs- und Lehrtrakten mitzubenutzen. Lübeck und Aachen seien Beispiele für die Schwierigkeiten und Nachteile einer solchen Lösung. Die Entscheidung von Stadt und Land, in Hannover ein Gelände für den Neubau eines Krankenhauses zur Verfügung zu stellen, und die vorübergehende Freimachung des Oststadtkrankenhauses für einen Forschungstrakt und klinische Arbeitsmöglichkeiten seien von entscheidender Bedeutung gewesen. Das Fehlen einer solchen „klinischen Keimzelle" habe etwa bei der Neugründung der Universität Regensburg den Aufbau einer klinisch-medizinischen Ausbildungsstätte „fast unlösbar" im Wege gestanden.[140] Aber auch in Hannover, wo pünktlich mit Baumaßnahmen begonnen worden war und auf dem Roderbruch ein durchdacht geplanter Komplex entstand, bestanden Ende der 1960er Jahre weiterhin Zweifel ob der baulichen Umsetzung der Reformpläne. Mit dieser begründeten Sorge wandte sich zu Beginn des Jahres 1968 Ministerialrat Jan Prendel an Fritz Hartmann. Dieser hatte zuvor große Bedenken geäußert, ob eine „möglichst reinliche Realisierung des Gründungsprogramms der Hochschule" wirklich durchgeführt werden könne. Prendel wollte Hartmann beruhigen. Er könne sich auf ihn verlassen, er werden nicht zu den „zaghaften Skeptikern" gehören, welche die Planung auf „landläufigen Zuschnitt" zurückdrücken möchten. Es dürften keine Kompromisse gebaut werden, wo sie nicht wieder aufgelöst werden könnten. Dies betraf vor allem den UBF-Bau, in dem Untersuchung, Behandlung und Forschung auf unterschiedlichen Ebenen vereint sein sollten, als „empfindlichste Zone der Hochschulanlage". Hartmann und Prendel sorgten sich, dass dieser Trakt teilweise aus kurzfristiger Raumnot anderweitige Verwendung finden könnte. Dabei, so Prendel, sei im UBF-Bau das vielfältig verflochtenen „innere Gefüge" zu respektieren. Der Kern der Reformidee schien also bereits durch nicht-adäquate Raumnutzung gefährdet.[141] Tatsächlich musste Hartmann 2005 resümieren, dass zu den schmerzhaften Verlusten an der Medizinischen Hochschule vor allem die Verkümmerung der Idee eines Klinischen Forschungszentrums im UBF-Bau gerechnet werden müsse. Denn neben der Humangenetik seien auch die jeweils Klinische Physiologie, Biochemie und Pharmakologie dort ausgezogen.[142]

Dass Reformideen vom Pragmatismus des alltäglichen Betriebs verdrängt würden, war eine nicht unberechtigte Befürchtung. Da die neu berufenen Professoren aber auch alle an Medizinischen Fakultäten sozialisiert worden waren, konnten sie sich für die Lösung dieser gewöhnlichen Probleme auch keine anderen Lösungen als die der

---

140 „Protokoll der 49. Festsitzung aus Anlaß des 10jährigen Bestehens – und der 50. – Arbeitssitzung – des Gründungsausschusses der Medizinischen Hochschule Hannover im Senatssitzungssaal der Medizinischen Hochschule Hannover am 21. Dezember 1971" (Archiv der MHH, GRÜA, 10022 4).
141 Jan Prendel an Fritz Hartmann, 7.1.1968 (Archiv der MHH, SEN 3001 2/1).
142 Siehe Raspe (2022: 207).

hierarchischen Entscheidungen, der Trennung der Zuständigkeitsbereiche und der Hegemonie der rein somatischen Klinik vorstellen. So wurde das Reformprojekt des Wissenschaftsrates nicht nur durch strukturelle Zwänge, sondern auch durch die offensiv vorgebrachten Konter der Ordinarien in massive und wenn man so will existenzielle Schwierigkeiten gebracht.

Der Widerstand der Ordinarien

Im Juli 1969 wurde im ersten der beiden im *Spiegel* erschienenen Beiträge zur Krise der Medizinausbildung konstatiert, dass für kaum einen Universitätssektor in den letzten Jahren so viele und detaillierte Reformmodelle ausgearbeitet worden seien wie für die medizinische Hochschulausbildung. Doch in keinem anderen Hochschulbereich sei so wenig geschehen, sträubten sich die konservativen Lehrstuhlinhaber, Klinikchefs und Standesvertreter so hartnäckig gegen jede Neuerung. Selbst die „eher gemessenen Reformpläne" würden von der ärztlichen Standesvertretung abgelehnt. So wurde auch das Departmentsystem im Januar 1969 in einem Memorandum von fünf Medizinischen Fakultäten in Nordrhein-Westfalen als kontraproduktiv verworfen. Verschärft wurde der Streit dadurch, dass mittlerweile Pläne aufkamen, zwischen ärztlicher und wissenschaftlicher Berufsausbildung zu unterscheiden, was etwa vom Deutschen Ärztetag als Gefährdung der „Einheit der Medizin" angeprangert wurde. Im klassischen *Spiegel*-Tonfall wurde die Situation dann so beschrieben:

> Wie Witwe Boltes Federvieh bei Wilhelm Busch zerren und würgen die Interessentengruppen an den unverdaulichen Brocken der Reform, unfähig, den Knoten zu lösen und sich auf eine gemeinsame Richtung zu einigen: Die Ordinarien der medizinischen Fakultäten richten sich darauf ein, ihre gefährdete Position zu verteidigen. Um den gefürchteten Hochschulgesetzen zu entgehen, erwog der Westdeutsche Medizinische Fakultätentag bereits, die medizinischen Fakultäten aus den Universitäten auszugliedern.[143]

Tatsächlich war auf der Sitzung des Fakultätentages im Dezember 1968 überlegt worden, den Medizinischen Fakultäten einen Sonderstatus einzuräumen. Dies meinte aber gerade nicht die Gründung von *Medical Schools* oder naturwissenschaftlich-medizinischen Hochschulen, sondern eine gewisse Unabhängigkeit von den Universitäten, vor allem auch um den hochschulpolitischen Reformbestrebungen zu entgehen.[144] Mit der drittelparitätischen Änderung des Hamburger Hochschulgesetzes, die dazu führte, dass mit Peter Fischer-Appelt Ende 1969 ein führendes Mitglied der Bundesassistentenkonferenz zum Universitätspräsidenten gewählt wurde, der Umbenennung

---

143 Hentschel (1970: 44
144 Dazu Müller-Osten (1970: 64).

in „Fachbereich Medizin" am Universitätskrankenhaus Eppendorf und den darauf folgenden erhitzten Debatten verschärfte sich der Streit um den Status der Medizinischen Fakultäten bundesweit.[145] Gotthard Schettler kanzelte in seiner Funktion als Präsident des Medizinischen Fakultätentages die Drittelparität als „ausgesprochenen Unsinn" ab. Allerdings sprach er sich durchaus auch dagegen aus, dass nur die Ordinarien federführend sein dürften.[146] Ende der 1960er Jahre, just nachdem die Kultusministerkonferenz im Sommer 1968 den „Fachbereich" als eine Version des Departmentsystems zur Grundlage der Hochschulen erklärt hatte, setzte auch dessen Entthronung als Königsweg zur Medizinreform ein. Gewarnt wurde etwa seitens des Hochschulverbandes vor der Auflösung des Instituts- und Fakultätsprinzips. Hervorgehoben wurden die grundsätzlichen Unterschiede des deutschen Ausbildungssystems zu dem in den USA. Und so wurde mithin auch dessen Übertragbarkeit auf die deutschen Verhältnisse in Zweifel gezogen. Ohnehin mehrten sich Stimmen, dass die amerikanischen Verhältnisse idealisiert würden. Deshalb sollten die Fachbereiche dann auch wieder den Instituten und Fakultäten untergeordnet werden. Stefan Paulus kommt zu dem Schluss, dass die Hochschulgesetzgebung der frühen 1970er Jahre einen ambivalenten Eindruck hinterlasse. Einerseits könne außer Frage gestellt werden, dass der relativ flächendeckenden Einrichtung von Fachbereichen und Abteilungen an den deutschen Hochschulen eine intensive Auseinandersetzung mit dem amerikanischen Departmentmodell vorausgegangen sei. Andererseits könne von einer vollständigen Übernahme des amerikanischen Vorbilds nicht gesprochen werden. Im Namen des immer wieder aufgerufenen „inneren Zusammenhalts" der Universitäten wurde die Einführung der Departments und Fachbereiche, wie sie in zahlreichen Hochschulgesetzen der Länder und 1976 auch im Hochschulrahmengesetz festgelegt wurde, stark kritisiert. Die Hochschulstrukturen erwiesen sich als sehr widerstandsfähig.[147]

Dass die Reformbestrebungen, die im Bereich der Medizin vor allem als Schwächung professoraler Positionen verstanden wurden, möglicherweise auch mit jener scharfen medialen Kritik am „Halbgott in Weiß" korrelierten, über die im *Deutschen Ärzteblatt* ausgiebig geklagt wurde und über deren Abwehr 1970 auch das Präsidium des Deutschen Ärztetages diskutierte, verstärkte die Frontenbildung zwischen denen, die im Namen einer ärztlichen „Standesehre" argumentierten, sowie denjenigen, die eher eine natur- und sozialwissenschaftliche Medizin avisierten.[148] Zugespitzt schienen sich um 1970 aber vor allem auch eine konservative und der CDU/CSU nahestehende ärztliche Standesvertretung und eine revolutionär gestimmte Jugend, für die vor allem die hochschulpolitischen Vertretungen der Studierenden sowie der Assistenten und Assistentinnen standen, gegenüberzustehen. In diesem politisch hoch aufgelade-

---

145 Siehe Müller-Osten (1970: 63–69).
146 So in einem Interview mit dem *Spiegel*. Siehe dazu Hentschel (1970: 63).
147 Dazu Paulus (2010: 410) und insgesamt Paulus (2010: 405–411).
148 Deutsches Ärzteblatt (1970a: 3783–3784).

nen Konfliktfeld wurden die Reformpläne des Wissenschaftsrates und vor allem der Dissens zwischen den Fakultäten und den Neugründungen weiterverhandelt. Der Deutsche Ärztetag richtete deshalb 1971 einen Ausschuss „Hochschulreform und medizinische Fakultäten" ein, über dessen Kontroversen deren Vorsitzender Hans Joachim Sewering ein Jahr später auf dem 75. Deutschen Ärztetag in Westerland auf Sylt berichtete. Was er von den rebellierenden Studierenden hielt, machte Sewering dabei recht schnell deutlich, wenn er mit Freude registrierte, dass „so mancher forsche bildungs- und hochschulpolitische Reformer" sich angesichts der „Demolierung und Besudelung von Rektoraten und Universitätseinrichtungen" und der „Beschimpfung und Bedrohung von Professoren" nicht mehr so recht wohl in seiner Haut fühle. So würden reformerische Hochschulgesetze doch nur „linksradikaler Machtergreifung in vielen Universitätsbereichen" dienen. Sewering rechnete durchaus auch die Bundesassistentenkonferenz dieser Richtung zu. Da deren Fachvertretung „Medizin" sich insbesondere auch für die die Verwendung des Begriffs „Abteilungen" bei der Bezeichnung medizinischer Fachbereiche stark machte, konnten die verharrenden Fakultäten plötzlich auch als Hort der Demokratie im Verteidigungskampf gegen die marxistischen Revolutionäre auftreten. So verkündete es auch Ernst Fromm, Präsident des Deutschen Ärztetages und der Bundesärztekammer, der in einem flammenden Appell die „Freiheit des Arztes" heraufbeschwor. Der Ärztetag würde keine Lösungsvorschläge akzeptieren, die auf der Änderung des Gesellschaftssystems als Voraussetzung für ein neues Gesundheitswesen, womöglich im marxistisch-leninistischen Sinne, beruhten. Reformen, die zumal der Verbesserung der Ausbildung zum Arzt, seiner Weiterbildung und seiner Fortbildung dienten, wollte Fromm aber gerne zustimmen.[149] Nahezu einig war sich die Ärzteschaft darin, dass die ärztliche Ausbildung selbst reformbedürftig sei. Dabei ging es um die alten Themen der Straffung des Unterrichts, der Bevorzugung von Praktika und der Ausbildung in kleinen Gruppen am Krankenbett. Deshalb begrüßte der Deutsche Ärztetag 1970 auch die neue Approbationsordnung. Die Studienreform könne aber nur dann verwirklicht werden, wenn Personal, Bauten und Sachmittel im erforderlichen Umfang bereitständen. Bei der Neuordnung der „Personal- und Lehrkörperstruktur" stellte sich der Ärztetag ausdrücklich auf die Seite des Westdeutschen Medizinischen Fakultätentages.[150]

Tatsächlich schien die „Lehrkörperstrukturreform", wie sie die Westdeutsche Rektorenkonferenz im Frühjahr 1970 empfahl, vor allem die Position der „Assistenten" zu stärken, deren Stellen zu befristet beamteten „Assistenzprofessuren" aufgewertet werden sollten. Gleichzeitig begann jene Debatte, bei der das große Anwachsen von Mit-

---

149 Sewering (1972: 1748, 1750–1751) und Fromm (1972: 1668). Zur kurzzeitigen Radikalisierung der Medizinstudierenden siehe Forsbach (2011: 110–116). Dass die Revolte der Studierenden von den konservativen Ordinarien auch genutzt wurde, um die Hochschulreform insgesamt und insbesondere die Stärkung des Mittelbaus zu bekämpfen, zeigt Anne Rohstock (2010: 381–382).
150 Deutsches Ärzteblatt (1970b).

telbaustellen beklagt und zugleich befürchtet wurde, dass die Professuren angesichts der zahlreichen Stellenbesetzungen zu Beginn der 1970er Jahre auf lange Zeit belegt sein würden. Festgeschrieben wurde dabei das Schisma zwischen unbefristeten und befristeten Stellen, das zur Grundstruktur an den Hochschulen werden sollte. So wie die unsichtbare Hand den Markt regelt, wurde dabei vom Leistungsprinzip erwartet, dennoch für Gerechtigkeit und Chancengleichheit im Hochschulsystem zu sorgen.[151] Von der „Reform der Lehrkörper- und Personalstruktur", die 1976 noch größtenteils in das Hochschulrahmengesetz übernommen wurde, blieb in den 1980er nichts mehr übrig.[152]

Die Approbationsordnung von 1970 – der vormalige, noch aus dem Nationalsozialismus stammende Begriff der „Bestallung" wurde endlich fallengelassen – war ein juristischer Endpunkt der Reformdebatten der 1950er und 60er Jahre. Notwendig geworden war sie allein schon deshalb, weil mit der rechtsangleichenden Bundesärzteverordnung von 1961 auch der Auftrag verbunden war, die Bestallungsordnung zu novellieren. Ein erster Vorschlag des Bundesgesundheitsministeriums aus dem Jahr 1964 wurde ob der mangelnden Ausbildungskapazität an den Fakultäten abgelehnt.[153] Neben den Veröffentlichungen des Wissenschaftsrates, den ausdauernden Debatten in den Fachzeitschriften und der Presse, den Interventionen der Interessenverbände vom Medizinischen Fakultätentag bis zur im März 1968 gegründeten und bis 1974 bestehenden Bundesassistentenkonferenz sowie dem übergreifenden Streit über eine Hochschulreform waren es die modellhaften Reformversuche in Aachen, Gießen, Ulm und Hannover, die sich als besonders einflussreich erwiesen und denen durch die Approbationsordnung auch weitere Möglichkeiten zur Entwicklung gegeben werden sollten.[154] An den Diskussionen zur Reform der Approbationsordnung beteiligten sich mit Hartmann und Uexküll zwei zentrale Protagonisten der Akademieprojekte.[155] Während Hartmann eher publizistisch Einfluss zu gewinnen versuchte, war Uexküll federführend an der Ausarbeitung der Approbationsordnung beteiligt. Das Bundesgesundheitsministerium hatte 1966 auf dem Westdeutschen Medizinischen Fakultätentag eine „Kleine Kommission für die Neufassung der ärztlichen Approbationsordnung" initiiert. Diese bestand aus Abgeordneten des Fakultätentages selbst, des Wissenschaftsrates, der Deutschen Krankenhausgesellschaft, der Kultusministerkonferenz, der Gesundheitsministerien der Länder sowie der Bundesärztekammer. Medizinstudierende und die Bundesassistentenkonferenz wurden erst 1968 hinzugezogen, als die Ausrichtung der Novelle der Bestallungsordnung bereits feststand. Zudem wur-

---

151   Siehe dazu Wehrs (2014: 339–347). Zur Bedeutung der Debatte über „Sinn und Unsinn des Leistungsprinzips" um 1970 siehe auch Stoff (2014).
152   Siehe dazu Keller (2011: 14–16).
153   Manger-König (1969: 37–38).
154   Siehe Manger-König (1969: 43) und auch Göbel (1981: 42).
155   Hartmann (1967), Uexküll (1967; 1968), Wissenschaftsrat (1968c). Zudem die Beiträge in Pia (1969a).

den Sachverständige angehört, die von teilnehmenden Gruppen vorgeladen wurden. Den Vorsitz der Kommission hatte der sozialdemokratische Gesundheitspolitiker und Sozialhygieniker Ludwig von Manger-König vom Bundesministerium für Gesundheitswesen inne. Für den Westdeutschen Medizinischen Fakultätentag nahmen der Gießener Neurochirurg Hans Werner Pia, der Kieler Anatom Alkmar von Kügelgen und eben Thure von Uexküll an den Kommissionssitzungen teil. Nicht nur Uexküll, sondern auch Pia und Kügelgen vertraten reformfreundliche Positionen. Da der Wissenschaftsrat eine Differenzierung der Medizinausbildung in praktische, theoretische und naturwissenschaftliche Abschnitte einforderte, waren die Diskussionen von den Bemühungen der Vertretung der Ärzteschaft geprägt, dem befürchteten Statusverlust entgegenzuwirken und die Einheit der Medizinausbildung zu bewahren, auch wenn der Fakultätentag dem Wissenschaftsrat zumindest formal zustimmte.[156] Uexküll hatte sich angesichts der dynamischen Veränderungen in der Medizin, die er als Wechselbeziehung zwischen Spezialisierung und Produktion des Wissensstoffes verstand und als „Informationsexplosion" veranschaulichte, vor allem auch für eine größere Flexibilität der Fakultäten stark gemacht. Diese sei aber wiederum abhängig von einem „komplexe(n) Abhängigkeitsgewebe von gesetz- und verordnungsgebenden Instanzen sowie von Ministerien, die über Haushalts- und Stellenpläne entscheiden".[157] Geregelt werden könnte dies nur, wenn auch die Ansprüche der Gesellschaft an die ärztliche Versorgung immer wieder neu verhandelt würden. Schließlich bräuchte es ein Modell der Lehre, das flexibel genug wäre, „um sich ständig den Anforderungen der Medizin, der Gesellschaft und einer wissenschaftlich gesteuerten Selbstkorrektur anzupassen". Uexküll ging es um ein „sich selbst steuerndes" Ausbildungssystem.[158]

Entscheidende Änderungspunkte der Approbationsordnung betrafen die praktische Ausbildung im Krankenhaus, die Einrichtung eines Landesprüfungsamtes sowie den Prüfungsstoff selbst. Auf letzteres fokussierten sich die drei Vertreter des Fakultätentages. Der Medizinhistoriker Udo Schagen hat 2002, als die Approbationsordnung ein weiteres Mal novelliert wurde, noch einmal die Eckpunkte jener wegweisenden Entscheidungen des Jahres 1970 aufgelistet. Grundsätzlich sei dabei ein Hauptproblem der Spezialisierung, die ständig zunehmende Menge des Lernstoffes, nicht gelöst worden. Die Ausbildung war weiterhin am Ideal des „niedergelassenen praktischen Arztes" orientiert. Zumindest teilweise abgebaut wurden die Ungerechtigkeiten vor allem der mündlichen Prüfungen durch die Einführung des *Multiple Choice*-Systems, das allerdings bundeseinheitlich anhand eines Lernzielkatalogs durchgeführt wurde, wenig Raum für Anpassungen an die jeweilige Lernsituation gab sowie notwendigerweise auf das Erlernen von „Fakten" und nicht von Zusammenhängen ausgerichtet

---

156 Stockhausen (1969). Siehe auch Wittmaack-Kay (1990) und Göbel (1981: 11–12, 43–48). Zu den Ideen des Wissenschaftsrates siehe Wissenschaftsrat (1966: 60–75).
157 Uexküll (1971: 709–710).
158 Uexküll (1971: 711, 713).

war. Eine integrative Lehre, etwa im Blocksystem, wurde nicht festgeschrieben und vor allem konnte auch die Forderung nach Lehre in „kleinen Gruppen" nie wirklich zahlenmäßig fixiert und so auch nicht realisiert werden. Im reformerischen Sinne erfolgreich erschien die Approbationsordnung von 1970 vor allem bei der Einführung neuer Fächer, welche die gesellschaftlichen Bedingungen von Krankheit thematisierten. Im Vorklinikum kamen der Medizinischen Psychologie und Soziologie eine nunmehr relativ große Bedeutung zu. Psychosomatische Lehrinhalte – hier machte sich Uexkülls Einfluss besonders bemerkbar – wurden zu einem Pflichtpraktikum. Auch die Sozialmedizin wurde nunmehr verpflichtend in die Approbationsordnung aufgenommen. Eine der Hauptforderungen, die ja bereits seit Ende des 19. Jahrhunderts diskutiert worden war, war die praxisnahe Ausbildung, die in den 1970er Jahren durch die Einführung des praktischen Studienjahres nach angloamerikanischem Vorbild verwirklicht werden sollte.[159]

Auch wenn Uexküll den Westdeutschen Medizinischen Fakultätentag in der Kleinen Kommission repräsentierte, entsprach seine Position einer Aufnahme sozialwissenschaftlicher und psychologischer Themen ins Grundstudium keineswegs dem Standpunkt der Fakultäten insgesamt.[160] Auch der Vorschlag des Wissenschaftsrates aus dem Jahr 1966, als Ausbildungsziel genau zu formulieren, dass die erforderlichen allgemeinen naturwissenschaftlichen, medizinischen, psychologischen sowie soziologischen Erkenntnisse vermittelt werden sollten, konnte sich in dieser Breite nicht durchsetzen.[161] Hannes Kapuste, Koordinator des Instituts für Ausbildungsforschung in München, stellte bezügliche der neuen Approbationsordnung fest, dass mit dieser keine der überzeugenden Reformvorschläge der letzten Jahre – „nicht einmal die Empfehlungen des Wissenschaftsrates" – verwirklicht werden könne.[162] Viel einflussreicher war in der Folge die Einführung der „Allgemeinmedizin", wie sie der Freiburger Internist Siegfried Häußler stark machte. Dieser sollte die Rolle zukommen, auf der Basis der Medizinischen Anthropologie sowie unter Einbeziehung von sozial- und umweltmedizinischen Aspekten die Spezialisierung in der Krankenbetreuung zu überwinden. Häußler stellte dazu 1972 auf dem Deutschen Ärztetag kategorisch fest, dass ein medizinisch-technisches Zentrum den Allgemeinarzt nicht ersetzen könne.[163]

Auch der Westdeutsche Medizinische Fakultätentag stimmte der vom Bundesgesundheitsministerium erarbeiteten Neufassung der Approbationsordnung zu, die dann schrittweise in Kraft trat. Allerdings blieb von den Reformideen neben der namentlich durch Uexküll durchgesetzten Integration von Psychosomatik, Sozialmedi-

---

159   Forsbach (2011: 116–117) und Schagen (2002: 10–15). Zum Ausbildungsziel „praktischer Arzt" auch Häussler (1969) und Göbel (1981: 29–32).
160   Siehe Göbel (1981: 32–34).
161   Wissenschaftsrat (1966: 61). Siehe auch Manger-König (1969: 39).
162   Siehe Hentschel (1970: 210).
163   Häußler (1972).

zin und medizinischer Psychologie in den Lernzielkatalog sowie der Einführung eines „Internatsjahrs" nur die Verkürzung des Medizinstudiums sowie eine Verschärfung der Prüfungsanforderungen. Die Reformideen für das Medizinstudium – praxisnahe Ausbildung am Krankenbett, Abschaffung der Pflichtvorlesungen, Entschlackung des Lehrstoffs, Gruppenunterricht – wurden in der Studienordnung nicht fixiert. Während die Studienzeit gekürzt wurde, nahmen zugleich die Prüfungsgebiete weiter zu. So wurde die Neuordnung dann auch von den mittlerweile radikaler argumentierenden organisierten Medizinstudierenden abgelehnt, die zudem auch registrieren mussten, dass sich die meisten Ordinarien ebenso auch gegen die demokratische Einbeziehung der Studierenden in den Fakultäten positionierten. Tatsächlich, so wurde im *Spiegel* die Kritik zusammengefasst, degradiere die neue Studienordnung die Studierenden zu Lernmaschinen. Es komme zu einer weiteren Verschulung des Medizinstudiums und noch mehr Prüfungsdruck. Eine Kieler „Basisgruppe Medizin" stellte fest, „daß hier Fachidioten herangezüchtet werden sollten". Und eine Westberliner „Initiativgruppe medizinischer Arbeiter" wurde vom *Spiegel* so zitiert, dass die geplante Approbationsordnung die herrschende „materialistische Organmedizin" stärke, die „auf einen rein somatischen Krankheitsbegriff" beschränkt bleibe. Daran konnte auch die Aufnahme von Psychosomatik und Psychoanalyse in die Prüfungsordnung nichts ändern. In einem Flugblatt der Hamburger Fachschaft „Medizin" war wiederum zu lesen, dass „der Medizinstudent" weiterhin nicht in die Lage versetzt werde, seine Erkenntnisse im geschichtlichen und gesellschaftlichen Kontext zu lesen. Und auch in Freiburg erklärten Studierende, dass sich die Medizin als Wissenschaft aufgegeben habe. Sie habe keinen Begriff von sich selbst, entbehre einer kritischen Theorie und beschränke sich im Wesentlichen auf die Anwendung naturwissenschaftlicher Ergebnisse auf den Menschen.[164] Kurz: Selbst jene Ideen zur Reform der Medizinausbildung, wie sie etwa Schoen und Schaefer bereits 1954 vorgebracht hatten und die also keineswegs dem radikalisierten Zeitgeist der späten 1960er Jahre entsprangen, wurden in die am 28. Oktober 1970 erlassene und im Oktober 1972 vollständig in Kraft getretene Approbationsordnung nicht übernommen. Uexküll konstatierte dazu 1971 mit gewissem Realismus und Sarkasmus, dass eine neueste Studie offenbart habe, dass in Deutschland die „Innovationszeit", also die Zeit von der ersten Forderung nach einer Verbesserung des Unterrichts bis zur Übernahme in eine Verordnung, im Durchschnitt fünfzig Jahre betrage.[165]

Der zweite Beitrag der *Spiegel*-Serie, der sich ausschließlich mit der Situation in der Medizin befasste, widmete sich dann – auch wenn die als radikalisiert, mithin unvernünftig abgekanzelten Studierenden ebenfalls ihr Fett abbekamen – vor allem dem „patriarchalischen Ordinariensystem", der „totalen Ordinarien-Herrschaft in den me-

---

164   Hentschel (1970: 59). Siehe zeitgenössisch auch Jachertz (1969).
165   Uexküll (1971: 712).

dizinischen Ausbildungs- und Forschungsstätten", unter der eigentlich alle zu leiden hatten, die unterhalb der Professuren positioniert waren. Als Kronzeugin diente dem *Spiegel* dabei die Deutsche Forschungsgemeinschaft, die sich gegen „das strenge Regiment der allmächtigen Professoren" gerichtet habe. Die medizinischen Fakultäten selbst hätten sich als handlungsunfähig und hilflos gegenüber notwendigen Neuerungen erwiesen. Allein die unzulänglichen Notmaßnahmen der Zulassungsbeschränkungen und Zwischenprüfungen seien realisiert worden.[166] Als einsame Ausnahmen wurden vom *Spiegel* die Universität Ulm und die Medizinische Hochschule Hannover aufgeführt. Dort seien nach amerikanischem Vorbild das Departmentsystem eingeführt sowie Institute und Kliniken in Abteilungen zergliedert worden. Damit aber schienen zugleich auch die Ordinarien entmachtet worden zu sein. Die Departmenteinheiten würden von Abteilungsleitern geführt, die untereinander gleichberechtigt seien und nicht Lehrstuhlinhaber sein müssten.[167]

Die Empfehlungen zur Struktur und zum Ausbau der medizinischen Forschungs- und Ausbildungsstätten, die der Wissenschaftsrat im März 1968 herausgegeben hatte, wurde dabei an einzelnen Fakultäten durchaus umgesetzt. So setzte sich in Tübingen Robert Bauer für eine „dezentralisierte Zentralisation" ein. Das sogenannte Tübinger Modell stand für ein sich stufenweise entwickelndes Departmentsystem, „das aus dem Fegefeuer der Neuordnungen und Strukturwandlungen der letzten Jahre" hervorgegangen sei, wie es der Strahlenmediziner Walter Frommhold ausdrückte. Im gegebenen Rahmen der Empfehlungen des Wissenschaftsrates sollten die weiteren Entwicklungsschritte geplant und realisiert werden. Frommhold distanzierte sich jedoch auch ausdrücklich von radikaleren Veränderungen, was er mit einer ob gewollt oder unbewusst gewählten Begriffswahl eher unglücklich ausdrückte: „Bleiben wir jedoch realistisch und lassen wir nicht zu, daß die evolutionäre Entwicklung und Neuordnung in eine revolutionäre Endlösung abgleitet".[168] Das Departmentsystem konnte um 1970 also einerseits als eine gewisse Anpassung an die Erfordernisse einer modernen Universität verstanden werden, andererseits war es aber auch ein Modell der Demokratisierung und fügte sich in die erhitzten Debatten zur Zeit der Brandt-Regierung. Dabei waren die Kampfeslinien durchlässig. Für Departments sprachen sich außerhalb der Ärzteschaft an den Fakultäten auch politisch eher konservative Persönlichkeiten aus. So betonte etwa 1972 der Chemiker Karl Scherf, der unter Kurt Georg Kiesinger Mitglied des Planungsstabes des Bundeskanzleramts gewesen war, dass selbst kooperatives Führungsverhalten sich an Hochschulinstituten trainieren lasse, „wenn in naturwissenschaftlichen Instituten angemessene demokratische Strukturen wie z. B.

---

166 Hentschel (1970: 53, 55).
167 Hentschel (1970: 56–58).
168 Frommhold (1969: 1278, 1281).

das Department-System realisiert werden".[169] Dass aber die Dekonstruktion des Fakultätsprinzips eine höchst schwierige Aufgabe war, zeigte sich sogar in der architektonischen Gestaltung. In Ulm, wo doch immer wieder darauf hingewiesen wurde, dass die Reformideen sich auch in der baulichen Struktur verwirklichen müssten, wurde in der Bauleitplanung der Architekten um Hans-Walter Henrich doch zuallererst von einer Fachgliederung in naturwissenschaftliche, theoretisch-medizinische und klinische Fakultäten ausgegangen. Abteilungen, Zentren und Sektionen waren diesen letztlich wieder untergeordnet.[170]

Weder die *Empfehlungen* noch die progressiven Hochschulen in Ulm und Hannover dienten den medizinischen Fakultäten grundsätzlich als Reformvorbild, wie in dem pessimistischen *Spiegel*beitrag konstatiert wurde. Schlimmer noch, schienen auch in Ulm und Hannover „Relikte alter Ordinarien-Herrlichkeit" erhalten zu sein. So würden etwa die Ulmer Ordinarien weiterhin überproportional vom Honorar-Pool profitieren. Allerdings wurde im *Spiegel*artikel gleich angemerkt, dass dieses Beispiel durchaus auch verwendet werde, um das Ulmer Modell des Honorar-Pools insgesamt zu diskreditieren, das von der „Mediziner-Lobby" strikt abgelehnt werde, wie dies etwa Gustav Hopf, Chef des Verbandes der Leitenden Krankenhausärzte, 1967 im *Deutschen Ärzteblatt* deutlich machte. Josef Stockhausen, Hauptgeschäftsführer der Bundesärztekammer, schmeckte das „Ulmer Modell" gar „nach Dingen, die als nivellierender und leistungsfeindlicher Kollektivismus gerade für den Bereich der Gesundheit äußerst gefährlich, wenn nicht gar schädlich sind".[171] Das auch „Pool-System" genannte Finanzierungsmodell wurde in zahlreichen Medienberichten mit der Abschaffung der Privateinnahmen der Klinikleiter und Chefärzte gleichgesetzt. Obwohl die Auszahlung aus einem Fonds anteilig geschehen sollte, war die Rede von einer „Sozialisierung der Privathonorare". Der plötzlich als radikaler Revolutionär erscheinende Heilmeyer soll diesen „beherzten Griff nach den geheiligten Pfründen der Chefärzte" unverblümt „Kampf gegen Macht und Mammon" genannt haben.[172] Im *Deutschen Ärzteblatt* und im *Ärzteblatt Baden-Württemberg* wurde das Poolmodell sogar schlicht als „sozialistische Methode" abgekanzelt.[173] Hier zeigte sich besonders drastisch, wie entschlossen die organisierte Ärzteschaft ihre Privilegien verteidigte, wenn sogar ein politisch so konservativer Kollege wie Heilmeyer indirekt als „Sozialist" bekämpft wurde. Fliedner beklagte Ende der 1990er Jahre, dass das Pool-System in der Klinik an menschlichen

---

169 Scherf (1972).
170 Am. (1969: 400).
171 Hentschel (1970: 57). Dazu auch der „Zartes Blümchen" betitelte Bericht im *Spiegel* aus dem Jahr 1966: Anonym (1966). Desweiteren „Ulmer Plan ‚schieres Wunschdenken'", in: *Schwäbische Donau-Zeitung*, 22.10.1966 (Hauptstaatsarchiv Stuttgart, EA 1/106, Bü 918).
172 „Kampf gegen Macht und Mammon'", in: *Die Welt*, 22.2.1967 (BAK B 138, 6509).
173 „Angriffe gegen das ‚Pool-Modell'", in: *Schwäbische Donauzeitung*, o. D. ((Hauptstaatsarchiv Stuttgart, EA 1/106, Bü 918).

Unzulänglichkeiten gescheitert sei: „(I)mmer wieder erlebten wir den Rückfall in die Egoismen der Lehrstühle, der wissenschaftlichen Einrichtungen und der Fakultäten".[174]

Die Planungen zur Gründung von Akademien im Bereich der Medizin waren dabei schon zu Beginn des 20. Jahrhunderts von den Vertretern der etablierten medizinischen Fakultäten abgelehnt worden. 1905 war angesichts der Gründung der Akademien für praktische Medizin in Köln und Düsseldorf auf dem Deutschen Ärztetag vor der Weiterführung und Neugründung von Akademien gewarnt worden. Die Fakultäten, insbesondere die Chirurgie, befürchteten offensichtlich eine Einmischung etwa auch behördlicher Stellen in die eigene Souveränität. Zumindest die Kölner Akademie wurde auf diese Weise stark geschwächt.[175] Diese Konstellation war auch um 1960 kaum verändert. Wenn Bargmann Anfang Mai 1961 in einem Zwischenbericht vor der Wissenschaftlichen Kommission des Wissenschaftsrates behauptete, dass die bisher beobachteten Widerstände gegen die Neugründung Medizinischer Akademien im Schwinden begriffen seien und darauf verwies, dass der Westdeutsche Medizinische Fakultätentag Ende April in Mainz eine Entschließung gefasst habe, in der diese als notwendig bezeichnet worden seien, dann unterschätzte er offenbar das Beharrungsvermögen der universitären Standesvertretungen.[176] Denn schon zwei Jahre später klang das alles ganz anders. Der Medizinische Fakultätentag schien die Empfehlungen des Wissenschaftsrates eher als Kampfansage gegen die etablierte Universitätsmedizin zu verstehen.[177] Das kam nicht von ungefähr, denn schon in den *Empfehlungen* von 1960 hieß es, dass bei der Gründung einiger Medizinischer Akademien zu prüfen sei, ob die Struktur der Neugründungen völlig mit jener der bestehenden medizinischen Fakultäten übereinstimmen solle.[178] Schließlich wurde in den Ausschüssen des Wissenschaftsrates die Gründung von Alternativmodellen zu den damit zugleich auch als veraltet bestimmten Fakultäten geplant. Der Göttinger Pharmakologe Ludwig Lendle hatte zwar 1959 konstatiert, dass mit den Fakultäten Einigkeit bestehe, dass die Universitätsausbildung nicht durch medizinische Fachschulen abgelöst werden solle. Zugleich entstand jedoch der Eindruck, dass die Fakultäten nicht in der Lage seien, das Problem der „Krise der Medizin" zu lösen. Ähnlich wie bei den naturwissenschaftlichen Fächern wurde für die Medizin ein Rückstand vor allem gegenüber der US-amerikanischen Forschung konstatiert, der zunehmend auch durch das hierarchische und deshalb nicht länger als funktionsfähig angesehene Fakultätssystem mitsamt überkommener Ausbildungsformen erklärt wurde.[179] Es wurde damit unverhohlen auch

---

174 Fliedner (1997).
175 Jetter (1980: 119).
176 „Auszug aus dem Protokoll über die 23. Sitzung der Wissenschaftlichen Kommission des Wissenschaftsrates am 5. Mai 1961 in Köln" (Archiv der MHH, G Sammlung Schneider, Überlegungen des Wissenschaftsrates zur Medizin, 1951–1963. Band 2. Unveröffentlichtes Manuskript. Hannover, 1987).
177 Siehe dazu Gekle/Steger (2013) und Rauch (1982).
178 Wissenschaftsrat (1960: 56).
179 Lendle (1959: 304–305).

über Gegenmodelle zu den bestehenden Medizinischen Fakultäten nachgedacht, was implizit auch besagte, dass die Medizinische Fakultät nicht die einzige und auch nicht die bestmögliche Institution zur medizinischen Ausbildung sei.

Am 6. April 1963, als die Idee der Medizinischen Akademien bereits in die konkrete Planungsphase übergegangen war, verabschiedete der Fakultätentag auf seiner Sitzung in Marburg eine kritische Stellungnahme. Pikiert wurde dabei zunächst konstatiert, dass es die Arbeitsweise des Wissenschaftsrates nicht zulasse, seine Reformvorschläge, bevor sie der Öffentlichkeit übergeben werden, mit den Hochschulen und Fakultäten zu diskutieren. So seien nur einzelne Ratgeber beteiligt gewesen, „die sich der Wissenschaftsrat aus den Reihen der Fakultäten selbst wählte". Die Fakultäten hätten immer erst nach der Bekanntgabe der Vorschläge des Wissenschaftsrates an die Presse davon Kenntnis erhalten. Das „nach" war in der Verlautbarung fettgedruckt. Die *Empfehlungen* hätten aber natürlich vorher mit den Fakultäten diskutiert werden müssen. In der Tat entwickelte sich in den 1960er Jahren ein Konkurrenzverhältnis zwischen Wissenschaftsrat und dem Medizinischen Fakultätentag, wenn es um die Gestaltung der medizinischen Ausbildung ging, der dann im Streit um die Approbationsordnung kulminierte.[180] Während der Wissenschaftsrat in den 1960er Jahren in der Öffentlichkeit als progressive Institution firmierte, standen die mit dem Adjektiv „starr" beschriebenen Fakultäten, die nun überhaupt erstmals mit einer Alternative konfrontiert wurden, für all die Probleme und Hindernisse, die einer Modernisierung des Wissenschaftssystem nach US-amerikanischem Vorbild im Wege standen.[181]

Die Vertreter der Fakultäten waren angesichts der Debatte über die Medizinischen Akademien, die ja ein Exempel der Intentionen des Wissenschaftsrates darstellten, entsprechend alarmiert und sahen sich in den *Empfehlungen* des Wissenschaftsrates einer „recht einseitigen" Kritik ausgesetzt. Auf dem Fakultätentag 1963 ging es dann bereits darum, die Fakultät als hegemoniales Modell der Medizinausbildung zu verteidigen. Besonders bedrohlich erschien, dass nach den Vorschlägen des Wissenschaftsrates die Kompetenz der Fakultäten zugunsten des Großen Senates eingeschränkt werden sollte. Bei den Hochschulneugründungen, gemeint waren natürlich vor allem die Medizinischen Akademien, würde sogar die Auflösung der Fakultäten erwogen. Jede solche Neuordnung bringe der wissenschaftlichen Entwicklung nur Nachteile ein. Das Idealbild einer „Gelehrten-Republik", ausgedrückt im Großen Senat als Konzil, sei vielleicht in der Forschung denkbar, im Bereich einer großen Universitätsklinik aber nicht durchführbar. Das Hauptargument gegen Medizinische Akademien war also ausdrücklich, dass eine Strukturreform angestrebt wurde, bei der auch die Hierarchien der Klinik in Frage gestellt wurden. Reformpläne, ließ der Medizinische Fakultätentag verlautbaren, könnten jedoch sinnvoll nur im Rahmen einer Fakultät als „seit

---

180 Schagen (2002). Auch die Rektorenkonferenz sah den Wissenschaftsrat als eine Art illegitimen Konkurrenten an. Siehe dazu zeitgenössisch Kloss (1971: 515).
181 Zur zeitgenössischen Diskussion siehe etwa Dahrendorf (1965).

Jahrhunderten bewährte Organisationsform" behandelt werden. Die Lösung würde dann auch einfach in einer verbesserten Ausstattung der Fakultäten bestehen. Die Gegenposition des Medizinischen Fakultätentages lautete deshalb, dass die gegenwärtige Lage durch die Überfüllung der Universitäten „als Folge eines überaus betonten Dranges nach Hochschulbildung weitester Bevölkerungskreise" bedingt sei. Das Problem war danach einmal mehr die „Studentenschwemme". Wofür sich der Medizinische Fakultätentag also vor allem aussprach, war die Beschränkung bei der Zulassung zum Studium. Die weitere Ausdehnung von Ausbildungsstätten wurde grundsätzlich in Frage gestellt. Einer weiteren schrankenlosen Vermehrung der medizinischen Approbationen stehe die Tatsache entgegen, dass die Bundesrepublik schon jetzt nächst Israel und Österreich die größte „Arztdichte" der Welt habe und dass „ein drohender zunehmender Konkurrenzkampf die ärztliche Ethik und Moral nur im ungünstigen Sinne beeinflussen" könne. Die gegenwärtige Anzahl an Studierenden in der Medizin erreiche einen Umfang, „bei dem selbst der überzeugteste Anhänger einer freiheitlichen Gesellschaftsordnung seine Sorge über die Entwicklung nicht mehr zu verbergen mag". Wenn die Erweiterung der Ausbildungskapazität das Ziel sein sollte, dann nicht zur Bewältigung aller „andrängenden Studentenmassen", sondern zur Vertiefung und Verbesserung des Unterrichtes „für eine nach qualitativen Gesichtspunkten ausgelesene Studentenzahl".[182]

Dem Lob der Fakultät korrespondierte die Anerkennung der hierarchischen Struktur der Klinik. Schon die gesetzliche Verantwortung gegenüber dem Kranken, die der Leiter einer Klinik trage, aber ebenso auch die Ausbildung der Medizinstudierenden erfordere ein streng gegliedertes System der abgestuften Verantwortlichkeit, hieß es in der Stellungnahme des Medizinischen Fakultätentages. Habilitierte Mitarbeitende erfüllten in diesem System als „Oberärzte", „Stationsärzte", „Abteilungsleiter" oder „Wissenschaftliche Räte" sorgfältig gegeneinander abgestimmte Funktionen. Eine Auflösung dieser Ordnung erschien offenbar als Gefahr. Verteidigt wurde aber vor allem die Position des (ausschließlich männlichen) Lehrstuhlinhabers. Dieser sehe das Ganze, koordiniere die Teile und behalte die geistige Direktion. Das seien die entscheidenden Voraussetzungen für die Repräsentanz des Gesamtfachs. Dass die Medizin nicht eine Summe von spezialisierten Leistungen sei, gelte auch für den Unterricht. In der Argumentation wurde durchaus auf die Topoi der „Heilkunst" zurückgegriffen, mit der die hervorgehobene Rolle des universal gebildeten Chefarztes verteidigt wurde. Die Medizin sei eine Kunst, „die sowohl der naturwissenschaftlich orientierten Forschung als auch anderen Gebieten verhaftet ist und die nur in lange gewachsenen ärztlichen Traditionen gesichert ist". Klinische Medizin könne man nicht aus Büchern, sondern

---

182 „Stellungnahme des Medizinischen Fakultätentages zu den Anregungen des Wissenschaftsrates zur Gestalt neuer Hochschulen und zu den Empfehlungen zur Entlastung der medizinischen Fakultäten", o. D. (Archiv der MHH, G Sammlung Schneider, Überlegungen des Wissenschaftsrates zur Medizin, 1951–1963. Band 2. Unveröffentlichtes Manuskript. Hannover, 1987).

nur von einem „Lehrer" lernen.[183] Die Streitschrift des Medizinischen Fakultätentages unterschied sich zumindest in diesem einen Punkt kaum von den Gedanken zur Studienreform, die Schoen und Schaefer Mitte der 1950er Jahre vorgebracht hatten. Hochschulreformerische Konsequenzen wurden daraus aber nicht abgeleitet. Ausgesprochen wurde sich so auch gegen eine zu schnelle und irreversible Institutionalisierung von Spezialabteilungen in Form eines Klinischen Forschungszentrums, die nur für übergreifende und stark technisierte Einrichtungen als sinnvoll erschien. Die Forschung in den Kliniken und Instituten dürfe nicht durch Forschungszentren ausgehöhlt werden.[184] Ludwig Raiser fasste dazu in seiner Funktion als Vorsitzender des Wissenschaftsrates zusammen, dass die Medizinischen Fakultäten eine streng konservative Auffassung verträten und sich gegen die Umgestaltung der Selbstverwaltung wehrten. Darüber seien wohl noch Gespräche zu führen, einstweilen sehe er keinen Anlass, von der bisherigen Auffassung des Wissenschaftsrates abzugehen.[185]

Noch bevor die Reformprojekte sich überhaupt in Neubauten bewähren konnten, wurde zudem bereits darüber diskutiert, ob das geplante Departmentsystem wirklich eine Lösung für die modernen Universitätskliniken darstellen könne. Wolfgang Müller-Osten, Vorsitzender des von ihm selbst gegründeten Berufsverbandes der Deutschen Chirurgen, vermutete, dass sich in Zukunft die Krankenhausstrukturen immer weiter von denen der Universitätskliniken entfernen würden. Das gegenwärtige „Normalkrankenhaus" basiere nicht anders als die Universitätsklinik auf einer nach oben schnell zuspitzenden Pyramidenform und dem gewachsenen patriarchalischen Aufbau des Direktorialprinzips. Müller-Osten wollte das gar nicht negativ interpretieren, denn so sei für die „Assistenten" eine gute „Allround-Weiterbildung" gesichert. Problematisch an diesem System sei, dass für „Oberärzte" und „Assistenten" das Weiterkommen an dieser Klinik quasi blockiert sei und dass es zu einer Stagnation kommen könne, die auch die wissenschaftliche Forschung betreffen würde. Dennoch, so Müller-Osten, habe das System in vielen Jahren Hervorragendes geleistet. Es dürfte nicht nur deshalb kritisiert werden, weil es alt sei. Das „Ulmer Modell" stelle dann zwar einen Versuch der Synthese zwischen vertikalen und horizontalen Gliederungen dar, eigne sich aber überhaupt nicht für den nichtakademischen Bereich, insbesondere für

---

183 „Stellungnahme des Medizinischen Fakultätentages zu den Anregungen des Wissenschaftsrates zur Gestalt neuer Hochschulen und zu den Empfehlungen zur Entlastung der medizinischen Fakultäten", o. D. (Archiv der MHH, G Sammlung Schneider, Überlegungen des Wissenschaftsrates zur Medizin, 1951–1963. Band 2. Unveröffentlichtes Manuskript. Hannover, 1987).
184 „Protokoll der 17. Vollversammlung des Wissenschaftsrates am 6. Juli 1963 in Berlin" (LASH, Abt. 811, Nr. 20919 II).
185 „Stellungnahme des Medizinischen Fakultätentages zu den Anregungen des Wissenschaftsrates zur Gestalt neuer Hochschulen und zu den Empfehlungen zur Entlastung der medizinischen Fakultäten", o. D. (Archiv der MHH, G Sammlung Schneider, Überlegungen des Wissenschaftsrates zur Medizin, 1951–1963. Band 2. Unveröffentlichtes Manuskript. Hannover, 1987).

mittlere und kleinere Krankenhäuser.[186] Die Vertikalisierung sollte vor allem für den Forschungsbereich gelten und wurde im Klinikbereich als problematisch angesehen. So führte Müller-Osten aus, dass das „Ulmer Modell" auf dem von ihm für falsch erklärten Gedanken beruhe, dass wissenschaftliche Arbeit eine Spezialisierung, der stationäre klinische Bereich aber keine Gliederung erfordere.[187] Aus der Perspektive eines Klinikers konnten die Reformgedanken also nicht überzeugen und es mussten eher neue Ideen der rationalisierten und standardisierten Klinikorganisation entwickelt werden, die Müller-Osten sich bei Karl Jeute, Hauptgeschäftsführer des Verbandes der Leitenden Krankenhausärzte, holte.

Auch die Stärkung des Mittelbaus erschien sogar einigen Protagonisten in Ulm und Hannover selbst als letztlich illusorisch. Ministerialdirigent Rolf Schneider bemerkte im Herbst 1965, dass zwar der Mittelbau in den letzten Jahren stark forciert worden sei, es sich aber gezeigt habe, dass diese Positionen nicht attraktiv genug seien, um geeignete Wissenschaftler zu gewinnen.[188] Während Schneider damit begründen konnte, dass Mittelbaustellen aufgewertet werden müssten, bezweifelte Ernst-Friedrich Pfeiffer, Internist und späterer Rektor in Ulm, auch dies. Er hatte sich programmatische Gedanken zur Einrichtung eines Medizinischen Zentrums gemacht, die auch in Hannover gelesen wurden. Den Rückstand der kontinental-europäischen Medizin sah er vor allem durch die mangelnde institutionelle Verankerung von Fachabteilungen begründet. Als einzige Dauerposition existiere die des Klinikchefs und Ordinarius für Innere Medizin, der „Chefarzt", „praktizierender Facharzt", „akademischer Lehrer" und „klinischer Forscher" in eins sein müsse. „Assistenten" und „Oberärzte" verständen ihre Tätigkeiten nur als Durchgangsposition. Die „Mittelbau-Lösung" des Wissenschaftsrates sah Pfeiffer hingegen als nicht attraktiv genug an und vom Anciennitätsprinzip gefährdet. „Wissenschaftliche Räte" und „Abteilungsleiter" sollten deshalb genuin als Aufstiegspositionen vorgesehen werden.[189] Auch die Westdeutsche Rektorenkonferenz konnte sich im März 1966 nicht über die Einordnung des Mittelbaus einigen. Abgelehnt wurde der Vorschlag, dass „Wissenschaftliche Räte" und „Abteilungsvorsteher" mit ihrer Ernennung automatisch den Professorentitel erhielten. Schoen resümierte dazu, dass „alte Universitäten" in den Ernennungen zum „Wissenschaftlichen Rat" oder „Abteilungsvorsteher" hauptsächlich Aufstiegsmöglichkeiten für ihre eigenen Leute sehen

---

186 Müller-Osten (1970: 105–117).
187 Müller-Osten (1970: 95–97).
188 „Protokoll der 29. Sitzung des Gründungsausschusses ‚Medizinische Hochschule Hannover' am 7. September – 15–19.30 Uhr und am 8. September 1965 – 8.30–13.30 Uhr" (Archiv der MHH, GRÜA 10021 3).
189 Ernst-Friedrich Pfeiffer, „Überlegung zur Einrichtung eines ‚Medizinischen Zentrums'" ((Archiv der MHH, Der Unterausschuss „Innere Struktur" des Gründungsausschusses der Medizinischen Hochschule Hannover, E 2.1., Nr. 7).

würden, um dann eine Kampfesansage anzufügen: Bei den Neugründungen würden allerdings andere Gesichtspunkte gelten.[190]

Wenn also zentrale Programmpunkte des Reformprojektes des Wissenschaftsrates schon im Laufe der 1960er Jahre stark relativiert wurden, kamen diese um 1970 angesichts des selbstbewussteren Auftretens der Studierenden und des Mittelbaus sowie der Reformrhetorik der Brandtregierung noch einmal auf den Prüfstand: Konnte die Ordinarienuniversität durch ein Departmentsystem abgelöst werden, bei dem „Professoren" nicht länger die absolute Macht und Mehrheit hätten?[191] Insbesondere die 1968 gegründete Fachvertretung „Medizin" der Bundesassistentenkonferenz, die zu diesem Zeitpunkt vor allem die Belange des Mittelbaus vertrat, erwies sich dabei als äußerst produktiv, wenn sie auch für eine Einflussnahme auf die Approbationsordnung zu spät etabliert worden war.[192] Im April 1968 beschloss auch die Kultusministerkonferenz Grundsätze zur strukturellen Neuordnung des Hochschulwesens. Darin wurde eine Präsidialverfassung oder ein mehrjähriges Rektorat gefordert. Lehrstühle und Institute sollten zu größeren, funktionsfähigen Einheiten zusammengefasst werden. Offen blieb dabei, ob diese als Fachbereiche, Departments, Abteilungen oder „kleine Fakultäten" bezeichnet werden sollten. Die an Forschung und Lehre beteiligten Gruppen, einschließlich der Studierenden, sollten in den akademischen Organen eine „funktionsgerechte Mitsprache" erhalten.[193] In diesem Sinne forderte im Mai 1968 auch das Kultusministerium des Landes Niedersachsen die Hochschulen dazu auf, „Reformkommissionen" zu bilden, die nach dem Grundsatz der Drittelparität besetzt sein sollten.[194]

Deshalb wurde an der Medizinischen Hochschule Hannover auch darüber nachgedacht, die „vorläufige Verfassung" nachzubessern. Diese Fragen hätten durch die Besprechungen beim Kultusministerium und den allgemeinen Reformbestrebungen an den deutschen Hochschulen an Dringlichkeit zugenommen, erklärte Fritz Hartmann, der zu dieser Zeit Rektor der Medizinischen Hochschule war. Vorgesehen war zunächst die Umgestaltung des Konzils, das sich nur aus den habilitierten Lehrkräften konstituierte. So sollten die Assistenzärzte und -ärztinnen sowie die Studierenden angemessen am verfassungsgebenden Organ der Hochschule beteiligt werden. Im Senat

---

190 „Protokoll der 33. Sitzung des Gründungsausschusses ‚Medizinische Hochschule Hannover' in Hannover, Finanzministerium, großer Sitzungssaal am Dienstag, dem 1. März 1966, 9–13.30 Uhr", 21.2.1966 (Archiv der MHH, GRÜA, 10021 3).
191 Denninger et al. (1969). Nitsch et al (1965). Siehe für einen Überblick auch Rohstock (2010: 42–62) und Becker (2006: 78–87).
192 Bundesassistentenkonferenz (1968, 1970). Dazu auch Rudloff (2020b) und Keller (2000a: 17–18).
193 Beschluss der Kultusministerkonferenz, „Grundsätze für ein modernes Hochschulrecht und für die strukturelle Neuordnung des Hochschulwesens", 10.4.1968 (Archiv der MHH, B II., 2.).
194 Niedersächsisches Kultusministerium an Technische Universität Braunschweig et al, 17.5.1968 (Archiv der MHH, B II.2).

und in den Sektionen waren diese ja bereits mit vollem Stimmrecht vertreten.[195] Im Verfassungsausschuss der Medizinischen Hochschule Hannover waren vier habilitierte Mitglieder des Lehrkörpers, zwei Assistenten oder Assistentinnen sowie zwei Studierende versammelt. Damit fiel sie allerdings hinter die Drittelparität zurück, die vom niedersächsischen Kultusministerium selbst für die Reformkommissionen gefordert wurde.[196] Die Senatskommissionen für studentische Angelegenheiten, für ärztliche Fortbildung und für Verfassungsfragen hätten sich dabei, so Hartmann, ohnehin immer als „ständige Reformkommissionen verstanden". Die Senatskommission für studentische Angelegenheiten setzte sich an der Medizinischen Hochschule Hannover zur Hälfte aus habilitierten Lehrkräften und zur Hälfte aus Studierenden zusammen. Hinzu kam jeweils eine beauftragte Vertretung der Ärztekammer und des Sozialministeriums. Bei der Senatskommission für ärztliche Fortbildungen war die eine Hälfte habilitiert, die andere bestand aus Assistenten und Assistentinnen. Dies wurde ergänzt durch eine beauftragte Vertretung der Ärztekammer. Der Verfassungsausschuss bestand wiederum aus vier Mitgliedern des Lehrkörpers, zwei Assistenten oder Assistentinnen sowie zwei Studierenden. Dieser habe auch just beschlossen, dass die beiden letztgenannten Gruppen an der satzungsgebenden Gewalt und an der Wahl in die akademischen Ämter beteiligt seien, hob Hartmann hervor. Die Berufungskommission schließlich umfasste sechs Mitglieder des Lehrkörpers sowie jeweils eine beauftragte Vertretung der Assistenten und Assistentinnen und der Studierenden. Im Senat sollten gemäß den Vorschlägen des Verfassungsausschusses neben Rektor, Prorektor und den beiden Dekanen noch vier Sektionsvorsitzende sowie jeweils vier Beauftragte der Sektionen, der Assistentenschaft und der Studierendenschaft einen Sitz mit vollem Stimmrecht innehaben. Grundsätzlich, schloss Hartmann mit gewissem Stolz seinen Bericht, seien in zweijähriger Arbeit die Grundprinzipien einer Departmentstruktur geschaffen und für Kliniken und Institute erarbeitet worden.[197]

Das Ziel, welches das Kultusministerium verfolgte, war die Drittelparität. Diese war 1968 bereits heftig umstritten. Mit der „Godesberger Erklärung" und dem „Marburger Manifest" hatten sich im Sommer dieses Jahres große Teile der Professorenschaft, welche die „Freiheit von Lehre und Forschung" in höchster Gefahr sahen, öffentlich gegen die Mitbestimmung der Studierenden und des Mittelbaus ausgesprochen. Entsprechende Positionen wurden von der Westdeutschen Rektorenkonferenz ein-

---

195 „Protokoll der 43. Sitzung des Gründungsausschusses der Medizinischen Hochschule Hannover in Hannover, Neues Rathaus, Gobelinsaal am Freitag, dem 17. Mai 1968 – 9–13 Uhr" (Archiv der MHH, GRÜA, 10022 4).
196 Niedersächsisches Kultusministerium, „Vermerk über die Besprechung des Ministeriums mit Vertretern der wissenschaftlichen Hochschulen über die Bildung und den Stand der Arbeiten der Reformkommissionen am 31.5.1968 in Hannover", 25.6.1968 (Archiv der MHH, B II., 2.).
197 Fritz Hartmann an Richard Langeheine (Niedersächsischer Kultusminister), 21.6.1968 (Archiv der MHH, B II., 2.).

genommen.[198] Auch in Niedersachsen stieß der Vorstoß des Kultusministeriums auf Widerstand seitens der Hochschulen, die eine zu große Macht der Studierenden fürchteten. Dass daran aber auch das Reformvorhaben selbst hing, drückte ein Herr Krätsch aus der Reformkommission der Universität Göttingen prägnant aus: Die Forderung nach Drittelparität sei nicht nur ideologisch, sondern vor allem sachlich begründet. Von Kommissionen, die überwiegend aus Professoren bestehen, könnten keine wirklichen Reformen erwartet werden.[199] An der Universität Göttingen wurde dann auch im Mai 1969 eine „Reform-Satzung" beschlossen, die im Oktober 1969, sehr zum Ärger der Rektoren der niedersächsischen Hochschulen, von der Landesregierung als Übergangssatzung übernommen wurde. Auch wenn es dazu selbst seitens der Göttinger Universität widersprüchliche Äußerungen gab, schien damit der Weg zur Drittelparität an den niedersächsischen Hochschulen geebnet.[200]

Der von Niedersachsens Kultusminister Peter von Oertzen lancierte Vorentwurf eines Niedersächsischen Hochschulgesetzes vom 26. Oktober 1971 – genannt „Vorschaltgesetz", da es bereits vorläufig in Kraft gesetzt wurde – wandte sich explizit an alle Angehörigen der Hochschule. Als solche wurden neben den „Professoren", „Dozenten", „Assistenten", „Studenten" sowie „Ehrensenatoren und -bürgern" auch „sonstige Mitarbeiter", also „Beamte", „Angestellte" und „Arbeiter" aufgeführt. Diese Gruppen sollten in Kollegialorganen vertreten sein und zusammenwirken. Avisiert wurde im Sinne einer Hochschulreform die „funktionsgerechte Mitsprache aller Angehörigen der Hochschule".[201] Dies konnte aber auch bedeuten, dass die „Gruppe der Professoren" in den Kollegialorganen keine Mehrheit mehr hätte oder, wie es im *Spiegel* hieß, zu einer Minorität verbannt würde. Niedersachsens Oppositionsführer Wilfried Hasselmann von der CDU sprach vom „linkesten aller linken Gesetze". Fast vierhundert Professoren und wenige Professorinnen, angeleitet von der juristischen Fakultät der Universität Göttingen, klagten beim Bundesverfassungsgericht gegen das Vorschaltgesetz. Dabei ging es nicht nur um den Verlust der Mehrheit in den Gremien, sondern auch um die Relativierung des Status der Ordinarien, wenn der „Gruppe der Hochschullehrer" auch „Oberärzte", „Oberassistenten" oder „Akademische Räte" zugeordnet wurden.[202] Die Viertelparität des Niedersächsischen Vorschaltgesetzes übertraf also sogar jene Drittelparität in den Gremien, die zu einem Hauptstreitpunkt der Hochschuldebatte geworden war. Die Gruppenzuordnung der „Professoren" als nur

---

198 Koischwitz (2017: 86–92).
199 Niedersächsischer Kultusminister, „Vermerk über die Besprechung des Ministeriums mit Vertretern der wissenschaftlichen Hochschulen über die Bildung und den Stand der Arbeiten der Reformkommissionen am 31.5.1968 in Hannover", 25.6.1968 (Archiv der MHH, B.II.2.).
200 Joachim-Ernst Meyer, Conrektor der Georg-August-Universität Göttingen, an Herbert Wilhelm, Rektor der Technischen Universität Braunschweig, 28.1.1970 (Archiv der MHH, B.II.2.).
201 „Vorentwurf eines Niedersächsischen Hochschulgesetzes mit Erläuterungen", o.D. (Archiv der MHH, B.II.2.).
202 Anonym (1972).

noch eine Fraktion innerhalb der Gruppe der „Hochschullehrer" war ein besonders kritischer Aspekt des Reformgesetzes, der von vor allem eher konservativen Professoren, die seit 1970 im Bund Freiheit der Wissenschaft organisiert waren, scharf abgelehnt wurde, während die Bundesassistentenkonferenz die Viertelparität des Vorschaltgesetzes stark befürwortete.[203]

Am 29. Mai 1973 kassierte das Bundesverfassungsgericht die paritätischen Aspekte des Niedersächsischen Vorschaltgesetzes wieder ein. Dies bedeutete kein Ende für die sogenannte Gruppenuniversität, der ausdrücklich zugesprochen wurde, dass sie mit Artikel 5, Absatz 3 des Grundgesetzes, der die Wissenschaftsfreiheit betonte, vereinbar sei, begrenzte jedoch deren Möglichkeiten erheblich, wenn die „herausgehobene Stellung der Hochschullehrer", also die „Professorenmehrheit", bei Berufungs- und Forschungsfragen als zentrales Kriterium festgelegt wurde. Organisationsnormen müssten den Hochschulangehörigen, insbesondere den „Hochschullehrern", einen möglichst breiten Raum für freie wissenschaftliche Betätigung sichern. Die Gruppe der „Hochschullehrer" sollte explizit homogen zusammengesetzt sein. Das entscheidende Kriterium dafür war die Habilitation. Schließlich sei bei allen Entscheidungen über Fragen von Forschung und Lehre eine undifferenzierte Beteiligung der Gruppe der nichtwissenschaftlichen Bediensteten auszuschließen.[204] Prinzipiell wurde aber auch die paritätische Zusammensetzung und Funktion von Senat und Konzil – dem auch die „sonstigen Mitarbeiter", wenn auch in geringerer Zahl angehören sollten – für verfassungsgemäß erklärt. Ebenso wurde auch für alle die Lehre betreffenden Fragen die im Niedersächsischen Vorschaltgesetz festgelegte Parität von vier Hochschullehrenden, zwei wissenschaftlichen Mitarbeitenden sowie zwei Studierenden bestätigt. Bei einer Pattsituation sollte jedoch das Votum der ersten Gruppe entscheidend sein. Der Jurist Jürgen Seifert konstatierte eine Niederlage der Hochschulreformer, aber das Bundesverfassungsgericht habe auch den Hochschullehrern, die um die Erhaltung einer modifizierten Ordinarienuniversität gekämpft hätten, eine Niederlage bereitet, wenn dieses die Gruppenuniversität als grundgesetzgemäß erklärte. So waren die wissenschaftlichen Mitarbeitenden und Studierenden ebenso durch Artikel 5, Absatz 3 des Grundgesetzes geschützt. Dieser Status kam den nichtwissenschaftlichen Beschäftigten nicht zu, wenn dies auch keinen Grund darstellte, sie von der Beteiligung generell auszuschließen.[205]

Die größere Mitbestimmung der anderen Hochschulgruppen bei allgemeinen Entscheidungen der Hochschule wurde durch die per Grundgesetz fundamentierte

---

203 Husung (2023), Wehrs (2014) und Rohstock (2010: 382–391). Siehe auch Koischwitz (2017) und Kahl (2004: 61–91).
204 Bundesverfassungsgericht, „Urteil zum ‚Niedersächsischen Vorschaltgesetz' vom 26.10.1971", 29.5.1973, Aktenzeichen 1 BvR 421/71 u. 1 BVR 325/72 (https://www.debier.de/debier-datenbank/?dbnr=bverfg-01BvR-1971-00421, 12.2.2024).
205 Seifert (1973: 293–294).

hegemoniale Stellung der Ordinarien in Forschung und Lehre erkauft. In der bundespolitischen Auseinandersetzung wurden die reformerischen Aspekte, die in der Hochschulreformdebatte diskutiert worden waren, größtenteils wieder eingehegt. So wurde dies dann mit dem Hochschulrahmengesetz, das im Dezember 1974 vom Bundestag verabschiedet wurde und am 30. Januar 1976 in Kraft trat, festgeschrieben. Darin hieß es in § 38, dass in allen Gremien mit Entscheidungsbefugnissen in Angelegenheiten, die Forschung, künstlerische Entwicklungsvorhaben, Lehre oder die Berufung von Professoren berühren, letztere über die absolute Mehrheit der Stimmen verfügen.[206] Das Ergebnis war die Doppelstruktur der Gruppenhochschule, der auf der einen Seite unterhalb der „Professoren" der „wissenschaftliche Mittelbau", „nicht-wissenschaftliches Personal" und „Studenten" in Selbstverwaltungsgremien zugehörten sowie auf der anderen Seite die Gruppen der an der Hochschule Beschäftigen im Personalrat und die der Studierenden in der verfassten Studentenschaft. Die Drittelparität war damit prinzipiell wieder abgeschafft und durch ein, wie Anne Rohstock es nennt, „abgestuftes Mitbestimmungsmodell" ersetzt worden. Die Vorherrschaft der Ordinarien war gesichert, auch wenn dieser hervorragende Titel unüblich wurde.[207]

Jene Bundesländer, die bereits hochschulreformerische Gesetzgebungen verfasst hatten, standen nun vor der Aufgabe, diese der Vorlage des Bundesgesetzes anzupassen und in Übereinstimmung mit dem Hochschulrahmengesetz „Art und Umfang der Mitwirkung und die zahlenmäßige Zusammensetzung der Gremien" differenziert zu regeln.[208] Auch aus den einzelnen Gruppen der Medizinischen Hochschule Hannover war während dieser entscheidenden Phase für die Reformhochschulen Kritik laut geworden. Rektor Heinz Hundeshagen hatte bereits auf der Jubiläumssitzung des Gründungsausschusses im Dezember 1971 erklärt, dass „wir" – also die „Professoren" der Medizinischen Hochschule Hannover – keine Angst vor der paritätischen Mitbestimmung und der Zusammenarbeit mit den „Assistenten" hätten. Denn „die Mitarbeiter der MHH" seien von Idealismus erfüllt. Das Vorschaltgesetz sah er gerade deshalb als eigentlich unnötig und einen Rückschritt an.[209] Im Dezember 1972 verfassten die Professoren des Gründungsausschusses eine Resolution, in der sie dagegen protestierten, bei den Vorbereitungen des Niedersächsischen Hochschulgesetzes nicht einbezogen worden zu sein.[210] Fritz Hartmann sah all dies gelassener – wenn er auch den Rekurs

---

206 Rohstock (2012) und Rohstock (2010: 398–403).
207 Rohstock (2010: 399) und Jochheim/Wannöffel (2010: 516). Siehe grundsätzlich auch Keller (2000b). Zeitgenössisch dazu Rupp (1982).
208 Referentenentwurf, „Gesetz über die Hochschulen und die Entwicklung von Gesamthochschulen im Lande Niedersachsen (Niedersächsisches Hochschulgesetz – NHG –), o. D. (Archiv der MHH, B II.2.).
209 „Protokoll der 49. Festsitzung aus Anlaß des 10jährigen Bestehens – und der 50. – Arbeitssitzung – des Gründungsausschusses der Medizinischen Hochschule Hannover im Senatssitzungssaal der Medizinischen Hochschule Hannover am 21. Dezember 1971" (Archiv der MHH, GRÜA, 10022 4).
210 „Protokoll der 51. Sitzung des Gründungsausschusses der Medizinischen Hochschule Hannover im Senatssitzungssaal der Medizinischen Hochschule Hannover am 20. Dezember 1972" (Archiv der MHH,

auf die Gesellschaft, der im Entwurf des Hochschulrahmengesetzes formuliert wurde, im Namen der „abendländischen Heilkunde" ablehnte. An der Medizinischen Hochschule Hannover hätten die Studierenden im Senat von Anfang an Stimmrecht gehabt. Ohne besondere Regelungen hätten sie immer angemessene Vertreter aller Studienabschnitte in die Studienkommission entsandt, wo sie die Hälfte der Stimmen innehätten. Auch die Aufteilung der Sitze nach dem Vorschaltgesetz habe keinen Nachteil für die Arbeit gehabt, „obgleich die Hochschullehrer nur noch über ein ¼ der Stimmen verfügen".[211] Ebenso betonte Helmut Fabel, dass an der Medizinischen Hochschule vor dem Vorschaltgesetz ja bereits die Gruppe der „Hochschullehrer" derjenigen der „Assistenten" und der „Studierenden" paritätisch gegenüberstand. Man habe zudem bereits gewusst, dass die Gruppe der „sonstigen Mitarbeiter" irgendwie an den Entscheidungen der Hochschulgremien beteiligt werden sollte. So habe sich das Vorschaltgesetz an der Hochschule nicht gravierend ausgewirkt. Allerdings sei durch das Gesetz der Informationsfluss aus den einzelnen Sektionen erschwert worden und es sei eine Art Gruppenzwang entstanden, den es vorher so nicht gegeben habe. Immerhin, so schloss Fabel an Äußerungen der Westdeutschen Rektorenkonferenz an, sei so endgültig festgestellt worden, dass alle Mitglieder der Hochschule mitentscheiden dürften.[212]

In den folgenden Jahren wurde zwischen den auf diese Weise konstituierten Gruppen an der Medizinischen Hochschule intensiv über den Niedersächsischen Hochschulgesetzentwurf diskutiert. Hundeshagen stellte die unterschiedlichen Positionen im Juni 1975 übersichtlich zusammen: Die Studierenden forderten die Einführung von Paritäten und gleiches Mitspracherecht für alle an der Hochschule vertretenen Gruppen. Auch die Assistenten und Assistentinnen deuteten die Einschränkung der Mitbestimmung in den Kollegialorganen – also Konzil, Senat, Fachbereichsrat – als unbefriedigend. Sie anerkannten aber unter Verweis auf das Urteil des Bundesverfassungsgerichtes, dass bei forschungs- und lehrrelevanten Fragen eine Stimmenmehrheit der Professorenschaft gegeben sein müsste. Die „Gruppe der Sonstigen" wünschte sich für das Konzil einen Stimmenanteil der „Gruppe der Hochschullehrer" von vier und der übrigen drei Gruppen von jeweils zwei. Die „Gruppe der Hochschullehrer" zeigte sich mit einer Parität wie im Vorschaltgesetz durchaus einverstanden. Im Senat sollte allerdings eine Mehrheit der „Gruppe der Hochschullehrer" möglich sein. Grundsätzlich setzte sich die Gruppe der Assistenten und Assistentinnen für einen einheitlichen Paritätenschlüssel in den Kollegialorganen Konzil, Senat und Fach-

---

GRÜA, 10022 4).
211 „Protokoll der 52. Sitzung des Gründungsausschusses der Medizinischen Hochschule Hannover am 20. Dezember 1973, Senatssitzungssaal MHH" (Archiv der MHH, GRÜA, 10022 4).
212 „Protokoll der 52. Sitzung des Gründungsausschusses der Medizinischen Hochschule Hannover am 20. Dezember 1973, Senatssitzungssaal MHH" (Archiv der MHH, GRÜA, 10022 4). Dazu auch: „Zur Ausgestaltung des Berufungswesens. Empfehlungen der 95. Westdeutschen Rektorenkonferenz Bonn-Bad Godesberg, 29. Februar 1972" (Archiv der MHH, B.II.2.).

bereichsrat ein, bei dem zwei Beauftragte der „Gruppe der Hochschullehrer" durch jeweils eine Vertretung der übrigen Gruppen ergänzt würde. Die „Gruppe der Hochschullehrer" sah wiederum ein „wesentliches Reformbestreben" der Medizinischen Hochschule in Gefahr, wenn durch das Hochschulgesetz das Recht auf selbstständige Forschung eingeschränkt würde. Und so wurde noch einmal daran erinnert, dass der wissenschaftliche Fortschritt in der Medizin „zum großen Teil durch das Zusammenwirken von Ärzten, Naturwissenschaftlern, Ingenieuren und Geisteswissenschaftlern erarbeitet" werde. Einig waren sich im Grunde alle Gruppen, dass es sowohl keine staatliche Reglementierung als auch kein Zurück zur Ordinarienuniversität geben dürfe.[213] Der Senat der Medizinischen Hochschule sah durch diese Hochschulgesetzplanungen allerdings Errungenschaften wie das Dekanat für studentische Angelegenheiten und ärztliche Fortbildung, aber auch die Positionen gerade auch des Mittelbaus geschwächt.[214]

Diese letztlich verfassungsrechtlich entschiedene Debatte über die richtige Form der Hochschule führte zu einer erheblichen Ausdifferenzierung an programmatischen Konzepten. In einem groben Schematismus ließe sich also zusammenfassen, dass auf die Idee der Humboldtschen Universität die Realität der Ordinarienuniversität und in den 1970er Jahren die Gruppenuniversität und zahlreiche weitere davon abgeleitete Modelle folgten.[215] Die Umstrukturierung der Hochschulen um 1970 bedeutete jedoch gerade nicht, dass die Ordinarienuniversität oder gar die Ordinarien wirklich verschwanden. Wie Anne Rohstock in ihrer Geschichte der Hochschulreform in Bayern und Hessen schreibt, wurden den traditionellen Organisations- und Verwaltungseinheiten nur neue Formen zur Seite gestellt. In diesem Sinne kann gar nicht davon ausgegangen werden, dass es außerhalb der wenigen Reformhochschulen wirklich zum Entstehen von Gruppenuniversitäten gekommen sei. Anne Rohstock spricht treffend von einem „kurzen Intermezzo" der Gruppenuniversität in der Hochschulgeschichte der Bundesrepublik.[216] Mitte der 1970er Jahre waren die Mitbestimmungsmöglichkeiten der Hochschulgruppen jenseits der „Hochschullehrer" wieder begrenzt worden. Die Drittel- oder gar Viertelparität an den Hochschulen ließ sich politisch nicht durchsetzen. Die Differenzierung und Hierarchisierung der Gruppen widersprach wiederum den Reformideen, die mit den Medizinischen Akademien verbunden worden waren. Der Mittelbau wird seitdem wieder als Durchgangsstadium zur Professur verstanden, bei dem Promovierte um die raren Stellen konkurrieren. Andere Aspekte der Reformprogramme waren hingegen zumindest als Gesetzestext leichter realisierbar. So wurde im Hochschulrahmengesetz die Not-

---

213 Heinz Hundeshagen an Mitglieder des Senats der Medizinischen Hochschule Hannover, 3.6.1975 (Archiv der MHH, B II.2.). Zur BAT-regelung auch Hepach (2007: 43).
214 „Tischvorlage Senat", o. D. (Archiv der MHH, B.II.2.).
215 Siehe Pasternack/von Wissel (2010).
216 Rohstock (2010: 343, 351).

wendigkeit der Studienreform im § 8 ausdrücklich hervorgehoben. Insbesondere Reformmodelle sollten weiterhin erprobt werden können.[217] Klaus Alexander, zu dieser Zeit Rektor der Medizinischen Hochschule Hannover, verstand 1985 rückblickend die Hochschulgesetzgebungen der frühen 1970er Jahre als Ende der Reformprojekte. Die korporationsrechtliche Verwirklichung der Idee einer Gemeinschaft von Lehrenden und Lernenden sei von den „Gründungsvätern" der Medizinischen Hochschule Hannover als Voraussetzung eines problem- und patientenbezogenen Unterrichts verstanden worden. Um 1970 sei sie durch „gesellschaftspolitisch motivierte, also vorgegebene Gruppenideologien" in der Hochschulgesetzgebung konterkariert worden. Die „Gruppenuniversität" sei für die Medizinische Hochschule Hannover zum ungünstigsten Zeitpunkt gekommen, „sozusagen in der vulnerablen Phase der frühkindlichen Entwicklung". Statt Liberalisierung habe so Nivellierung gedroht, statt Verflechtung Abgrenzung, statt problemorientierter Gedankendeduktion „gruppenegoistische Perseveration".[218]

In Ulm fiel sogar die Gestaltung der Universität selbst just in diese Phase grundlegender Debatten über die Zukunft der selbstverwalteten Hochschulen. So wurde diese bereits durch die Hochschulgesetzgebungen mitbestimmt, war an die Logik der Gruppenuniversitäten gebunden und basierte mithin auf bereits wieder gestärkten professoralen Positionen. Verfassungsgebend war bis November 1971 die „Vorläufige Grundordnung" vom März 1966. Als Selbstverwaltungsorgane wirkten der Kleine und der Große Senat. In Letzterem waren dann nach dem Hochschulgesetz von 1968 die Gruppen der „Hochschullehrer", „Assistenten" und „Studenten" vertreten. Letztgenannter Gruppe kam aber kein Mitspracherecht bei Berufungen und Personalfragen zu.[219] Zugleich geriet auch die Departmentstruktur unter Beschuss. In Baden-Württemberg sorgte im April 1971 eine neue Klinikordnung dafür, dass Kliniken verwaltungsstrukturell aus den Universitäten herausgelöst wurden. Dies bedeutete aber auch, dass diese nicht mehr als Department organisiert werden mussten. Besonders intensiv wurde dies ein Jahr später in Ulm im Department für Innere Medizin diskutiert, wo für die weiteren Planungen auch ein Zurück zur alten Klinikstruktur gefordert wurde. Verhindert werden sollte so auch die diskutierte und 1974 auch trotz aller Widerstände realisierte Umwandlung der Sektionen Kardiologie/Angiologie, Gastroenterologie, Pulmonologie und Nephrologie in Abteilungen. Pfeiffer machte sich dann sogar für eine Abschaffung der Abteilung Psychosomatik stark, als Uexkülls Emeritierung im Jahr 1976 bevorstand, und versuchte zusammen mit einigen Professoren im Kultusministerium in Stuttgart entsprechend zu intervenieren. Dies konnte seitens des nicht eingeweihten Rektors Helmut Baitsch verhindert werden. Baitsch, der sich anders als Pfeiffer am „Ulmer Modell" orientierte, hatte noch einmal die Oberhand behalten.

---

217 Siehe dazu auch Huber/Portele (1983).
218 Alexander (1985: 1–2).
219 Hepach (2007: 44–45).

Wolf-Dieter Hepach vermerkt dazu in seiner Geschichte der Universität Ulm, dass die eigenmächtige Aktion von Pfeiffer „ein Licht auf den persönlichen Umgang miteinander aber auch auf die Härte der Auseinandersetzung" werfe.[220] Tatsächlich war aber die psychosomatische Fundierung der Universitätsmedizin bereits früher in die Krise geraten. Die Zusammenarbeit von Uexküll und Thomä war schon nach einem halben Jahr wieder beendet. Das Teamwork in der internistisch-psychosomatischen Krankenstation und die Schaffung von Patientengruppen konnten sich ebenfalls nicht lange halten. Wie Rainer Otte es in seiner Uexküll-Biografie zusammenfasst, musste dieser konstatieren, dass sich das Departmentsystem nicht „gegen die Reaktion der Vertreter der Spezialdisziplinen, die einen substantiellen Prestigeverlust befürchteten", durchsetzen konnte. Der Integrationsansatz sei durch „Gegenkräfte" verhindert worden. So kam es 1973 auf Schloss Reisensburg zur Gründung des Deutschen Kollegium für Psychosomatische Medizin, mithin auch zu einer gewissen Distanzierung von der Universität Ulm.[221] In diesem Kontext des sukzessiven Abbaus der Reformideen ist dann auch zu verstehen, dass Baitsch hintersinnig mahnend daran erinnerte, dass Pfeiffer, der sein Nachfolger als Rektor wurde, ja mit den Zielen der Gründungsdenkschrift und der in ihr vertretenen Reformideen sehr gut vertraut sei. Schließlich hatte Pfeiffer wie alle anderen Gründungsprofessoren auch auf die Denkschrift schwören müssen.[222] Uexküll bezeichnete Pfeiffer wiederum kurzum als „Abbruchunternehmer" der Ulmer „Reformruine".[223] Mit Uexkülls Emeritierung 1976, so war es nach seinem Tod im September 2004 in Nachrufen zu lesen, war die utopische Idee einer „Reformfakultät" gescheitert.[224]

Als in den 1980er Jahren in Hannover, Lübeck und Ulm unisono kritisch auf die Entwicklung zurückgeblickt wurde – davon ausgenommen waren die jeweiligen Leuchtturmprojekte –, wurde allerdings ein ganz anderes Hauptproblem der mangelhaften Umsetzung der großen Ziele genannt: Dies war die große Zahl der Studierenden. Danach war es letztlich die staatliche Einflussnahme in die Hochschulpolitik, mit der im Prozess der Demokratisierung der Zugang zum Studium erleichtert werden sollte, gepaart mit dem Eigensinn klagewilliger junger Menschen, die unbedingt Medizin studieren wollten, welche die Reformhochschulen mittels der schieren Masse dann doch in Lernfabriken verwandelten.

---

220 Hepach (2007: 47–48).
221 Otte (2001: 131–135).
222 H. Baitsch, „Rechenschaftsbericht für die Zeit vom 1.1.1974–31.3.1975" (Archiv der MHH, Dep. 1, acc.2011/Nr. 10). Siehe auch Hepach (2007: 27).
223 Zitiert nach Hartmann (1988).
224 Geigges (2005).

Die Kapazitätsverordnung

Als der *Spiegel* 1969 höchst alarmistisch über die Krise der Universitäten berichtete, wurde auch daran erinnert, dass der Wissenschaftsrat Anfang der 1960er Jahre dringend empfohlen hatte, „die bestehenden Universitäten auszubauen, neue Hochschulen und Medizinische Akademien einzurichten und den Stellenplan für das Lehrpersonal zu erweitern". Jedoch habe er das volle Ausmaß des Studentenandrangs nicht einkalkulieren können.[225] Das Thema der „zu großen Zahl", das auch schon im Krisendiskurs der 1920er Jahre virulent gewesen war, blieb ein maßgebliches Kriterium für die Reformbestrebungen. Ähnlich äußerte sich auch der Mainzer Rechtswissenschaftler Hans Heinrich Rupp, ebenfalls im *Spiegel*, der in der Debatte über die Hochschulgesetzgebung das eigentliche Problem nur verschleiert sah:

> Ob eine Hochschule den vielzitierten Präsidenten hat, ob sie sich in größere Fakultäten oder in kleinere Abteilungen gliedert, ob ihre Professoren Talare tragen oder nicht, ob die Assistenten und Studenten durch – wie es die Kultusminister bemerkenswert vage formuliert haben – ‚funktionsgerechte Mitsprache' an den Entscheidungen der akademischen Gremien beteiligt sind: Nie läßt sich auf solche Art das Hauptübel der westdeutschen Hochschulen, nämlich die Verkraftung der Studentenmassen, bewältigen ....[226]

Die Zerstreuung der „Studentenmassen" in der Medizinausbildung war um 1960 ein Hauptziel auch der *Empfehlungen* des Wissenschaftsrates. Dies sollte durch mehr Ausbildungsstätten erreicht werden. Allerdings stieß diese Planung, die eben auch durch Neugründungen von sieben Medizinischen Akademien umgesetzt werden sollte, rasch an die Grenzen der Finanzierungsmöglichkeiten und wohl auch des Finanzierungswillens der Länder. Dass die ursprünglichen Planungen der Kapazitätserweiterung so nie verwirklicht wurden, hatte gravierende Auswirkungen auf die Realisierung der Reformideen selbst. Die juristisch und politisch durchgesetzte Kapazitätsverordnung, die Erhöhung der Anzahl der Studierenden, realisierte das eine hochschulreformerische Projekt der egalitären Demokratisierung auf Kosten der Studienreform.[227] Letztlich waren es die mangelnde Bereitschaft und sicherlich auch die mangelnden Möglichkeiten der Länder, Hochschulneubauten wirklich angemessen zu finanzieren, welche die Planungsideen zu Beginn der 1970er Jahre radikal ausbremsten. Für die unter politischen Druck geratenen Ordinarien war wiederum die Trope der „Studentenmasse" ein wichtiges Mittel, um strukturelle Veränderungen an den Hochschulen zu boykottieren, ohne dafür aber selbst Verantwortung übernehmen zu müssen.

Die Reformziele der Ausbildung am Krankenbett sowie der engen Beziehung von Dozierenden und Studierenden hingen insbesondere von einer überschaubaren Zahl

---

225 Hentschel (1970: 17).
226 Rupp (1969).
227 Würmann/Zimmermann (2010).

der Studierenden an den Akademien ab. Gemäß der Essener Hochschulplanung sollte die Begrenzung der Studierendenzahl überhaupt erst eine Synthese zwischen dem „bewährten deutschen Ausbildungsprinzip" mit „anglo-amerikanischen Methoden" ermöglichen.[228] In Lübeck hieß es, dass alle diskutierten Vorschläge für eine Reform des Medizinstudiums von vornherein zum Scheitern verurteilt seien, wenn es nicht gelinge, die Studierendenzahl an den einzelnen Hochschulen zu verringern. Es ging also maßgeblich darum, die Relation zwischen der Zahl der Dozierenden und derjenigen der Studierenden zu verbessern.[229] Wenn dies mit einer Demokratisierung der Hochschulausbildung einhergehen sollte, dann musste auch die Anzahl an Studienplätzen, aber auch an Dozierenden insgesamt erheblich erhöht werden.

Dass die Studierendenzahlen in den 1960er Jahren zunahmen, um sich dann in den 1970er fast zu verdoppeln, kann als Prozess der Akademisierung der Ausbildung interpretiert werden. Das bis in die 1960er Jahre hinein exklusive, wenn nicht gar elitäre Hochschulstudium wurde um 1970 eher zum Normalfall der Ausbildung, das durch Finanzierungshilfen wie das BAföG auch jungen Menschen aus ärmeren Verhältnissen ermöglicht werden sollte. Damit war das Versprechen einer meritokratischen Gesellschaft verbunden, die auf Chancengleichheit und Leistungsgerechtigkeit beruht.[230] In den medizinischen Kreisen wurde dies auch deshalb mit Sorge registriert, weil damit auch das Menetekel der „Ärzteschwemme", die auch als Herabstufung der ärztlichen Profession gedeutet wurde, wieder an den Wänden der Fakultäten erschien.[231] Einzelne Bundesländer wie Hamburg und Bayern etablierten für die Zulassung zum Medizinstudium strenge *Numerus clausus*-Verfahren. Die zuständigen Verwaltungsgerichte verlangten zur Rechtssicherheit eine Entscheidung des Bundesverfassungsgerichtes, „ob bestimmte landesrechtliche Vorschriften über Zulassungsbeschränkungen für das Hochschulstudium (numerus clausus) mit dem Grundgesetz vereinbar sind". Tatsächlich untersagte das Urteil des Bundesverfassungsgerichts vom 18. Juli 1972 den Hochschulen die bis dahin gängige Praxis, selbstständig absolute Zulassungsbeschränkungen für Studierende in Form eines *Numerus clausus* zu erlassen. Unter Bezug auf Artikel 12, Absatz 1, Satz 1 des Grundgesetzes, der das Recht auf freie Wahl des Berufes und der Ausbildungsstätte garantiert, sowie in Verbindung mit dem allgemeinen Gleichheitssatz und dem Sozialstaatsprinzip wurde ein Recht auf Zulassung zum Hochschulstudium gefolgert, das nur auf der Grundlage eines Gesetzes einschränkbar wäre. Ein

---

228 Friedrich Wolff, „Betr. Errichtung einer Hochschule in Essen", o. D. (BAK, B/247, 16). Geschäftsstelle des Wissenschaftsrates, „Protokoll über die 3. Sitzung des Unterausschusses ‚Medizinische Akademien' am 1.5.1961 in Köln" (BAK, B/247, 16).
229 Senat der Hansestadt Lübeck, „Antrag der Hansestadt Lübeck auf Errichtung einer Medizinischen Akademie in Lübeck", November 1960 (BAK, B/247, 16). Zusammenfassend Kai-Uwe von Hassel an Hermann Höcherl, 15.3.1962 (BAK, B/138, 24860).
230 Siehe dazu Neusel (2010: 22–23). Zur Debatte auch: Würmann/Zimmermann (2010) und Bahro (1998).
231 Kossow (1990).

solches Gesetz müsste wiederum darauf basieren, dass absolute Zulassungsbeschränkungen nur verfassungsmäßig wären, „wenn sie in den Grenzen des unbedingt Erforderlichen unter erschöpfender Nutzung der vorhandenen Ausbildungskapazitäten angeordnet werden" und wenn die Auswahl und Verteilung nach sachgerechten Kriterien erfolgten. Das Gesetz der Universität Hamburg stimmte mit diesen Vorgaben gar nicht, das Gesetz über die Zulassung zu den bayerischen Hochschulen nur teilweise überein.[232]

In der Begründung des Urteils rekapitulierte das Bundesverfassungsgericht noch einmal die Geschichte der Hochschulreform der 1960er Jahre: In der Zeit von 1952 bis 1967 sei die Zahl der Studierenden an den wissenschaftlichen Hochschulen in der Bundesrepublik Deutschland um weit mehr als das Doppelte gestiegen. Der Ausbau der Hochschulen habe mit dieser Zunahme nicht Schritt halten können, weshalb in den 1960er Jahren immer mehr Hochschulen auf den Behelf des *Numerus clausus* zurückgegriffen hätten, für den anfangs jedoch in allen Bundesländern gesetzliche Grundlagen gefehlt hätten. Nach einer vorübergehenden Entspannung als Folge der geburtenschwachen Kriegsjahrgänge habe das erneute Anschwellen der „Bewerberzahlen" ab 1968 zu Zulassungsbeschränkungen für fast alle naturwissenschaftlichen Fächer geführt, vor allem aber auch das Studium der Humanmedizin betroffen. Dabei, so wurde es in der Urteilsbegründung hervorgehoben, seien seit der Währungsreform ein Drittel der aufgewandten Investitionsausgaben für den Hochschulausbau in den Bereich der Humanmedizin geflossen. Das wissenschaftliche Personal habe sich in den 1960er Jahren verdoppelt.[233] Dass dennoch die Zahl der Erstimmatrikulationen im Jahre 1969 drastisch zurückging, bedeutete schlicht, dass die Zulassungsbeschränkungen immer selektiver geworden waren und der Anteil der Ablehnungen gestiegen war. Bei etwa 11.000 Bewerbungen kam es nur zu rund 3.000 Zulassungen zum Medizinstudium. Die Folge war eine rasch ansteigende Zahl von Prozessen. Einmal mehr befasste sich der Wissenschaftsrat deshalb mit der Berechnung der vorhandenen Kapazitäten und der Ermittlung des künftigen Bedarfs an Studienplätzen. In den Empfehlungen aus dem Jahre 1968 wurde die Ausbildungskapazität mit lediglich 1.760 Immatrikulationen pro Jahr beziffert. Dem gegenüber stand ein jährlicher Bedarf von etwa 5.000 Studienplätzen. Die Koordinierung der Auswahlkriterien oblag der Ständigen Konferenz der Kultusminister. Durch die seit 1968 in den meisten Ländern erlassenen Hochschulgesetze kam es jedoch zu einer erheblichen Zersplitterung der Zulassungsverfahren. Die Westdeutsche Rektorenkonferenz, die den *Numerus clausus* als „zu be-

---

232 BVerfGE 33, 303 – numerus clausus I, Bundesverfassungsgericht Urteil, 18. Juli 1972 (https://www.hrk.de/fileadmin/redaktion/hrk/02-Dokumente/02-03-Studium/02-03-04-Hochschulzulassung/bverfg_nc-urteil_18071972.pdf, 12.1.2024).
233 BVerfGE 33, 303 – numerus clausus I, Bundesverfassungsgericht Urteil, 18. Juli 1972 (https://www.hrk.de/fileadmin/redaktion/hrk/02-Dokumente/02-03-Studium/02-03-04-Hochschulzulassung/bverfg_nc-urteil_18071972.pdf, 12.1.2024).

fristende Notmaßnahme" verstand, richtete Anfang 1967 eine zentrale Registrierstelle ein, welche die Studienbewerbungen bearbeiten sollte. In einer Entschließung vom 5. Oktober 1971 verwies sie aber bereits auf den problematischen Status dieses Zulassungsverfahrens. Zweckmäßig erschien, so auch der Wissenschaftsrat, eigentlich nur eine bundesweite Lösung. Das Ziel der Bundesregierung bestand deshalb vor allem auch in der Befristung und tendenziell dauerhaften Beseitigung des *Numerus clausus*. So brauchte es weiterhin einheitliche Kapazitätsberechnungen und Baumaßnahmen. Planziel war die Schaffung von genügend Studienplätzen im Jahr 1975. Allerdings wurde davon ausgegangen, dass der Zugang zum Studium der Humanmedizin auch dann noch Einschränkungen unterliegen würde.[234]

Um die Einschränkung der freien Berufswahl durch einen *Numerus clausus* zu rechtfertigen, bedurfte es also eines entsprechenden Gesetzes, das die Vergabe von Studienplätzen zwischen den Ländern regelt. Am 20. Oktober 1972 einigten sich die Bundesländer auf einen Staatsvertrag zur Errichtung einer Zentralstelle. Juristisch war der Staatsvertrag umstritten, da er, wie der Justitiar der Universität Bochum Jürgen Lüthje kritisch hervorhob, eine Grundaussage des Urteils, dass die Kapazitätsberechnungen gar nicht die tatsächlichen Grenzen der Ausbildungsmöglichkeiten erfassten, sondern normativ bestimmt seien, nicht berücksichtigte.[235] Die staatlichen Steuerungsbemühungen, wie sie sich auch im Hochschulrahmengesetz ausdrückten, schienen aus Perspektive vor allem der ärztlichen Ordinarien mit der Kapazitätsverordnung, die aus dem zeitgenössisch so genannten „Numerus-clausus-Urteil" folgte, einem negativen Höhepunkt zuzustreben. Die nunmehr bundes- und landesgesetzlich bestimmten und kompliziert berechneten Zulassungszahlen, die etwa auch auf einer Relation von Ausstattung und Raum zur Anzahl der möglichen Erstsemester beruhten, setzten nicht nur die Reformbestrebungen des Wissenschaftsrates selbst aufs Spiel, wie vor allem in den ehemaligen Akademieprojekten in Hannover, Lübeck und Ulm verbittert konstatiert wurde, sondern standen auch im Gegensatz zum Leitbild der ärztlichen Autonomie, wie es der Westdeutsche Medizinische Fakultätentag mehrheitlich vertrat.

Helmut Baitsch sah in der Regelung, die eine erhebliche Erhöhung der Studierendenzahlen zur Folge hatte, eine so große Schwächung der Universität Ulm, dass er daraus die Konsequenz des Rücktritts als Rektor zog. Eigentlich sollte es bei den Reformprojekten ja um eine allgemeine Kapazitätserweiterung in Forschung und Lehre gehen. Wenn diese aber gleichzeitig durch Einsparmaßnahmen des Landes nicht ermöglicht wurde, folgte daraus vor allem die Reduzierung des Forschungsbereiches.

---

[234] Wissenschaftsrat (1968c: 101). BVerfGE 33, 303 – numerus clausus I, Bundesverfassungsgericht Urteil, 18. Juli 1972 (https://www.hrk.de/fileadmin/redaktion/hrk/02-Dokumente/02-03-Studium/02-03-04-Hochschulzulassung/bverfg_nc-urteil_18071972.pdf, 13.1.2024).
[235] Lüthje (1973: 141).

Besonders hart trafen die Kapazitätsermittlungen insbesondere die „kleinen Fächer".[236] Baitsch hatte in seiner Philippika die Politik mit auf die Anklagebank gesetzt, da diese von den Universitäten verlange, die steigende Überlastung in Kauf zu nehmen, ohne durch Investitionen Abhilfe zu schaffen.[237] 1979 stellte auch der damalige Rektor der Medizinischen Hochschule Hannover Heinz Hundeshagen fest, dass die Ideale, mit denen 1965 alle angetreten seien, „heute alle mehr oder weniger gestrichen werden". Die Gründe dafür lägen vor allem in der Kapazitätsverordnung, der Gefährdung der Forschung durch die damit verbundene Zunahme der Lehrverpflichtungen sowie den neuen Regelungen für „Assistenten" und „Abteilungsleiter", wie sie im Niedersächsischen Hochschulgesetz vorgesehen waren.[238] Fritz Hartmann rekapitulierte 1985, dass die ohnehin nur zögerliche Umsetzung der Pläne des Wissenschaftsrates durch die Kapazitätsverordnung noch erheblich erschwert worden sei. Das Ziel der Verbesserung von Lehre und Forschung schien vereitelt: „Die aufgezwungene Ausweitung der Studentenzahl von 144 pro Jahrgang, für die die Hochschule geplant war, auf 415, zu der die Kapazitätsverordnung und deren richterliche Handhabung zwang, hat dazu geführt, daß die Ausbildung zu einem humanen Beruf unter unmenschlichen Bedingungen stattfindet (...)."[239] Klaus Alexander, der dazu auch Rudolf Schoen als Zeugen aufrufen konnte, sah die „rücksichtslos betriebene Zulassungspraxis" neben der „vordergründig perfektionistischen Approbationsordnung" mit ihrem assoziatives Denken erstickendem Prüfungssystem des *Multiple Choice* als „schwerste Bedrohung" des Reformmodells. Es sei darum gegangen, Freiräume für Reformideen und reformerische Experimente zu schaffen und zu bewahren: „Vor diesem Hintergrund ist die später eingetretene allgemeine hochschulpolitische Entwicklung der ausgehenden 60er Jahre zu bewerten, die trotz aller Vorkehrungen viele dieser Reformansätze im Keime erstickte." Schuld waren, so Alexander, die Politiker, die den „unruhigen Studenten" die Universität als Spielwiese überließen.[240]

Das Scheitern der Akademieprojekte wurde durch die große Zahl der Studierenden, mithin durch die Einmischung von Politik und Justiz in die ärztlich selbstorganisierten Belange erklärt. Als Wolfgang Frenzel 1988 im *MHH-Hochschulinfo* die USA-Reise des Gründungsausschusses erinnerte, kam er auch schnell auf dieses Thema zu sprechen: „Vorbildlich in fast allen amerikanischen Medical-Schools waren die hervorragenden Ausbildungsmöglichkeiten, die durch die kleinen Studentenzahlen bedingt waren. Und gerade dieses Lehrmodell, das eine besondere Errungenschaft der MHH wurde,

---

236 H. Baitsch, „Rechenschaftsbericht für die Zeit vom 1.1.1974–31.3.1975" (Archiv der MHH, Dep. 1, acc.2011/Nr. 10).
237 H. Baitsch, „Rechenschaftsbericht für die Zeit vom 1.1.1974–31.3.1975" (Archiv der MHH, Dep. 1, acc.2011/Nr. 10).
238 „Das Hochschulgesetz bringt viele Probleme", in: *Hannoversche Allgemeine Zeitung*, o. D. [März 1979] (Archiv der MHH, Hochschulgesetz, NHG).
239 Hartmann (1985: 39).
240 Alexander (1985: 1–2).

ist ja bekanntlich später durch die Kapazitätsverordnung, durch halbherzige Ministerien und verständnislose Gerichte zunichte gemacht worden."[241] Ebenso erinnerte sich Detlef Bückmann, dass sie plötzlich in einer Zeit gelebt hätten, in der medizinische Studienplätze als das höchste erstrebenswerte Gut gegolten hätten. Über ihre Vergabe entschieden Wartezeiten, Härtefälle und Abiturnoten. Da in Ulm die Zahl von 144 baulich festgelegt gewesen sei, habe es nur Sinn gemacht, sie wenn überhaupt durch doppelte Belegung auf 288 zu erhöhen. Das Verwaltungsgericht Sigmaringen, habe dann, so Bückmann, aus nur diesem bekannten Gründen etwas über 300 berechnet.[242]

Die Kapazitätsverordnung erlaubte es, die Schuld an der Nichtverwirklichung der Reformplanungen im außeruniversitären Bereich zu finden. Dies meinte vor allem den politischen Zugriff auf die Hochschulautonomie, die juristische Eigenlogik, aber auch die als egoistisch identifizierten Studierenden, denen eigene oder gewisse politische Interessen wichtiger schienen als Forschung und Lehre. Im professoralen Diskurs erschienen die 1976 im Hochschulrahmengesetz zumindest dem Namen nach abgeschafften Ordinarien selbst als Opfer der Entwicklung. Zugleich wurde der Mittelbau, der ja selbst „die Masse" repräsentierte, von der Lösung zum Problem herabgestuft. Bereits 1986 konnte der Soziologe Burckhardt Kaddatz diesen treffend als „Projektpersonal" klassifizieren.[243] Innerhalb von zwanzig Jahren waren die Pläne des Wissenschaftsrates ad acta gelegt und das alte Ordinariensystem trotz aller Umbenennungen als gegliederte und wenig kooperative Gruppenhochschule reetabliert worden. Ein in Departments organisierter Mittelbau, dies war das Ergebnis der hochschulpolitischen Auseinandersetzungen der frühen 1970er Jahre, wurde nicht zum Zentrum moderner und demokratischer Universitäten.

---

241 Frenzel (1988).
242 Bückmann (2017).
243 Kaddatz (1986).

VII. Dialektik: Vor und nach den Planungen

Dass das Departmentsystem noch im dritten Jahrzehnt des 21. Jahrhunderts als neueste Lösungsidee für die Krise der Hochschulen und eines unterprivilegierten Mittelbaus aufgerufen werden muss, kann durchaus deprimieren. Thure von Uexkülls geseufzte Prognose aus dem Jahr 1971, dass in Deutschland die „Innovationszeit" im Durchschnitt fünfzig Jahre betrage, ist schon längst wieder überschritten.[1] Die Planungsbegeisterung der frühen 1960er Jahre endete um 1970 vor allem durch Unterfinanzierung und professorale Widerstände. In seinem Rechenschaftsbericht konstatierte Helmut Baitsch 1975, dass die Universität Ulm vor allem dadurch gekennzeichnet sei, dass ihr die überkommenen Ressourcen der alten Universitäten ermangelten. Die Neugründung werde damit zwangsläufig in eine Zweitrangigkeit gedrängt, die dem Reformauftrag diametral entgegenlaufe. Da zudem die geistes- und kulturwissenschaftlichen Fächer fehlten, die einer Universität erst Impulse und Anregungen zu disziplinenübergreifender Lehre und Forschung geben würden, werde die Universität Ulm auf lange Zeit hinaus „das Odium der fachlichen Enge und der Eintönigkeit" tragen müssen.[2]

Ende der 1970er waren die treibenden Kräfte der Reformvorhaben nicht mehr präsent. Ludwig Heilmeyer starb bereits am 6. September 1969 im Urlaub am Gardasee. Die Universität Ulm beklagte in der Traueranzeige den Verlust ihres ersten Rektors: „Ohne seine unerschöpfliche Tatkraft, seinen unbeugsamen Optimismus und seine warme Menschlichkeit wäre die Gründung der Universität Ulm nicht möglich gewesen".[3] Ein halbes Jahr zuvor, im März 1969, hatte sich Heilmeyer noch bei Wilhelm Hahn für die Glückwünsche zum 70. Geburtstag bedankt. Er sei der Meinung, dass die Schwierigkeiten für Ulm jetzt überwunden seien.[4] Mit Thure von Uexkülls Emeritierung im Jahr 1976 war dann auch die Vertikalisierung von Forschung, Lehre und Klinik

---

1 Uexküll (1971: 712).
2 H. Baitsch, „Rechenschaftsbericht für die Zeit vom 1.1.1974–31.3.1975" (Archiv der MHH, Dep. 1, acc.2011/Nr. 10).
3 Traueranzeige, Dr. med. Dr. h. c. Ludwig Heilmeyer, 15.9.1969 (Hauptstaatsarchiv Stuttgart, EA 3/151, Bü 30).
4 Ludwig Heilmeyer an Wilhelm Hahn, 20.3.1969 (Hauptstaatsarchiv Stuttgart, EA 3/151, Bü 30).

durch Psychosomatik und Sozialmedizin eingestellt. Am 20. Juni 1978 starb Wolfgang Bargmann, der sich, nachdem seine Mitgliedschaft im Bremer Gründungsausschuss und sein Rektorat der Bremer Universität 1967 eher im Fiasko geendet waren, sukzessive aus der Hochschulpolitik zurückzog und bis 1972 alleine noch im Senat der Max-Planck-Gesellschaft tätig war.[5] Knapp ein Jahr später, am 11. März 1979, verschied auch Rudolf Schoen. Nur der jüngere Fritz Hartmann konnte in Hannover, allerdings auch bereits ein wenig auf verlorenem Posten, weiter die Ideen von 1960 vertreten. Hartmann war es vor allem auch, der als einer der wenigen den Kontakt zu den Jüngeren suchte und durchaus auch Beiträge in den Publikationsreihen zur Medizinkritik des politisch links positionierten Argument-Verlages veröffentlichte.[6] Der Reformelan war grundsätzlich eben doch an bestimmte Persönlichkeiten gebunden und wurde keineswegs vom Großteil der Lehrkörper in Hannover, Lübeck und Ulm geteilt. Da Mitte der 1970er Jahre neue hochschulpolitische Akteure einflussreich wurden – an der Medizinischen Hochschule Hannover etwa der Kliniker Hundeshagen Hartmann als Rektor ablöste – trat die Reformprogrammatik immer mehr in den Hintergrund. Dies betraf insbesondere jene vertikalen Fächer, die nicht unmittelbar klinische Bedeutung hatten. Es ließe sich auch von einer erfolgreichen Zurückdrängung der Sozial- oder gar Geisteswissenschaften aus den Medizinischen Fakultäten und Hochschulen sprechen.

Reformideen wurden in den 1980er Jahren vor allem seitens der Robert Bosch Stiftung und des Murrhardter Kreises, bei dem mit Hermann Heimpel auch einer Gründungsfigur der Ulmer Universität eine wichtige Rolle zukam, vertreten. Hoffnungen wurden zu diesem Zeitpunkt aber kaum noch in die ehemaligen Reformhochschulen Hannover und Ulm gesetzt, deren Ausgangsbedingungen sich deutlich verschlechtert hatten. Entsprechende Erwartungen waren nunmehr eher mit der privaten Universität Witten/Herdecke, die nicht von der Kapazitätsverordnung betroffen war, verbunden.[7] Eine erste analytische Auseinandersetzung mit den gesellschaftlichen Bedingungen, die zum Ende der Reformplanungen geführt hatten, wurde in den 1980er Jahren etwa durch die aktivistischen Medizinhistoriker Udo Schagen und Eberhard Göbel geführt.[8] Dass aber dem Mittelbau bei einer Verbesserung der Medizinischen Fakultäten und Hochschulen eine zentrale Bedeutung zukommen müsse, wurde zu diesem Zeitpunkt jenseits der Debattenbeiträge in den Publikationsreihen des Argument-Verlages gar nicht mehr vorgebracht. Der akademische Mittelbau, die Lösung der Reformplanungen um 1960, wird seit den 1970er Jahren ausschließlich als Problem diskutiert, als lästiger, allerdings auch unerlässlicher Störfaktor in der Pyramide des Hochschulsystems. Nur selten thematisiert wurde die strukturelle Verzahnung von Forschung, Lehre und Klinik. Gerade der Konnex von Forschung und Lehre in

---

5 Pritchard (1979).
6 Dazu auch Schagen (1976).
7 Murrhardter Kreis (1995: 197). Siehe dazu Müller (2012).
8 Schagen (1997b), Göbel (1981; 1993).

der Universitätsmedizin wurde in den 1990er Jahren eher als illusionär abgetan.[9] Im Gegensatz dazu wurde und wird allerdings die in zahlreichen Modellstudiengängen ausprobierte Studienreform unermüdlich diskutiert.[10]

Im Kern waren auf die Empfehlungen des Wissenschaftsrates etwa zehn Jahre lang Versuche, den Planungen zur Medizinreform in der Bundesrepublik in den Akademieprojekten Gestalt zu geben, gefolgt. Die halbherzige Approbationsordnung von 1970 erschien schließlich als ein Höhepunkt der Modernisierung, der sich in den Bereichen der Vertikalisierung der Ausbildung, der Abschaffung von Hierarchien und der Studienreform allerdings als kaum nachhaltig erwies. Im Gegenteil wurden die Ideen aus den Kommissionen des Wissenschaftsrates eher wieder erfolgreich eingehegt. Deshalb erinnern die aktuellen Debatten auch so sehr an die Diskussionen der 1950er Jahre als der Zeit vor der Initiative des Wissenschaftsrates. Wie Antje Steffen es in ihrer Dissertation zu den Universitätskrankenhäusern im reformierten Gesundheitswesen schreibt, könne dabei nicht nur aus politischen, sondern auch aus krankenhausinternen Gründen von einer erstaunlichen „Reformresistenz" der kontinuierlich novellierten Approbationsordnungen gesprochen werden.[11] Es stellen sich also über sechzig Jahre nach den Ideen zur Reform der Medizin, gar einer „neuen Medizin", sowie zur Demokratisierung der Hochschulen die gleichen Probleme. Es sind sicher nicht dieselben, weil sich die Struktur der Hochschulen verändert hat und die Spezialisierung der Medizin ein weitaus differenzierteres Niveau als zur Mitte des 20. Jahrhunderts erreicht hat. Dennoch drängen sich die Lösungsvorschläge der Vertikalisierung sowie der Praxisnähe bei der medizinischen Ausbildung weiterhin auf. Und auch die Leitmotive der Medizinischen oder Ärztlichen Anthropologie sind in den Grundforderungen der Medizinethik zur „Arzt-Patient-Beziehung" aufgehoben.[12]

Es ist hingegen ein scheinbarer Nebenaspekt des Reformprogrammes, der sich als besonders tiefgreifend erwiesen hat. Dies meint die fundamentale Rationalisierung von Klinik und Verwaltung, wie sie vor allem in den 1960er Jahren als kybernetische Restrukturierung und Transformation der Funktionsabläufe nicht nur diskutiert, sondern auch materialisiert wurde. Die kleinste Einheit der „Information" wurde dabei nicht nur im System der elektronischen Datenverarbeitung eingeführt, sondern findet sich in der medizinischen Ontologie auch in der genetischen und endokrinologischen Erfassung körperlicher Prozesse.[13] Da dies schließlich auch in der medizinischen Ausbildung gelehrt wurde und wird, kann auch davon gesprochen werden, dass sich die in der ersten Hälfte des 20. Jahrhunderts so sehr vermisste Ganzheitlichkeit in der Medi-

---

9 Van De Loo (1994).
10 Dazu etwa Göbel/Remstedt (1991; 1993).
11 Steffen (2001: 44).
12 Siehe dazu Raspe (2023: 258–273).
13 Siehe u. v. a. Stoff (2020), Brandt (2004), Kay (2000).

zin vor allem als ein Verständnis von Informationssystemen und weniger als ein medizinanthropologisches Konzept wieder herstellte.

Während dies in den Akademieprojekten eng an die Organisationsstruktur von Teamwork, Interdisziplinarität und Vertikalisierung angebunden war, emanzipierte sich das medizinische Informationssystem, eine „medizinische Kybernetik" im holistischen Sinne, von der Reformprogrammatik. Zugespitzt und ein wenig sarkastisch ließe sich auch konstatieren, dass dies die eigentliche „Erfolgsgeschichte" der Planungen von Medizinischen Akademien darstellt, weil sich so ein innerer Zusammenhang zwischen der Wertberechnung von Krankheiten und Therapien etwa nach dem DRG-System sowie rationalisierter Betriebsführung im Krankenhaus mit Körpermodellen und Diagnostik strukturierte. Wenn, wie Karl Überla es 1979 ja konstatiert hatte, die Medizin der Normierung und Standardisierung bedurfte, um in die Informatik integriert werden zu können, dann verwies dies bereits auf jenes Gestaltungsprogramm, das in den folgenden Jahrzehnten durchgeführt wurde.[14] Aber dies ist bereits eine andere Geschichte.

---

14 Überla (1979: 9).

Archivalien

Archiv der MHH (archMHH)
Bundesarchiv Koblenz (BAK)
Hauptstaatsarchiv Stuttgart
Landesarchiv Schleswig-Holstein (LASH)
Niedersächsisches Landesarchiv Hannover (NLAH)
Stadtarchiv Hannover
Stadtarchiv Lübeck

Literatur

Ab. 2017. „Wissenschaftsstadt Ulm. ‚Technopolis' auf dem Eselsberg", in: *uni ulm intern* 47.339, S. 21–23.
Abe, Horst Rudolf. 1992. „Die Medizinische Akademie Erfurt (1954–1991)", in: Rektor der Medizinischen Akademie Erfurt (Hg.), *600 Jahre Universität Erfurt. Vier Jahrzehnte Medizinische Akademie Erfurt. Festschrift der Medizinischen Akademie Erfurt aus Anlaß der Erfurter Universitätsgründung.* Erfurt: Fortschritt, S. 46–54.
Abholz, Heinz-Harald. 1989. „Problematische Auswirkungen von Ganzheitlichkeit in der Allgemeinmedizin", in: Heinz-Harald Abholz (Hg.), *Der ganze Mensch und die Medizin.* Hamburg: Argument, S. 129–147.
Ahrens, Stephan (Hg.). 2013. *Entwicklung und Perspektiven der Psychosomatik in der Bundesrepublik Deutschland.* Berlin, Heidelberg: Springer.
Alexander, Klaus. 1985. „Vorwort des Rektors", in: Rektor der Medizinischen Hochschule Hannover (Hg.), *Medizinische Hochschule Hannover, 1965–1985.* Hannover: Medizinische Hochschule Hannover, S. 1–3
Am. 1969. „Bauleitplanung für die Universität Ulm", in: *Bauen + Wohnen* 23, S. 400–402.
Anonym. 1928. „1. Plan für die Gemeinschaftsarbeiten auf dem Gebiet der Nationalen Wirtschaft, der Volksgesundheit und des Volkswohls (Ende 1926)", in: *Deutsche Forschung. Aus der Arbeit der Notgemeinschaft der Deutschen Wissenschaft*, Heft 2, S. 5–13.
Anonym. 1953. „First World Conference on Medical Education. Closing Plenary Sessions", in: *British Medical Journal* 2.4836, S. 615–627.
Anonym. 1959. „Das Wunder von Hannover", in: *Der Spiegel* 13.23, S. 56–69.
Anonym. 1962. „Der weiße Traum", in: *Der Spiegel* 16.34, S. 28.
Anonym. 1963. „Mit Hannover noch nicht einig", in: *Hannoversche Allgemeine Zeitung*, 10.12.1963.
Anonym. 1964. „Die Quadratur des Eies. Musterstation in Hannover", in: *Euro Med* 11, S. 490.
Anonym. 1966. „Medizinische Akademie in Hannover", in: *Hessisches Ärzteblatt* 26, S. 41–42.
Anonym. 1966. „Zartes Blümchen", in: *Der Spiegel* 20.43, S. 110–112.
Anonym. 1968. „Einweihung und Präsentation des Instituts für Epidemiologie und Sozialmedizin der Medizinischen Hochschule Hannover", in: *Niedersächsisches Ärzteblatt* 41.6., S. 189–197.
Anonym. 1972. „Linker als links", in: *Der Spiegel* 26.50, S. 82–83
Arbeitsausschuß Medizinische Akademie Lübeck. 1968. „Gutachten zur Gründung einer Medizinischen Akademie erstattet von dem Arbeitsausschuß ‚Medizinische Akademie Lübeck' im Januar 1963", in: Rolf Neuhaus (Hg.), *Dokumente zur Gründung neuer Hochschulen. Anregungen des Wissenschaftsrates, Empfehlungen und Denkschriften auf Veranlassung von Ländern in der Bundesrepublik Deutschland in den Jahren 1960–1966.* Wiesbaden: Steiner, S. 627–684.

Aschner, Bernhard. 1924. „Konstitutionslehre und Humoralpathologie, mit besonderer Berücksichtigung des weiblichen Organismus", in: *Deutsche Medizinische Wochenschrift* 50.38, S. 1277–1280.
Aschoff, Hans-Georg. 1999. „Die Deutsche Partei. Aufstieg und Niedergang einer Regionalpartei", in: Herbert Obenaus / Hans-Dieter Schmid, (Hg.), Nachkriegszeit in Niedersachsen. Beiträge zu den Anfängen eines Bundeslandes. Bielefeld: Verlag für Regionalgeschichte, S. 73–86.
Aschoff, Ludwig / Diepgen, Paul. 1940. *Kurze Übersichtstabelle zur Geschichte der Medizin*. Berlin, Heidelberg: Springer.
Ash, Mitchell G. (Hg.). 1999. *Mythos Humboldt. Vergangenheit und Zukunft der deutschen Universitäten*. Wien: Böhlau.
Ash, Mitchell G. 1995. „Verordnete Umbrüche – Konstruierte Kontinuitäten: zur Entnazifizierung von Wissenschaftlern und Wissenschaft", in: *Zeitschrift für Geschichtswissenschaft* 43, S. 903–923.
Baader, Gerhard. 2015. „Der gesellschaftliche Hintergrund der Psychiatrie in den westlichen Besatzungszonen Deutschlands (ab 1949 Bundesrepublik Deutschland) 1945–1970", in: *Virus. Beiträge zur Sozialgeschichte der Medizin* 14, S. 15–34.
Bahro, Horst. 1998. „Koordination, Kooperation, Separation – Schaffung und Nutzung von Hochschulkapazitäten im Zwischendeck der Bund-Länder- und Länder-Länder-Zusammenarbeit –", in: Norbert Konegen / Paul Kevenhörster / Wichard Woyke (Hg.), *Politik und Verwaltung nach der Jahrtausendwende – Plädoyer für eine rationale Politik. Festschrift für Gerhard W. Wittkämper zum 65. Geburtstag*. Opladen: Leske + Budrich, S. 243–272.
Bamberger, Ph. 1946. „Über das Medizinstudium", in: *Deutsche Medizinische Wochenschrift* 71.9/12, S. 108–110.
Bargmann, Wolfgang. 1963a. „Die Medizin und die Empfehlungen des Wissenschaftsrates", in: *Deutsche Medizinische Wochenschrift* 88.47, S. 2302–2310.
Bargmann, Wolfgang. 1963b. „Ausbau der medizinischen Forschung und Lehre – Empfehlungen des Wissenmschaftsrates", in: *Universitas* 18, S. 603–608.
Bartz, Olaf. 2005. „Bundesrepublikanische Universitätsleitbilder. Blüte und Zerfall des Humboldtianismus", in: *Die Hochschule. Journal für Wissenschaft und Bildung* 14.2, S. 99–113.
Bartz, Olaf. 2007. *Der Wissenschaftsrat. Entwicklungslinien der Wissenschaftspolitik in der Bundesrepublik Deutschland 1957–2007*. Stuttgart: Steiner.
Bauer, Axel W. 2002. *Vom Nothaus zum Mannheimer Universitätsklinikum. Krankenversorgung, Lehre und Forschung im medizinhistorischen Rückblick*. Ubstadt-Weiher: Verlag Regionalkultur.
Bauer, Karl Heinrich. 1954. *Über Fortschritte der modernen Chirurgie und andere akademische Reden*. Berlin, Heidelberg: Springer.
Baum, Walter. 1954. „Das amerikanische College", in: *Bildung und Erziehung* 7, S. 729–736.
Baumann, Timo. 2017. *Die Deutsche Gesellschaft für Kreislaufforschung im Nationalsozialismus, 1933–1945*. Berlin, Heidelberg: Springer.
Baumgartner, Frank R. / Breunig, Christian / Grossman, Emiliano. 2019. „The Comparative Agendas Project. Intellectual Roots and Current Developments", in: Frank R. Baumgartner / Christian Breunig / Emiliano Grossman (Hg.), *Comparative Policy Agendas. Theory, Tools, Data*. Oxford: Oxford University Press, S. 3–16.
Baur Willi. 2010. „Hat die Ulmer Medizin entscheidend mitgeprägt: Professor Hermann Heimpel wird 80", in: *universitätulm* (https://www.uni-ulm.de/home/uni-aktuell/article/hat-die-ulmer-medizin-entscheidend-mitgepraegt-professor-hermann-heimpel-wird-80/, 23.5.2021).
Becker, Stefan. 2006. *Das Recht der Hochschulmedizin*. Heidelberg: Springer.
Becker, Volker / Schipperges, Heinrich (Hg.). 1997. *Medizin im Wandel. Wissenschaftliche Festsitzung der Heidelberger Akademie der Wissenschaften zum 90. Geburtstag von Hans Schaefer*. Berlin, Heidelberg: Springer.

Behrens, Dieter. 1957. *Denkschrift über die Lage auf dem Fachgebiet Chemie. Unter besonderer Berücksichtigung der Universitäten und Hochschulen.* Wiesbaden: Steiner.

Berger, Rolf. 1974. *Zur Stellung des Wissenschaftsrats bei der wissenschaftspolitischen Beratung von Bund und Ländern.* Baden-Baden: Nomos.

Benzenhöfer, Udo. 2007. *Der Arztphilosoph Viktor von Weizsäcker. Leben und Werk im Überblick.* Göttingen: Vandenhoeck & Ruprecht.

Benzenhöfer, Udo (Hg.). 1994. *Anthropologische Medizin und Sozialmedizin im Werk Viktor von Weizsäckers.* Frankfurt am Main, New York: Lang.

Berg, H. H. 1954. „Eröffnungsrede des Vorsitzenden der Deutschen Gesellschaft für innere Medizin", in: Fr. Kauffmann (Hg.), *Verhandlungen der Deutschen Gesellschaft für Innere Medizin. Sechzigster Kongress gehalten zu München vom 25.–29. April 1954.* München: Bergmann, S. 171–176.

Bergmann, Gustav von. 1947. *Neues Denken in der Medizin.* München: Piper.

Besel, Klaus. 1987. „Rede des Rektors der Universität Ulm, Prof. Dr. Theodor M. Fliedner, zum Festsymposium anläßlich des 70. Geburtstages von Herrn Professor Siegfried Häußler, am 31. Januar 1987", in: Klaus Besel (Hg.), *Psychosomatisches Handeln in der Allgemeinmedizin.* Berlin, Heidelberg: Springer, S. 3–5.

Beske, Fritz. 1961. „Der ärztliche Nachwuchs im Bundesgebiet und in Berlin. Analyse und Prognose", in: *Ärztliche Mitteilungen* 46.19, S. 1069–1075.

Beske, Fritz. 1960. *Der ärztliche Nachwuchs. Die Medizinstudierenden von 1947–1959.* Köln, Berlin: Deutscher Ärzte-Verlag.

Besson, Waldemar. 1968. „University Reform in West Germany", in: *Minerva* 6.4, S. 614–617.

Beyer, Christof. 2014. „‚Ko-Existenz im Trainingslager' – Karl Peter Kisker und die Frühphase der Hannoveraner Sozialpsychiatrie 1966–1972", in: *Sozialpsychiatrische Informationen* 44.1, S. 28–32.

Beushausen, Ulrich, et al. (1998): „Medizinische Fakultät", in: Heinrich Becker / Hans-Joachim Dahms / Cornelia Wegeler (Hg.), *Die Universität Göttingen unter dem Nationalsozialismus. Zweite, erweiterte Auflage.* München: Saur, S. 183–286.

Bluestone, E. M. 1949. „On the full-time principle in hospitals", in: *Modern Hospital* 73.3, S. 96–100.

Bock, K. D. / Arnold, O. H. 1969. „Verwirklichung des ‚Department-systems' in einer Medizinischen Klinik", in: *Mitteilungen des Hochschulverbandes* 2, S. 39–47.

Bodechtel G. 1967. „Eröffnungsansprache des Vorsitzenden", in: B. Schlegel (Hg.), *Verhandlungen der Deutschen Gesellschaft für Innere Medizin. Zweiundsiebzigster Kongress gehalten zu Wiesbaden vom 18. April – 21. April 1966.* München: Bergmann, S. 1–12.

Böhme, Gernot. 2008. „Den Fall Viktor von Weizsäcker ernst nehmen – Zur Topik der Bioethik", in: Gernot Böhme / William LaFleur / Susumo Shimanozo (Hg.), *Fragwürdige Medizin, Unmoralische Forschung in Deutschland, Japan und den USA im 20. Jahrhundert.* Würzburg: Königshausen & Neumann, S. 102–119

Böning, Dieter. 1985. „Sport- und Arbeitsphysiologie", in: Rektor der Medizinischen Hochschule Hannover (Hg.), *Medizinische Hochschule Hannover, 1965–1985.* Hannover: Medizinische Hochschule Hannover, S. 117–119.

Bösch, Frank / Wirsching, Andreas (Hg.). 2015. „Abschlussbericht zur Vorstudie zum Thema ‚Die Nachkriegsgeschichte des Bundesministeriums des Innern (BMI) und des Ministeriums des Innern der DDR (MdI) hinsichtlich möglicher personeller und sachlicher Kontinuitäten zur Zeit des Nationalsozialismus'", in: *Bundesministerium des Innern und für Heimat* (https://www.bmi.bund.de/SharedDocs/downloads/DE/veroeffentlichungen/2015/abschlussbericht-vorstudie-aufbarbeitung-bmi-nachkriegsgeschichte.pdf?__blob=publicationFile&v=3, 18.8.2023).

Bonner, Thomas Neville. 1995. *Becoming a Physician. Medical Education in Britain, France, Germany, and the United States, 1750–1945.* Baltimore: Johns Hopkins University Press.

Bourguignon, A. 1971. „La crise de la médecine contemporaine", in: *Revue de médecine psychosomatique* 13.2, S. 123–138.

Brandt, Christina. 2004. *Metapher und Experiment. Von der Virusforschung zum genetischen Code.* Göttingen: Wallstein.

Brandt, Sebastian. 2014. „Universität und Öffentlichkeit in der Expansions- und Reformphase des deutschen Hochschulwesens (1955–1967)", in: Sebastian Brandt et al. (Hg.), *Universität, Wissenschaft und Öffentlichkeit in Westdeutschland (1945 bis ca. 1970)*. Stuttgart: Steiner, S. 115–140.

Braum, Michael / Welzbacher, Christian. 2009. *Nachkriegsmoderne in Deutschland. Eine Epoche weiterdenken.* Basel, Boston, Berlin: Birkhäuser.

Braun, Jutta. 2020. „Politische Medizin: Ideologie und Gesundheitsökonomie im SED-Staat der 1950er- und 1960er-Jahre", in: *Zeithistorische Forschungen* 17.2, S. 349–361.

Braun, Jutta. 2013. *Politische Medizin. Das Ministerium für Gesundheitswesen der DDR 1950 bis 1970.* Göttingen: Wallstein.

Brednow, W. 1957. „Festrede zum 75. Jubiläum der Deutschen Gesellschaft für innere Medizin", in: *Verhandlungen der Deutschen Gesellschaft für Innere Medizin. Dreiundsechzigster Kongress gehalten zu Wiesbaden vom 29. April – 2. Mai 1957.* München: Bergmann, S. 5–21.

Brehmer, Christian / Haller, Hans. 1979. „25 Jahre Forschung an der Medizinischen Akademie ‚Carl Gustav Carus' Dresden", in: Der Rektor der Medizinischen Akademie Dresden (Hg.), *Academia Iubilans. Festschrift der Carus-Akademie anläßlich ihres fünfundzwanzigjährigen Bestehens und zum 30. Jahrestag der Deutschen Demokratischen Republik.* Dresden: Carus-Akademie, S, 85–96.

Breitbach, Michael. 2017. „Das verdrängte Vorbild: Zur Gründung der naturwissenschaftlich-biologischen Universität in Gießen 1957", in: *Gießener Universitätsblätter* 50 (2017), S. 95–116.

Brock, Joachim. 1957. „Gedanken eines Klinikers über Klinikführung", in: *Deutsche Medizinische Wochenschrift* 82.35, S. 1497.

Brodehl, Johannes. 1985. „Kinderklinik der Medizinischen Hochschule Hannover", in: Rektor der Medizinischen Hochschule Hannover (Hg.), *Medizinische Hochschule Hannover, 1965–1985.* Hannover: Medizinische Hochschule Hannover, S. 291–295.

Bruch, Rüdiger vom / Gerhardt, Uta / Pawliczek, Aleksandra (Hg.). 2006. *Kontinuitäten und Diskontinuitäten in der Wissenschaftsgeschichte des 20. Jahrhunderts.* Stuttgart: Steiner.

Bruns Wolfgang / Fischer, Fritz Walter. 1968. *Denkschrift zur Lage der Medizinischen Forschung in Deutschland. Strukturfragen Im Auftrag der Deutschen Forschungsgemeinschaft.* Wiesbaden: Steiner.

Bucher, K. 1959. „Zur Frage einer Reform des Medizinstudiums", in: *Naunyn-Schmiedebergs Archiv für experimentelle Pathologie und Pharmakologie* 236.1, S. 316–320.

Bücken, Erwin. 1939. „Ein Beitrag zu dem Problem ‚Krise in der Medizin'", in: *Deutsche Medizinische Wochenschrift* 65.20, S. 811–813.

Bückmann. Detlef. 2017. „Erinnerungen an die Gründungszeit", in: *universität ulm* (https://www.uni-ulm.de/misc/jubilee-2017-50-years-ulm-university/historisches/erinnerungen-an-die-gruendungszeit/, 11.2.2022).

Bühler, Gero. 1999. *Medizinstudium und Studienreform in der SBZ und in der DDR (1945–1990).* Frankfurt/Main: Mabuse.

Bühler, Gero. 1997. „Pflichtassistenz, Klinisches Praktikum und Ärztemangel in der DDR", in: *Hochschule Ost* 6.2, S. 52–67.

Büngeler, Walter. 1935. „Die neugegründete Staatliche Akademie für praktische Medizin zu Danzig", in: *Deutsche Medizinische Wochenschrift* 61.14, S. 551–554.

Büttner, Johannes. 1985. „Klinische Chemie – Zentralklinikum", in: Rektor der Medizinischen Hochschule Hannover (Hg.), *Medizinische Hochschule Hannover, 1965–1985.* Hannover: Medizinische Hochschule Hannover, S. 190–194.

Bumke, Oswald. 1929. Eine Krisis der Medizin. Rede gehalten bei der Übernahme des Rektorats am 24. November 1928". München: Hueber.

Bundesassistentenkonferenz. 1968. *Kreuznacher Hochschulkonzept. Reformziele der Bundesassistentenkonferenz. Beschlüsse der zweiten Vollversammlung in Bonn, 10. und 11.10.1968*. Bonn: Bundesassistentenkonferenz.

Bundesassistentenkonferenz. 1970. *Reform der Lehrkörper und Personalstruktur. 2. Auflage*. Bonn: Bundesassistentenkonferenz.

Bundesminister für wissenschaftliche Forschung. 1965. „Bericht der Bundesregierung über Stand und Zusammenhang aller Maßnahmen des Bundes zur Förderung der wissenschaftlichen Forschung – Bundesbericht Forschung I –", in: Deutscher Bundestag (Hg.), 4. *Wahlperiode Drucksache IV/2963* (https://dserver.bundestag.de/btd/04/029/0402963.pdf, 24.3.2023).

Canzler, Helmut. 1985. „Lehranstalten und Schulen für Fachberufe des Gesundheitswesens", in: Rektor der Medizinischen Hochschule Hannover (Hg.), *Medizinische Hochschule Hannover, 1965–1985*. Hannover: Medizinische Hochschule Hannover, S. 61–63.

Carroll, Katherine L. 2022. *Building Schools, Making Doctors: Architecture and the Modern American Physician*. Pittsburg: University of Pittsburgh Press.

Christian, Michel / Kott, Sandrine / Matějka, Ondřej. 2018. „Planning in Cold War Europe: Introduction", in: Michel Christian / Sandrine Kott / Ondřej Matějka (Hg.), *Planning in Cold War Europe. Competition, Cooperation, Circulations (1950s–1970s)*. Berlin, Boston: De Gruyter, S. 1–17.

Clarke, W. C. 1923. „Analysis of Methods of Modern Medical Education", in: *Journal of the American Medical Association* 80.17, S. 1195–1200.

Clausen, Richard. 1964. *Stand und Rückstand der Forschung in Deutschland in den Naturwissenschaften und den Ingenieurwissenschaften*. Wiesbaden: Steiner.

Coerper, C. 1933. „Über die Neugestaltung des medizinischen Unterrichts an deutschen Universitäten", in: *Deutsche Medizinische Wochenschrift* 59.18, S. 698–700.

Cossinna, Caroline. 1971. „Triebwerk im Kreislauf von Lehre und Forschung. Die Bibliothek der Medizinischen Hochschule", in: *Hannoversche Allgemeine Zeitung*, Sonderbeilage, 19.7.1971, S. 8.

Creutzfeldt, Werner. 1965. „Das Départément-System als Organisationsform der Inneren Medizin und einer Universitätsklinik", in: *Medizinische Klinik* 60.17, S. 690–693.

Da Gama, Dinis. 2001. „La crise de la medicine contemporaine ou la second mort d'Hyppocrate", in: *Journal des Maladies Vasculaires* 5.26, S. 287–289.

Dahrendorf, Ralf. 1965. „Die Fakultäten und ihre Reform", in: Gerhard Hess et al. (Hg.). *Strukturprobleme unserer wissenschaftlichen Hochschulen*. Köln, Opladen: Westdeutscher Verlag, S. 17–30

Deichmann, Ute. 2001. *Flüchten, Mitmachen, Vergessen. Chemiker und Biochemiker in der NS-Zeit*. Weinheim u. a.: Wiley-VCH.

Deinert, Juliane. 2019. „Werteverschiebungen – Veränderungen des Medizinstudiums durch die Nationalsozialisten", in: Emil C. Reisinger / Kathleen Haack (Hg.), *Die Medizinische Fakultät der Universität Rostock. 600 Jahre im Dienst der Menschen (1419–2019)*. Wien, Köln, Weimar: Böhlau, S. 301–318.

Delbrück, Axel. 1985. „Klinische Chemie – Krankenhaus Oststadt", in: Rektor der Medizinischen Hochschule Hannover (Hg.), *Medizinische Hochschule Hannover, 1965–1985*. Hannover: Medizinische Hochschule Hannover, S. 194–199.

Delbrück, Axel. 1970. „Voraussetzung und Ziel einer Erfassung und Bearbeitung der im Laboratorium erhobenen Daten", in: C. Th. Ehlers / N. Hollberg / A. Proppe (Hg.), *Computer: Werkzeug der Medizin. Kolloquium Datenverarbeitung und Medizin, 7.–9. Oktober 1968, Schloß Reinhartshausen in Erbach im Rheingau*. Berlin, Heidelberg: Springer, S. 61–78.

Delventhal, Anna Christina. 2022. *Manfred Pflanz (1923–1980). Biographie und Werk eines Protagonisten bei der Institutionalisierung von Sozialmedizin und Medizinsoziologie*. Inauguraldissertation zur Erlangung des Grades eines Doktors der Medizin des Fachbereichs Medizin der Justus-Liebig-Universität Gießen (https://jlupub.ub.uni-giessen.de/bitstream/handle/jlupub/18559/DelventhalAnnaChristina-2023-09-25.pdf?sequence=4&isAllowed=y, 2.2.2024).

De Man, Hendrik. 1951. *Vermassung und Kulturverfall. Eine Diagnose unserer Zeit*. München: Lehnen.

Denninger, E. et al. 1969. „Grundsätze für ein neues Hochschulrecht. Heilige Kühe der Hochschulreform. Ein Beitrag zur Diskussion des Hessischen Hochschulgesetzentwurfs", in: Jürgen Habermas (Hg.), *Protestbewegung und Hochschulreform*. Frankfurt am Main: Suhrkamp, S. 202–234.

Detmering, Wolf-Dieter von. 2004. „Vom Krankenhaus Ost zur Schwerpunktuniversität Lübeck. Ein Beitrag zur Gründungs- und Entwicklungsgeschichte der zweiten Landesuniversität", in: *FOCUS MUL* 21.3/4, S. 138–143.

Deutsches Ärzteblatt. 1970a. „In Sorge um den ganzen Stand", in: *Deutsches Ärzteblatt* 67.51, S. 3783–3786

Deutsches Ärzteblatt. 1970b. „Reform der ärztlichen Ausbildung", in: *Deutsches Ärzteblatt* 67.24, S. 1988–1989.

Dönch, Dina Dorothea. 2014/15. „Architekturen des Gebrauchs. Die Moderne beider deutscher Staaten 1960/70", in: *Research Paper Explore Lab TU Delft*.

Doering-Manteuffel, Anselm. 1999. *Wie westlich sind die Deutschen? Amerikanisierung und Westernisierung im 20. Jahrhundert*. Göttingen: Vandenhoeck & Ruprecht.

D'Orazio, Ugo. 1997. „,Romantische Medizin'. Entstehung eines medizinhistorischen Epochenbegriffs", in: *Medizinhistorisches Journal* 32.2, S. 179–217.

Dorn, Ralf. 2017. *Der Architekt und Stadtplaner Rudolf Hillebrecht. Kontinuitäten und Brüche in der deutschen Planungsgeschichte im 20. Jahrhundert*. Berlin: Mann Verlag.

Duckheim, Simon. 2019. „Annemarie Dührssen oder die gesundheitspolitische Anpassung der Psychoanalyse", in: Alexa Geisthövel / Bettina Hitzer (Hg.), *Auf der Suche nach einer anderen Medizin. Psychosomatik im 20. Jahrhundert*. Berlin: Suhrkamp, S. 233–242.

E. (1963). „Akademie so schnell wie möglich. Landtags- und Ratsausschüsse über die Planung unterrichtet", in: *Hannoversche Presse*, 15.1.1963, S. 12.

Ebstein, Wilhelm. 1904. „Das Spezialistentum in der ärztlichen Praxis", in: *Deutsche Medizinische Wochenschrift* 30.11, S. 395–396.

Ehlers, Carl T. / Hollberg, N. / Proppe, A. 1970. *Computer: Werkzeug der Medizin*. Berlin, Heidelberg, New York: Springer.

Stuart Elden. 2023. „Foucault as Translator of Binswanger and von Weizsäcker", in: *Theory, Culture & Society* 40.1/2, S. 91–116.

Ellerbrock, Dagmar. 2004. *„Healing Democracy". Demokratie als Heilmittel. Gesundheit, Krankheit und Politik in der amerikanischen Besatzungszone 1945–1949*. Bonn: Dietz.

Elsner, Gine. 2010. *Heilkräuter, „Volksernährung", Menschenversuche. Ernst Günther Schenck (1904–1998). Eine deutsche Arztkarriere*. Hamburg: VSA.

Enders, Jürgen. 1996. *Die wissenschaftlichen Mitarbeiter. Ausbildung, Beschäftigung und Karriere der Nachwuchswissenschaftler und Mittelbauangehörigen an den Universitäten*. Frankfurt am Main, New York: Campus.

Enke, Helmut / Pohlmeier, Hermann / Ahlbrecht, W. 1973. *Psychosoziale Rehabilitation. Überlegungen und Untersuchungen von Sozialmedizin, Sozialpsychiatrie, Medizinsoziologie und Sozialpsychologie für das 3. und 4. Reisensburg-Gespräch*. Stuttgart: Hippokrates-Verlag.

Ernst, Anna-Sabine. 1999. „Hochschullehrer der Medizin in der DDR", in: *BIOS* 12.1, S. 50–57.
Ernst, Anna-Sabine. 1997. *„Die beste Prophylaxe ist der Sozialismus." Ärzte und medizinische Hochschullehrer in der SBZ/DDR, 1945–1961.* Münster: Waxmann.
Esch, Michael G. (Hg.). 1997. *Die Medizinische Akademie Düsseldorf im Nationalsozialismus.* Essen: Klartext.
Esser, Albert. 1958. *Die Medizinische Akademie in Düsseldorf, Denkschrift der Medizinischen Akademie in Düsseldorf e. V.* Düsseldorf: Medizinische Akademie Düsseldorf.
Eulner, Hans-Heinz. 1967. „Das Spezialistentum in der ärztlichen Praxis", in Walter Artelt / Walter Rüegg (Hg.), *Der Arzt und der Kranke in der Gesellschaft des 19. Jahrhunderts.* Stuttgart: Enke, S. 17–34.
Fachgruppe Medizin im VDS. 1958, „Die Neugestaltung des Medizinstudiums", in: *Ärztliche Mitteilungen* 14, 5.4.1958, S. 359–363.
Fangerau, Heiner / Imhof, Christiane. 2015. „Medizinische Spezialisierung: Wege der Urologie in beiden deutschen Staaten und die Gründung der Deutschen Gesellschaft für Urologie der DDR", in: Thorsten Halling / Friedrich Moll / Heiner Fangerau (Hg.), *Urologie 1945–1990: Entwicklung und Vernetzung der Medizin in beiden deutschen Staaten.* Berlin, Heidelberg: Springer, S. 21–34.
Fangerau, Heiner / Martin, Michael Martin / Karenberg, Axel. 2020. „Neurologen und Neurowissenschaftler: Wer war ein Nazi? Zum Umgang mit der NS-Belastung in der Geschichte der deutschen Medizin", in: *Der Nervenarzt* 91.1, S. 3–12.
Felschow, Eva-Marie / Lind, Carsten Lind / Busse, Neill. 2008. *Krieg, Krise, Konsolidierung. Die „zweite Gründung" der Universität Gießen nach 1945.* Gießen: Justus-Liebig-Universität Gießen.
Flachowsky, Sören. 2008. *Von der Notgemeinschaft zum Reichsforschungsrat. Wissenschaftspolitik im Kontext von Autarkie, Aufrüstung und Krieg.* Stuttgart: Steiner.
Fleischer, Konrad / Plontke, Stefan K. 2022. „Danzig: Medizinische Akademie Danzig", in: Deutsche Gesellschaft für Hals-Nasen-Ohren-Heilkunde, Kopf- und Hals-Chirurgie, Bonn, Deutschland (Hg.), *Geschichte der Akademischen Lehrstätten, Lehrer, Lehrerinnen und Kliniken der Hals-Nasen-Ohren-Heilkunde, Kopf-und Hals-Chirurgie in Deutschland.* Berlin, Heidelberg: Springer, S. 36.
Fliedner, Theodor M. 1997. „Ansprache von Prof. Dr. Dr. h. c. mult. Theodor M. Fliedner, Gründungsprofessor und Altrektor, aus Anlaß des 30. Jahrestages der Gründung der Universität Ulm am 25.2.1997, gekürzt", in: *universität ulm* (https://oparu.uni-ulm.de/xmlui/bitstream/handle/123456789/268/vts_406.pdf;sequence=1, 22.6.2023).
Föllmer, Moritz / Graf, Rüdiger (Hg.). 2005. *Die „Krise" der Weimarer Republik. Zur Kritik eines Deutungsmusters.* Frankfurt am Main: Campus, 2005.
Forsbach, Ralf. 2011. *Die 68er und die Medizin. Gesundheitspolitik und Patientenverhalten in der Bundesrepublik Deutschland (1960–2010).* Göttingen: V&R unipress.
Forsbach, Ralf. 2006. *Die Medizinische Fakultät der Universität Bonn im „Dritten Reich".* München: Oldenbourg.
Forsbach, Ralf / Hofer, Hans-Georg. 2018. *Internisten in Diktatur und junger Demokratie. Die Deutsche Gesellschaft für Innere Medizin 1933–1970.* Berlin: Medizinisch Wissenschaftliche Verlagsgesellschaft.
Forsbach, Ralf / Hofer, Hans-Georg. 2017. „Der Versuch einer großen Integration", in: *NTM. Zeitschrift für Geschichte der Wissenschaften, Technik und Medizin* 25.1, S. 35–68.
Foucault, Michel. 1994. „Le jeu de Michel Foucault", in: Daniel Defert / François Ewald (Hg.), *Dits et écrits. Tome III.* Paris: Gallimard, S. 298–329.

Foucault, Michel. 1978. „Ein Spiel um die Psychoanalyse. Gespräch mit Angehörigen des Departement de Psychanalyse der Universität Paris / Vincennes", in: Michel Foucault (Hg.), *Dispositive der Macht*. Berlin: Merve, S. 118–175

Franck, Elisabeth / Heubner, Wolfgang Heubner / Uexküll, Thure von. 1946. „Der Arzt an Deutschlands Schicksalswende", in: *Ärztliche Wochenschrift* 1.1/2, S. 30–32.

Frank, Hartmut / Schwarz, Ulrich (Hg.), 1995. *Godber Nissen. Ein Meister der Nachkriegsmoderne*. Hamburg: Dölling und Gallitz.

Freimüller, Tobias. 2010. „Wie eine Flaschenpost. Alexander Mitscherlichs Dokumentation des Nürnberger Ärzteprozesses", in: *Zeithistorische Forschungen* 7.1, S. 145–151.

Freimüller, Tobias. 2007. *Alexander Mitscherlich. Gesellschaftsdiagnosen und Psychoanalyse nach Hitler*. Göttingen: Wallstein.

Frenzel, Wolfgang. 1988. „Vor 25 Jahren. Das MHH-Modell auf dem Prüfstand in den USA", in: *MHH-Hochschulinfo* 12, S. 18–19.

Frenzel, Wolfgang. 1985. „20 Jahre Medizinische Hochschule Hannover", in: Rektor der Medizinischen Hochschule Hannover (Hg.), *Medizinische Hochschule Hannover, 1965–1985*. Hannover: Medizinische Hochschule Hannover, S. 45–50.

Frewer, Andreas / Bruns, Florian Bruns. 2004. „,Ewiges Arzttum' oder ,neue Medizinethik', 1939–1945? Hippokrates und Historiker im Dienst des Krieges", in: *Medizinhistorisches Journal* 38.3/4, S. 313–335.

Frobenius, Wolfgang. 2023. „Carl Kaufmann und der Nationalsozialismus", in: *Geburtshilfe und Frauenheilkunde* 83.12, S. 1417–1422.

Fromm, Ernst. 1972. „Ja zu Reformen, Ja zur Freiheit. Rück- und Ausblick auf Fragen der Ärzteschaft zur Gesundheits-, Sozial- und ärztlichen Berufspolitik", in: *Deutsches Ärzteblatt* 69.24, 15. Juni 1972, S. 1664–1669.

Frommhold, W. 1969. „Klinische Radiologie – Auftrag und Verantwortung", in: *Deutsche Medizinische Wochenschrift* 94.24, S. 1278–1282.

Führ, Christoph. 1997. *Deutsches Bildungswesen seit 1945. Grundzüge und Probleme*. Neuwied: Luchterhand.

Führ, Christoph / Furck, Carl-Ludwig (Hg.). 1998. *Handbuch der deutschen Bildungsgeschichte. Band IV: 1945 bis zur Gegenwart*. München: Beck.

Gahl, Klaus (Hg.). 2008. *Gegenseitigkeit. Grundfragen medizinischer Ethik. Band 5*. Würzburg: Königshausen & Neumann.

Gassert, Philipp. 2006. *Kurt Georg Kiesinger, 1904–1988. Kanzler zwischen den Zeiten*. München: DVA.

Geiger, Karin. 2010. „,Krise' – zwischen Schlüsselbegriff und Schlagwort. Zum Diskurs über eine ,Krise der Medizin' in der Weimarer Republik", in: *Medizinhistorisches Journal* 45.3/4, S. 368–410.

Geigges, Werner. 2005. „Nachruf auf Prof. Dr. Thure von Uexküll", in: *PPmP. Psychotherapie, Psychosomatik, Medizinische Psychologie* 55.2, S. 84–85.

Geisthövel, Alexa / Hitzer, Bettina. 2019a. „Leibseelische Komplexe. Zur Vor- und Frühgeschichte der psychosomatischen Medizin (1850/90–1945)", in: Alexa Geisthövel / Bettina Hitzer (Hg.), *Auf der Suche nach einer anderen Medizin. Psychosomatik im 20. Jahrhundert*. Berlin: Suhrkamp, S. 23–44.

Geisthövel, Alexa / Hitzer, Bettina. 2019b. „Gezeiten der Anerkennung. Streben nach Wissenschaftlichkeit meets Wissenschafts- und Gesellschaftskritik (1945–1970)", in: Alexa Geisthövel / Bettina Hitzer (Hg.), *Auf der Suche nach einer anderen Medizin. Psychosomatik im 20. Jahrhundert*. Berlin: Suhrkamp, S. 179–200.

Gekle, Michael / Steger, Florian (Hg.). 2013. *100 Jahre Medizinischer Fakultätentag – von Halle nach Halle*. Halle an der Saale: Universitätsverlag Halle-Wittenberg.

Gerst, Thomas. 2004. *Ärztliche Standesorganisation und Standespolitik in Deutschland, 1945–1955*. Stuttgart: Steiner.

Gisbertz, Olaf (Hg.). 2012. *Nachkriegsmoderne kontrovers: Positionen der Gegenwart*. Berlin: Jovis.

Göbel, Eberhard. 1993. „Reform der Medizinerausbildung. Deutsche und internationale Ideen und Konzepte", in: *Jahrbuch für kritische Medizin 19. Argument-Sonderband AS 199: Gesundheitsmärkte*, S. 160–172

Göbel, Eberhard. 1981. *Ärzte aus der Retorte? Theoretische und empirische Untersuchungen zur Studienreform im Fach Humanmedizin in der Bundesrepublik Deutschland*. Köln: Pahl-Rugenstein.

Göbel, Eberhard / Remstedt, Sven (Hg.). 1993. *Medizinische Reformstudiengänge. Beispiele aus Deutschland, Kanada, den Niederlanden, Schweiz, Schweden und den USA*. Frankfurt am Main: Mabuse.

Göbel, Eberhard / Remstedt, Sven. 1991. *Leitfaden zur Studienreform für Medizinstudierende. Mit einem aktuellen Überblick über Studienreformprojekte und Studienreformvorschläge*. Frankfurt am Main: Mabuse.

Göckenjan, Gerd. 1981. „Symbolische Gesundheitspolitik und die Rolle der Medizin – keine Replik", in: *Soziale Welt* 32.2, S. 266–272.

Gollert, Werner. 1960. „Die bauliche Entwicklung von Universitäten und Hochschulen", in: Bund Deutscher Architekten et al. (Hg.), *Planen und Bauen im neuen Deutschland*. Wiesbaden: VS Verlag für Sozialwissenschaften, S. 220–237

Graham-Little, E. 1945. „Recommendations of the Goodenough Report", in: *British Medical Journal* 2.4414 (1945), S. 199.

Groß, Dominik / Kleinmanns, Jan / Schwanke, Enno. 2016. *50 Jahre Medizinische Fakultät (1966–2016) RWTH Aachen*. Düren: Shaker.

Grote, L. R. 1954. „Die allgemeine klinische Pathologie als Aufgabe der inneren Medizin", in: Fr. Kauffmann (Hg.), *Verhandlungen der Deutschen Gesellschaft für Innere Medizin. Sechzigster Kongress gehalten zu München vom 25.–29. April 1954*. München: Bergmann, S. 195–199.

Gründungsausschuss der Universität Bochum. 1962. *Empfehlungen zum Aufbau der Universität Bochum*. Bochum: Kamp.

Gründungsausschuß der Universität Ulm. 1968. „Bericht des Gründungsausschusses über eine Medizinisch-Naturwissenschaftliche Hochschule in Ulm (Universität Ulm)", in: Rolf Neuhaus (Hg.), *Dokumente zur Gründung neuer Hochschulen. Anregungen des Wissenschaftsrates, Empfehlungen und Denkschriften auf Veranlassung von Ländern in der Bundesrepublik Deutschland in den Jahren 1960–1966*. Wiesbaden: Steiner, S. 727–847

Günther, Sebastian / Janssen, Wiebke. 2015. „‚Beamte des sozialistischen Staates'? Professoren der Medizin in der DDR (1968–1989)", in: *BIOS. Zeitschrift für Biographieforschung, Oral History und Lebensverlaufsanalysen* 26.2, S. 200–217.

Gutschow, Konstanty. 1959. „Gedanken aus der Planungspraxis", in: *architektur wettbewerbe. Band 26: Neue Krankenhäuser*, S. 4–15.

Häußler, Siegfried. 1972. „Lehre, Forschung und Berufsausübung in der Allgemeinmedizin", in: *Deutsches Ärzteblatt* 69.26, S. 1819–1830.

Häussler, S. 1969. „Der praktische Arzt und die ärztliche Ausbildung", in: Hans Werner Pia (Hg.), *Ärztliche Ausbildung, Weiterbildung und Fortbildung*. Stuttgart: Thieme, S. 52–54.

Hagner, Michael. 2006. „Naturphilosophie, Sinnesphysiologie, Allgemeine Medizin. Wendungen der Psychosomatik bei Viktor Von Weizsäcker", in: Michael Hagner / Manfred Laubichler

(Hg.), *Der Hochsitz des Allgemeinen. Das Allgemeine als wissenschaftlicher Wert*. Zürich: Diaphanes, S. 315–336.

Hahn, Peter / Jacob, Wolfgang (Hg.). 1986. *Viktor von Weizsäcker zum 100. Geburtstag. Beiträge zum Symposion der Universität Heidelberg (1.–3.5.1986)*. Berlin, Heidelberg: Springer.

Haldeman, Jack C. 1959. *Elements of Progressive Patient Care. Tentative Draft*. Washington: US Department of Health, Education, and Welfare, Public Health Service.

Halling, Thorsten,Vögele, Jörg (Hg.). 2007. *100 Jahre Hochschulmedizin in Düsseldorf 1907–2007*. Düsseldorf: düsseldorf university press.

Hammerstein, Notker. 1999. *Die Deutsche Forschungsgemeinschaft in Weimarer Republik und Drittem Reich*. München: Beck.

Hansen, Edith-Angela. 2018. *Hubert Feiereis und die Geschichte der Psychosomatik in Lübeck*. Dissertation am Institut für Medizingeschichte und Wissenschaftsforschung der Universität zu Lübeck (https://www.zhb.uni-luebeck.de/epubs/ediss2117.pdf, 17.8.2021).

Hansen, K. 1957. „Eröffnungsansprache des Vorsitzenden", in: *Verhandlungen der Deutschen Gesellschaft für Innere Medizin. Dreiundsechzigster Kongress gehalten zu Wiesbaden vom 29. April – 2. Mai 1957*. München: Bergmann, S. 22–31.

Hansen, Th. / Überla, K. 1970. „Gesichtspunkte beim Aufbau eines modular organisierten klinischen Datenverarbeitungssystems", in: *Methods of Information in Medicine* 9.2, S. 97–101.

Harrington, Anne. 2002. *Die Suche nach Ganzheit. Die Geschichte biologisch-psychologischer Ganzheitslehren: Vom Kaiserreich bis zur New-Age-Bewegung*. Reinbek bei Hamburg: Rowohlt Taschenbuch.

Hartmann, Frauke. 1988. „Krankheit ist kein Maschinenschaden", in. *Die Zeit*, 27. Mai 1988.

Hartmann, Fritz. 2005. *Vom „Diktat der Menschenverachtung" 1946 zur „Medizin ohne Menschlichkeit" 1960. Zur frühen Wirkungsgeschichte des Nürnberger Ärzteprozesses*. Bochum: Zentrum für medizinische Ethik.

Hartmann, Fritz. 2003. „Rudolf Schoen (1892–1979) – der Wegbereiter", in: *Zeitschrift für Rheumatologie* 62.2, S. 193–201.

Hartmann, Fritz. 1985. „Planung und Wirklichkeit an der Medizinischen Hochschule Hannover", in: *Historia Hospitalium* 16, S. 39–53.

Hartmann, Fritz. 1974. „Das Unverständliche des Verstehens in der Physiatrie", in: Jan M. Broekman (Hg.), *Die Wirklichkeit Des Unverständlichen. Professor Dr. med. Hemmo Müller-Suur zum 60. Geburtstag gewidmet*. Den Haag: Nijhoff, S. 1–11.

Hartmann, Fritz. 1973. *Ärztliche Anthropologie. Das Problem des Menschen in der Medizin der Neuzeit*. Bremen: Schünemann.

Hartmann, Fritz. 1972. „Vorgeschichte der Gründung der Medizinischen Hochschule Hannover", in: *Niedersächsisches Ärzteblatt* 45.3, S. 79–85.

Hartmann, Fritz. 1969. „Absicht, Wirklichkeit und Unzulänglichkeit der Verfassung einer neuen Hochschule", in: Wilhelm Felgenträger / Max Kaser (Hg.), *Festschrift für Wilhelm Felgenträger. Zum 70. Geburtstag*. Göttingen: Schwartz, S. 39–59

Hartmann Fritz. 1967. „Zur Didaktik des Medizin-Studiums", in: Arbeitskreis für Hochschuldidaktik (Hg.), *Hochschulunterricht im Wandel. 4 Vorträge, gehalten auf der konstituierenden Sitzung des „Arbeitskreises für Hochschuldidaktik" am 7. 7. 67 in Heidelberg*. Göttingen: Schwartz, S. 37–61.

Hartmann, Fritz. 1962. *Was erwartet man von einer neuen Universität? Vortrag gehalten am 8. Juni 1961 vor der Gesellschaft der Freunde der Universität Bremen e. V.* Bremen: Schünemann.

Hartmann, Fritz. 1956. *Der ärztliche Auftrag. Die Entwicklung der Idee des abendländischen Arzttums aus ihren weltanschaulich-anthropologischen Voraussetzungen bis zum Beginn der Neuzeit*. Göttingen, Berlin, Frankfurt am Main: Musterschmidt.

Hassenpflug, Gustav. 1960. „Der deutsche Krankenhausbau nach dem Krieg", in: Bund Deutscher Architekten et al. (Hg.), *Planen und Bauen im neuen Deutschland*. Wiesbaden: VS Verlag für Sozialwissenschaften, S. 482–484.

Heim Alfred. 1961. „Ärztebedarf und ärztlicher Nachwuchs", in: *Deutsche Medizinische Wochenschrift* 86.30, S. 1339–1446.

Heinrich, Roberto. 2008. „Das Parteiensystem Schleswig-Holsteins", in: Uwe Jun / Melanie Haas / Oskar Niedermayer (Hg.), *Parteien und Parteiensysteme in den deutschen Ländern*. Wiesbaden: VS Verlag für Sozialwissenschaften, S. 431–451.

Hellpach, Willi. 1919. *Die Neugestaltung des medizinischen Unterrichts. Eine hochschulpädagogische Untersuchung*. Berlin: Urban & Schwarzenberg.

Helmholz Susanne / Schmiedebach, Heinz-Peter / Lohse, Ansgar W. Lohse. 2002. „Forschung um jeden Preis?", in *Hamburger Ärzteblatt* 66.2, S. 12–17.

Hentschel, Manfred W. (Hg.). 1970. *Mit dem Latein am Ende. SPIEGEL-Serie über Krise und Zukunft der deutschen Hochschulen*. Hamburg: SPIEGEL-Verlag.

Hepach, Wolf-Dieter. 2007. *Die Universität Ulm. Lebendige Tradition, neue Horizonte*. Ulm: Süddeutsche Verlagsgesellschaft.

Herbert, Ulrich. 2002. „Liberalisierung als Lernprozeß. Die Bundesrepublik in der deutschen Geschichte – eine Skizze", in: Ulrich Herbert (Hg.), *Wandlungsprozesse in Westdeutschland. Belastung, Integration, Liberalisierung, 1945–1980*. Göttingen: Wallstein, S. 7–49.

Hess, Gerhard. 1968. „Zur Vorgeschichte des Wissenschaftsrates", in: Wissenschaftsrat (Hg.), *Wissenschaftsrat, 1957–1967*. Tübingen: Mohr, S. 5–10

Hess, Gerhard. 1956. „Ein langfristiger Plan für die Wissenschaft", in *Frankfurt Allgemeine Zeitung* 5, 5.7.1956.

Heydebreck, Claus Joachim von. 1968. „Vorwort", in: Rolf Neuhaus (Hg.), *Dokumente zur Gründung neuer Hochschulen. Anregungen des Wissenschaftsrates, Empfehlungen und Denkschriften auf Veranlassung von Ländern in der Bundesrepublik Deutschland in den Jahren 1960–1966*. Wiesbaden: Steiner, S. V.

Hildebrandt, Sabine. 2013. „Wolfgang Bargmann (1906–1978) and Heinrich von Hayek (1900–1969): Careers in Anatomy Continuing through German National Socialism to Postwar Leadership", in: *Annals of Anatomy* 195.4, S. 283–295.

Hillebrecht, Rudolf. 1985. „Zur städtebaulichen Planung der Medizinischen Hochschule Hannover", in: Rektor der Medizinischen Hochschule Hannover (Hg.), *Medizinische Hochschule Hannover, 1965–1985*. Hannover: Medizinische Hochschule Hannover, S. 24–28.

Hochschulverband (Hg.). 1962. *Universität neuen Typs? Vorträge einer Tagung in der Evangelischen Akademie Loccum*. Göttingen: Schwartz.

Hoeres, Peter. 2015. „Gefangen in der analytisch-normativen Westernisierung der Zeitgeschichte", in: *Vierteljahreshefte für Zeitgeschichte* 63.3, S. 427–436.

Höring, F. O. 1954. „Spezialisierung und Synthese in der inneren Medizin, dargestellt am Beispiel der Infektionslehre", in: Fr. Kauffmann (Hg.), *Verhandlungen der Deutschen Gesellschaft für Innere Medizin. Sechzigster Kongreß gehalten zu München vom 25.–29. April 1954*. München: Bergmann, S. 211–213.

Hofer, Hans-Georg. 2021. „Kausalität, Evidenz und Subjektivität. Paul Martinis Methodenkritik der Psychosomatischen Medizin", in: *NTM. Zeitschrift für Geschichte der Wissenschaften, Technik und Medizin* 29.4, S. 387–416.

Hofer, Hans-Georg. 2019. „Der Arzt als therapeutischer Forscher. Paul Martini und die Verwissenschaftlichung der klinischen Medizin", in: *Acta Historica Leopoldina* 74, S. 41–59.

Hofer, Hans-Georg. 2010. „Medizin und Gesellschaft in Westdeutschland 1945–1970: Koordinaten, Kontexte, Korrelationen", in: *Medizinhistorisches Journal* 45.1, S. 1–23.

Hofer, Hans-Georg / Forsbach, Ralf / Fölsch, Ulrich R. 2020. „Toward Historical Accountability and Remembrance: The German Society for Internal Medicine and Its Legacies From the Nazi Past", in: *Annals of Internal Medicine* 173.5, S. 375–379.

Hohmann, Georg. 1954. *Ein Arzt Erlebt Seine Zeit. Ansprachen, Lebensbilder, Begegnungen*. München: Bergmann.

Holldack, Klaus. 1964. „Die Hierarchie im Aufbau der deutschen Universitäten", in: *Mitteilungen des Hochschulverbandes* 2, S. 213–220.

Holzknecht, G. 1930. „Entwicklung der Spezialisierung in Amerika", in: *Klinische Wochenschrift* 9.30, S. 1414–1416.

Huber, L. / Olbertz, J. H. / Wildt, J. 1994. „Auf dem Weg zu neuen fachübergreifenden Studien", in: L. Huber (Hg.), *Über das Fachstudium hinaus. Berichte zu Stand und Entwicklung fachübergreifender Studienangebote an Universitäten*. Weinheim: Deutscher Studien-Verlag, S. 9–47.

Huber, Ludwig / Portele, Gerhard. 1983. „Die Hochschullehrer", in: Ludwig Huber (Hg.), *Enzyklopädie Erziehungswissenschaft. Band 10: Ausbildung und Sozialisation in der Hochschule*. Stuttgart: Klett-Cotta, S. 193–218.

Hünsche, Alexandra. 2018. *Gustav von Bergmann. Pionier einer Wissenschaft der Psychosomatik*. Göttingen: Vandenhoeck & Ruprecht.

Huerkamp, Claudia. 1985. *Der Aufstieg der Ärzte im 19. Jahrhundert. Vom gelehrten Stand zum professionellen Experten: Das Beispiel Preußens*. Göttingen: Vandenhoeck & Ruprecht.

Husung, Hans-Gerhard. 2023. „398 Kläger und ein Urteil, das seit 50 Jahren hält", in: Jan-Martin Wiarda, *Webseite*, 23. Mai 2023 (https://www.jmwiarda.de/https-www.jmwiarda.de-2023-05-23-398-klaeger-und-ein-urteil-das-seit-50-jahren-haelt/, 8.12.2023).

Jachertz, Norbert. 1969. „Thema Nummer eins: Medizin und Gesellschaft. Eine Dokumentation zu Vorstellungen unter Medizinstudenten", in: *Deutsches Ärzteblatt* 66.33, S. 2295–2297.

Jacob, Wolfgang. 1965. „Die gegenwärtige Bedeutung der Sozialmedizin Rudolf Virchows", in: *Deutsche Medizinische Wochenschrift* 90.47, S. 2113–2116.

Jaspers, Karl. 1958. „Der Arzt im technischen Zeitalter", in: *Medizinische Wochenschrift* 36.22, S. 1037–1043

Jaspers, Karl / Rossmann, Kurt. 1961. *Die Idee der Universität*. Berlin, Heidelberg: Springer.

Jenss, Harro. 2010. *Ismar Boas. Erster Spezialarzt für Magen- und Darmkrankheiten. Begründer der Gastroenterologie*. Berlin: Hentrich & Hentrich.

Jentzsch, Horst. 1979. „Zur Entwicklung des gesellschaftswissenschaftlichen Bereiches der Medizinischen Akademie ‚Carl Gustav Carus' Dresden", in: Der Rektor der Medizinischen Akademie Dresden (Hg.), *Academia Iubilans. Festschrift der Carus-Akademie anläßlich ihres fünfundzwanzigjährigen Bestehens und zum 30. Jahrestag der Deutschen Demokratischen Republik*. Dresden: Carus-Akademie, S. 131–146.

Jessen, Ralph. 2020. „Reiz und Risiko der Selbsthistorisierung – die Geschichte der medizinischen Fachgesellschaften im Kontext zeithistorischer Aufarbeitungs-und Auftragsforschung", in: *Medizinhistorisches Journal* 55.3, S. 280–289.

Jessen, Ralph. 2006. „Akademie, Universitäten und Wissenschaft als Beruf – Institutionelle Differenzierung und Konflikt im Wissenschaftssystem der DDR 1949–1968", in: Jürgen Kocka (Hg.), *Die Berliner Akademie der Wissenschaften im geteilten Deutschland 1945–1990*. Berlin: De Gruyter, S. 95–113.

Jessen, Ralph. 1999. „Zwischen Bildungspathos und Spezialistentum. Werthaltungen und Identitätskonstruktionen der Hochschullehrer in West- und Ostdeutschland nach 1945", in: Peter Hübner (Hg.), *Eliten im Sozialismus. Beiträge zur Sozialgeschichte der DDR*. Köln, Weimar, Wien: Böhlau, S. 361–380.

Jetter, Dieter. 1980. „Die Akademie für praktische Medizin in Köln im Spannungsfeld kulturpolitischer Kräfte", in: *Jahrbuch des Kölnischen Geschichtsvereins* 51.1, S. 107–128.

Jores, Arthur. 1961. *Die Medizin in der Krise unserer Zeit*. Bern, Stuttgart: Huber.

Jores, Arthur. 1952. „Bericht über einen Studienaufenthalt in Amerika", in: *Deutsche Medizinische Wochenschrift* 77.45, S. 1416–1419.

Jüttemann, Andreas. 2021. „How Louisiana Architecture Became a Political Issue in a German Hospital Project", in: *Louisiana History. The Journal of the Louisiana Historical Association* 62.3, S. 325–360.

Jüttemann, Andreas. 2019. *Alles unter einem Dach. 50 Jahre: Vom Klinikum Steglitz zum Campus Benjamin Franklin der Charité-Universitätsmedizin*. Berlin: Orte der Geschichte e. V.

Junghänel, Günter. 1961. „Über den Begriff der Kommunikation bei Karl Jaspers", in: *Deutsche Zeitschrift für Philosophie* 9.4, S. 472–489.

Kaddatz, Burckhardt. 1986. „Der neue Mittelbau. Ergebnisse einer empirischen Untersuchung des Projektpersonals", in: *Zeitschrift für Soziologie* 15.1, S. 5–19.

Kahl, Wolfgang. 2004. *Hochschule und Staat. Entwicklungsgeschichtliche Betrachtungen eines schwierigen Rechtsverhältnisses unter besonderer Berücksichtigung von Aufsichtsfragen*. Tübingen: Mohr Siebeck.

Kaiser, Tobias. 2010. „Hochschule im Sozialismus. Die so genannte ‚Dritte Hochschulreform' 1968 in der DDR", in: Helmuth G. Walther (Hg.), *Wendepunkte in viereinhalb Jahrhunderten Jenaer Universitätsgeschichte*. Jena: IKS Garamond, S. 139–158.

Kallies, Hans. 1971. „Mit Freude an die Arbeit gehen. Aus einer Idee wurde ein Modell", in: *Hannoversche Allgemeine Zeitung*, Sonderbeilage, 19.7.1971, S. 1.

Kater, Michael H. 1990. „Die Medizin im nationalsozialistischen Deutschland und Erwin Liek", in: *Geschichte und Gesellschaft* 16.4, S. 440–463.

Kay, Lily E. 2000. *Who Wrote the Book of Life? A History of the Genetic Code*. Stanford: Stanford University Press.

Keller, Andreas. 2011. „Wissenschaft als Beruf. Ein uneingelöstes Vermächtnis seit 1848", in: Klemens Himpele / Andreas Keller / Alexandra Ortmann (Hg.), *Traumjob Wissenschaft? Karrierewege in Hochschule und Forschung*. Bielefeld: Bertelsmann, S. 13–18.

Keller, Andreas (2000a). „Ein uneingelöstes Vermächtnis. Konzeptionen zur Reform der Personalstruktur an Hochschulen seit 1968", in: *hochschule ost* 3.4, S. 15–30

Keller, Andreas (2000b). *Hochschulreform und Hochschulrevolte. Selbstverwaltung und Mitbestimmung in der Ordinarienuniversität, der Gruppenhochschule und der Hochschule des 21. Jahrhunderts*. Marburg: BdWi Verlag.

Kendall, Patricia L. / Reader, George G. 1988. „Innovations in medical education of the 1950s contrasted with those of the 1970s and 1980s", in: *Journal of Health and Social Behavior* 29.4, S. 279–293.

Kessler, Henrik. 2003. „Die philosophische Diskursethik und das Ulmer Modell der Ethikseminare", in: *Ethik in der Medizin* 15, S. 258–267.

Kibler, M. 1955. „Das Koordinatensystem der Heilkunde", in: *Hippokrates* 26, S. 41–47.

Kingdon, John W. 1984. *Agendas, Alternatives, and Public Policies*. Boston: Little, Brown & Co.

Kirchhoff, Jochen. 2007. Wissenschaftsförderung und forschungspolitische Prioritäten der Notgemeinschaft der deutschen Wissenschaften, 1920–1932. Dissertation, LMU München:

Fakultät für Geschichts- und Kunstwissenschaften (http://edoc.ub.uni-muenchen.de/7870/1/Kirchhoff_Jochen.pdf, 19.5.2021).

Kirchhoff, Jochen. 1999. „Die forschungspolitischen Schwerpunktlegungen der Notgemeinschaft der Deutschen Wissenschaft 1925–1929 im transatlantischen Kontext", in: *Dahlemer Archivgespräche* 5, S. 70–86.

Kisacky, Jeanne. 2017. *Rise of the Modern Hospital. An Architectural History of Health and Healing, 1870–1940*. Pittsburgh: Uniersity of Pittsburgh Press.

Kisker, Gunter. 1971. *Kooperation im Bundesstaat. Eine Untersuchung zum kooperativen Föderalismus in der Bundesrepublik Deutschland*. Tübingen: Mohr.

Klasen, Eva-Maria. 1984. *Die Diskussion über eine ‚Krise' der Medizin in Deutschland zwischen 1925 und 1935*. Dissertation am Medizinhistorischen Institut der Universität Mainz.

Klee, Ernst. 2005. *Das Personenlexikon zum Dritten Reich. Wer war was vor und nach 1945*. 5. Und aktualisierte Auflage. Frankfurt am Main: Fischer.

Klein, Alexandre. 2013. „Du corps médical au corps du sujet. Étude historique et philosophique du problème de la subjectivité dans la médicine française moderne et contemporaine", in: *Bulletin Amades. Anthropologie Médicale Appliquée au Développement Et à la Santé* 87 (http://journals.openedition.org/amades/1508, 8.7.2023).

Klein, Bruno. 2010. „Aufbruch und Krise. Die Ruhr-Universität Bochum", in: Klaus Gereon Beuckers (Hg.), *Architektur für Forschung und Lehre. Universität als Bauaufgabe*. Kiel: Ludwig, S. 243–257.

Kleine-Natrop, H.-E. 1979. „Stufen der Hochschulentwicklung der Medizinischen Akademie ‚Carl Gustav Carus' Dresden", in: Der Rektor der Medizinischen Akademie Dresden (Hg.), *Academia Iubilans. Festschrift der Carus-Akademie anläßlich ihres fünfundzwanzigjährigen Bestehens und zum 30. Jahrestag der Deutschen Demokratischen Republik*. Dresden: Carus-Akademie, S. 7–40.

Kleine-Natrop, Heinz-Egon. 1964. *Das heilkundige Dresden*. Dresden: Steinkopff.

Kleine-Natrop, H.-E. 1963. „Die Medizinische Akademie Dresden", in Walter Hentschel (Hg.), *Villa Cara. Die Geschichte des Dresdener Carus-Hauses*. Dresden: Selbstverlag der Akademie, S. 103–107.

Kleine-Natrop, H. E. / Wunderlich, Peter. 1979. „Aus der Baugeschichte der Medizinischen Akademie ‚Carl Gustav Carus' Dresden", in: Der Rektor der Medizinischen Akademie Dresden (Hg.), *Academia Iubilans. Festschrift der Carus-Akademie anläßlich ihres fünfundzwanzigjährigen Bestehens und zum 30. Jahrestag der Deutschen Demokratischen Republik*. Dresden: Carus-Akademie, S. 187–205.

Kloss, Günther. 1971. „The Growth of Federal Power in the West German University System", in: *Minerva* 9.4, S. 510–527.

Kloss, Günther. 1968. „University Reform in West Germany", in: *Minerva* 6.3, S. 323–353.

Knoll, Michael. 2017. „‚Learning by doing'. Zur Genese eines pädagogischen Slogans", in: Hans-Ulrich Grunder (Hg.), *Mythen – Irrtümer – Unwahrheiten. Essays über das „Valsche" in der Pädagogik*. Bad Heilbrunn: Klinkhardt, S. 125–130.

Koch, Lars (Hg.). 2007. *Modernisierung als Amerikanisierung? Entwicklungslinien der westdeutschen Kultur 1945–1960*. Bielefeld: transcript.

Kocka, Jürgen. 1979. „1945: Neubeginn oder Restauration?", in: Carola Stern / Heinrich August Winkler (Hg.), *Wendepunkte deutscher Geschichte, 1848–1945*. Frankfurt am Main: Fischer, S. 141–168.

Köditz, Horst. 2003. „Die medizinische Wissenschaft in Magdeburg", in: Klaus Erich Pollmann (Hg.), *Die Otto-von-Guericke-Universität Magdeburg. Festschrift*. Haale an der Saale: Mitteldeutscher Verlag, S. 27–37.

Köhler, Claus O. 2003. „Historie der Medizinischen Informatik in Deutschland von den Anfängen bis 1980", in: *informierung.de* (http://www.informierung.de/cokoehler/HistorieMI_Koehler_text.pdf, 23.2.2022).

Kömpf, Detlef. 2004. „Die Entwicklung des Universitätsklinikums in Lübeck", in: *FOCUS MUL* 21.3/4, S. 144–149.

Koischwitz, Svea. 2017. *Der Bund Freiheit der Wissenschaft in den Jahren 1970–1976. Ein Interessenverband zwischen Studentenbewegung und Hochschulreform*. Köln, Weimar: Böhlau Verlag.

Kolle, Kurt. 1953. „Probleme der ärztlichen Ausbildung. Ein grundsätzlicher Beitrag zur Studienreform", in: *European Neurology* 125.5/6, S. 555–561.

Kommission des Verbandes Deutscher Studentenschaften. 1962. *Studenten und die neue Universität. Gutachten einer Kommission des Verbandes Deutscher Studentenschaften zur Neugründung von Wissenschaftlichen Hochschulen*. Bonn: Verband Deutscher Studentenschaften.

Konert, Jürgen / Moll, Friedrich / Halling, Thorsten. 2015. „Die Fachverselbstständigung der Urologie in der DDR", in: Thorsten Halling / Friedrich Moll / Heiner Fangerau (Hg.), *Urologie 1945–1990: Entwicklung und Vernetzung der Medizin in beiden deutschen Staaten*. Berlin, Heidelberg: Springer, S. 127–147.

Konrád, Ota. 2008. „Die Modernisierung der westdeutschen Universitäten nach 1945", in: *Acta Universitatis Carolinae – Studia Territorialia* 8.14, S. 97–124.

Kopke, Christoph. 2004. „Das KZ als Experimentierfeld. Ernst Günther Schenck und die Plantage in Dachau", in: Ralph Gabriel et al. (Hg.), *Lagersystem und Repräsentation. Interdisziplinäre Studien zur Geschichte der Konzentrationslager*. Tübingen: edition diskord, S. 13–28.

Kossow, Klaus-Dieter. 1990. „Die Ärzteschwemme", in: Klaus-Dieter Kossow / T. Graf-Baumann, *Bittere Reformen. Patient und Arzt im Spannungsfeld der Politik*. Birkhäuser. Basel: Birkhäuser, S. 183–190.

Krauskopf, Kai / Lippert, Hans-Georg / Zaschke, Kerstin (Hg.). 2009. *Neue Tradition. Konzepte einer antimodernen Moderne in Deutschland von 1920 bis 1960*. Dresden: Thelem.

Krehl, Ludolf von. 1937. *Der Arzt*. Stuttgart: Hippokrates.

Krehl, Ludolf von. 1929. *Krankheitsform und Persönlichkeit*. Leipzig: Thieme.

Krischel, Matthis / Schmidt, Mathias / Groß, Dominik (Hg.). 2016. *Medizinische Fachgesellschaften im Nationalsozialismus. Bestandsaufnahme und Perspektiven*. Münster: LIT Verlag.

Krischel, Matthis / Söhner, Felicitas / Fangerau, Heiner. 2018. „Zeitgeschichte der Humangenetik in Deutschland", in: *Medizinische Genetik* 30.3, S. 351–358.

Kuchenbuch, David. 2014. *Geordnete Gemeinschaft. Architekten als Sozialingenieure – Deutschland und Schweden im 20. Jahrhundert*. Bielefeld: transcript.

Kühl, Richard. 2011. *Leitende Aachener Klinikärzte und ihre Rolle im „Dritten Reich"*. Kassel: kassel university press.

Kühn, Kurt. 1979. „Beitrag zur Geschichte der SED-Hochschulparteiorganisation der Medizinischen Akademie ‚Carl Gustav Carus' Dresden", in: Der Rektor der Medizinischen Akademie Dresden (Hg.), *Academia Iubilans. Festschrift der Carus-Akademie anläßlich ihres fünfundzwanzigjährigen Bestehens und zum 30. Jahrestag der Deutschen Demokratischen Republik*. Dresden: Carus-Akademie, S. 41–65.

Kütemeyer, Mechthilde. 1973. *Anthropologische Medizin oder die Entstehung einer neuen Wissenschaft. Zur Geschichte der Heidelberger Schule*. Medizinische Dissertation an der Universität Heidelberg.

Kuhne, Louis.1893. *Die neue Heilwissenschaft, oder die Lehre von der Einheit der Krankheiten und deren darauf begründete arzneilose und operationslose Heilung*. Leipzig: L. Kuhne.

Kuper, Ayelet / Albert, Mathieu / Hodges, Brian David. 2010. „The origins of the field of medical education research", in: *Academic Medicine* 85.8, S. 1347–1353.

Kutner, R. 1904. „Zur Gründung einer Akademie für praktische Medizin in Frankfurt a. M.", in: *Zeitschrift für ärztliche Fortbildung* 1, S. 599–600.

Laitko, Hubert. 1998. „Umstrukturierung statt Neugründung: die dritte Hochschulreform der DDR", in: *Berichte zur Wissenschaftsgeschichte* 21.2/3, S. 143–158.

Lambrecht, Wolfgang. 2007. „Neuparzellierung einer gesamten Hochschullandschaft. Die III. Hochschulreform der DDR (1965–1971)", in: *die hochschule* 2.16, S. 171–189.

Lang, S., et al. 2020. „Ein Karrierestart im ‚Dritten Reich'. Der Pathologe und Rudolf-Virchow-Preisträger Walter Müller (1907–1983)", in: *Der Pathologe* 41, S. 48–59.

Lange, H.-J., Michaelis, J. / Überla, K. (Hg.). 1978. *15 Jahre Medizinische Statistik und Dokumentation. Aspekte eines Fachgebietes.* Berlin, Heidelberg, New York: Springer.

Lasch, H. G. / Seeger, W. 2007. „Entwicklung der Innere Medizin. Betrachtung im Kontext der gesamten Medizin und Zukunftsperspektiven", in: *Der Internist* 48.1, S. 13–16.

Lechner, Stefanie. 2007. „Gesellschaftsbilder in der deutschen Hochschulpolitik. Das Beispiel des Wissenschaftsrates in den 1960er Jahren", in: Andreas Franzmann / Barbara Wolbring (Hg.), *Zwischen Idee und Zweckorientierung. Vorbilder und Motive von Hochschulreformen seit 1945.* Berlin: Akademie Verlag, S. 103–120.

Leiß, Ottmar. 2020. *Konzepte und Modelle Integrierter Medizin. Zur Aktualität Thure von Uexkülls (1908–2004).* Bielefeld: transcript.

Lendle, L. 1959. „Zur Reform des Medizinstudiums und insbesondere der Ausbildung von Medizinstudenten in Pharmakologie", in: *Naunyn-Schmiedebergs Archiv für experimentelle Pathologie und Pharmakologie* 236.1, S. 304–310.

Lengger, Werner. 2010. „Eine Universität für Augsburg?! Stationen und Aspekte einer hürdenreichen Gründungsgeschichte", in: Werner Lengger (Hg.), *Stätte des Wissens. Die Universität Augsburg 1970–2010. Traditionen, Entwicklungen, Perspektiven.* Regensburg: Schnell + Steiner, S. 91–116.

Lenz, Bruno. 1962. „Wider die ‚Einäugigkeit' des Studiums. Bemerkungen zur Gründung medizinischer Akademien", in: *Hannoversche Allgemeine Zeitung*, 27.9.1962.

Lenz, Petra. 2018. *Der theoretische Krankheitsbegriff und die Krise der Medizin.* Wiesbaden: Springer.

Leussink, Hans. 1967. „Bericht über die Arbeit des Wissenschaftsrates von 1957 bis 1967", in: Wissenschaftsrat (Hg.), *Wissenschaftsrat 1957–1967.* Tübingen: Mohr, S. 23–38.

Liedtke, R. et al. 1985. „Psychosomatik", in: Rektor der Medizinischen Hochschule Hannover (Hg.), *Medizinische Hochschule Hannover, 1965–1985.* Hannover: Medizinische Hochschule Hannover, S. 381–384.

Liek, Erwin. 1927. *Der Arzt und seine Sendung.* München: Lehmann.

Linde, Horst. 1969. *Hochschulplanung. Beiträge zur Struktur- und Bauplanung. Band 3.* Düsseldorf: Werner.

Linde, Horst. 1965. „Gedanken eines Architekten zum Bau wissenschaftlicher Hochschulen", in: *Konstanzer Blätter für Hochschulfragen* 8, S. 78–84.

Lindner, Ulrike. 2004. *Gesundheitspolitik in der Nachkriegszeit. Großbritannien und die Bundesrepublik Deutschland im Vergleich.* München: Oldenbourg.

Lippert, Herbert. 1985. „Anatomie", in: Rektor der Medizinischen Hochschule Hannover (Hg.), *Medizinische Hochschule Hannover, 1965–1985.* Hannover: Medizinische Hochschule Hannover, S. 85–91.

Litt, Theodor. 1952. „Naturwissenschaft und Menschenbildung", in: *Physikalische Blätter* 8.11, S. 481–492.

Lockward, Howard J. / Giddings, Lane / Thoms, Edward J. 1960. „Progressive Patient Care. A Preliminary Report", in: *Journal of the American Medical Association* 172.2, S. 132–137.

Löffler, W. 1954. „Die Stellung der inneren Medizin in der Gegenwart", in: Fr. Kauffmann (Hg.), *Verhandlungen der Deutschen Gesellschaft für Innere Medizin. Sechzigster Kongress gehalten zu München vom 25.–29. April 1954*. München: Bergmann, S. 176–192.

Lösche, A. / Voß-Dietrich, Nach V. 1966. „Prinzipien zur weiteren Entwicklung der Lehre und Forschung an den Hochschulen der DDR. Relationen zwischen Schwerpunktbildung und Lehre im Bereich der Physik. Nicht professionelle Ingenieure, sondern gebildete Naturwissenschaftler", in: *Physikalische Blätter* 22.4, S. 178–184.

Lohff, Brigitte / Schulz, Lisa / Siegwarth, Andreas. 2014. „Die Gründungsgeschichte der Gesellschaft der Freunde der MHH", in Brigitte Lohff / Lisa Schulz / Andreas Siegwarth (Hg.), *Die Gesellschaft der Freunde der Medizinischen Hochschule Hannover und ihre Preise. 50 Jahre Gesellschaft der Freunde der Medizinischen Hochschule Hannover. 1964–2014*. Hannover: Wehrhahn.

Lojewski, Günther von. 1963. „Für die Patienten: Lehre und Forschung Hand in Hand. Die Einzelplanungen für die Medizinische Akademie Hannover können jetzt beginnen", in: *Hannoversche Allgemeine Zeitung*, 13./14.7.1963.

Ludmerer, Kenneth M. 2011. „Abraham Flexner and medical education", in: *Perspectives in Biology and Medicine* 54.1, S. 8–16.

Ludmerer, Kenneth M. 2010. „Commentary: Understanding the Flexner Report", in: *Academic Medicine* 85.2 (2010): 193–196.

Lübbe, Hermann. 1997. *Modernisierung und Folgelasten. Trends kultureller und politischer Evolution*. Berlin, Heidelberg: Springer.

Lüthje, Jürgen. 1973. „Staatsvertrag über die Vergabe von Studienplätzen verfassungswidrig?", in: *Zeitschrift für Rechtspolitik* 6.6, S. 141–145.

Lupton, Deborah. 1997. „Consumerism, Reflexivity and the Medical Encounter", in: *Social Science and Medicine* 45.3, S. 373–381.

Mälzer, Moritz. 2016. *Auf der Suche nach der neuen Universität. Die Entstehung der „Reformuniversitäten" Konstanz und Bielefeld in den 1960er Jahren*. Göttingen: Vandenhoeck & Ruprecht.

Mahmood, Syed S., et al. 2014. „The Framingham Heart Study and the epidemiology of cardiovascular disease: a historical perspective", in: *The Lancet* 383.9921, S. 999–1008.

Maier, Helmut. 2008. „Einleitung", in: Helmut Maier (Hg.), *Gemeinschaftsforschung, Bevollmächtigte und der Wissenstransfer. Die Rolle der Kaiser-Wilhelm-Gesellschaft im System kriegsrelevanter Forschung des Nationalsozialismus*. Göttingen: Wallstein, S. 7–31

Maneval, R. / Majer, Z. 1976. „Automatisierte Katalogherstellung unter Verwendung eines Beleglesersystems", in: *Methods of Information in Medicine* 15.4, S. 237–240.

Manger-König, L. von. 1969. „Ärztliche Bestallungsordnung und Studienreform", in: Hans Werner Pia (Hg.), *Ärztliche Ausbildung, Weiterbildung und Fortbildung*. Stuttgart: Thieme, S. 36–44.

Martini, Paul. 1955. „Probleme des Medizinstudiums", in: Fr. Kauffmann (Hg.), *Verhandlungen der Deutschen Gesellschaft für Innere Medizin. Einundsechzigster Kongress gehalten zu Wiesbaden vom 18.–21. April 1955*. München: Bergmann, S. 510–537.

Mayer, Ernst. 1924. *Die Krisis des deutschen Ärztestandes. Eine soziologische Untersuchung*. Berlin: Springer.

Matarazzo, Joseph D. 1955. „Comprehensive Medicine. A New Era in Medical Education", in: *Human Organization* 14.1, S. 4–9.

Matthes, Karl. 1961. „Über die Struktur der Universitätskliniken für Innere Medizin. Bemerkungen zu den Empfehlungen des Wissenschaftsrates", in: *Der Internist* 2, S. 11–20.

Meier, Frank. 2009. *Die Universität als Akteur. Zum institutionellen Wandel der Hochschulorganisation*. Wiesbaden: VS Verlag für Sozialwissenschaften.

Meinel, Christoph / Voswinckel, Peter (Hg.). 1994. *Medizin, Naturwissenschaft, Technik und Nationalsozialismus. Kontinuitäten und Diskontinuitäten*. Stuttgart: GNT.

Menke-Glückert, Peter. (1971). „Aspekte von Hochschulverfassung und Hochschulwirklichkeit in der DDR", in: Peter Christian Ludz (Hg.), *Studien und Materialien zur Soziologie der DDR*. Opladen: Westdeutscher Verlag, S. 208–240.

Metzger, Nadine. 2019. „Eine Antwort auf die ‚Krise der Medizin'? Die Moderne Konstitutionslehre im Krisendiskurs 1925 bis 1933", in: *Gesnerus* 76.1, S. 58–89.

Metzger, Nadine. 2016. „‚Auf strengster wissenschaftlicher Grundlage'. Die Etablierungsphase der modernen Konstitutionslehre 1911 bis 1921", in: *Medizinhistorisches Journal* 51.3, S. 209–245.

Meyer, Adolf. 1934. „Das Organische und seine Ideologien", in: *Sudhoffs Archiv für Geschichte der Medizin und der Naturwissenschaften* 27.1/2, S. 3–19.

Meyer, Erich. 1919. „Zur Reform des medizinischen Unterrichts", in: *Deutsche Medizinische Wochenschrift* 45.25, S. 693–696.

Meyer, Frank P. 2020. „Ökonomisierung. Resiliente Demokratie", in: *Deutsches Ärzteblatt* 117.38, S. A-1756.

Meyer, Hermann-Wolf. 1960. *Modernes Krankenhaus. Wege zu seiner Rationalisierung*. Berlin: Verlag für Gesamtmedizin.

Meyl, Arwed H. 1958. *Denkschrift zur Lage der Biologie*. Wiesbaden: Steiner.

Mitscherlich, Alexander. 1947. „Vorwort", in Mitscherlich, Alexander / Mielke, Fred. *Das Diktat der Menschenverachtung*. Heidelberg: Schneider, S. 11–13.

Mitscherlich, Alexander / Mielke, Fred. 1947. *Das Diktat der Menschenverachtung*. Heidelberg: Schneider.

Mitscherlich, Alexander / Mielke, Fred. 1949. *Wissenschaft ohne Menschlichkeit. Medizinische und Eugenische Irrwege unter Diktatur, Bürokratie und Krieg*. Heidelberg: Schneider.

Mittelstaedt, Gert von / Gostomzyk, Johannes. 2022. „Sozialmedizin", in: Deutscher Verein für öffentliche und private Fürsorge e. V. (Hg.), *Fachlexikon der Sozialen Arbeit*. Baden-Baden: Nomos, S. 845–847.

Mondry, Berthold. 1967. „Ulmer Modell wird Wirklichkeit", in: *Kurz und Gut* 1, S. 1–5.

Mros, Bodo / Jäschke, Günter. 1997. „Die Akademie für Ärztliche Fortbildung der DDR. Ihr Werden, ihr Wirken und ihr Ende", in: *Hochschule Ost* 6.2, S. 80–91.

Mühlhausen, Peter. 1984. „Die Entwicklung der Medizinischen Hochschule Lübeck", in: Bern Carrière (Hg.), *Der Ärzteverein zu Lübeck – 175 Jahre seiner Geschichte 1809–1984*. Lübeck: Ärzteverein Lübeck, S. 157–182.

Müller, Brigitte. 2012. *„Wir befinden uns in einer permanenten Reform (…)" – Reformen in der Medizinerausbildung zwischen 1989 bis 2009. Ergebnisse einer Recherche*. Stuttgart: Robert Bosch Stiftung (https://www.bosch-stiftung.de/sites/default/files/publications/pdf_import/Ergebnisse_einer_Recherche.pdf, 25.6.2021).

Müller, Klaus-Dieter. 1997. „Konservative Bastion an den Hochschulen? DIE SED und die medizinischen Fakultäten / Medizinischen Akademien in der DDR", in: *Hochschule Ost* 6.2, S. 39–51.

Müller, Walter. 1981. *Vom Wöchnerinnenasyl zum Universitätsklinikum. Die Geschichte des Städtischen Krankenhauswesens in Essen*. Münster: Murken-Altrogge.

Müller-Osten, Wolfgang. 1986. *Der Chirurg heute. Eine persönliche Auseinandersetzung*. Berlin, Heidelberg: Springer.

Müller-Osten, Wolfgang. 1970. *Der Beruf des Chirurgen*. Berlin, Heidelberg: Springer.

Murken, Axel H. 1988. *Vom Armenhospital zum Großklinikum. Die Geschichte des Krankenhauses vom 18. Jahrhundert bis zur Gegenwart.* Köln: DuMont.

Murrhardter Kreis. 1995. *Das Arztbild der Zukunft. Analysen künftiger Anforderungen an den Arzt; Konsequenzen für die Ausbildung und Wege zu ihrer Reform.* 3., vollständig überarbeitete Auflage. Gerlingen: Bleicher.

Muthesius, Stefan. 2001. *The Postwar University. Utopianist Campus and College.* New Haven: Yale University Press.

Naßmacher, Karl-Heinz. 2016. „Andere Parteien in Niedersachsen", in: Teresa Nentwig / Christian Werwath (Hg.), *Politik und Regieren in Niedersachsen.* Wiesbaden: Springer VS, S. 203–226.

National Instituts of Health. 1967. *The Advancement of Knowledge for the Nation's Health: A Report to the President on the Research Programs of the National Institutes of Health.* Washington DC: Government Printing Office.

Necker, Sylvia. 2012. *Konstanty Gutschow (1902–1978). Modernes Denken und volksgemeinschaftliche Utopie eines Architekten.* Hamburg: Dölling und Galitz.

Neidhardt, Friedhelm. 2012. „Institution, Organisation, Interaktion. Funktionsbedingungen des Wissenschaftsrats", in: *Leviathan* 40.2, S. 271–296.

Neuhaus, Rolf (Hg.). 1968. *Dokumente zur Gründung neuer Hochschulen. Anregungen des Wissenschaftsrates, Empfehlungen und Denkschriften auf Veranlassung von Ländern in der Bundesrepublik Deutschland in den Jahren 1960–1966.* Wiesbaden: Steiner.

Neuhaus, Rolf (Hg.). 1961. *Dokumente zur Hochschulreform, 1949–1959.* Wiesbaden: Steiner.

Neumann, Alexander. 2005. „Personelle Kontinuitäten – inhaltlicher Wandel: Deutsche Physiologen im Nationalsozialismus und in der Bundesrepublik Deutschland", in: *Medizinhistorisches Journal* 40.2, S. 169–189.

Neusel, Aylâ. 2010. „Die Kapazitätsverordnung (KapVo) – ein Kind ihrer Zeit. Perspektivenwechsel in der Hochschulpolitik 1970-1990-2000", in: *Die Hochschule. Journal für Wissenschaft und Bildung* 19.2, S. 21–39

Niedersächsisches Kultusministerium. 1968. „Medizinische Akademie Hannover", in Rolf Neuhaus (Hg.), *Dokumente zur Gründung neuer Hochschulen. Anregungen des Wissenschaftsrates, Empfehlungen und Denkschriften auf Veranlassung von Ländern in der Bundesrepublik Deutschland in den Jahren 1960–1966.* Wiesbaden: Steiner, S. 564–569.

Niemann, H. / Wiezorek, W.-D. 1980. „Zur Geschichte der medizinischen Hochschulausbildung in der Deutschen Demokratischen Republik", in: *Zeitschrift für ärztliche Fortbildung* 74, S. 115–122.

Nitsch, Wolfgang et al. 1965. Hochschule in der Demokratie. München: Luchterhand.

Nolte, Paul. 2002. „Einführung. Die Bundesrepublik in der deutschen Geschichte des 20. Jahrhunderts", in: *Geschichte und Gesellschaft* 28.2, S. 175–182.

Notgemeinschaft der deutschen Wissenschaft (Hg.). 1951. *Bericht der Notgemeinschaft der deutschen Wissenschaft über ihre Tätigkeit vom 1. April 1950 bis zum 31. März 1951.* Bonn: Notgemeinschaft.

Nünning, Ansgar. 2013. „Krise als Erzählung und Metapher: Literaturwissenschaftliche Bausteine für eine Metaphorologie und Narratologie von Krisen", in: Carla Meyer / Katja Patzel-Mattern / Gerrit Jasper Schenk (Hg.), *Krisengeschichte(n): „Krise" als Leitbegriff und Erzählmuster in kulturwissenschaftlicher Perspektive.* Stuttgart: Steiner, S. 117–144.

Oberheuser, F. / Griesser, G. 1969. „Sozialmedizinische Faktoren und geburtshilfliche Komplikationen", in: *Siebenunddreissigste Versammlung abgehalten zu Lübeck-Travemünde vom 24. bis 28. September 1968. Verhandlungen der Deutschen Gesellschaft für Gynäkologie.* München: Bergmann, S. 25–26.

Oehler-Klein, Sigrid / Roelcke, Volker (Hg.). 2007. *Vergangenheitspolitik in der universitären Medizin nach 1945. Institutionelle und individuelle Strategien im Umgang mit dem Nationalsozialismus.* Stuttgart: Steiner.

Oehler-Klein, Sigrid (Hg.). 2007a. *Die Medizinische Fakultät der Universität Gießen im Nationalsozialismus und in der Nachkriegszeit. Personen und Institutionen, Umbrüche und Kontinuitäten.* Stuttgart: Steiner.

Oehler Klein, Sigrid. 2007b. „Die Gründung einer Akademie für medizinische Forschung und Fortbildung und die Entnazifizierung des ehemaligen Lehrkörpers", in: Sigrid Oehler-Klein (Hg.), *Die Medizinische Fakultät der Universität Gießen im Nationalsozialismus und in der Nachkriegszeit. Personen und Institutionen, Umbrüche und Kontinuitäten.* Stuttgart: Steiner, S. 467–501.

Östling, Johan. 2018. *Humboldt and the Modern German University. An Intellectual History.* Lund: Lund University Press.

Östling, Johan. 2016. „The Swansong of the Mandarins. Humboldt's Idea of the University in Early Post-War Germany", in: *Modern Intellectual History* 13.2, S. 387–415.

Oppenheimer, Julius J. 1952. „Die Notwendigkeit des Studium Generale in der heutigen Welt", in: Friedrich Tenbruck / Wilhelm Treue (Hg.), *Studium Generale. Bericht über zwei Weilburger Arbeitstagungen (30. 8.–1. 9. und 3.–15. 9. 1951).* O. O. S. 16–19.

Ortlieb, Hans-Dietrich. 1969. „Die Institutionalisierung der Anarchie", in: *Gießener Universitätsblätter* 2.1, S. 13–43.

Otte, Rainer. 2001. *Thure von Uexküll. Von der Psychosomatik zur Integrierten Medizin.* Göttingen: Vandenhoeck & Ruprecht.

Paar, G. H. 1990. „Psychosomatische Abteilungen an Universitätskrankenhäusern", in: Stephan Ahrens (Hg.), *Entwicklung und Perspektiven der Psychosomatik in der Bundesrepublik Deutschland.* Berlin, Heidelberg: Springer, S. 81–89.

Pabst, Reinhard. *Konsequent modern. Die Angänge der Medizinischen Hochschule Hannover.* Berlin: Lehmanns 2020.

Pabst, Reinhard. 1990. „25 Jahre Ausbildung von Medizinstudenten an der Medizinischen Hochschule Hannover. Was wurde aus den Reformideen?", in: *Deutsches Ärzteblatt* 87.37, S. 2691–2696 (A).

Paletschek, Sylvia. 2002. „Die Erfindung der Humboldtschen Universität. Die Konstruktion der deutschen Universitätsidee in der ersten Hälfte des 20. Jahrhunderts", in: *Historische Anthropologie* 10.2, S. 183–205.

Pasternack, Peer. 2011. „Akademische Medizin in der SBZ, DDR und Ostdeutschland. Annotierte Bibliographie für den Erscheinungszeitraum 2001–2010 incl. Nachträge für 1990–2000", in: *Würzburger Medizinhistorische Mitteilungen* 30, S. 246–286.

Pasternack, Peer / Wissel, Carsten von. 2010. *Programmatische Konzepte der Hochschulentwicklung in Deutschland seit 1945.* Düsseldorf: Hans Böckler Stiftung.

Paulus, Stefan. 2020. „Eine kurze Planungs- und Baugeschichte der Universität Augsburg", in: Hubert Zapf (Hg.), *Wissenschaft, Kreativität, Verantwortung – 50 Jahre Universität Augsburg.* Regensburg: Scvhnell & Steiner, S. 51–64.

Paulus, Stefan. 2010. *Vorbild USA? Amerikanisierung von Universität und Wissenschaft in Westdeutschland 1945–1976.* München: Oldenbourg.

Pearce, Richard M. 1911. „The Experimental Method. Its Influence on the Teaching of Medicine", in: *Journal of the American Medical Association* 57.13, S. 1017–1023.

Pechhold, Wolfgang. 1992. *25 Jahre Universität Ulm 1967–1992. Universitätsgeschichte in Anekdoten von Universitätsmitgliedern.* Ulm: Universitätsverlag Ulm.

Penselin, Cora. 1994. „Bemerkungen zu den Vorwürfen, Viktor von Weizsäcker sei in die nationalsozialistische Vernichtungspolitik verstrickt gewesen", in: Udo Benzenhöfer (Hg.), *Anthropologische Medizin und Sozialmedizin im Werk Viktor von Weizsäckers*. Frankfurt am Main, New York: Lang, S. 123–130.

Peter, Jürgen. 1996. *Die Reaktion Viktor von Weizsäckers auf den Nürnberger Ärzteprozess. Vortrag gehalten am 25.10.1006 auf dem IPPNW-Kongreß Medizin und Gewissen in Nürnberg* (https://publikationen.ub.uni-frankfurt.de/opus4/frontdoor/deliver/index/docId/2435/file/Die_Reaktion_Viktor_von_Weizsaeckers_auf_den_Nuernberger_Aerzteprozess.pdf, 18.6.2020).

Peter, Jürgen. 1994. *Der Nürnberger Ärzteprozeß. Im Spiegel seiner Aufarbeitung anhand der drei Dokumentensammlungen von Alexander Mitscherlich und Fred Mielke*. Münster, Hamburg: LIT-Verlag.

Peukert, Detlev. 1987. *Die Weimarer Republik. Krisenjahre der klassischen Moderne*. Frankfurt am Main: Suhrkamp.

Pflanz, Manfred / Uexküll, Thure von. 1952. „,Entlastung' als pathogenetischer Faktor, ein Beitrag zum Problem der Begriffe ‚Belastung' und ‚Entlastung'", in: *Klinische Wochenschrift* 30.17/18, S. 414–419.

Pfuhl, Kurt. 1968. „Der Wissenschaftsrat", in: Wissenschaftsrat (Hg.), *Wissenschaftsrat, 1957–1967*. Tübingen: Mohr, 1968, S. 11–22.

Phillips, David. 1995. *Pragmatismus und Idealismus. Das „Blaue Gutachten" und die britische Hochschulpolitik in Deutschland 1948*. Köln, Wien: Böhlau.

Phillips, David. 1983. *Zur Universitätsreform in der britischen Besatzungszone, 1945–1948*. Köln, Wien: Böhlau.

Phillips, David. 1982. „British Influences on University Reform Proposals in Germany after the War", in: *Compare. A Journal of Comparative and International Education* 12.2, S. 121–132.

Pia Hans Werner (Hg.). 1969a. *Ärztliche Ausbildung, Weiterbildung und Fortbildung*, Stuttgart: Thieme.

Pia, Hans Werner. 1969b. „Reform des Medizinstudiums", in: Hans Werner Pia (Hg.), *Ärztliche Ausbildung, Weiterbildung und Fortbildung*, Stuttgart: Thieme, S. 16–35.

Pietsch, Cathrin Dagmar. 2010. *Die Reform des deutschen Medizinstudiums 1901*. Dissertation an der Martin-Luther-Universität Halle-Wittenberg (https://d-nb.info/1025056388/34, 19.6.2022).

Plassmann, Max. 2002. „Der lange Weg der Medizinischen Akademie Düsseldorf zur Universität. Quellen zu ihrer Position in der deutschen Hochschullandschaft, 1907–1965", in: Max Plassmann (Hg.), *Bewahren und Gestalten. Ein Jahr Universitätsarchiv Düsseldorf*. Düsseldorf: Düsseldorf: Universitäts- und Landesbibliothek, S. 47–56.

Plassmann, Max / Riener, Karoline. 2002. „Die ersten Jahre der Universität Düsseldorf (1965–1970) –Von der ‚schleichenden' Gründung bis zum Namensstreit", in: *Jahrbuch der Heinrich-Heine-Universität Düsseldorf 2*. Neue Folge, S. 503–512.

Plumpe, Werner. 2012. *Wirtschaftskrisen. Geschichte und Gegenwart*. München: Beck.

Plust, Alfred. 1964. „Medizinische Akademie Lübeck", in: *Skizze. Zeitung an der Universität Kiel* 13.4, S. 2.

Porth, A. J. 1975. „Labordatenverarbeitung an der Medizinischen Hochschule Hannover – Bericht über dreijährige Erfahrungen im Einsatz", in: P. L. Reichertz / G. Holthoff (Hg.), *Methoden der Informatik in der Medizin*. Berlin, Heidelberg: Springer, S. 56–61.

Prendel, Jan W. 1985. „Erinnerungen an die Bauzeit", in: Rektor der Medizinischen Hochschule Hannover (Hg.), *Medizinische Hochschule Hannover, 1965–1985*. Hannover: Medizinische Hochschule Hannover, S. 35–44.

Preuner, Rudolf / Preuner von Prittwitz, Jutta. 1989. *Universität-Hanse-Lübeck. Kapitel 3 einer Gründungsgeschichte der Medizinischen Universität zu Lübeck*. Lübeck: Selbstverlag.

Pritchard, Jack. 1979. „In Memoriam. Wolfgang Bargmann", in: *Journal of Anatomy* 128.2., S. 407.
Prüll, Livia. 2019. „Ernst Schwalbe als Pathologe in Rostock und die Ursprünge einer pluralistischen Medizin", in: Emil C. Reisinger / Kathleen Haack (Hg.), *Die Medizinische Fakultät der Universität Rostock. 600 Jahre im Dienst der Menschen (1419–2019)*. Wien, Köln, Weimar: Böhlau, S. 215–227.
Puhle, Matthias, (Hg.). 2003. *Guerickes Erben. 50 Jahre Hochschulstandort Magdeburg – 10 Jahre Otto-von-Guericke-Universität. Begleitheft zur Ausstellung „Guerickes Erben. 50 Jahre Hochschulstandort Magdeburg – 10 Jahre Otto-von-Guericke-Universität" im Kulturhistorischen Museum Magdeburg vom 15.06. bis 31.10.2003*. Magdeburg: Stadt Magdeburg Museen.
Raithel, Thomas / Weise, Niels. 2022. *„Für die Zukunft des deutschen Volkes". Das bundesdeutsche Atom- und Forschungsministerium zwischen Vergangenheit und Neubeginn, 1955–1972*. Göttingen: Wallstein.
Raspe, Heiner. 2022. *Patient und Arzt. Fritz Hartmann (1920–2007) und seine ärztliche Anthropologie*. Wien, Köln: Böhlau.
Raspe, Heiner / Zielonka, Vina / Hofer, Hans-Georg. 2023a. „Klinische Forschung im Dienst der Heilkunde: Kontexte, Praxis, Methodik und Theorie des ‚klinischen Beweises' von Paul Martini –Beitrag 1", in: *Zeitschrift für Evidenz, Fortbildung und Qualität im Gesundheitswesen* 176, S. 65–73.
Raspe, Heiner / Zeilonka, Vina / Hofer, Georg. 2023b. „Klinische Forschung im Dienst der Heilkunde: Kontexte, Praxis, Methodik und Theorie des „klinischen Beweises "von Paul Martini. Beitrag 3: Kausalanalytisch relevante Elemente des klinischen Beweises und epistemologische Kommentare", in: *Zeitschrift für Evidenz, Fortbildung und Qualität im Gesundheitswesen* 182, S. 106–113.
Rauch, Josef Günter. 1982. *Medizinischer Fakultätentag der Bundesrepublik Deutschland einschließlich Westberlin (MFT) 1973 bis 1980*. Dissertation an der Technischen Universität München.
Reichertz, Peter L. 1985. „Medizinische Informatik. Medizinisches Hochschulrechenzentrum. Zentrales Patientenarchiv", in: Rektor der Medizinischen Hochschule Hannover (Hg.), *Medizinische Hochschule Hannover, 1965–1985*. Hannover: Medizinische Hochschule Hannover, S. 231–237.
Reichertz, Peter L. 1979. „Das Medizinische System Hannover – Erreichtes und Erfahrenes –", in: Carl Th. Ehlers (Hg.), *Wege und Irrwege. 22. Jahrestagung der GMDS, Göttingen, 3.–5.10.1977*. Berlin Heidelberg: Springer, S. 40–61.
Reichertz, P. L. et al. 1976. „Cost and Spectrum of Intensity of Medical Practice in a Tertiary Care Environment", in: *Medical Informatics* 1.4, S. 269–284.
Reichertz, P. L. 1975. „Das Medizinische System Hannover – Analyse einer dreiährigen Erfahrung". in: P. L. Reichertz / G. Holthoff (Hg.), *Methoden der Informatik in der Medizin*. Berlin, Heidelberg: Springer, S. 38–55.
Reichow, Hans Bernhard. 1948. *Organische Stadtbaukunst. Von der Grossstadt zur Stadtlandschaft*. Braunschweig, Berlin, Hamburg: Westermann.
Reimer, Franz. 2017. „,Diese Universität ist in Gießen verwirklicht'. Die Errichtung der Justus-Liebig-Hochschule in Gießen im Jahre 1950", in: *Gießener Universitätsblätter* 50, S. 77–94.
Rexed, Bror. 1959. „Medical Education in Sweden. Report on the 1954 Reform", in: *Academic Medicine* 34.12, S. 1180–1191.
Rheinberger, Hans-Jörg. 2002. „Die Stiftung Volkswagenwerk und die Neue Biologie. Streiflichter auf eine Förderbiographie", in: Michale Globig (Red.), *Impulse geben – Wissen stiften. 40 Jahre VolkswagenStiftung*. Göttingen: Vandenhoeck & Ruprecht, S. 197–235.
Rinnen, Christiane Elisabeth / Groß, Dominik. 2020. „Politischer Mitläufer oder linientreuer Nationalsozialist?", in: *Der Pathologe* 41.5, S. 523–534.

Ritter, Hubert / Ritter, Hans-Jörg. 1954. *Der Krankenhausbau der Gegenwart im In- und Ausland.* Stuttgart: J. Hoffmann.

Roberg, Norman B. 1967. „Medical Reform in West Germany", in: *Journal of the American Medical Association* 200.7, S. 603–608.

Röhl, Hans Christian. 1994. *Der Wissenschaftsrat. Kooperation zwischen Wissenschaft, Bund und Ländern und ihre rechtlichen Determinanten.* Baden-Baden: Nomos.

Roelcke, Volker. 2021. „Biografie, sozialer Kontext und Körper im Experiment. Evidenz durch integrierte Methodik am Beispiel der Blutdruckforschung bei Thure von Uexküll", in: *NTM. Zeitschrift für Geschichte der Wissenschaften, Technik und Medizin* 29.4, S. 475–506.

Roelcke, Volker. 2019. „Thure von Uexküll oder wie führt man einen Paradigmenwechsel in der Medizin herbei?", in: Alexa Geisthövel / Bettina Hitzer (Hg.), *Auf der Suche nach einer anderen Medizin. Psychosomatik im 20. Jahrhundert.* Berlin: Suhrkamp, S. 289–299.

Roelcke, Volker. 2016. „‚Krise der Medizin' – Modelle der Reform", in: *Psychotherapeut* 61.3, S. 237–242.

Rohde, Johann Jürgen. 1985a. „Öffentliche Gesundheitspflege", in: Rektor der Medizinischen Hochschule Hannover (Hg.), *Medizinische Hochschule Hannover, 1965–1985.* Hannover: Medizinische Hochschule Hannover, S. 200–206.

Rohde, Johann Jürgen. 1985b. „Medizinische Soziologie", in: Rektor der Medizinischen Hochschule Hannover (Hg.), *Medizinische Hochschule Hannover, 1965–1985.* Hannover: Medizinische Hochschule Hannover, S. 209–211.

Rohde, Johann Jürgen. 1973. „Strukturelle Momente der Inhumanität einer humanen Institution. Über die Situation des Patienten im Krankenhaus", in: Günter Albrecht / Hansjürgen Daheim / Fritz Sack (Hg.), *Soziologie. Sprache. Bezug zur Praxis. Verhältnis zu anderen Wissenschaften. René König zum 65. Geburtstag.* Opladen: Westdeutscher Verlag, S. 632–647.

Rohde, Johann Jürgen / Schwartz, Friedrich Wilhelm. 1985. „Epidemiologie und Sozialmedizin", in: Rektor der Medizinischen Hochschule Hannover (Hg.), *Medizinische Hochschule Hannover, 1965–1985.* Hannover: Medizinische Hochschule Hannover, S. 206–208.

Rohstock, Anne. 2012. „Haben Putzfrauen akademischen Sachverstand? Das Bundesverfassungsgerichtsurteil zur Gruppenhochschule im Jahr 1973", in: Martin Löhnig / Mareike Preisner / Thomas Schlemmer (Hg.), *Reform und Revolte. Eine Rechtsgeschichte der 1960er und 1970er Jahre.* Tübingen: Mohr Siebeck, S. 51–61.

Rohstock, Anne. 2010. *Von der „Ordinarienuniversität" zur „Revolutionszentrale"? Hochschulreform und Hochschulrevolte in Bayern und Hessen, 1957–1976.* München: De Gruyter.

Roth, Karl Heinz. 1986. „Psychosomatische Medizin und ‚Euthanasie'. Der Fall Viktor von Weizsäcker", in: *1999. Zeitschrift für Sozialgeschichte des 20. und 21. Jahrhunderts* 1.1, S. 65–99.

Rothe, Hans Werner. 1961. *Über die Gründung einer Universität zu Bremen. Denkschrift vorgelegt der Universitätskommission des Senats der Freien Hansestadt Bremen.* Bremen: Schünemann.

Rotzoll, Maike. 2021. „Klinische ‚Erfahrung' als Evidenzkriterium? Psychiatrische Beiträge zu einer Nachkriegsdebatte um eine ‚Reform der Medizin' und die Entwicklung der ‚verstehenden Anthropologie' Jürg Zutts", in: *NTM. Zeitschrift für Geschichte der Wissenschaften, Technik und Medizin* 29.4, S. 447–473.

Rudloff, Wilfried. 2020a. „Hochschulreform durch Reformhochschulen? Die bundesdeutschen Hochschulgründungen der 1960er und 1970er-Jahre zwischen Diversifizierung und Homogenisierung", in: Maria Wirth (Hg.), *Neue Universitäten. Österreich und Deutschland in den 1960er- und 1970er-Jahren.* Göttingen: V & R unipress, S. 147–170.

Rudloff, Wilfried. 2020b. „Zwischen Humboldt und Dutschke. Hochschulreform, Bundesassistentenkonferenz und Neuordnung des Studiums in den 1960er und frühen 1970er Jahren", in:

Peter Tremp / Gabi Reinmann (Hg.), *Forschendes Lernen als Hochschulreform? Zum 50-Jahr-Jubiläum der Programmschrift der Bundesassistentenkonferenz* (Sonderheft Impact Free. Journal für freie Bildungswissenschaftler 30). Hamburg: Impact Free, S. 15–20.

Wilfried Rudloff. 2007. „Die Gründerjahre des bundesdeutschen Hochschulwesens. Leitbilder neuer Hochschulen zwischen Wissenschaftspolitik, Studienreform und Gesellschaftspolitik", in: Andreas Franzmann / Barbara Wolbring (Hg.), *Zwischen Idee und Zweckorientierung. Vorbilder und Motive von Hochschulreformen seit 1945*. Berlin: Akademie-Verlag, S. 77–101.

Rupp, Hans Heinrich. 1982. „Deutsches Hochschulwesen der Gegenwart", in: Christian Flämig et al. (Hg.), *Handbuch des Wissenschaftsrechts*. Berlin, Heidelberg: Springer, S. 37–55.

Rupp, Hans Heinrich. 1969. „,Sieht man von pensionierten Generalen ab'", in: *Spiegel* 23.27, S. 60.

Saeger, Hans-Detlev (Hg.). 2004. *50 Jahre Hochschulmedizin in Dresden*. Dresden: Technische Universität Dresden.

Salomon, Oscar (1924). „Der 43. deutsche Aerztetag am 20. und 21. VI. in Bremen", in: *Deutsche Medizinische Wochenschrift* 50.28, S. 963–964.

Sammer, Christian / Hofer, Hans-Georg Hofer. 2020. „Projekt V. T. Paul Martini, Kurt Gutzeit und die ‚Vergleichende Therapie', 1939–1949", in: *Medizinhistorisches Journal* 55.1, S. 2–46.

Schadewaldt, Hans (Hg.). 1966. *Universität Düsseldorf*. West Berlin, Basel: Länderdienst Verlag.

Schaefer, Hans. 1986. *Erkenntnisse und Bekenntnisse eines Wissenschaftlers*. Heidelberg: Ewald Fischer.

Schaefer, Hans. 1955. „Zur Reform des medizinischen Studiums", in: *Deutsche Medizinische Wochenschrift* 8029/30, S. 1099–1100.

Schaefer, Hans / Schoen, Rudolf. 1954a. *Probleme der Medizinischen Universitätsausbildung. Sonderdruck aus der Zeitschrift „Ärztliche Mitteilungen", Heft 20 vom 16. Oktober 1954 und Heft 21 vom 6. November 1954*. O. O.: O. D.

Schaefer, Hans / Schoen, Rudolf. 1954b. „Anregungen zu einer Reform der medizinischen Universitätsausbildung", in: *Klinische Wochenschrift* 32.35/36, S. 898–902.

Schäuffelen, Barbara. 2003. *Sag niemals nie. Wie sich die Ulmer ihre Universität ertrotzten*. Ulm: Süddeutsche Verlagsgesellschaft.

Schagen, Udo. 2006. „Sozialhygiene als Leitkonzept für Wissenschaft und Gesellschaft. Der Bruch mit dem Biologismus in der Medizin der SBZ", in: Rüdiger vom Bruch / Uta Gerhardt / Aleksandra Pawliczek (Hg.). *Kontinuitäten und Diskontinuitäten in der Wissenschaftsgeschichte des 20. Jahrhunderts*. Stuttgart: Steiner, Stuttgart: Steiner, S. 223–232.

Schagen, Udo. 2002. „Reformen auf dem Papier – Studium der Humanmedizin in der Bundesrepublik Deutschland seit 1970", in: *Jahrbuch für kritische Medizin* 37, S. 7–23.

Schagen, Udo. 1997a. „,Daher ist es selbstverständlich …, daß der Geist der neuen Zeit auch den gesamten Ausbildungsgang der Medizinstudierenden erfaßt.' Zum Neubeginn an der Medizinischen Fakultät der Berliner Universität", in *Hochschule Ost* 6.2, S. 9–24.

Schagen, Udo. 1997b. „Sozialmedizin – verdrängter Lehrinhalt im Medizinstudium", in: *Jahrbuch für Kritische Medizin* 27, S. 113–136.

Schagen, Udo. 1976. „Gesellschaftliche Zielsetzungen ärztlicher Ausbildung", in: *Das Argument* 96, S. 211–227.

Schagen, Udo / Schleiermacher, Sabine (Hg.). 2005. *100 Jahre Sozialhygiene Sozialmedizin und Public Health in Deutschland*. Berlin: Forschungsschwerpunkt Zeitgeschichte, Institut für Geschichte der Medizin.

Schellong, O. (1924). „Die Facharztfrage vom Standpunkt des Allgemeinpraktikers", in: *Deutsche Medizinische Wochenschrift* 50.24, S. 809–811.

Schelsky, Helmut. 1963. *Einsamkeit und Freiheit. Idee und Gestalt der deutschen Universität und ihrer Reformen*. Reinbek bei Hamburg: Rowohlt.

Schenck, E. G. 1962. „Medizin in der modernen Industriegesellschaft. Überlegungen zur Gründung einer Medizinischen Akademie in Hannover", in: *Hannoversche Allgemeine Zeitung*, 2.2.1962.

Schenk, Britta-Marie. 2016. *Behinderung verhindern. Humangenetische Beratungspraxis in der Bundesrepublik Deutschland (1960er bis 1990er Jahre)*. Frankfurt am Main: Campus.

Schepermann, Kathrin / Dilling, Horst. 2005. *Schicksale psychiatrischer Patienten der Lübecker Heilanstalt Strecknitz im Dritten Reich*. Lübeck: Schmidt-Römhild.

Scherf, K. 1972. „Zehn Thesen für die naturwissenschaftliche Hochschulbildung", in: *Physikalische Blätter* 28.8, S. 364.

Scheuch, K. 2012. „Arbeitsmedizin in der DDR und Vereinigung der Fachgesellschaften", in: *ASU. Zeitschrift für medizinische Prävention* 47.2, S. 67–71.

Schildt, Axel. 1999. *Ankunft im Westen. Ein Essay zur Erfolgsgeschichte der Bundesrepublik*. Frankfurt am Main: S. Fischer.

Schildt, Axel. 1995. *Moderne Zeiten. Freizeit, Massenmedien und „Zeitgeist" in der Bundesrepublik der 50er Jahre*. Hamburg: Christians.

Schildt, Axel / Sywottek, Arnold (Hg.). 1993. *Modernisierung im Wiederaufbau. Die westdeutsche Gesellschaft der 50er Jahre*. Bonn: Dietz.

Schipperges, Heinrich. 1990. „Impulse der Medizin aus der Heidelberger Tradition", in: Helmut A. Zappe / Hansjakob Mattern (Hg.), *Das Philosophische und die praktische Medizin*. Berlin, Heidelberg: Springer, S. 60–66.

Schipperges, H. 1997. „Hans Schaefer zum Wandel der Medizin", in: Volker Becker / Heinrich Schipperges (Hg.). 1997. *Medizin im Wandel. Wissenschaftliche Festsitzung der Heidelberger Akademie der Wissenschaften zum 90. Geburtstag von Hans Schaefer*. Berlin, Heidelberg: Springer, S. 7–13.

Schittenhelm, A. 1954. „Von den Aufgaben der inneren Klinik", in: Fr. Kauffmann (Hg.), *Verhandlungen der Deutschen Gesellschaft für Innere Medizin. Sechzigster Kongress gehalten zu München vom 25.–29. April 1954*. München: Bergmann, S. 192–195.

Schlegelmilch, Sabine. 2017. „Gute Ärzte, gute Quoten – die Genese des deutschen Film- und Fernseharztes", in: *Medizinhistorisches Journal* 52.2/3, S. 219–251.

Schleiermacher, Sabine. 2010. „Die Rockefeller Foundation und ihr Engagement bei einer Neuorientierung von Medizin und Public Health in Deutschland in den 1950er Jahren", in: *Medizinhistorisches Journal* 45.1, S. 43–65.

Schleiermacher, Sabine. 2007. „Die universitäre Medizin nach dem Zweiten Weltkrieg. Institutionelle und persönliche Strategien im Umgang mit der Vergangenheit", in: Sigrid Oehler-Klein / Roelcke, Volker (Hg.), *Vergangenheitspolitik in der universitären Medizin nach 1945. Institutionelle und individuelle Strategien im Umgang mit dem Nationalsozialismus*. Stuttgart: Steiner, S. 21–42.

Schlevogt, Ernst. 1950. *Heilkunde im Wandel der Zeiten*. Stuttgart: Schwab.

Schmid, Kurt Werner et al. 2010. *Tradition und Innovation. 100 Jahre: Von den Städtischen Krankenanstalten zum Universitätsklinikum Essen*. Krefeld: Van Acken.

Schmidt, Mathias / Gräf, Christina / Groß, Dominik. 2020. „Walter Büngeler (1900–1987)", in: *Der Pathologe* 41.2, S. 91–95.

Schmiedebach, Heinz Peter. 1989. „Der wahre Arzt und das Wunder der Heilkunde. Erwin Lieks ärztlich-heilkundliche Ganzheitsideen", in Heinz-Harald Abholz (Hg.), *Der ganze Mensch und die Medizin*. Hamburg: Argument, S. 33–53.

Schmitt, Karl-Heinz. 1979. „Rehabilitation als Schlüssel zum Dauerarbeitsplatz", in: Josef Franz Scholz (Hg.), *Rehabilitation als Schlüssel zum Dauerarbeitsplatz. Rehabilitationskongreß Heidelberg 1978*. Berlin, Heidelberg: Springer, S. 366–369.

Schneider, B. 1966. „Versuch einer medizinischen Kybernetik", in: *Methodik der Information in der Medizin* 5.03, S. 128–135.

Schneider, M. 1957. „Zur Organisation von Lehre und Forschung an unseren medizinischen Fakultäten", in: *Deutsche Medizinische Wochenschrift* 82.27, S. 1117–1123.

Schneider, Rolf. 1985. „Zur Geschichte des Gründungsausschusses der Medizinischen Hochschule Hannover", in: Rektor der Medizinischen Hochschule Hannover (Hg.), *Medizinische Hochschule Hannover, 1965–1985*. Hannover: Medizinische Hochschule Hannover, S. 14–20

Schoen, Rudolf. 1959. „Das Ziel der Ausbildung zum Arzt", in: *Deutsche Medizinische Wochenschrift* 84.15, S. 731–733.

Schoen, R. 1956. „Eröffnungsansprache des Vorsitzenden", in: Fr. Kauffmann (Hg.), *Verhandlungen der Deutschen Gesellschaft für Innere Medizin. Zweiundsechzigster Kongress gehalten zu Wiesbaden vom 9.–12. April 1956*. München: Bergmann, S. 1–11.

Schoen, R. 1954. „Die Zusammenarbeit der Spezialisten am Krankenbett", in: Fr. Kauffmann (Hg.), *Verhandlungen der Deutschen Gesellschaft für Innere Medizin. Sechzigster Kongress gehalten zu München vom 25.–29. April 1954*. München: Bergmann, S. 199–201.

Scholz, Albrecht / Heidel, Caris Petra / Lienert, Marina. 2001. *Vom Stadtkrankenhaus zum Universitätsklinikum – 100 Jahre Krankenhausgeschichte in Dresden*. Köln: Böhlau.

Schott, Heinz. 2008. „Widersprüchliches Verhalten", in: *Deutsches Ärzteblatt* 105.42, S. A2226.

Schregel, Susanne. 2016. „Interdisziplinarität im Entwurf. Zur Geschichte einer Denkform des Erkennens in der Bundesrepublik (1955–1975)", in: *NTM. Zeitschrift für Geschichte der Wissenschaften, Technik und Medizin* 24.1, S. 1–37.

Schuder, Werner (Hg.). 1966. *Minerva. Jahrbuch der gelehrten Welt. Abteilung Universitäten und Fachschulen. I. Band: Europa*. Berlin: De Gruyter.

Schütz, Horst. 2004. *Gesundheitsfürsorge zwischen humanitärem Anspruch und eugenischer Verpflichtung. Entwicklung und Kontinuität sozialhygienischer Anschauungen zwischen 1920 und 1960 am Beispiel von Prof. Dr. Carl Coerper*. Husum: Matthiesen.

Schwalbe, Ernst. 1913. „Ueber den medizinischen Hochschulunterricht", in: *Deutsche Medizinische Wochenschrift* 39.14, S. 659–661.

Schwalbe, J. 1920. „Beschlüsse zur Neuordnung des medizinischen Studiums", in: *Deutsche Medizinische Wochenschrift* 46.31, S. 863–864, 889–890.

Schwalbe, J. 1919. „Die Neuordnung des medizinischen Unterrichts. Referat, erstattet dem Deutschen Aerztetag am 28. September in Eisenach", in: *Deutsche Medizinische Wochenschrift* 45.42–45, S. 1166–1167, 1196–1198, 1220–1223, 1252–1254.

Schwalbe, J. 1918. *Zur Neuordnung des medizinischen Studiums*. Stuttgart: Thieme.

Schwalbe, J. 1909. „Reformbestrebungen der deutschen Universitätslehrer", in: *Deutsche Medizinische Wochenschrift* 35.48, S. 2125–2127.

Schwalbe, J. 1907. „Die Spezialistenfrage", in: *Deutsche Medizinische Wochenschrift* 33.40, S. 1643–1645.

Schwarz, Hans-Peter. 1984. „Modernisierung oder Restauration? Einige Vorfragen zur künftigen Sozialgeschichtsforschung über die Ära Adenauer", in: Kurt Düwell / Wolfgang Köllmann (Hg.), *Rheinland-Westfalen im Industriezeitalter. Bd. 3: Vom Ende der Weimarer Republik bis zum Land Nordrhein-Westfalen*. Wuppertal: Peter Hammer, S. 278–293.

Seifert, Jürgen. 1973. „Die Kompetenzüberschreitung des Bundesverfassungsgerichts", in: *Kritische Justiz* 6.3, S. 293–301.

Sewering, Hans Joachim. 1972. „Hochschulreform und medizinische Fakultäten", in: *Deutsches Ärzteblatt* 69.25, S. 1748–1753.

Siebeck, Richard. 1928. „Über Richtungen in der heutigen Medizin und ihre Stellung zur ärztlichen Aufgabe", in: Richard Siebeck, *Über Beurteilung und Behandlung von Kranken*. Berlin, Heidelberg: Springer, S. 1–29.

Siegmund, Herbert. 1948. „Zeitgemäße Betrachtungen zur Frage der Reform des Medizinstudiums", in: *Deutsche Medizinische Wochenschrift* 73.43/44, S. 541–545.

Silberzahn-Jandt, Gudrun / Schmuhl, H-W. 2012. „Friedrich Mauz-T 4-Gutachter und Militärpsychiater", in: *Der Nervenarzt* 83.3, S. 321–328.

Söhner, Felicitas. 2020. *Psychiatrie-Enquete. Mit Zeitzeugen verstehen. Eine Oral History der Psychiatriereform in der BRD*. Köln: Psychiatrie Verlag.

Söhner, Felicitas / Baader, Gerhard. 2018. „The Impact of Dealing with the Late Effects of National Socialist Terror on West German Psychiatric Care", in: *Psychiatric Quarterly* 89.2, S. 475–487.

St., R. 1965. „Reform-Hochschule in Hannover. Ideales Studium für 1000 Mediziner angestrebt", in: *Hamburger Abendblatt* 9, 11.1.1965, S. 13.

Stadt Ulm (Hg). 2006. *Wissen schafft Zukunft. 20 Jahre Wissenschaftsstadt Ulm 2006*. Ulm: Ebner Verlag.

Staff, Ilse. 1971. *Wissenschaftsförderung im Gesamtstaat*. Berlin: Duncker & Humblot.

Stallmann, Hans. 2004. „Am Anfang war Bochum. Die Gründung der Ruhr-Universität im Kontext der sechziger Jahre", in: *Die Hochschule. Journal für Wissenschaft und Bildung* 13.1, S. 171–184.

ste-. 1964. „Neue Universität – altes Gewand?", in: *Skizze. Zeitung an der Universität Kiel* 13.4, S. 3.

Steffen, Antje. 2001. *Universitätskrankenhäuser im reformierten Gesundheitswesen. Multifunktionale Organisationen im Spannungsfeld von Krankenversorgung, Medizinforschung und Lehre*. Wiesbaden: Deutscher Universitätsverlag.

Steger, Florian / Jeskow, Jan. 2021. *Ludwig Heilmeyer Eine politische Biographie*. Stuttgart: Steiner.

Stender, Hans Stephan. 1985. „Der Koordinierungsausschuß der Hannoverschen Hochschulen", in: Rektor der Medizinischen Hochschule Hannover (Hg.), *Medizinische Hochschule Hannover, 1965–1985*. Hannover: Medizinische Hochschule Hannover, S. 21–23.

Stockhausen, Josef. 1969. „Neue Approbationsordnung für Ärzte in Sicht", *Deutsches Ärzteblatt* 66.42, S. A-2877.

Stoltenberg, Gerhard. 1969. „Der Ausbau und Neubau von wissenschaftlichen Hochschulen als künftige Gemeinschaftsaufgabe des Bundes und der Länder", in: *Zeitschrift für Rechtspolitik* 2.8, S. 185–189.

Stoff, Heiko. 2020. „‚Claude Bernard qui genuit Cannon qui genuit Rosenblueth apud Wiener'. Teleologien der Biokybernetik", in: Beate Ochsner / Sybilla Nikolow / Robert Stock (Hg.), *Affizierungs- und Teilhabeprozesse zwischen Organismen und Maschinen*. Wiesbaden: Springer VS, S. 3–23.

Stoff, Heiko. 2014. „Das Leistungsprinzip in der Wettbewerbsgesellschaft, 1960–1980", in: Frank Becker / Ralf Schäfer (Hg.), *Die Spiele gehen weiter. Profile und Perspektiven der Sportgeschichte*. Frankfurt/Main, New York: Campus, S. 277–305.

Stoff, Heiko. 2012. *Wirkstoffe. Eine Wissenschaftsgeschichte der Hormone, Vitamine und Enzyme, 1920–1970*. Stuttgart: Steiner.

Stoff, Heiko. 2004. „Adolf Butenandt in der Nachkriegszeit, 1945–1956. Reinigung und Assoziierung", in: Wolfgang Schieder / Achim Trunk (Hg.), *Adolf Butenandt und die Kaiser-Wilhelm-Gesellschaft. Wissenschaft, Industrie und Politik im „Dritten Reich"*. Göttingen: Wallstein, S. 368–401.

Streim Gregor. 2008. *Das Ende des Anthropozentrismus. Anthropologie und Geschichtskritik in der deutschen Literatur zwischen 1930 und 1950*. Berlin: De Gruyter.

Szabó, Anikó. 2000. *Vertreibung, Rückkehr, Wiedergutmachung. Göttinger Hochschullehrer im Schatten des Nationalsozialismus. Mit einer biographischen Dokumentation der entlassenen und verfolgten Hochschullehrer*. Göttingen: Wallstein.

Timmermann, Carsten. 2010. „Modell Amerika? Amerikanische Vorbilder in Klinik und Forschung, untersucht am Beispiel des Kerckhoff-Institutes in Bad Nauheim", in: *Medizinhistorisches Journal* 45.1, S. 24–42.

Timmermann, Carsten. 2002. „A Model for the New Physician. Hippocrates in Interwar Germany", in: David Cantor (Hg.), *Reinventing Hippocrates*. Brookfield: Ashgate, S. 302–324.

Timmermann, Carsten. 2001. „Constitutional Medicine, Neoromanticism, and the Politics of Antimechanism in Interwar Germany", in: *Bulletin of the History of Medicine* 75.4, S. 717–739.

Timmermann, Carsten. 1999. *Weimar Medical Culture. Doctors, Healers and the Crisis of Medicine in Interwar Germany, 1918–33*. Doctoral Thesis, University of Manchester.

Titze, Hartmut. 1990. *Der Akademikerzyklus. Historische Untersuchungen über die Wiederkehr von Überfüllung und Mangel in akademischen Karrieren*. Göttingen: Vandenhoeck & Ruprecht.

Tönnesmann, Margret. 1958. „Einige Aspekte zur Entwicklung einer Medizin-Soziologie und Sozialpsychologie in Deutschland", in: René König / Margret Tönnesmann (Hg.), *Probleme der Medizin-Soziologie*. Wiesbaden: Springer, S. 294–336.

Torp, Cornelius. 2023. „Die Universität Bremen, die deutsche Hochschulreform und ihr Erbe", in: Cornelius Torp (Hg.), *Aufbruchstimmung: Die Universität Bremen und das Projekt Hochschulreform*. Göttingen: Wallstein, S. 9–29.

Trittel, Katharina. 2018. *Hermann Rein und die Flugmedizin. Erkenntnisstreben und Entgrenzung*. Paderborn: Schöningh.

Turner, George. 2018. *Hochschulreformen Eine unendliche Geschichte seit den 1950er Jahre*. Berlin: Duncker & Humblot.

Ue. 1971. „Zur Begrüßung Blumen für das Krankenzimmer", in: *Hannoversche Allgemeine Zeitung*, 20.7.1971, S. 17.

Überla, Karl. 1979. „Probleme zwischen Informatik und Medizin – Die Sicht des Anwenders", in: *Informatik Spektrum* 2.1, S. 4–11.

Uexküll, Thure von. 1971. „Das Problem der Ausbildung zum Arzt in der modernen Welt. Ein Kommentar zur neuen Approbationsordnung", in: *Deutsches Ärzteblatt* 68.10, S. 709–714.

Uexküll, Thure von (Hg.). 1968. *Probleme des Medizinunterrichts: Bericht über die Arbeitsgruppe Hochschuldidaktik, Untergruppe Medizin am 20. Oktober 1967 in Ulm*. München: Urban & Schwarzenberg.

Uexküll, Thure von. 1967. „Reform des Medizinunterrichts in der Bundesrepublik Deutschland. Hoffnung oder Utopie?", in: *Medizinische Klinik* 62, S. 230–234.

Uexküll, Thure von. 1962. „Die personelle Struktur der klinischen Fächer in den neuen Hochschulen", in: Hochschulverband (Hg.), *Die personelle Struktur der neuen Hochschulen: Vorträge auf dem 12. Hochschulverbandstag am 23. Juni 1962 in Bonn*. Göttingen: Schwartz & Co., S. 21–33.

Uexküll, Thure von. 1958. „Was kann eine Spezialdisziplin ‚Soziologische Medizin' für eine Allgemeine Medizin leisten?", in: René König / Margret Tönnesmann (Hg.), *Probleme der Medizin-Soziologie*. Wiesbaden: Springer, S. 58–79.

Uexküll, Thure von. 1957. „Die psychosomatische Medizin in der Klinik", in: Forschungsrat des Landes Hessen (Hg.), *Krankheit im Wandel der Zeit*. Bad Homburg, Berlin, Zürich: Gehlen, S. 9–20.

Uexküll, Thure von. 1954. „Über die heutige Stellung der inneren Medizin in den Vereinigten Staaten", in: Fr. Kauffmann (Hg.), *Verhandlungen der Deutschen Gesellschaft für Innere Medizin. Sechzigster Kongress gehalten zu München vom 25.–29. April 1954*. München: Bergmann, S. 205–208.

Uexküll, Thure von. 1947. „Krise der Humanität – Gedanken zum Nürnberger Ärzteprozess", in: *Die Zeit* 7, 13 Februar 1947, S. 3.

Universität Ulm. 1977. *Zehn Jahre Universität Ulm. Ansprachen, Referate und Ludwig-Heilmeyer-Gedächtnisvorlesung aus Anlaß des 10jährigen Bestehens der Universität Ulm im Februar 1977*. Ulm: Pressestelle der Universität Ulm.

Universität Ulm. 1975. *Denkschrift zur Entwicklung des Klinikums der Universität Ulm: 1975–1985*. Ulm: Universität Ulm.

Universität zu Lübeck / Cornelius Borck / Stefan Braun (Hg.). 2014. *50 Jahre im Focus das Leben. 50 Jahre Universität zu Lübeck*. Leipzig: Neumann & Nürnberger.

Van De Loo J. 1994. „Forschungsorientierte Hochschulmedizin. Illusion oder realistisches Ziel?", in: C. Herfarth / H. J. Buhr (Hg.), *Möglichkeiten und Grenzen der Medizin*. Berlin, Heidelberg: Springer, S. 11–16.

Van den Bussche, Hendrik. 1989. *„Im Dienste der ‚Volksgemeinschaft'". Studienreform im Nationalsozialismus am Beispiel der ärztlichen Ausbildung*. Berlin, Hamburg: Reimer.

Van Laak, Dirk. 2010. „Planung, Planbarkeit und Planungseuphorie, Version: 1.0", in: *Docupedia-Zeitgeschichte*, 16.02.2010 http://docupedia.de/zg/van_laak_planung_v1_de_2010 (12.4.20222).

Van Laak, Dirk. 2008. „Planung. Geschichte und Gegenwart des Vorgriffs auf die Zukunft", in: *Geschichte und Gesellschaft* 34.3, S. 305–326.

Vogler, Paul / Hassenpflug, Gustav (Hg.). 1962. *Handbuch für den neuen Krankenhausbau. Zweite Auflage*. Berlin, München: Urban & Schwarzenberg.

Wannöffel, Manfred / Jochheim, Linda. 2010. „Neue Steuerung von Hochschulen: Auswirkungen auf Mitbestimmungs- und Partizipationsmöglichkeiten", in: *WSI-Mitteilungen* 63.10, S. 515–522.

Wehrs, Nikolai. 2014. *Protest der Professoren. Der „Bund Freiheit der Wissenschaften" in den 1970er Jahren*. Göttingen: Wallstein.

Weindling, Paul. 2017. „Unser eigener ‚österreichischer Weg'. Die Meerwasser-Trinkversuche in Dachau 1944", in: Herwig Czech / Paul Weindling (Hg.), *Österreichische Ärzte und Ärztinnen im Nationalsozialismus*. Wien: Dokumentationsarchiv des österreichischen Widerstandes, S. 133–177.

Weindling, Paul 2004. *Nazi Medicine and the Nuremberg Trials: From Medical War Crimes to Informed Consent*. Basingstoke: Palgrave Macmillan.

Weisbrod, Bernd (Hg.). 2002. *Akademische Vergangenheitspolitik. Beiträge zur Wissenschaftskultur der Nachkriegszeit*. Göttingen: Wallstein.

Weisz, George. 2006. *Divide and Conquer. A Comparative History of Medical Specialization*. Oxford, New York: Oxford University Press.

Weizsäcker, Viktor von. 1987a. „Der Arzt und der Kranke (1926)", in: Peter Achilles et al. (Hg.), *Viktor von Weizsäcker. Gesammelte Schriften. Band 5: Der Arzt und der Kranke. Stücke einer medizinischen Anthropologie*. Frankfurt am Main: Suhrkamp, S. 9–26.

Weizsäcker, Viktor von. 1987b. „Das Problem des Menschen in der Medizin. ‚Versuch einer neuen Medizin' (1953)", in: Peter Achilles et al. (Hg.), *Viktor von Weizsäcker, Gesammelte Schriften. Band 7: Allgemeine Medizin. Grundfragen medizinischer Anthropologie*. Frankfurt am Main: Suhrkamp, S. 366–371.

Weizsäcker, Viktor von. 1961. „Ludolf von Krehl. Gedächtnisrede von Viktor von Weizsäcker", in: Anonym (Hg.), *Ludolf von Krehl zu seinem Gedächtnis am 100. Geburtstag, 26. Dezember 1961*. Stuttgart: Thieme, S. 5–17.

Weizsäcker, Viktor von. 1949. „Zur Studienreform", in: *Deutsche Medizinische Wochenschrift* 74.12, S. 353–354.

Weizsäcker, Viktor von. 1947a. „Die Medizin im Streite der Fakultäten", in: Karl Heinrich Bauer (Hg.), *Vom Neuen Geist der Universität. Dokumente, Reden und Vorträge 1945/46*. Berlin, Heidelberg: Springer, S. 158–170.
Weizsäcker, Viktor von. 1947b. „‚Euthanasie' und Menschenversuche", in: *Psyche* 1.1, S. 68–102.
Weizsäcker, Viktor von. 1937. *Ludolf von Krehl. Gedächtnisrede*. Leipzig: Thieme.
Weizsäcker, Viktor von. 1933. „Vorlesungen über Allgemeine Therapie. 1. Begriff der Therapie", in: *Deutsche Medizinische Wochenschrift* 59.30, S. 1168–1170,
Wenderoth, H. 1954. „Zur Gestaltung des Unterrichts in der inneren Medizin", in: Fr. Kauffmann (Hg.), *Verhandlungen der Deutschen Gesellschaft für Innere Medizin. Sechzigster Kongress gehalten zu München vom 25.–29. April 1954*. München: Bergmann, S. 208–210.
Wengenroth, Ulrich. 2002. „Die Flucht in den Käfig. Wissenschafts- und Innovationskultur in Deutschland 1900–1960", in: Rüdiger vom Bruch / Brigitte Kaderas (Hg.), *Wissenschaften und Wissenschaftspolitik*. Stuttgart: Steiner, S. 52–59.
Wenke, Hans. 1955. *Die deutsche Hochschule vor den Ansprüchen unserer Zeit*. Göttingen: Schwartz.
Wette, Wolfram (Hg.). 2006. *Filbinger, eine deutsche Karriere*. Springe: Zu Klampen.
Wiedebach, Hartwig. 2016. *Pathische Urteilskraft*. Baden Baden: Alber.
Wiesbrock, H. 1951. „Schlagwort ‚Vermassung'. Zugleich ein Beitrag zur Charakterologie unseres Zeitalters", in: *Soziale Welt* 2.4, S. 341–348.
Wiesing, Urban. 1996. „Die Persönlichkeit des Arztes und das geschichtliche Selbstverständnis der Medizin: Zur Medizintheorie von Ernst Schweninger, Georg Honigmann und Erwin Liek", in: *Medizinhistorisches Journal* 31.1/2, S. 181–208.
Winau, Rolf. 2007. „Krise (in) der Medizin. Die Entwicklung des medizinischen Krisenbegriffs und das ärztliche Selbstverständnis", in: Henning Grunwald / Manfred Pfister (Hg.), *Krisis! Krisenszenarien, Diagnosen und Diskursstrategien*. München: Fink, S. 41–47.
Wirth, Manfred / Schubert, Jörg / Scholz, Albrecht (2009). „Urologie in Dresden nach 1945", in: Dirk Schultheiss et al. (Hg.), *Die Geschichte der Urologie in Dresden*. Berlin, Heidelberg: Springer, S. 163–178.
Wischer, Robert. 1985. „Das Großkrankenhaus – gestern, heute und morgen – aus der Sicht des Architekten", in: *Historia Hospitalium* 16, S. 11–29.
Wissenschaftsrat. 1968a. „Anregungen zur Gestalt neuer Hochschulen (1962)", in: Rolf Neuhaus (Hg.), *Dokumente zur Gründung neuer Hochschulen. Anregungen des Wissenschaftsrates, Empfehlungen und Denkschriften auf Veranlassung von Ländern in der Bundesrepublik Deutschland in den Jahren 1960–1966*. Wiesbaden: Steiner, S. 1–74.
Wissenschaftsrat. 1968b. *Wissenschaftsrat 1957–1967*. Tübingen: Mohr.
Wissenschaftsrat 1968c. *Empfehlungen des Wissenschaftsrates zur Struktur und zum Ausbau der medizinischen Forschungs- und Ausbildungsstätten*. Tübingen: Mohr.
Wissenschaftsrat. 1966. *Empfehlungen zur Neuordnung des Studiums an den wissenschaftlichen Hochschulen*. Bonn: Bundesdruckerei.
Wissenschaftsrat. 1965. *Empfehlungen des Wissenschaftsrates zur Neugliederung des Lehrkörpers an den wissenschaftlichen Hochschulen*. Tübingen: Mohr.
Wissenschaftsrat. 1962. *Anregungen des Wissenschaftsrates zur Gestalt neuer Hochschulen*. Bonn: Bundesdruckerei.
Wissenschaftsrat. 1960. *Empfehlungen des Wissenschaftsrates zum Ausbau der wissenschaftlichen Einrichtungen. Teil I.: Wissenschaftliche Hochschulen*. Tübingen, 1960
Wittmaack-Kay, Klaus. 1990. „Studentische Positionen zu Prüfungen im Medizinstudium vor Verabschiedung der Approbationsordnung für Ärzte 1970", in: *Argument. Sonderband AS* 190, S. 111–122.

Witzel, O. 1904. „Die Akademien für praktische Medizin", in: *Deutsche Medizinische Wochenschrift* 30.11, S. 394–395.

Woelk, Wolfgang, et al. 2003. *„Nach der Diktatur". Die Medizinische Akademie Düsseldorf vom Ende des Zweiten Weltkriegs bis in die 1960er Jahre.* Essen: Klartext.

Wolf, Friedrich (Hg.). 1967. *Spezialisierung und Integration in der Wissenschaft. Symposion anlässlich des 150. Jahrestages der Vereinigung der Universitäten Halle und Wittenberg.* Halle an der Saale: Martin-Luther-Universität Halle-Wittenberg.

Wolf, G. K. 1970. „Aufnahme, Archivorganisation und Krankenblatt an den Kliniken der Universität Ulm", in: *Methods of Information in Medicine* 9.2, S. 101–109.

Wolmar, Wolfram von. 1962. „Das Krankenhaus zwischen Humanität und Rationalität. Rückblick auf den 3. Deutschen Krankenhaustag", in: *Arbeit und Sozialpolitik* 16.7, S. 206–208.

World Health Organization (Hg.). 1958. *Medical Education. Annotated Bibliography, 1946–1955.* Genf: World Health Organization.

Würmann, Carsten / Zimmermann, Karin. 2010. „Garantin egalitärer Bildungschancen oder ‚fiese Formel'? Die Kapazitätsverordnung in der Diskussion", in: *Die Hochschule. Journal für Wissenschaft und Bildung* 19.2, S. 6–8.

Wunderlich, Peter. 1993. „Das Statut der Medizinischen Akademie Dresden (1956)", in: *Pro et contra tempora praeterita* 27, S. 18–19.

Wyss, Walter H. v. 1955. *Aufgaben und Grenzen der psychosomatischen Medizin.* Berlin, Heidelberg: Springer.

Zielonka, Vina / Raspe, Heiner / Hofer, Georg. 2023. „Klinische Forschung im Dienst der Heilkunde: Kontexte, Praxis, Methodik und Theorie des ‚klinischen Beweises' von Paul Martini – Beitrag 2: Martinis frühe Forschungspraxis", in: *Zeitschrift für Evidenz, Fortbildung und Qualität im Gesundheitswesen* 179, S. 61–69.

Zocher, Peter. 2007. *Edo Osterloh – Vom Theologen zum christlichen Politiker. Eine Fallstudie zum Verhältnis von Theologie und Politik im 20. Jahrhundert.* Göttingen: Vandenhoeck & Ruprecht.

Zöllner, N. 1969. „Die Poliklinik", in: *Deutsche Medizinische Wochenschrift* 94.38, S. 1933–1937.

Personenregister

Abe, Horst Rudolf   167
Adrian, Hanns   284
Alexander, Klaus   322, 328
Altenmüller, Georg Hartmut   155
Althoff, Friedrich   45
Amrehn, Franz   295
Angstmann, Kurt   292–294
Appleyard, Raymond K.   154
Aschner, Bernhard   18, 22
Aschoff, Ludwig   18
Autenrieth, Heinz   201
Baitsch, Helmut   297–299, 322–323, 327–328, 330
Baldini, Mario G.   178
Bamberger, Philipp   15, 27, 46–47
Bargmann, Wolfgang   32, 34–36, 58–59, 61, 64–67, 69, 75, 77, 81–82, 84–85, 91–93, 96–98, 100–102, 104, 107–108, 110, 112–113, 115, 117, 125–127, 129, 133, 143, 145–146, 161, 207, 209–210, 225, 310, 331
Bauer, Robert   308
Becker-Freyseng, Hermann   34
Beer, Brigitte   147
Beer, Rüdiger Robert   286
Behring, Emil   40
Beiglböck, Wilhelm   34–35
Berg, Hans Heinrich   28
Bergmann, Gustav von   20, 23–24, 31, 217–218
Beske, Fritz   145
Bila, Helene von   162, 170
Bock, Hans Erhard   34
Böning, Eberhard   64, 68, 91
Böttcher, Dedo   193

Bond, Victor P.   150
Boulanger, Günther   146
Bopp, Martin   136
Brandt, Willy   290, 308, 315
Braun, Jutta   167
Bredereck, Hellmut   146
Breitbach, Michael   162
Brock, Joachim   73
Bruns, Wolfgang   263
Bucher, Karl   4
Buckel, Werner   146
Bücken, Erwin   19
Bückmann, Detlef   291, 329
Büngeler, Walther   163
Bünning, Erwin   77, 91
Büttner, Johannes   255–256
Bumke, Oswald   20
Burda, Aenne   152
Burkhardt, Gerd   127, 139, 242
Carlowitz, Christa von   232 (Fn. 280)
Carroll, Katherine L.   174
Christian, Paul   218
Clausen, Richard   37, 41–42
Coerper, Carl   45–46, 50
Coing, Helmut   37, 42, 57–58
Creutzfeldt, Werner   199
Cronkite, Eugene P.   177
Curtius, Friedrich   220
Dahlgrün, Rolf   272, 278
Dahrendorf, Rolf   262
David, Helmuth   113
Dehnkamp, Willy   273
Delbrück, Axel   255, 257
Dennig, Helmut   34

Detmering, Wolf-Dieter von   111, 226, 283, 287
Dick, Walter   60
Dieckmann, Karl   255–256
Diederichs, Georg   103
Diepgen, Paul   18
Doemming, Klaus–Berto von   59
Doerr, Wilhelm   113, 118, 146, 175
Eckel, Paul   123
Eggert, Klaus Aretin   276–27
Ellerbrock, Dagmar   49
Elmenau, Johannes von   65
Enke, Helmut   156, 213
Eppinger, Hans   34
Erhard, Ludwig   274–275
Eschenburg, Theodor   136, 146
Fabel, Helmut   320
Fassl, Horst   260
Fauvet, Egon   123, 126–128, 136–137, 231–232, 237
Fehling, August Wilhelm   64, 66, 121
Feiereis, Hubert   220
Ferber, Christian von   223
Fesel, Gerd   171
Filbinger, Hans   152–154, 292–293, 296–297
Fischer, Fritz Walter   263
Fischer-Appelt, Peter   301–302
Flexner, Abraham   49–50
Fliedner, Thedor M.   152, 156, 213, 296, 309
Foucault, Michel   90
Frenzel, Wolfgang   127–128, 130, 134, 136, 138–139, 171, 174, 187, 231–232, 241–242, 265, 268, 271, 282, 284, 328
Fresen, Otto   126–128, 130, 171, 242
Fromm, Ernst   303
Frommhold, Walter   308
Gans, Oskar   34
Ganse, Robert   166
Gaul, Gerhard   288
Gausemeier, Bernd 255 (Fn. 378).
Gehre, Hans-Ferdinand   123
Geib, Ekkehard   113
Gerlach, Franz   163
Gersonde, Klaus   289
Glawatz, Kurt   113
Glees, Paul   238
Gleibe, Fritz   123–124, 127, 270

Göbel, Eberhard   331
Goppel, Alfons   105, 279
Greul, Emil   101, 103
Groddeck, Georg   217
Grote, Louis R.   30
Grotjahn, Alfred   214
Grün, Ludwig   230–231
Gülzow, Gerhard   163–165
Gurk, Franz   154
Gutschow, Konstanty   132–133, 171, 222, 228–240, 242–244, 252, 255, 259, 268, 270
Haas, Richard   146
Häußermann, Bernhard   137
Häußler, Siegfried   306
Hahn, Wilhelm   146–147, 154, 283, 330
Hanke, Rudolf   146
Hansen, Karl   31, 164–165
Hansen, Theodor   259
Hartmann, Fritz   23–24, 26, 32, 35, 38, 58, 68, 72, 75, 77, 78, 80–82, 91–94, 98, 103, 109, 123, 126–130, 135–140, 171–172, 174–177, 179, 182, 186–187, 192, 194, 197, 203, 210–211, 215, 217, 221, 225, 232, 235–238, 241–242, 253, 259, 263, 265, 300, 304, 315–316, 319, 328, 331
Hassel, Kai-Uwe von   111, 114, 20
Hasselmann, Wilfried   317
Hassenpflug, Gustav   227–229
Hauser, Helmut   142
Haverbeck, Kurt   128
Heilmeyer, Ludwig   32, 34–36, 74–77, 79–83, 85, 91–92, 98, 102, 108–109, 112–113, 115–117, 144–149, 151–155, 175, 179, 189, 197–201, 204–205, 213, 218, 225, 254, 291, 294–297, 309, 330
Heberer, Georg   91, 126–128, 130, 139, 231, 236, 238
Heidegger, Martin   144
Heim, Alfred W.   68–69, 95
Heimendahl, Eckart   179, 294
Heimpel, Hermann   155, 331
Heinke, Siegfried   132, 229
Heinz, Erich   107, 126–128, 130, 171, 241–242
Hellner, Hans   71, 81
Hellwege, Heinrich   103
Henrich, Hans-Walter   246, 309
Hepach, Wolf-Dieter   248
Heppe, Hans von   64, 66, 82–85

Hering, Werner 169
Hess, Gerhard 56, 146, 179, 298
Heubner, Wolfgang 34
Heuss, Theodor 56
Heydebreck, Claus Joachim von 87
Hiemeyer, Volker 155
Hillebrecht, Rudolf 103, 123–125, 127, 132, 227, 229, 232–233, 242–243, 268
Hinzpeter, Alwin 136
Hitler, Adolf 37
Höcherl, Hermann 114, 270
Höring, Felix O. 30
Hofer, Hans-Georg 9
Holder, Erich 146
Hopf, Gustav 309
Hundeshagen, Heinz 131, 136, 189, 210, 319–320, 328, 331
Jaspers, Karl 20
Jeskow, Jan 32
Jeute, Karl 314
Joppich, Gerhard 185
Jores, Arthur 24 (Fn. 51), 218
Jünger, Friedrich Georg 144
Kaddatz, Burckhardt 329
Kapuste, Hannes 306
Kaufmann, Carl 60, 81, 91–92
Kiese, Manfred 60, 72
Kiesinger, Kurt Georg 142–144, 148–149, 151–154, 179, 201, 291, 293–294, 308
Kikuth, Walter 164
Kirsch, Joachim 137
Kisker, Karl Peter 215
Klasen, Eva-Maria 21
Kleine, Sigrid 242
Kleine, Walter 242
Kleine-Natrop, Heinz-Egon 166–167
Klett, Arnulf 99
Knepper, Reinhold 127
Knörr, Karl 152, 155–156
Koch, Robert 40
Kock, Franz 113, 270
Kock, Werner 287, 290
Kolle, Kurt 47
Koller, Siegfried 68
Kornhuber, Hans Helmut 152, 156
Krebs, Hans 174
Krehl, Ludolf von 23, 217, 221

Kresse, Werner 251
Kreter, Erich 271, 276
Krüskemper, Hans-Ludwig 136
Kubel, Alfred 23
Kügelgen, Alkmar von 305
Kühn, Hans Adolf 113, 119
Kühn, Kurt 168
Kunkel, Rosemarie 237
Kuntz, Karl-Michael 215
Kurze, Anton 100
Lamprecht, Walter 136
Langeheine, Richard 102–103, 296
Langen, Dietrich 218
Lemke, Helmut 117, 287, 289
Lendle, Ludwig 14, 182, 310
Lenz, Bruno 222
Lenz, Fritz 33
Lenz, Hans 140, 272, 277–278, 280–281
Leussink, Hans 58, 155, 203, 250, 282, 289, 290
Levine, Rachmiel 178
Liefmann-Keil, Elisabeth 57
Liek, Erwin 18, 22
Linde, Horst 116, 245–246
Litt, Theodor 47
Löffler, Wilhelm 29–30
Ludwig, Ernst 143–144
Lübbe, Hermann 179
Lübbers, Dietrich W. 212
Lüthje, Jürgen 327
Mälzer, Moritz 263
Mammen, Eberhard F. 38–39
Manger-könig, Ludwig von 305
Martini, Paul 30–35, 60, 65, 72, 89, 98, 109, 185, 225, 262
Martius, Heinrich 33
Maschner, Wilhelm F. 295
Massenbach, Wichard Freiherr von 113, 116–117, 120
Matthes, Karl 71, 73, 76
Mauz, Friedrich 60
Mayer, Ernst 17
Medem, Eberhard Freiherr von 83–85, 173, 233
Meier-Greve, Friedrich 132
Menke-Glückert, Peter 165
Merrill, John P. 179

Meyer, Hermann-Wolf   235–236, 240
Meyl, Arwed H.   38
Michaelis, Wolf-Dieter   196
Mielke, Fred   24
Mikat, Paul   269–270
Mitscherlich, Alexander   24–26, 218
Mößbauer, Rudolf   38
Mössinger, Paul   222
Mondry, Berthold   155
Monjé, Manfred   113, 118
Motz, Max,   106, 135, 151, 212, 272–276, 278, 281–282, 293, 295, 296
Mühlenfeld, Hans   104, 136
Müller, Hermann   146, 282
Müller, Konrad   124, 127, 129, 136, 173, 233, 242, 268
Müller, Walter   99
Müller-Osten, Wolfgang   313–314
Müthling, Hans   110
Muff, Eberhard   146
Necker, Sylvia   132
Neergard, Kurt von   23
Netter, Hans   34
Neuffer, Martin   128, 133
Neuhaus, Rolf   12, 137
Neumann, Salomon   212
Nickel, Richard   127
Nissen, Godber   133, 171, 227, 234, 236–237, 253, 255
Ober, Karl Günther   91
Oberheuser, Friedhelm   213
Oehme, Curt   34–35
Oertzen, Peter von   317
Oppenheimer, Julius J.   47
Osterloh, Edo   94–95, 109, 112–113, 121, 207, 270
Otte, Rainer   323
Paar, Gerhard H.   218
Pabst, Reinhard   188 (Fn. 112)
Partzsch, Kurt   104, 213, 215
Passarge, Otto   164
Pau, Hans   113
Paulus, Stefan   40, 42, 302
Pflugfelder, Otto   146
Pfeiffer, Ernst-Friedrich   152, 155–156, 299, 314, 322–323
Pfizer, Theodor   104, 143, 146, 152, 154

Pflanz, Manfred   214–216, 218–219
Phillips, David   44
Pia, Hans Werner   305
Plessner, Helmuth   42
Plust, Alfred   94, 101, 109, 110, 112–113, 115–117, 120, 122, 249, 23, 286
Popper, Hans   178–180
Prendel, Jan   132, 171–172, 227, 233, 235, 23, 244, 26, 300
Preuner, Rudolf   110, 287, 289
Priesemann, Hans Hermann   242
Priesing, Fritz   233
Qualen, Hans-Hellmuth   113, 288
Ranft, Dietrich   110, 112–114, 117–119, 269–270, 286
Raiser, Ludwig   42, 54, 58–59, 71, 80–83, 96, 105, 142, 207, 269, 275–277, 280, 313
Renold, Albert Ernst   177–178
Reichertz, Peter Leo   258–260
Rein, Hermann   33–34
Reinwein, Helmuth   31, 262
Reisert, Karl-Heinz   246
Reuleaux, Otto   102
Richter, Horst Eberhard   218
Roberg, Norman B.   150, 178
Robinson, G. Canby   174
Röder, Franz-Josef   272, 274
Röhrs, Manfred   136
Roelcke, Volker   18, 220
Römer, Hans   146
Rohde, Johann Jürgen   216–217, 284
Rohstock, Anne   319, 321
Roßbach, Ernst Otto   242
Rothe, Hans-Werner   101
Rundel, Otto   146
Rupp, Hans Heinrich   324
Ruska, Helmut   131
Saller, Karl   33
Sammer, Christian   61 (Fn. 23)
Sauerbruch, Ferdinand   40
Schad, Franz   84
Schaefer, Hans   23, 51–52, 61, 121, 170, 189–190, 214, 307, 313
Schäuffelen, Barbara   143, 145
Schagen Udo   305, 331
Scheidemann, Karl-Friedrich   272–274, 276–278

Schelsky, Helmut   42, 121, 263
Schenck, Ernst Günther   221–222
Scherf, Karl   308
Schettler, Gotthard   262, 302
Schittenhelm, Alfred   30
Schlemann, Erich   128
Schlensag, Günther   91
Schlevogt, Ernst   19
Schmid, Holger   208–209
Schmidhuber, Karl Friedrich   60
Schmidt, Friedrich Werner   136
Schneider, Berthold   136–137, 210, 256–258
Schneider, Friedrich   91–92, 94, 101, 107, 142, 146, 276–277, 286
Schneider, Max   36, 40, 47, 52, 74, 82, 163, 172–173, 197
Schneider, Rolf   32, 58, 78, 82, 117, 124–128, 136, 138–139, 141, 175, 193, 222, 229, 269, 314
Schöberl, Alfons   136
Schöffling, Karl   155
Schoen, Rudolf   23, 28–36, 40–41, 49–52, 60, 70, 72, 98, 103, 109, 126–128, 131, 133, 136, 138, 159, 170–171, 173, 182, 184–185, 189–190, 192, 202, 208, 210, 214, 218, 221, 225–226, 232–233, 235, 237–238, 262, 265, 268, 275, 307, 313–314, 328, 331
Schröder, Oskar   34
Schubert, Gerhard   113
Schütz, Werner   94
Schumacher, Rainer   234, 255
Schwalbe, Ernst   17
Schwalbe, Julius   45
Schwartz, Wilhelm   216
Schwarzhaupt, Elisabeth   57, 186
Schweizer, Ulrich   246
Sedlmayer, Hans   30
Seifert, Jürgen   318
Seitz, Frederick   41
Selye, Hans   218
Sewering, Hans Joachim   303
Siegmund, Herbert   15, 19, 22, 24, 26, 46–47, 208
Sieverts, Rudolf   150, 154
Simmel, Ernst   217
Speer, Albert   132, 227
Steffen, Antje   332

Steger, Florian   32, 35
Steidle, Luitpold   165
Stender, Hans-Stephan   136–137
Steudel, Andreas   136
Stevens, Rosemary   52
Stoltenberg, Gerhard   11, 141, 151, 198, 200, 246, 281–283
Stookes III, Joseph   178
Stockhausen, Josef   309
Storz, Gerhard   99
Straub, Hermann   32
Strauß, Franz-Josef   38
Sturm, Alexander   19, 189
Sybrecht, Gerhard   193
Szabó, Anikó   33
Thomä, Helmut   156, 220, 323
Thorn, George W.   17, 254
Tischendorf, Frank W.   179
Tishler, Max   179
Tonutti, Emil   80, 10, 113, 146, 152, 156, 162, 246–247, 294
Überla, Karl   259–260, 333
Uexküll, Thure von   23–24, 26, 32, 35, 49–50, 64, 72, 76–78, 80–82, 91–92, 9, 107, 109, 145–146, 152, 155–156, 162, 170, 182–183, 195–197, 205, 214, 218–220, 225, 265, 304–307, 322–323, 330
Van Aubel, Peter   60, 64, 82, 91–92
Virchow, Rudolf   26, 40, 212
Voigt, Richard   123–124, 127, 270
Volhard, Franz   34
Voßberg, Christian   125, 132, 231, 235
Wartemann, Max   23, 29
Wassermann, Fritz   34
Weichmann, Herbert   273
Weisz, George   18, 52
Weizsäcker, Viktor von   23–27, 47, 208, 218
Wenderoth, Heinz   30, 49
Wenke, Hans   44
Westermann, Erik   214
Westphal, Otto   181
Wiechert, Karl   103, 123–124, 127, 229, 232, 242, 268–269
Wischer, Robert   25
Witebsky, Ernest   178
Wolff, Friedrich   99
Wolmar, Wolfram von   229

Wolters, Christine   137 (Fn. 161)
Wulff, Rainer   289
Wunderlich, Peter   167
Zander, Josef   77, 80–81, 91, 107

Zeil, Werner   152, 156
Zenker, Rudolf   81
Zerling, Knut   234
Ziegenbein, Willy-Andreas   250